# 实用 妇产科

## 护理手册

SHIYONG FUCHANKE HULI SHOUCE

陈少红 王 燕 宁 雁 主编

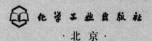

化学工业出版社

·北京·

本书详细介绍了妇产科的护理管理、护理技术、疾病护理、护理用药、常用的护理操作，并介绍了妇产科常用治疗及监护设备的使用方法。本书内容丰富，理论与实践相结合，注重临床实用性和可操作性。可供临床护理人员、护理专业学生及临床医师参考阅读，也可作为护理管理、护理教学和护士继续教育用书。

**图书在版编目（CIP）数据**

实用妇产科护理手册/陈少红，王燕，宁雁主编 . —北京：化学工业出版社，2019.3
ISBN 978-7-122-33884-6

Ⅰ.①实… Ⅱ.①陈…②王…③宁… Ⅲ.①妇产科学-护理学-手册 Ⅳ.①R473.71-62

中国版本图书馆 CIP 数据核字（2019）第 027959 号

责任编辑：赵兰江 装帧设计：张 辉
责任校对：宋 玮

出版发行：**化学工业出版社**
（北京市东城区青年湖南街 13 号 邮政编码 100011）
印 装：三河市延风印装有限公司
710mm×1000mm 1/32 印张 18¾ 字数 493 千字
2019 年 9 月北京第 1 版第 1 次印刷

购书咨询：010-64518888 售后服务：010-64518899
网 址：http://www.cip.com.cn
凡购买本书，如有缺损质量问题，本社销售中心负责调换。

定 价：**68.00 元** 版权所有 违者必究

## 编写人员名单

**主　编**　陈少红　王　燕　宁　雁

**副主编**　马秀红　刘丽芳　郭焕彩　张玲玲

　　　　　耿丽菲　陈　翠

**编　者**　陈少红　王　燕　宁　雁　马秀红

　　　　　刘丽芳　郭焕彩　张玲玲　耿丽菲

　　　　　陈　翠　任志刚　马艳丽

护理学是一门综合自然科学与社会科学的应用学科，其理论性高，实践性强。尤其是妇产科，其护理专业性更强，且操作项目繁多，近些年又增添了一些新的产科操作技术，如母乳喂养、新生儿抚触等。为进一步提高护理人员对妇产科疾病的观察能力和护理操作技术水平，促进广大妇产科医务人员在临床工作中更好地认识、了解妇产科疾病，普及更新妇产科的临床及护理知识，从而满足妇产科专业人员及广大基层工作者的临床需求，结合临床经验，我们编写了此书。

本书详细介绍了妇产科的护理管理、常见疾病的护理要点及难点、常用的护理技术，并介绍了妇产科常用治疗及监护设备的使用方法。参编本书的作者均来自临床一线，同时还有多名专家对本书稿进行审校，力争为临床护士提供切实可行的指导，使妇产科各项护理操作更加科学、规范、安全，从而更好地做好妇产科的临床护理工作。

本书内容丰富，理论与实践相结合，注重临床实用性和可操作性。可供临床护理人员、护理专业学生及临床医师参考阅读，也可作为护理管理、护理教学和护士继续教育用书。

由于编者水平有限，疏漏之处在所难免，恳请广大读者和护理界的同仁提出宝贵的意见和建议，以便不断改进。

编者
2018 年 12 月

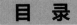
# 第一篇　护理组织与管理

# 第二篇　护理技术

# 第四篇 常用药物

# 第五篇　护理操作

# 第一篇
## 护理组织与管理

# 第一章　妇产科科室管理

## 第一节　环境设置

### 一、产科环境设置

#### （一）母婴同室病房

1. 环境要求

① 母婴同室病房应温湿度适宜，室温 22～24℃，相对湿度 50％～60％。可通过中央空调调节病房温度。

② 母婴床单位面积不小于 6m²，新生儿有独立床位。

③ 有独立的新生儿沐浴室，每日有专人进行清洁、通风，专人定时进行空气培养及检测。

④ 每个病房设有独立卫生间，24 小时热水供应。

⑤ 病房配备健康教育所需的宣教设施，如宣教车、电视、宣传板等。

⑥ 病房备有母婴床旁护理用具，如护理车、沐浴盆、示教娃娃、模拟乳房等。

2. 功能室设置

（1）杂用室　设生活垃圾、医用垃圾、污染被服回收桶及污染医疗器械回收箱；放置保洁车；设有粪便倾倒池。

（2）保洁间　存放各种清洁设施，例如墩布、地巾等；设有墩布池。

（3）处置室　放置会阴冲洗车、备用消毒物品等。

（4）治疗室。

（5）配膳室　内设开水器。

（6）库房 分为被服库、无菌库、杂品库。

3. 办公区 护士站、医师办公室、护士办公室及会议室。会议室主要是医护人员进行查房、会诊、病历讨论及业务学习等工作场所。

4. 生活区 医师值班室、护士值班室。

（二）产房

1. 环境要求

① 产房应按功能划分区域，分污染区、清洁区、无菌区，划分合理，设置隔断，标志明显，使用方便。

② 产房地面应防滑，地面不能布电线、网线，以便地面进行清洁消毒。

③ 走廊墙壁上设有扶手，方便孕妇活动，保证安全。

④ 严格执行消毒隔离制度，每季度对产房进行空气培养，以达到安全标准。

⑤ 产房物品、药品应准备充足，医疗设备应备用状态，功能良好。

2. 功能室设置

（1）杂用室 设生活垃圾、医用垃圾、污染被服回收桶及污染医疗器械回收箱；放置保洁车；设有粪便倾倒池。

（2）保洁间 存放各种清洁设施，例如墩布、地巾等；设有墩布池。

（3）处置室 实施皮肤准备及清洁灌肠等操作，临时存放治疗产生的医疗废物及需要浸泡消毒的医疗物品。

（4）配膳室 内设开水器。

（5）库房 无菌库。

3. 办公区 护士站、医师办公室、护士办公室、会议室。

4. 生活区 医师值班室、护士值班室。

# 二、妇科环境设置

1. 普通病房

① 通过中央空调调节病房温度，室温控制在 22～24℃。

② 每个病房设有独立卫生间和淋浴间，24 小时热水供应。

2. 病房手术室（计划生育手术室） 按功能划分区域：手术间、刷手间、污物间、缓冲区。划分合理，标识明显。

3. 功能室

（1）杂用室 设生活垃圾、医用垃圾、污染被服回收桶及污染医疗器械回收箱；放置保洁车；设有粪便倾倒池。

（2）保洁间 存放各种清洁设施，例如墩布、地巾等；设有墩布池。

（3）处置室 实施皮肤准备及清洁灌肠等操作，临时存放治疗产生的医疗废物及需要浸泡消毒的医疗物品。

（4）检查室 内有妇科检查床，主要进行妇科检查及阴道操作等工作。

（5）治疗室 为患者实施治疗操作，如换药、存放无菌物品、清洁物品等。

（6）仪器室 存放各种医疗设备，例如心电图机、心电监护机、注射泵等。

（7）配膳室 内设开水器、微波炉、配餐柜。

（8）库房 分为被服库、无菌库、杂品库。

4. 办公区 护士站、医师办公室、护士办公室、会议室。

5. 生活区 医师值班室、护士值班室。

# 第二节 药品及物品管理

（一）产科药品及物品管理

（1）药品管理

① 病房内基数药品应指定专人管理，负责领药、备案、保管、效期及账物等具体管理工作。

② 设有基数药品清点记录，每日检查、清点药品数量和质量，记录并签名，防止过期、变质，如发现有过期、破损、混浊、变色、药品名称字迹模糊不清时，立即停止使用并重新申请

领取补齐基数。

（2）物品管理

① 抢救物品放置固定，每日定时清点。

② 根据产科特点用于产时及新生儿急救药品及物品应放置在产房明显位置，便于取用。

③ 根据产科疾病特点在产房设立产科急救包如羊水栓塞包、产后出血包、弥散性血管内凝血（DIC）包等，发生紧急情况时随时取用，争取抢救时间。

④ 根据药物的不同储存条件，存储在相应环境中，以免影响药效。

⑤ 抢救物品及设备应每天专人清点并每天进行维护并记录。

⑥ 产房内各种无菌物品必须存放在干燥清洁的环境，有名称及灭菌日期。每日清点无菌物品，保证无过期物品。

⑦ 无菌物品使用时应注明开启日期及时间，发现过期及潮湿等不得使用。

⑧ 一次性无菌物品用后按医院感染委员会的要求进行处理。

⑨ 各种无菌物品均在有效期内使用，每月清点一次物品效期。

（二）妇科药品管理

（1）基数药品管理

① 病房内基数药品应指定专人管理，负责领药、备案、保管、有效期及账物等具体管理工作。

② 设有基数药品清点记录，每日检查、清点药品数量和质量，记录并签名，防止过期、变质，如发现有过期、破损、混浊、变色、药品名称字迹模糊不清时，立即停止使用并重新申请领取补齐基数。

③ 基数药品使用后要及时补充，保证使用，补充后数量与备案数量要相符。

④ 基数药品分类存放在药柜中保存，药柜保持清洁、整齐、干燥。药品按有效期时限的先后，有计划使用，定期检查，防止

过期和浪费。

⑤ 内用药与外用药分开放置，静脉药品与胃肠药品分开放置。

（2）毒麻药管理

① 毒麻药存放于保险柜中，专人管理，钥匙随身携带。

② 毒麻药按需保持一定基数。

③ 设有专用毒麻药登记本，交接时必须双方当面清点并签全名，每次交接之间时间要连续，交接班后出现问题由接班者负责。

④ 医师开具医嘱和毒麻药专用处方，护士见医嘱后给患者使用，使用后保留空安瓿。

⑤ 毒麻药使用后，在毒麻药登记本上记录患者姓名、床号、药名、剂量、日期、时间，使用护士签字。若整支剂量未全部使用，应清晰记录余量数值和余药处理方式，使用者和核对者双人签字。

⑥ 护士持医师处方及空安瓿到药房请领，补充基数后在毒麻药登记本上签字。

（3）抢救药品、物品管理

① 抢救车清洁、规范、整齐，放置于固定位置。

② 抢救药品、物品由专人请领、保养及保管。

③ 设有专用清点本，每日清点抢救药品和抢救物品数量、有效期及包装完好性，并登记签字。

④ 抢救药品及物品用后及时补充，便于紧急时使用。

（三）妇科物品管理

① 无菌物品应放置在清洁干燥处，与非无菌物品分开。

② 无菌物品包装完整，无破损、无潮湿、无过期、无污染。

③ 无菌物品使用时应注明开始使用日期和时间，在有效期内使用。

④ 使用无菌液体要现用现配，各种无菌液体开启后要注明开启日期和时间。

## 第三节　产科人员的管理

产科病房因为针对的是新生儿，需要更加严格的消毒隔离，从而避免院内交叉感染。预防感染不仅是医务人员，产妇也应遵守医院的管理，把好各个环节，做好各级人员的管理。确保孕产妇及新生儿的安全。

（一）产科工作人员管理

① 工作人员进入母婴同室病房及产房必须更换产科专用工作服，戴工作帽。进入产房工作时要戴圆帽并更换专用拖鞋或穿鞋套。非产房工作人员严禁入内。

② 产科工作服应每日更换，遇有体液、血液污染等情况应及时更换。

③ 工作人员接触新生儿前应按六步洗手法洗手，用一次性纸巾擦干。

④ 接触患者体液、分泌物、排泄物、血液时应戴手套，操作后及时洗手。

⑤ 为新生儿操作时必须按要求戴口罩，如沐浴、喂奶、更换尿布等。

⑥ 为新生儿沐浴及为产妇会阴冲洗时应戴一次性围裙。

⑦ 产科工作人员应定期培训。工作中自觉遵守消毒隔离制度并有责任相互监督。

⑧ 工作人员每年进行健康体检，患有传染性疾病者不能在产科工作。

（二）产妇的管理

① 产妇入院后应更换病号服，情况允许的应协助产妇沐浴。

② 新生儿应给予保护性隔离。严格遵守医院的探视制度，严格限制探视，每次探视限制2人。

③ 产妇应使用一次性便盆。便盆不应放在地上。

④ 产妇每日更换衣服，床单位如有污染及时更换。

⑤ 每次哺乳前后应清洁双手及乳房。

⑥ 产前破水患者每日用 1：40 络合碘溶液会阴冲洗 3 次。产后患者每日用 1：40 络合碘溶液冲洗会阴 2 次，观察恶露有无异味等感染倾向。

## 第二章　妇产科护理岗位及能级管理

### 第一节　妇产科护理管理人员岗位职责

#### 一、护理部主任（副主任）

护理部主任是医院指挥调度机构的成员，具体负责全院护理组织管理和业务技术管理工作，对护理工作实施控制。其主要职责如下。

① 在院长、主管护理副院长的领导下，负责全院的护理工作。必须参加科主任以上的会议，了解全院的工作情况，并及时按照医院的中心任务安排护理工作。还要参加医院的学术委员会和事故鉴定委员会。

② 负责制订护理工作的长远规划和具体工作计划，并定期进行检查总结。

③ 负责制订全院护理规章制度、护理常规、护理技术操作规程及护理质量标准，使各项工作都有准则，并根据护理队伍的实际情况组织实施。不断对医院护理工作进行整顿、提高。

④ 对护理人员的奖惩、晋升、晋级、任免及调动提出意见，安排他们的工作。组织业务技术考核。

⑤ 教育护理人员热爱护理事业，培养其良好的素质，关心他们的思想、工作和生活情况，帮助解决实际问题，充分调动护理人员的积极性。

⑥ 负责组织领导全院护理人员的业务技术培训，对各级护理人员均应有一定的培养计划和长远的培养目标，不断提高护理队伍业务技术水平。

⑦ 组织领导护理科研和技术革新，通过科研提高临床护理工作质量。结合临床总结实践经验。

⑧ 负责组织领导护校学生的临床教学工作，完成教学和实习计划。对实习、进修的医学生也负有一定业务技术指导的责任。

## 二、科（总）护士长

① 在护理部主任领导和科主任的业务指导下，根据护理部对全院护理工作质量标准、工作计划，结合本科情况制订护理计划，并组织实施。

② 深入本科各病房参加晨会交接班，检查危重患者的护理，并做具体指导，对复杂的护理技术或新开展的护理业务，要亲自参加实践。

③ 教育全科护理人员加强工作责任心，改善服务态度，认真执行医嘱、规章制度和技术操作规程，严防不良事件。

④ 随同科主任查房，了解护理工作中存在的问题，加强医护联系。

⑤ 组织本科护理人员学习护理业务技术，并注意护士素质的培养。

⑥ 组织拟订本科护理科研计划，督促检查计划的执行情况，及时总结护理经验。

⑦ 了解本科患者的病情、思想和生活情况。督促检查各病房的护理工作，提出改进意见和措施。

⑧ 负责安排护校学生在本科各病房的临床教学及实习工作。

⑨ 确定本科护士的轮换和临时调配。

## 三、护士长

护士长是医院基层科室护理工作的具体领导者。护士长的职责包括：

① 在科（总）护士长的领导和科主任的业务指导下，根据

护理部和科内工作计划，制订本部门的具体计划并付诸实施。

② 负责检查本部门的护理工作，参加并指导危重、大手术及抢救患者的护理，督促护理人员严格执行各项规章制度和技术操作规程，有计划地检查医嘱执行情况，加强医护配合，严防不良事件。

③ 随同科主任及主治医师查房，参加科内会诊及大手术或新手术前、疑难病例和死亡病例的讨论。

④ 负责本部门护理人员的政治思想工作，教育护理人员加强责任心，改善服务态度，遵守劳动纪律。

⑤ 组织本部门护理查房和护理会诊，积极开展新业务、新技术及护理科研工作。

⑥ 组织护理人员业务学习及技术训练。

⑦ 负责管理本部门，包括护理人员的合理分工，部门环境的整洁、安静、安全，患者和陪住、探视人员的组织管理，以及各类仪器、设备、药品的管理。

⑧ 负责指导和管理实习、进修人员，并指定护师或有经验、有教学能力的护士担任带教工作。

⑨ 督促检查保洁员、配膳员做好清洁卫生和消毒隔离工作。

⑩ 定期召开工休座谈会，听取患者对医疗、护理及饮食等方面的意见，研究改进病房管理工作。

## 四、总值班护士长

根据护理工作昼夜连续的特点，医院设总值班护士长负责组织管理、督促检查和指导夜间和节假日护理工作。总值班护士长的职责如下。

① 总值班护士长行使对夜间和节假日全院护理工作的组织领导权，掌握全院危重、新入院、手术等患者的病情、治疗及护理，解决夜间和节假日护理工作中的疑难复杂问题。

② 协助医院领导组织并参加医院内抢救工作。

③ 负责解决临时缺勤的护理人员调配工作，有权协调科室

之间的工作。

④ 检查护理人员岗位责任制落实情况。

⑤ 负责检查夜间和节假日的治疗准备工作及操作规程的执行情况。

⑥ 检查夜间和节假日各病房护理工作，如环境的安静、抢救物品和药品的准备、陪伴与作息制度的执行情况、值班人员的服务态度、工作完成情况等。

⑦ 向护理部提交值班记录，并做口头汇报。

## 第二节 妇产科职称护理人员岗位职责

### 一、主任（副主任）护师

① 在护理部主任的领导下，指导本科护理业务技术、科研和教学工作。

② 检查指导本科急、重、疑难患者的护理计划，护理会诊及危重患者的护理。

③ 了解国内外护理发展动态，并根据本院具体条件努力引进先进技术，提高护理质量，发展护理学科。

④ 主持全院的护理大查房，指导主管护师的查房，不断提高护理业务水平。

⑤ 对本科不良事件提出处理意见及技术鉴定意见。

⑥ 组织在职主管护师、护师及进修护士的业务学习，拟订教学计划，编写教材，并负责讲授。

⑦ 带教护理系和护理专科学生的临床实习，担任部分课程的讲授，并指导主管护师完成此项工作。

⑧ 协助护理部做好主管护师、护师晋级的业务考核工作，承担对高级护理人员的培养。

⑨ 制订本科护理科研、技术革新计划，并负责指导实施。参与审定护理论文和科研、技术革新成果。

⑩ 负责组织本科护理学术讲座和护理病案讨论。

⑪ 对全院的护理队伍建设、业务技术管理和组织管理提出意见，协助护理部加强对全院护理工作的领导。

## 二、主管护师

① 在科护士长领导和本科主任护师指导下进行工作。

② 负责督促检查本科各病房护理工作质量，发现问题及时解决，把好护理质量关。

③ 解决本科护理业务上的疑难问题，指导重危、疑难患者护理计划的制订及实施。

④ 负责指导护理查房和护理会诊，对护理业务给予具体指导。

⑤ 对本科各病房发生的护理差错、事故、不良事件进行分析、鉴定并提出防范措施。

⑥ 组织本科护师、护士进行业务培训，拟订计划，编写教材，负责讲课。

⑦ 组织护理系、护理专科学生和实习护士、进修生的临床学习，负责讲课和评定成绩。

⑧ 制订本科护理科研和技术革新计划，并组织实施，指导全科护师、护士开展科研工作。

⑨ 协助本科护士长做好管理工作。

## 三、护师

① 在病房护士长领导下和本科主管护师指导下进行工作。

② 参加病房的护理临床实践，指导护士正确执行医嘱及各项护理技术操作，发现问题及时解决。

③ 参加病房危重、疑难患者的护理工作及难度较大的护理技术操作，带领护士完成新业务、新技术的临床实践。

④ 协助护士长拟订病房护理工作计划及病房管理。

⑤ 参加本科主任护师、主管护师组织的护理查房、会诊和病例讨论。主持本病房的护理查房。

⑥ 协助护士长负责本病房护士和进修护士的业务培训，制订学习计划，组织编写教材并担任讲课。对护士进行技术考核。

⑦ 参加护校部分临床教学，带教护士临床实习。

⑧ 协助护士长制订本病房的科研、技术革新计划，提出科研课题，并组织实施。

⑨ 对病房出现的护理差错、事故、不良事件提出防范措施。

## 四、护士

① 在护士长领导和护师指导下进行工作，未注册护士需在注册护士的带领和指导下工作。

② 认真执行各项护理制度和技术操作规程，正确执行医嘱，准确及时地完成各项护理工作，严格执行查对和交接班制度，防止差错、事故、不良事件的发生。

③ 做好基础护理和心理护理，经常巡视病房，密切观察病情变化，发现异常及时报告。

④ 认真做好危重患者的抢救工作。

⑤ 协助医师进行各种治疗工作，负责采集各种检查标本。

⑥ 参加护理教学及科研，指导实习护士、护理员、保洁员、配膳员的工作，并协助开餐。

⑦ 定期组织患者学习，宣传疾病知识和住院规则，经常征求患者意见，改进护理工作。

⑧ 办理入、出院、转科、转院手续及有关登记工作。

⑨ 在护士长领导下，做好病房管理、消毒隔离、物资器材、药品器具的领取，保管工作。

## 五、助产士

① 在产科医师和护士长领导下进行工作。

② 严格执行无菌原则和分娩室各项操作规程，认真做好分娩前、中、后的各项技术操作，保证母婴安全，严防差错事故。

③ 密切观察产程进展和变化，做好各种记录，发现异常及

时采取紧急措施，同时报告医师。

④ 负责正常产的接产工作，注意保护会阴，协助医师进行难产的接产工作。

⑤ 严格执行床旁交接制度，认真听取病房及急诊室的交班。

⑥ 负责做好产前准备及产后的整理和补充工作。

⑦ 保持分娩室清洁整齐，做好消毒隔离工作，防止交叉感染。

⑧ 负责管理分娩室的各种仪器、物品、药品，处于完好备用状态。

⑨ 负责标本的采集与送检。

⑩ 做好产时及产后健康教育工作，定时访视产妇的会阴伤口情况，征求产妇的意见和建议。

⑪ 负责进修助产士、实习学生的临床带教。

# 第三章　妇产科护理工作制度

## 第一节　查对制度

（一）医嘱查对

① 护士处理医嘱后，必须经两人核对，方可执行。

② 护士在执行医嘱时，如遇有疑问的医嘱，必须询问清楚方可执行。

③ 医嘱处理后要各班查对，小夜班必须检查当日医嘱。

④ 转抄重新整理各种治疗单后，必须经第二人查对后方可执行。

⑤ 护士长每周应组织对本病房的医嘱进行总查对1次。

（二）口服药、注射、输液药物查对制度

① 做到"三查""七对"。"三查"：操作前、操作中、操作后进行检查；"七对"：核对床号、姓名、药名、剂量、浓度、时间和用法，急诊室、注射室还应核对性别和年龄。

② 准备药物时必须检查药品是否变质，安瓿、针剂有无裂痕，瓶口有无松动，药液是否有浑浊、沉淀或絮状物；检查药品有效期及批号，如标签不清或不符合要求者，严禁使用。

③ 摆药后须经第二人核对后方可发出。

④ 用药前无论何种制剂和给药途径，均需常规询问患者过敏史和使用史。凡是药物过敏者，需在床头卡、一览表、体温单上用红笔注明，患者使用红色标识腕带。

⑤ 使用毒、麻、限、剧药时必须经两人核对，用后保留安瓿，凭麻醉处方及安瓿领药（处方上必须有患者身份证号和药物

批号）。

⑥ 多种药物联合使用时，注意配伍禁忌。静脉滴注、注射用药时，一般不混合用药。需配合使用时，先查验配伍禁忌表，并注意观察患者用药后反应。

⑦ 密闭式输液，不允许去掉瓶口上的铝盖，溶液瓶上要注明患者床号、姓名、药名、剂量。不允许将待用液体挂在输液架上或放在患者床头桌上备用，以防意外。

⑧ 发药或注射时，如患者提出疑问，应立即停止使用，核查清楚后再执行。

⑨ 用药过程中，患者若有不适感，应立即停止使用，再行查对，并及时向医师报告。

（三）输血查对制度

① 护士遵医嘱抽取血样时，严格查对化验单与患者姓名、标本容器条码与化验单是否相符。为防止血样抽错，禁止同时采集两个或两个以上患者的血标本。

② 取血时，要与血库发血人员共同查对血袋外包装有无破损，血袋号、采血日期以及血液质量，查看所取血液有无凝血块、溶血、异物、产气、冰冻块等，还要共同查对取血证与化验单姓名是否相符，受血人与供血者的姓名、血型、交叉配血试验结果是否相符。

③ 输血前要进行"三查八对"方可输血，还应询问患者血型结果。

"三查"：血液质量、血液有效期、输血装置是否完好。

"八对"：姓名、床号、住院号、血袋号、血型、交叉配血试验结果、血液种类和剂量。

④ 输血完毕，将血袋号贴在输血记录单粘贴处，将血袋及时送回血库（不超过 24 小时）。

⑤ 输血过程中，责任护士每 15 分钟巡视并观察患者，询问患者主诉，如出现寒战、高热、腰痛等输血反应症状时应立即停止输血，并报告医师，同时护士为患者吸氧、保暖、监测生命体

征，备好急救车等物品，遵医嘱给药实施抢救。血液、血袋（保持无菌状态）及输血器送有关科室检查。

### （四）母婴同室查对制度

① 产妇及新生儿送至母婴同室后，由病房当班护士核对新生儿出生记录单和脚腕带内容是否相符，脚腕带上相关内容包括：母亲姓名、住院号、新生儿性别；检查并核对新生儿性别及全身外观有无异常。

② 核对无误后，将母亲姓名、床号、新生儿性别、身高、体重、分娩方式、分娩日期及分娩时间书写在新生儿腰牌上，并将腰牌系在新生儿睡袋外，送新生儿至产妇床旁，同时与产妇进行核对。

③ 护士为新生儿进行治疗和护理前，要核对新生儿脚腕带及腰牌上相关内容是否相符，并与新生儿母亲进行核对。

④ 出院前由责任护士核对新生儿腰牌、脚腕带上相关内容，检查并核对新生儿性别，并与新生儿母亲进行核对，无误后方可出院。

### （五）新生儿重症监护病房查对制度

① 新生儿入重症监护病房时，当班护士与送新生儿者共同核对新生儿记录单及腕带上母亲的姓名、性别、住院号，并检查全身情况。

② 护士按新生儿记录单填写出生时间、姓名、性别、身高、体重，并使新生儿床头卡、患儿入室登记本、患儿一览表所填各项内容保持一致。

③ 凡转入患儿还需核实乙肝疫苗、卡介苗接种及足跟血采集情况。

④ 任何治疗操作前后，均需核对腕带内容（母亲姓名、性别、住院号）。

⑤ 带患儿外出做检查时，应在入室前、后分别核对姓名、性别、住院号。

⑥ 护士送新生儿出院时，在确认家长身份后，核对患儿姓名、性别、住院号等，检查全身情况无误后方可出院。

⑦ 检查时若发现有误，迅速查明，并注意执行保护性医疗制度。

### （六）分娩室查对制度

① 在交接班时应将每位产妇情况进行认真交接。

② 对送入分娩室的孕妇，要认真听取病房或急诊室的交班，并核对孕妇信息。

③ 胎儿娩出常规处理脐带后，应检查眼、耳、口腔、手指、足趾、生殖器、肛门、脊柱等部位有无畸形，并显露新生儿会阴部让产妇辨别性别。

④ 巡台助产士将病历首页上孕妇的姓名、病历袋上的病历号及新生儿性别写在腕带上，并与产妇及家属进行核对，确定无误后系于新生儿右脚腕上，松紧要适宜。

⑤ 巡台助产士再次与产妇核对新生儿性别，确定无误后将新生儿右足印、母亲右手食指手印印在新生儿记录单背面，备查。

⑥ 遇抢救时，可执行医师口头医嘱，但必须大声复诵一遍经核实无误后执行，并保留安瓿，抢救后及时补充药品及物品。

⑦ 使用毒性药品、麻醉药品时，需经两人核对后方可使用，并做好登记。

⑧ 送往母婴同室前，责任助产士要再次核对腕带姓名、住院号与病历首页、病历袋上的病历号、分娩记录单、新生儿记录单是否相符。腕带性别与新生儿实际性别、产妇所知性别、分娩记录单、新生儿记录单是否相符。

### （七）手术室查对制度

① 病房护士将当日手术患者送至手术室，手术室护士根据手术告知单核对患者住院号、床号、姓名、年龄、诊断、手术名称，核对无误后双方在患者转运记录单上签字（特殊情况需在交

接记录单上注明)。由巡回护士接入指定手术间。

② 巡回护士根据手术通知单及病历再次与器械护士核对患者姓名、床号、病房、手术名称、手术部位、配血报告、手术前用药，核对无误后方可进行手术前准备。

③ 手术医师、麻醉医师和手术巡回护士分别在麻醉实施前、手术开始前和患者离开手术室前，共同核查患者身份和手术部位等项目，并签名。

④ 开启无菌器械包前，首先应查看无菌包内外指示卡、日期及消毒效果，合格后方可使用。

⑤ 手术开始前器械护士与巡回护士需共同清点手术器械及敷料，确认无误后方可开始手术。巡回护士做好记录。

⑥ 深部组织手术，在关腹缝合前，器械护士与巡回护士共同核对手术中一切用物（巡回护士需持术前记录单），关腹后及术毕再次核对。非体腔手术及宫腔镜、腹腔镜手术，手术前、术毕时与手术医师共同清点器械。

⑦ 手术取下的标本，由器械护士交给术者，术者打印病理检验单及病理条码号，贴于标本袋上，按规定加入固定液，器械护士核对登记后放于固定位置，由专人送到病理科，病理科核对无误后签名。

⑧ 每日晨剖宫产手术前，由指定新生儿处理护士对所有产科手术间新生儿体重计进行校对，巡回护士准确填写新生儿腕带，与新生儿处理护士共同核对母亲姓名、住院号、新生儿性别。接生者与巡回护士第二次核对后将腕带系于新生儿右脚腕上，产妇出室前再次核对新生儿腕带，核对无误后方可出室。

（八）妇科系列门诊手术室查对制度

① 根据门诊病历，核对患者姓名、年龄、手术名称、诊断及各种术前检查结果，核对无误后，准备手术。

② 确认手术名称与手术预约单一致后，安置好患者准备手术。

③ 手术前，巡回护士与手术医师再次核对患者姓名、年龄、

手术名称、诊断及各种术前检查结果后，方可进行手术。

④ 核对手术包的灭菌有效期，检查包皮有无破损、潮湿及生物指示卡，合格后方可铺无菌器械台。

⑤ 核对病理单上患者姓名、手术部位，将手术取下的标本放在病理袋内，妥善放置。

⑥ 核对病理单、病理袋与手术标本是否一致并登记，送病理科，与病理科工作人员共同交接、核对，无误后签名。

### （九）供应室查对制度

① 收回各种器械包时，要查对器械数量、质量及清洁度。

② 发放各种器械包及无菌物品时，要查对名称、有效期及灭菌指示剂。

③ 准备器械、敷料包时，要查对名称、器械数量、质量及清洁度。各种无菌包外观必须清洁、完整、干燥，有高压指示标识，有准备者姓名及有效日期。双方查对后若不符合要求，发放者不能下发，接收者有权拒收。

## 第二节　分级护理制度

分级护理是指医务人员根据患者不同的疾病及病情实施不同级别的护理。分级护理分为 4 个级别：特级、一级、二级、三级护理。患者住院护理全过程分为三个阶段：入院护理、住院护理、出院护理（护理转归）。针对不同的护理级别，护理人员提供的护理行为包括给予、帮助、协助、指导。①给予：患者没有自理能力，护理人员提供所有治疗及生活护理的护理行为，适用于特级、一级护理的患者。②帮助：患者的生活不能自理或自理能力受限，护理人员需参与其中才能完成的护理行为，适用于一级、二级护理的患者。③协助：患者的活动受限，需由护理人员辅助才能完成的护理行为，适用于二级、三级护理的患者。④指导：针对患者病情，讲解相关护理知识，使患者配合完成各项护理的行为，适用于所有住院患者，贯穿于整个护理过程。

（一）特级护理

（1）概念　对病情危重随时可能发生病情变化进行抢救的患者、各种重症或新开展大手术术后的患者、严重外伤或大面积烧伤的患者所实施的护理称为特级护理。

（2）病情根据

① 病情危重，随时需要进行抢救的患者，如循环衰竭、呼吸衰竭、肾衰竭、昏迷、子痫等患者。

② 各种复杂或新开展的大手术后患者。

（3）入院护理

① 根据病情备好床单位、急救物品及药品，必要时进入抢救室或监护室，由监护室护士或特护人员护理。

② 测量患者生命体征、评估病情、完成入院护理记录。

③ 填写患者入院相关资料。

④ 给予清洁护理。

⑤ 及时告知医师接诊。

⑥ 适时对患者及家属进行入院宣教。

（4）住院护理

① 严密观察病情变化，随时测量体温、脉搏、呼吸、血压，保持呼吸道及各种导管的通畅，准确记录 24 小时出入量。

② 遵医嘱按时完成治疗和用药。

③ 重症患者的生活护理均由护士完成，做到"六洁""四无"。"六洁"指口腔、头发、手足、皮肤、会阴、床单位清洁，"四无"指无压疮、无坠床、无烫伤、无交叉感染的发生。

④ 备齐急救药品和器材，用物定期更换和消毒，严格执行无菌操作规程。

⑤ 严格遵守床旁交接班制度及流程。

⑥ 安全护理措施到位。

⑦ 履行相关告知制度，并针对疾病进行健康教育。

⑧ 保持患者卧位舒适及功能位。

⑨ 书写完整、恰当的特护记录。

（5）出院护理/转归　遵医嘱转入相应护理级别。

### （二）一级护理

（1）概念　对重症患者、各种手术术后需严格卧床休息的患者，病情相对稳定但生活不能自理的患者，生活部分自理，但病情随时可能发生变化的患者实施的护理称为一级护理。

（2）病情根据

① 重症患者、各种大手术后尚需严格卧床休息及生活不能自理患者，如开腹手术3天内，大出血、重度贫血、高热、异位妊娠、胎膜早破、小儿麻痹、盲人，先兆子痫患者以及新生儿等。

② 生活部分可以自理，但病情随时可能发生变化的患者，如中度妊高征、妊娠晚期出血、先兆流产和先兆早产、妊娠剧吐、妊娠合并心脏病的患者，以及小切口输卵管结扎术、引产、临产、产后当日，各种阴道手术后，有放疗、化疗反应等患者。

（3）入院护理

① 根据病情，备好床单位、急救物品及药品，将患者安置在病床上。

② 测量患者生命体征和体重，评估病情，完成入院护理记录。

③ 填写患者入院相关资料。

④ 给予患者清洁护理。

⑤ 及时告知医师接诊。

⑥ 完成对患者及家属的入院宣教。

（4）住院护理

① 定时巡视，密切观察患者病情变化，同时做好各种应急准备。日间专人负责、夜间由夜班或副班监管，非探视时间家属不得陪伴。正常情况下，手术后回室当时、30分钟、1小时、2小时、3小时、大小夜班、白班各测血压、脉搏、呼吸1次，共8次。有异常及时告知医师，根据病情严密观察直至正常。夜间每0.5～1小时巡视1次并记录。每周测量体重并记录。

② 保持管路通畅。

③ 遵医嘱按时完成治疗，并指导患者正确用药。

④ 给予或帮助患者完成生活护理，做到"六洁"，即口腔、头发、手足、皮肤、会阴、床单位清洁。

⑤ 安全护理措施到位。

⑥ 履行相关告知制度，并针对疾病进行健康教育。

⑦ 患者卧位舒适，指导患者进行功能锻炼。

⑧ 遵医嘱指导患者饮食。

⑨ 有完整、恰当的护理记录。

（5）出院护理/转归　遵医嘱转入相应护理级别。

### （三）二级护理

（1）概念　对病情相对稳定、需限制活动的患者，年老体弱行动不便的患者，生活部分自理的患者所实施的护理称为二级护理。

（2）病情根据

① 急性症状消失，病情趋于稳定，仍需卧床休息的患者，如重症患者病情稳定后；手术拆线以前；开腹术后第 3 天，病情稳定的患者；中度贫血、放疗、化疗、年老体弱患者，妊娠剧吐以及产前、正常产 24 小时后、有合并症等患者。

② 慢性病限制活动或生活大部分可以自理的患者，如中药保胎患者等。

（3）入院护理

① 备好床单位。

② 将患者安置到病床上。

③ 测患者生命体征和体重，评估患者病情，完成患者入院护理记录。

④ 完成入院宣教。

⑤ 填写患者入院相关资料。

⑥ 指导患者清洁护理。

⑦ 告知医师接诊。

（4）住院护理

① 定时巡视患者，观察和掌握患者的病情变化，按常规为患者测量体温、脉搏、呼吸、血压。每周测量体重1次。

② 遵医嘱按时完成治疗和用药，并指导患者正确用药。

③ 帮助或协助患者进行生活护理，督促、指导患者做到"六洁"。

④ 患者卧位舒适，床单位整洁。

⑤ 安全护理措施到位。

⑥ 履行相关告知制度，并针对疾病进行健康教育。

⑦ 针对疾病协助功能锻炼。

⑧ 遵医嘱指导患者饮食。

⑨ 有完整、恰当的护理记录。

（5）出院护理/转归

① 遵医嘱转入相应护理级别。

② 完成出院指导。

③ 完成出院护理记录。

④ 按出院常规处理床单位。

（四）三级护理

（1）概念　对病情相对稳定，生活能自理的患者所实施的护理称为三级护理。

（2）病情根据　生活完全可以自理的患者，如手术前准备阶段、病情轻或恢复期的患者等。

（3）入院护理

① 备好床单位。

② 将患者安置到病床上。

③ 测患者生命体征和体重，评估患者病情，完成患者入院护理记录。

④ 完成入院宣教。

⑤ 填写患者入院相关资料。

⑥ 指导患者清洁护理。

⑦ 告知医师接诊。

（4）住院护理

① 定时巡视患者，观察和掌握患者治疗效果及病情变化，每日为患者测量体温、脉搏、呼吸、血压等。每周测量体重1次。

② 遵医嘱按时完成治疗和用药，并指导患者正确用药。

③ 指导并督促患者做到"六洁"，保持床单位整洁。

④ 安全护理宣教到位。

⑤ 履行相关告知制度并针对疾病进行健康教育。

⑥ 针对疾病协助功能锻炼。

⑦ 遵医嘱指导患者饮食。

⑧ 有完整、恰当的护理记录。

（5）出院护理/转归

① 完成出院指导。

② 完成出院护理记录。

③ 按出院常规处理床单位。

## 第三节　危重患者急救制度

① 一切以患者为中心，发扬团结协作精神，保证抢救工作的顺利进行。

② 抢救物品、仪器、设备应定期检查，保持完好状态。

③ 急救车内物品、药品统一放置，用后及时补充。急救车专人管理，每班清点并记录，在每次抢救后负责检查。护士长每周抽查1次并有记录。

④ 定期进行急救理论知识及技术操作的培训，并列为继续教育学习内容。

⑤ 遇有抢救患者，立即告知值班医师，并充分利用现有人力物力进行抢救。当班护士应沉着、冷静，分秒必争，进行初步的紧急处理，例如安置好患者卧位、打开气道、给予吸氧、建立

静脉通道，遵医嘱给予药物进行抢救。

⑥ 记录病情、抢救过程、抢救时间及所用的各种抢救药物。

⑦ 原则上不执行口头医嘱，紧急情况若需执行口头医嘱，须两人核对，并要重复 1 次，经医师核实无误后方可执行。保留安瓿，作为核对药品及补开医嘱的证据。

⑧ 做好抢救后的清理、补充、检查工作，并做好患者家属的安抚工作。

⑨ 抢救人员按岗到位，遵照抢救程序进行抢救。

⑩ 每次抢救完毕，主管护理人员需进行现场评论和初步总结，并记录。

⑪ 有抢救程序图表。

⑫ 白班告知护理部，夜间由值班护士长进行现场指挥和质控。

## 第四节　消毒隔离制度

### (一) 环境

① 每日定时湿式清扫 2 次，拖地 5 次，一桌一巾，擦浮土 1 次，用后先消毒后清洗，病室、治疗室、检查室、污物间墩布严禁混用。

② 每日固定时间做细致卫生，每个月要把玻璃、暖气、地边、床单位、家具、厕所、污物间门、墙壁等彻底清刷，消灭蚊蝇、蟑螂、蚂蚁。

③ 卫生用具定期清洁消毒，纸篓每个月彻底刷洗 1 次，墩布每天用消毒液浸泡并悬挂晾干。

④ 房间每日通风 2 次，每次不少于 15～20 分钟。

⑤ 在进行任何医疗和护理活动时，需停止清扫。

⑥ 房间中不得摆放有盆土的鲜花。

⑦ 治疗室、检查室、注射室、分娩室、新生儿室、手术室、取血室均为无菌室，每日有清洁制度，保持无尘，每日紫外线空

气消毒，用含氯消毒液浸泡的擦布清洁，每周 1 次大消毒，每个月空气培养 1 次符合标准。

⑧ 患者出院后，床单位需做终末消毒。

（二）无菌物品

① 每件无菌物品需有消毒日期和消毒标志，每年 5 月 1 日至 9 月 30 日为 7 天过期，10 月 1 日至次年 4 月 30 日为 14 天过期。

② 凡无菌包装有破损、潮湿即视为污染。

③ 无菌治疗盘、无菌台使用期限为 4 小时，尽量减少暴露。

④ 无抗菌能力的液体，开启后需注明开启时间，24 小时后需更换。

⑤ 无菌干镊子罐每 4 小时更换 1 次，碘酊、酒精容器，每周 2 次高压消毒，同时更换液体。

⑥ 严格区分无菌区和非无菌区。

⑦ 无菌物品使用后，需用高效消毒液浸泡然后清洗，一次性物品由指定科室回收。

（三）患者卫生

① 患者需穿着患者服，注意饮食卫生。

② 遵守住院规则，告知家属不坐卧患者床，外来物品不置于患者床上，患者不得坐卧他人床，以防交叉感染。

③ 爱护公物、被服，注意保持清洁。被服每周更换 1 次，脏被服随时更换。脏衣物及被服应置于污衣车内。

④ 不得置便器于地面，用后及时消毒。

（四）护理操作

① 护士着装应合乎规范。

② 各种护理、治疗应严格执行无菌技术操作规程。

③ 每次操作前后均须洗手或消毒液擦手，做到一人一消制。

④ 静脉取血、静脉输液、注射等做到一人一针一巾一带，止血棉球不得乱扔。

⑤ 各种引流瓶和输液装置 24 小时更换 1 次。

⑥ 准确配制各种消毒液。

⑦ 物品使用后,先消毒后清洗,一次性物品使用后,按规定进行毁形处理,由指定科室回收,如输血输液针头、注射器、引流管、气管插管、开口器、氧气鼻导管等。

⑧ 患者显露臀部时,需更换臀垫。

⑨ 着专用衣帽不得外出(如手术室、产房、高危新生儿室)。

### (五)隔离制度

① 危重或有传染性疾病的患者应安置到小房间隔离,并设有标识。

② 死亡患者所用衣物及大单,均应先消毒后清洗或焚烧。

③ 严重感染物品及时焚烧。

④ 房间内所有物品专人专用,不得与其他患者混用。

⑤ 护理患者前后均用消毒液泡手,根据不同病种,执行相应的隔离制度。

⑥ 衣物消毒后再送洗。

⑦ 房间物品、墙壁、地面均用消毒液浸泡过的擦布、墩布擦拭。

### (六)母婴同室消毒隔离制度

① 新生儿被服、衣物应单独放置。

② 新生儿床单位、外出转运车按终末消毒要求处理。

③ 母婴同室房间内均备有手消毒剂。

④ 新生儿称体重时一婴一巾一消毒,体重秤每周定时用含氯消毒液擦拭消毒 1 次。

⑤ 新生儿沐浴车、游泳车用后擦拭干净,每周定时用含氯消毒液擦拭消毒 1 次。

⑥ 新生儿游泳使用游泳专用袋,做到一婴一袋,游泳气圈用后用含氯消毒剂擦拭消毒后备用。

⑦ 新生儿专用梳子用后置于 0.5‰ 含氯消毒液中浸泡 30 分钟后清洗、晾干备用。

⑧ 新生儿床内不应放置除新生儿用物以外的其他物品。

⑨ 新生儿沐浴一婴一盆（由家属准备浴盆），浴盆使用前后清洗并保持干燥，盆内无杂物。

⑩ 医务人员接触新生儿前后，用手消毒液消毒双手，家属接触新生儿前应清洗双手。

⑪ 盛放奶粉、专用剪刀的容器每周高压灭菌 2 次。

⑫ 新生儿如需人工喂养，从供应室统一领取消毒奶具。

⑬ 新生儿口服药杯用后清洗干净，高压灭菌。

⑭ 新生儿处置室的消毒常规同治疗室。

⑮ 如有皮肤感染新生儿时，先护理正常新生儿，最后护理感染新生儿。

### （七）新生儿重症监护病房消毒隔离制度

**1. 工作人员**

① 工作人员身体健康，定期做咽拭子培养、便培养、手菌落培养。凡患有呼吸道、皮肤、黏膜、肝、胃肠道或其他可传染的感染性疾病，应避免接触患儿，暂时做其他工作或调离新生儿重症监护病房。

② 工作人员每日着清洁工作服、戴圆帽上岗，换清洁鞋入室。

③ 入新生儿间前严格正规洗手。

④ 每检查一个患儿及各种操作前后或接触每一件污染物品后，应认真洗手或用健之素消毒液擦手。

⑤ 各种治疗、护理操作时应戴口罩。

⑥ 外出时应加穿外衣及换外出鞋。

⑦ 工作人员应互相监督、互相检查。

**2. 病室**

① 病室内新风装置长期开放，保持空气流通并每日通风 2 次，每次 15～30 分钟，室温应保持 22～24℃，沐浴时应保持在

26～28℃，相对湿度应保持在55％。

② 病室内每月空气细菌培养监测1次，紫外线有使用时间登记，有定期监测记录。

③ 保持地面清洁，清洁时应用湿式清扫。

④ 病室每周1次大清洁，空气培养非致病菌≤10个。

⑤ 病室床距应≥1m，新生儿床每日用清水擦洗干净。

⑥ 新生儿衣服、包被应消毒后再使用，并放于固定位置，保持干燥，应用一次性纸尿裤。脏尿布、衣服放在专用污物桶内。

⑦ 新生儿奶具必须经高压蒸汽或煮沸消毒，一人一用一消毒。严格遵循消毒程序。

⑧ 送来的母乳应放恒温箱中统一消毒后再使用。

⑨ 感染与非感染患儿应分开，避免交叉感染，如有感染者应有醒目的隔离标志，并严格执行隔离制度。

⑩ 禁止探视，如有特殊情况（濒死抢救或严重畸形）需探视者应穿好隔离衣、戴帽子、换鞋后进入病室。

3. 新生儿物品消毒

① 新生儿的布类敷料等必须灭菌处理并单独放置。

② 新生儿体重秤，每周用含氯消毒剂擦拭1次，称体重时一婴一巾，每次清水擦拭。

③ 新生儿沐浴盆用后用含氯消毒剂浸泡，用时一人一袋。

④ 新生儿专用梳子用后置于0.5‰含氯消毒液中浸泡30分钟后清洗、晾干备用。

⑤ 新生儿口服药杯用后清洗、高压消毒。

⑥ 新生儿用沐浴露、爽身粉、润肤霜等单独使用，一婴一份。禁用粉扑。

4. 医疗器械消毒

① 复苏囊、面罩应用0.5‰的含氯消毒液浸泡后清洗。

② 喉镜用后75％乙醇擦拭，定期监测。

③ 呼吸机管道每位患儿一套，持续使用每48～72小时更换

1 次。

④ 吸痰瓶和氧气湿化瓶应每日更换 1 次并消毒。

⑤ 听诊器专人专用，每日用清水擦拭 1 次，每周用含氯消毒液擦拭 1 次。

⑥ 体温表应专人专用，每日用 75% 乙醇浸泡，每周及终末用含氯消毒液浸泡消毒。

⑦ 心电监护及输液泵每日擦拭 1 遍，每周及终末用含氯消毒液消毒。

⑧ 辐射暖台及培育箱每日清水擦拭，使用 7 日或终末用 0.5‰ 含氯消毒液擦拭消毒 1 次，暖箱水槽每日用 1‰ 含氯消毒液浸泡消毒。

5. 奶具清洗、消毒制度

（1）清洗　①奶瓶、奶嘴每周一、周四大消毒 2 次，消毒人员用奶瓶专用洗涤剂刷洗，6000ml 水加 20ml 洗涤剂。②奶瓶每次使用后用奶刷刷洗干净，周一、周四大消毒刷洗时将奶瓶内壁反复刷 3 次、外壁及瓶底刷 3 次、瓶口螺旋刷 3 次，用流动水反复冲洗内壁，至泡沫完全消失，再接满水倒掉，反复 3 次，并反复冲洗外壁至干净、透明。③大量杯、镊子，每次用后刷干净，周一、周四大消毒 2 次，用奶瓶专用洗涤剂刷洗，冲洗方法同奶瓶。④奶嘴每次用后用清水刷洗干净，周一、周四大消毒用奶瓶专用洗涤剂刷洗干净。

（2）消毒　①奶具使用时要一人一瓶一嘴。严禁重复使用。②奶嘴每次清洗后用沸水煮沸 30 分钟，煮时一定要加开水，水位至标识线（红线处）。使用时应用无菌镊子夹取，保持无菌状态。③奶瓶清洗后高压蒸汽消毒，消毒前将储槽各通气孔打开。④勺罐、凉水壶周一、周四消毒、更换。奶粉勺一罐一更换新勺。⑤如有隔离患儿，奶具应单独消毒，先 0.5‰ 含氯消毒液浸泡，再刷洗，再高压蒸汽消毒。

6. 暖箱消毒原则

① 暖箱每周进行大消毒 1 次：包括将使用 7 天的暖箱更换、

消毒液擦拭暖箱表面及箱体，水槽用含氯消毒剂浸泡，床垫晾晒并更换新垫，更换床套，袖套更换新的。消毒后的暖箱贴好"已消毒"标识。

② 日常使用：每日晨护时用清水擦拭暖箱表面，每日大夜班用含氯消毒剂浸泡水槽，更换新水（用灭菌注射用水），床垫、床套随脏随换。

③ 过滤棉由工程师定期（每 1 个月）更换。

④ 暖箱的消毒、检查、维修由仪器护士负责，并按要求登记，有问题及时向护士长反应。护士长每周抽查 1～2 次，有问题及时更改，并持续改进。

### （八）手术室消毒隔离制度

1. 手术室工作人员及参加手术人员必须严格执行《无菌技术操作规范》，防止切口感染及院内感染的发生。

2. 严格划分无菌区（限制区）、清洁区（半限制区）、污染区（非限制区）。

（1）无菌区 手术间开放洗手区、无菌敷料间、药品间。凡进入无菌区者均需戴帽子、口罩，穿手术室专用衣裤，参加手术人员离开手术室时需将刷手衣归还手术室。

（2）清洁区 更衣间、更鞋间、生活区走廊、敷料间、器械库、医护办公室、值班室。

（3）污染区 外走廊（污物、敷料通道）。

3. 手术室工作人员如有上呼吸道感染或皮肤感染时，一律不准进入手术间。

4. 严格控制参观人数，每房间不得多于 3 人，参观者应遵守手术室的制度，在指定区域内参观，感染、传染及夜班手术禁止参观。

5. 有菌手术和无菌手术严格分开，设立隔离手术间。如有接台手术，应先做腹式手术，后做阴式手术，感染、传染或疑似病人的手术器械应进行双蒸消毒，敷料放入黄色垃圾袋内注明"感染"按要求处理或焚烧。

6. 手术器械应首选高温高压灭菌，不耐高温高压的器械应选用低温灭菌设备进行灭菌，严格掌握灭菌流程，手术室内灭菌设备应定期维护，每周进行生物学检测。灭菌检测卡及生物学培养指示卡应保存备查。

7. 各种无菌包包皮完整，包内放置监测卡，打包时 2 人核对后将包内灭菌指示卡和包外灭菌指示胶带粘贴于手术护理记录单背面。如手术需用无菌植入物，应将植入物条码留档。手术敷料包规格为 30cm×30cm×50cm，重量低于 5kg，器械包规格为 25cm×30cm×40cm，重量低于 7kg。

8. 严格执行《医疗废物管理条例》做好污物管理，落实环境保护。

9. 每个月按洁净手术室要求进行空气及物体表面细菌培养。医务人员应严格执行外科刷手规范，每个月抽查培养。具体措施如下：

① 每日晨各手术间擦拭清洁，保持无尘。

② 每次手术后用 0.5‰含氯消毒液擦拭所有物品、地面。

③ 各种药品及无菌物品应在清洁区拆去外包装，内包装用乙醇纱布擦拭后方可放入无菌区域的指定位置。

④ 手术室的无菌敷料、器械应严格保持无菌，使用期限为：夏季 1 周，冬季 2 周。

10. 各种物品的消毒及终末消毒处理。

① 遵守洗消原则，用过的手术器械，用清水进行初步清洗后打包送至供应中心清洗灭菌。

② 一次性物品及其他手术用品按要求分类放置。

③ 内镜及器械应首选高压灭菌，不耐高压的器械采用低温灭菌。用过的内镜及器械先浸泡于加酶洗涤液中 20 分钟后再进行清水冲刷干净、擦干、上油。

④ 手术室用后的公用拖鞋，用 0.5‰含氯消毒液浸泡 30 分钟后洗净备用。

⑤ 鞋柜及更衣柜每日擦拭。

⑥ 手术间碘酊、乙醇等外用消毒剂开启后标注时间，1 周内有效。

⑦ 手术患者做到一人一巾一带一单，吸氧用物每患者 1 份（一次性），小儿吸氧用物使用后及时浸泡于 0.5% 过氧乙酸消毒液中浸泡。吸氧导管一次性使用。

⑧ 手术间每周用 0.5% 过氧乙酸熏蒸，每个月做空气培养、手培养及物表培养。

⑨ 每周末进行终末消毒，将手术间物品移出，彻底洗刷手术间地面、墙壁，物品用 0.5‰ 含氯消毒液擦拭后放回原处，污物桶及纸篓浸泡消毒后刷干备用。

⑩ 中央空调出风口过滤网每日用 0.5‰ 含氯消毒液擦拭，每年对该设备进行全面技术指标监测，合格后方可使用。

⑪ 空气净化系统定期进行维护、监测，每日用 0.5‰ 含氯消毒液擦拭回风口处及过滤网，定期由相关部门更换过滤网及活性炭。

11. 污染手术后的处理方法

① 术中器械等物品，用双消毒法灭菌。

② 术后敷料单用 0.5‰ 含氯消毒液浸泡，清点后用黄色包包好，注明"感染"字样，送洗衣房处理。医疗废物必须焚烧。

③ 负压吸引袋、吸引管（均为一次性使用），用后送指定地点，由专人负责运送烧毁。

④ 特殊感染手术，严密隔离，谢绝参观。

12. 特殊污染（破伤风、气性坏疽）手术后的处理，凡是被脓血污染不耐热的物品，须先用 0.5‰ 含氯消毒液浸泡 10 分钟后再进行灭菌处理。

① 一切接触患者的用物包括推车、被服等，放置手术间内，布类要松散，容器要打开盒盖，用 0.5% 过氧乙酸熏蒸手术间。然后用 0.5‰ 含氯消毒液擦拭推车物体表面、地面。

② 直接接触伤口的器械、物品、敷料单需经双蒸法消毒。

③ 参加污染手术的人员，术后不得参观或出入其他手术间，

并注意个人清洁处理。

## （九）麻醉恢复室（PACU）消毒隔离制度

① 麻醉恢复室的环境要求安静、整齐，清洁卫生。每日晨各区域擦拭清洁，保持无尘。

② 每日对药品、物品进行检查，保证在有效期内。

③ 无菌物品与非无菌物品分别放置，一次性消耗器材单独放置。

④ 每日清洁擦拭各种医疗仪器及各连接导线，保持清洁，每周清洗消毒血压袖带。

⑤ 一次性呼吸机管路、吸氧面罩用后毁形并按医用垃圾处理，锐器单独入利器盒内，利器盒开启使用后 48 小时内有效。

⑥ 吸氧所用湿化瓶一人一用，用后及时浸泡消毒，干法保存备用。吸氧导管一次性使用。

⑦ 注意做好手卫生，凡接触患者前后，进行无菌操作前要用皂液流水洗手，转送患者回到麻醉恢复室、接触可能污染的物品及处理污物后，应进行全面的清洁或消毒。

⑧ 医务人员进入麻醉恢复室时应着装整洁，一律穿工作服，戴工作帽，工作区域内不得进食和堆放私人用品，换拖鞋入内，其他人员未经同意不得进入麻醉恢复室。

⑨ 床单位随时保持干净整齐、无污迹、杂物，每位患者出室后立即更换床单位。

⑩ 特殊感染患者如转入恢复室应放置专用单独区域，接触特殊感染患者前穿隔离衣，戴手套，并及时更换，做好个人防护，患者转出后及时更换床单位，并用含 0.5‰ 含氯消毒液进行擦拭。转运车做同样处理。

⑪ 所有乙肝、HIV、梅毒等阳性及呼吸道感染患者的所有物品，均一次性使用。敷料及医疗废物应特殊标注"感染"字样。

⑫ 保持监护区内空气清新、洁净，每日定时通风 2 次，每次 30 分钟，患者全部转出后用紫外线照射每日 1 小时；每个月

进行一次空气、物品表面、手、生物学监测。

⑬ 按消毒隔离常规做好患者的各项消毒隔离工作。

## （十）门诊消毒隔离制度

1. 候诊区

① 每日开诊前及诊疗结束后各开窗通风 1 次，每次至少 15 分钟。

② 每日早、中、晚清扫地面并拖地。

③ 每日擦拭分诊台及候诊椅等物体表面。

2. 诊室

① 每日开诊前及诊疗结束后开窗通风 1 次，每次 15 分钟。

② 每日早、中、晚清扫地面并拖地。

③ 每日卫生员用 0.25‰ 含氯消毒液浸泡过的小毛巾擦拭诊桌、诊椅、治疗车、检查床、窗台等物体表面。

④ 被患者血液或体液污染的地面、检查床，用 0.5‰ 含氯消毒液擦拭。

3. 污物间

① 抹布每日使用后用 0.25‰ 含氯消毒液浸泡 30 分钟，清洗后悬挂晾干备用。

② 墩布每日用 0.5‰ 含氯消毒液浸泡 30 分钟后悬挂晾干备用。

③ 诊室、候诊区、生活区的抹布及拖布应有标记并分开使用。

4. 医疗护理技术操作

（1）医务人员在诊治传染病、性病患者时应穿隔离衣，戴手套、口罩、帽子，做好防护，并及时登记后转相应的传染病院。

（2）医务人员在诊治患者前后均应以流动水洗手。

（3）严格执行无菌技术操作规程，诊治时必须一人一单、一窥器、一手套，采集标本必须一人一部位、一棉签（或刮板）、一玻片（或试管）。

（4）正确配置消毒液。①浸泡器械浓度：0.5‰ 含氯消毒液；

②擦拭血压计、听诊器浓度：0.25‰含氯消毒液；③浸泡墩布、小毛巾的浓度：0.25‰～0.5‰含氯消毒液；④消毒液每日更换，浸泡器械、物品至少30分钟。

（5）其他物品的消毒处理：宫颈治疗用的电刀、电熨头用2%戊二醛消毒液浸泡10小时后使用，使用前用生理盐水冲洗，每周更换戊二醛消毒液及容器并有登记。

（6）医疗废物的处理：窥器、检查垫、手套等医疗废物均放入黄色垃圾袋中并贴上感染性废物标识，由医务人员与医疗垃圾转送人员交接并登记。

**（十一）妇科系列门诊手术室消毒隔离制度**

门诊手术室工作人员必须严格遵守无菌操作及消毒隔离制度。严格划分无菌区（限制区）、清洁区（半限制区）、污染区（非限制区）。

① 每日手术前、后擦拭地面、桌面、窗台等物体表面，抹布及拖布应有标记并分开使用。

② 每日手术结束后用紫外线照射手术间1小时并有记录。

③ 手术过程中若有血液、体液污染台面或地面，应立即用0.5‰含氯消毒液擦拭。

④ 污染的纱布、棉球、手套等感染性废物应放入黄色垃圾袋。针头、刀片、安瓿等锐器用后放入锐器盒内。

⑤ 合理安排手术顺序，感染手术放在最后做。

⑥ 内镜及器械应首选高压灭菌，用过的内镜及器械先浸泡于加酶洗涤液中20分钟后再进行清水冲刷干净、擦干，放入消毒锅中高压蒸汽灭菌。不耐高压的器械浸泡在2%戊二醛10小时后方可使用。

⑦ 手术人员严格执行无菌操作规范。手术患者必须一人、一单、一包，手套及套袖有污染应及时更换。

⑧ 吸引器瓶每日用0.5‰含氯消毒液浸泡30分钟后再清洗，并干法保存。

⑨ 手术室每周进行大消毒1次。

⑩ 每个月做空气培养、手培养、物表培养及消毒锅培养，有记录。

### （十二）供应室消毒隔离制度

① 严格执行消毒隔离制度，严格区分污染区、清洁区、无菌区。污染物品、清洁物品与灭菌后的物品必须严格按区域分别放置。

② 无菌区、清洁区、污染区工作人员严格执行各区域工作制度，各区域工作人员禁止随意进入其他工作区，避免造成污染。

③ 在污染区工作时必须按要求防护：戴口罩、帽子、手套，穿隔离衣，处理器械时必须戴防护镜或防护面罩，穿防水罩服、防护鞋。工作期间不得随意进入其他工作区，出污染区按要求依次脱去防护物品，洗手。

④ 各种医疗器械回收后及时浸泡于多酶液，按常规清洗，做到无污渍、无血迹、无锈，器械关节应活动自如。

⑤ 污染区每日要用含氯消毒液擦拭工作台、回收车及地面，含氯消毒液浓度为：500mg 有效氯/1000ml 水（1000ml 水放 1 片消毒片，含有效氯 500mg）。每日用紫外线照射消毒 1 小时并记录。

⑥ 高压灭菌时，不得放置过满过挤的物品，容量不高于 90%，不低于 10%。每日必须做空锅 BD 检测试验，每锅要有登记制度，每周做生物检测 1 次。

⑦ 无菌室要有严格的无菌区制度，专人负责。保持清洁整齐，无菌物品按标识、日期有序放置，每日用紫外线照射消毒 1 小时，做好记录。每次照射前用 95% 乙醇擦拭灯管。

⑧ 无菌室每个月空气监测 1 次。无菌器械、物体表面及工作人员手部每个月细菌培养 1 次，并有记录。

⑨ 医用废弃物放入黄色医用垃圾袋内，利器放入利器盒（利器盒有效期为 48 小时），由专人收到指定地点并记录。

# 第五节　护士交接班制度

（一）病房交接班制度

（1）病房护士实行三班轮流制值班，值班人员必须坚守工作岗位，履行职责，按照整体护理的要求，保证治疗和护理工作准确、及时、有效地进行。值班人员应严格遵照医嘱和护士长的安排进行工作，不得随意换班换岗，如遇特殊情况，须经护士长同意方可换班。

（2）值班者在交班前要完成本班各项工作，处理好用过的物品，写好护理记录单，不得提前写完，遇有特殊情况，必须详细记录，与接班者共同做好交接工作方可离去。

（3）日间班为夜间班做好用物准备。

（4）每班必须按时交接班，接班者提前 15 分钟到科室，衣帽整齐后方可接班。在接班者未接清楚之前，交班者不得离开岗位。

（5）交接班中如发现交班人员对患者人数、病情、治疗以及器械、物品交待不清时，应立即查问。接班时发现问题，由交班者负责，接班后发现问题，则应由接班者负责。

（6）护士长下班前，查看医嘱执行情况、危重患者的护理与抢救情况，并安排好护理工作。

（7）早晨集体交接班时，应严肃认真听取夜班交班报告。要求做到护理记录单上要写清，口头交班要讲清，患者床头要看清，交待清楚后方可下班。主班、小夜班、大夜班下班前均应进行床头、口头及书面交班。

（8）交班内容

① 交清患者总数，出、入院、转入、转出、分娩、手术、死亡、病危、陪伴人数。交清新入院、重危患者，抢救患者，手术前后患者或有特殊检查处置、病情变化及思想情绪波动的患者。

② 交清医嘱执行情况，重症护理记录，各种检查标本的采集，以及各种处置完成的情况，对尚未完成的工作，应向接班者交待清楚。

③ 共同查看昏迷、瘫痪等危重患者有无压疮，以及特护、一级护理患者的基础护理完成情况，各种导管固定和引流情况。

④ 交待毒、麻、限、剧药品及抢救物品、器械、仪器等的数量，交接班均应签全名。

⑤ 交接班者，共同巡视检查病房，是否达到清洁、整齐、安静的要求，以及各项制度的落实情况。

（二）病房与手术室的交接制度

① 病房护士要认真核对手术患者腕带、床号、姓名、手术名称，患者各项术前准备是否完成。

② 病房护士携病历将患者送至手术室，与手术室护士再次核对腕带、病房、床号、姓名、手术名称、术前准备，并在手术交接单上签字。

③ 手术完毕后由手术室工作人员将患者送回术后病房，与病房护士共同交接术中情况，检查患者神志、体表有无受压部位，管路是否畅通（包括静脉输液、尿管、镇痛泵、引流管等），测量生命体征，发现异常及时告知医师并处理，同时在交接单上签名。

（三）手术室与病房交接制度

① 病房护士根据医嘱，核对患者姓名、床号、住院号、年龄、诊断、手术名称及术前用药，各种术前准备无误后，送入手术室。

② 手术室接诊护士根据手术告知单核对以上内容后，与病房护士共同在患者交接记录单上签名并安置患者在手术等候区候诊。巡回护士与接诊护士核对以上内容后，将患者接入指定手术间。

③ 患者接入指定手术间后与器械护士还要共同核对手术名

称、部位、血型、药物过敏史，麻醉师再次核对以上内容后方可准备麻醉。

④ 术毕如需转运至恢复室患者需与麻醉医师、护士共同对患者情况进行交接，包括各种管路是否通畅、术中生命体征、尿量及皮肤情况。双方核对后在转运交接记录上签名。产科患者如转至恢复室进行监测，新生儿需提前由接生护士转至病房。

⑤ 术毕患者直接转至病房，护士需与手术医师共同检查患者皮肤等情况，巡回护士需总结术中生命体征及尿量并在患者转运交接记录单上签名。

**（四）手术室工作人员间交班制度**

① 每日晨 7:50 准时进行交接班，由夜班护士向全体护士交前 1 日急、重症及抢救工作情况，交当日特殊手术物品准备情况。接班人员未到岗交班人员不可离岗。

② 对特殊手术、敷料、器械、药品、手术病理标本进行交接。

③ 交手术室安全、借物、仪器设备破损、维修及能否正常使用情况。

④ 值班者必须按统一模式，使用医学术语填写交班本，字迹清晰，准确真实。

⑤ 护士长布置当天工作及传达有关上级通知及会议精神，根据护理部要求及科室计划进行晨间提问。

⑥ 参加交班的全体人员（包括夜班人员），着装符合要求，认真听取晨会的所有问题，以便进行工作。

⑦ 手术进行中，器械护士严禁中途交接，巡回护士清点物品后方可进行交接，器械护士与交班者核对无误后交班者方可离去。

⑧ 如遇抢救患者实行床旁交班，药品核对后暂时封存，抢救完毕后对照记录单逐一核对，无误后方可将安瓿弃去。

**（五）急诊护士与急救中心人员、病房、手术室交接制度**

① 由急救车转入的急诊患者，护士立即推车迎接，安置好

患者卧位，询问病情，通知急诊医师，医护人员共同与急救中心人员交接患者的输液情况、生命体征、附带管路、外院的检查、化验、治疗等，双方共同签名。

② 危重患者经抢救治疗病情平稳后需收入院时，由急诊医护人员护送患者入病房，与病房医护人员交清患者病情及治疗情况。

③ 危重患者经抢救需急诊手术时，做好术前准备工作，由急诊医护人员护送患者入手术室，与手术室医护人员交清患者病情并签名。

## 第六节　护理安全管理制度

（一）日常工作、生活安全管理制度

① 按医院规定不在科室内存放现金及贵重物品。

② 不允许在科室内使用电饭锅、吹风机、电水壶等电器，更不能使用明火。

③ 使用微波炉加热食物时应有人监管，以免发生意外。

④ 楼道、诊室地面保持无水迹，防止患者摔倒。

⑤ 对易燃、易爆、易损、贵重物品，加强管理，专人负责，做到防火、防爆、防盗。

⑥ 值班人员要注意门、窗、水、电的安全。

⑦ 电源、水源、防火设备要定期检查，及时维修，以确保安全。

⑧ 发现火情及形迹可疑的人及时与保卫科取得联系。

（二）手术室安全管理制度

1. 安全管理制度

① 护理人员必须熟悉所在区域的各种电器设备、遵守操作规程，使用后应立即拔去所有电源插头，电器设备要定期检查，发现问题及时处理。

② 剧毒、麻醉药品放在保险柜内储藏，并派专人保管，使

用进行专册登记。

③ 易燃物品应安置在通风阴暗处，要远离火源，消防器材定期检查，掌握操作规程。

④ 如有意外情况发生，应立即向医院有关部门、护理部汇报。

2. 手术室防止压疮的措施

① 术前做好访视工作，评估患者全身情况。

② 患者入室时与病房护士做好交接工作，检查皮肤完整性。

③ 定期对手术床进行维护，如床垫有破损处及时维修更换。

④ 选择干燥平整的手术大单铺于手术床上，如为膀胱截石位应在患者臀部加放防护垫。

⑤ 手术前为患者摆好体位，防止局部受压。

⑥ 手术前碘酊消毒注意脱碘彻底，如垫单被浸湿应及时更换，保持干燥。

⑦ 手术中注意检查受压部位，加强术中护理或变更体位。术毕与病房做好交接班，并在交接记录中进行描述。

⑧ 巡回护士注意术中巡视，发现皮肤异常及时采取措施。

3. 防止患者及手术部位发生错误的措施

① 病房手术通知单应于手术前 1 日 12:00 之前通过信息系统传给手术室，护士长根据手术通知单安排手术。

② 病房护士将手术患者送至手术室后，病房护士与手术室护士应按手术告知单核对患者情况，包括病室、姓名、年龄、住院号、手术名称及手术部位。并核对术中用药及特殊情况。核对无误后在交接记录上签名。

③ 患者接入手术间后，由巡回护士、麻醉医师再次核对患者姓名、床号、病史、住院号、诊断、手术部位，核对后再进行麻醉。

④ 麻醉后手术开始前由巡回护士、麻醉医师、手术医师再次依照病历核对手术部位及患者姓名。确认无误后在登记单上签名，然后开始手术。

4. 防止摔伤的措施

（1）**防止摔伤患者** 定期检查手术平车升降功能及螺丝。每周进行清洁保养。进出电梯门时注意保护好患者，全麻术后送恢复室，清醒后由护士送回病房。硬膜外麻醉手术后由麻醉医师护送回病房。

（2）**防止摔伤新生儿** 手术室内禁止怀抱新生儿远距离走动，转运及交待出生情况时，应放入新生儿转运车内。

5. **防止器械药品不足**

① 器械护士根据手术通知单准备次日特殊手术用物，值班者核对并需交接班。巡回护士根据手术通知单，再次确认手术物品是否准备齐全。

② 手术当日晨对特殊用物准备情况进行交接班。

③ 手术室所有常用物品、药品每日清点记录、交接。急救车有专人清洁整理补充。手术所用特殊仪器设备专人负责，定期进行保养，设立贵重仪器保养登记本，保证性能良好。

6. **防止用错药**

① 使用任何药物应首先核对药名，检查药品质量、浓度、剂量和有效期，并与麻醉医师共同核对。

② 熟悉手术室常用药品及麻醉药品的给药途径及配伍禁忌。

③ 一般情况执行书面医嘱，紧急情况下可执行口头医嘱，大声复诵1遍，但需2人核对后再执行。

④ 局麻药及局部用药，应查明剂量，准确使用。

⑤ 患者入室后应先询问药物过敏史。

⑥ 用过的药瓶，应留在指定地点备查。

7. **防止异物存留于手术切口或体腔内**

① 手术开始前器械护士和巡回护士应认真清点器械、纱布、纱垫、缝针的数目。

② 手术过程中应保持手术野整齐清洁，台上纱布数目清楚，禁止随意增减数目。

③ 术中如缝针、器械脱落，应及时寻找。手术中需要增加

器械如缝针等用物时，必须反复核对清楚并及时记录。

④ 关闭体腔前，应核对纱布、纱垫、器械及缝针数目。

⑤ 非体腔手术巡回护士需与手术医师进行核对并签名记录。

8. 防止院内感染

① 无菌手术间和感染手术间应严格分开。

② 开腹手术器械由器械护士初步清洗、打包后送中心供应室统一清洗灭菌，腔镜手术室器械由手术室专业清洗人员按流程进行清洗灭菌。

③ 特异性感染手术使用过的物品、器械需要经过双蒸处理。敷料先用消毒液浸泡后再送洗。

④ 特异性感染手术时，应严格执行隔离技术及个人防护技术。

⑤ 手术室内所用手术器械必须经过灭菌后方可使用。手术室内各种灭菌设备每周有监测记录。

（三）急诊室安全制度

（1）贵重仪器安全制度

① 每班清点并记录，专人管理，每周充电 1 次并检查仪器运转情况并记录。

② 仪器使用过程中出现故障及时报告护士长，联系维修。

（2）临时加床安全制度

① 尽量选用有床挡、有刹车的平车作为临时加床，安置在靠墙侧。

② 患者必须有家属陪伴，护士要加强巡视。

③ 告知患者翻身、下床时要谨慎，防止坠床。

（3）护理安全制度

① 定期对护理人员进行安全教育，增强护理安全意识，提高护理工作质量。

② 严格遵守消毒隔离制度，执行无菌技术操作规程，"三查七对"制度，交接班制度，保证患者的诊疗安全。

③ 老幼、残疾、行动不便等患者就诊时，护士应搀扶上下

检查床，以免跌伤。

### （四）消毒室安全管理

（1）使用压力蒸汽灭菌消毒锅工作注意事项

① 严格执行安全操作，操作人员必须经过培训上岗，持证上岗。

② 为排除冷空气创造良好的条件，每天开始灭菌工作前进行预热，正确装载灭菌物品。

③ 防止超热现象。超过临界2℃时蒸汽不易凝结，穿透力减低影响灭菌质量。灭菌时注意观察饱和蒸汽压力下的温度，参考饱和蒸汽温度与压力关系值表。

④ 禁止超压运行。正确认识压力与温度的关系，重视灭菌器运行中压力和温度的恒定情况。

⑤ 开门操作时必须无压（压力表显示为0）。

⑥ 及时处理跑、冒、滴、漏问题，运行时发现异常及时采取措施并上报。

⑦ 物品装载时预真空不超过90%。同时不小于柜式容积的10%，防止小装量效应。

（2）压力灭菌器维护及安全管理

① 每日灭菌前检查灭菌器柜门、锁扣、蒸汽调节阀、安全阀等是否处于完好状态。

② 清理柜门排气口，去除毛絮等杂物，保持灭菌柜内清洁。

③ 每年对灭菌设备进行检查维护。

④ 压力容器至少每周进行1次自行检查，进行测漏试验。

⑤ 压力容器每年至少检测1次。

## 第七节　药品管理、急救物品制度

### （一）药品管理

（1）内服药、注射药

① 内服药、注射药不能离开药盒，药房发药时如不是整盒

或没有药盒时，应要求药房装在专用药物专用袋中注明药物名称、剂量和有效期，包括需要冰箱冷冻室保存的药物。

② 内服药、注射药应分开放置并按有效期时限的先后，有计划地使用。

③ 每天有专人负责检查药品的有效期，并负责更换和登记。

④ 氯化钾等注射液，固定位置放置，并有高危药品标识。

⑤ 皮试液、胰岛素、肝素、疫苗等应放入冰箱冷藏保存。

⑥ 护士长每周检查药品1次，并有登记。

（2）外用药

① 外用药应与内服药、注射药分开并按有效期先后顺序进行放置。

② 外用药开启后应注明开启时间，有效期为7天，无抗菌能力的液体有效期为24小时。

③ 通过阴道、直肠给药的药物（如消炎痛栓、卡前列甲酯等），药房发药如不是整盒或没有药盒时，应要求药房装在专用药物专用袋中，注明药物名称、剂量和有效期，并按要求冰箱冷冻保存。

④ 凡标签不清、过期、破损、药液变色及浑浊均不得使用。

⑤ 过氧乙酸、三氯醋酸应单独存放，不允许与一般外用药放在一起。

⑥ 每周大消毒时检查1次，并登记。

（3）毒、麻药品管理制度

① 毒、麻药品应设专柜存放，专人管理，严格加锁，并按要求保存基数。

② 毒、麻药品只能供住院患者按医嘱使用，其他人员不得私自取用、借用。

③ 设毒、麻药品清点本，班班清点，交接班者均需签全名。

④ 医师开医嘱要用专用处方，使用后保留空安瓿，以备取药用。

⑤ 有专用毒、麻药登记本，注明患者姓名、床号、使用药

名、剂量，使用日期、时间，护士签全名。

⑥ 使用毒、麻药品时，要求双人开锁、双人签名。

⑦ 毒、麻药清点登记本保存 3 年。

（4）急救物品、药品管理

① 应设急救车和新生儿急救药品柜，并保存一定的基数，便于临床应急使用，工作人员不得擅自取用。

② 根据药品的种类与性质分别放置，定位存放，逐班交接，每班清点保证备用状态。

③ 应制定专人管理，负责领药和保管工作。

④ 定期清点检查药品，如发现有沉淀、变色、过期、标签模糊等药品时，停止使用立即更换。

⑤ 抢救结束后，应及时清点，补齐药品，备用。

⑥ 毒、麻药要放在保险柜中，钥匙由专人保管，使用后保留空安瓿，凭毒、麻药处方领药。每日交班时必须交接清楚。

⑦ 产房的抢救仪器每班清点、擦拭，保证干净整洁、处于备用状态。

⑧ 新生儿抢救设备使用完毕后要先清洁后消毒，每班检查是否完好。

## （二）供应室急救物品管理制度

① 中心供应室负责为全院备用突发事件急救物品并有相关的管理规定。

② 突发事件的急救物品放置中心供应室的无菌间并有明显标识。

③ 每天有专人检查突发事件急救物品，如过期、短缺应立即消毒和增补。

④ 每次消毒急救物品要清点物品的数量、器械质量、更换包内敷料，确保急救物品的质量。

⑤ 接到院内或科室突发事件的告知，立即将急救物品备齐并按要求迅速送到指定地点确保抢救工作的顺利进行。

# 第八节　健康教育、孕妇学校管理工作制度

## （一）孕妇学校健康教育制度

孕妇学校教育是健康教育的重要组成部分，是准父母和新父母获取相关健康知识的课堂。

① 医院为孕妇及家属提供相关知识的教育。

② 孕妇学校的管理工作由相关职能部门负责管理，安排孕妇学校课程。

③ 孕妇学校授课的人员应进行严格的培训和筛选。

## （二）分娩室促进早期母乳喂养建立制度

① 产妇分娩后，协助产妇显露出乳房，用毛巾擦拭产妇的双乳及胸部，为实施"三早"（早接触、早吸吮、早开奶）做准备。

② 新生儿娩出后如无异常即刻将新生儿俯卧放置在产妇的胸腹部，保持头偏向一侧防止阻塞呼吸道造成窒息，并保证母亲与新生儿有目光的接触。

③ 产妇与新生儿进行皮肤接触时，为保证新生儿安全，嘱产妇双手放于新生儿腰臀部抱好，防滑落。

④ 观察新生儿面色及一般情况，如有异常即刻将新生儿取下进行紧急处理。

⑤ 胎儿娩出后，新生儿反应好，尽早与母亲进行皮肤接触，时间不少于 30 分钟。

⑥ 指导母亲在皮肤接触后尽快让新生儿进行早吸吮，哺乳时体位要舒适，可采取侧卧位。

⑦ 在哺乳过程中要注意为产妇及新生儿保暖和母乳喂养相关知识宣教。

## （三）母婴同室健康教育制度

① 在护理部的指导下，病房护士长负责本病房健康教育工作的管理，做好督促、检查、指导落实。

② 母婴同室的护理人员要有相关的培训，并及时更新知识。对新开展的新技术、新业务，组织学习，并做好相应的健康宣教工作。

③ 责任护士实施有针对性的一对一床旁健康教育，次日进行评估，直至掌握。

④ 责任护士教会产妇新生儿基本的护理操作技巧。

⑤ 做好孕、产妇的入院、出院指导。

### （四）妇科系列病房健康教育制度

1. 入院健康教育

① 病室环境介绍：介绍护士站、医师工作区、治疗室、检查室、污物间、配餐间及卫生间。

② 探视制度。

③ 住院伙食制度及所需物品，如洗漱用具、餐具、防滑拖鞋等。

④ 介绍责任护士及主管医师。

⑤ 呼叫器的使用。

⑥ 相关疾病的知识：评估患者对所患疾病了解的程度，根据情况讲解相关知识。

2. 手术健康教育

（1）宫腔镜手术健康教育　①手术前 1 日晚餐遵医嘱给予患者半流食或普食；②手术前 1 日晚患者睡前口服镇静药，0:00时后禁食水至手术前；③术前更换干净病服，取下发夹、首饰、义齿等，贵重物品交家属保管；④手术后回室需卧床休息，可适当饮水，可进半流质饮食或普食；⑤术后个人卫生：每日用流动水清洗外阴，勤换内衣裤。

（2）腹腔镜手术健康教育　①清洁脐部及皮肤，术前 1 日沐浴。②术前准备吸管。③术前肠道准备，根据不同病情，采取口服导泻剂或灌肠，手术前 1 日晚餐遵医嘱半流质饮食或普食，睡前口服镇静药，0:00时后禁食水至手术前。④术前更换干净病服，取下发夹、首饰、义齿，贵重物品交家属保管。⑤腹腔镜手术患者回室后需卧床休息，可适当饮水，鼓励患者适当翻身、活动，如有不适随时告知护士。⑥手术后遵医嘱饮食，避免食用糖类及奶类等产气食物。⑦手术后遵医嘱拔除尿管，嘱患者尽早自己排尿。活动时如有头晕、恶心为直立性低血压，休息后即可缓解。⑧术后按相应护理级别内容进行护理。⑨术后个人卫生：术后第2日起可用流动水冲洗外阴，勤换内裤。

（3）开腹及阴式手术健康教育

① 备皮、配血、导尿的目的。备皮目的：清洁皮肤，预防伤口感染；配血目的：配同型新鲜血以备手术中使用；导尿目的：避免充盈的膀胱遮挡手术区域，防止术中误伤膀胱。

② 术前肠道准备的重要性。术前禁食的目的：术前进食会引起食物在胃肠潴留造成术后腹胀；术中因麻醉导致呕吐，呕吐物吸入气管可导致窒息。灌肠的目的：术前口服导泻剂或灌肠，可以清除肠道粪便，防止术中肠胀气及减少术后腹胀。

③ 术前阴道准备的目的：减少阴道分泌物，预防感染。

④ 术前所需准备的物品：洗漱用具、水杯、吸管。

⑤ 术后系腹带的目的：对腹部伤口有压迫止血的作用，下床活动时可减少腹压，减轻伤口疼痛。

⑥ 床上勤翻身的重要性：促进血液循环、促进胃肠蠕动、促进排气、避免盆腔粘连，防止下肢静脉血栓的形成。

⑦ 术后热水泡脚的目的：促进血液循环、促进排气、增加舒适感、促进睡眠。

⑧ 术后口腔护理的目的：术后口腔内因麻醉药的作用会有异味，口腔护理可去除异味，增进食欲，可减少口腔感染率。

⑨ 术后饮食、活动的注意事项。a. 饮食：手术当天禁食，患者清醒后无恶心、呕吐症状可少量喝水（保持口腔不干燥即可）；术后未排气可进流食如米汤、藕粉、蛋花汤等，禁止食用牛奶、甜饮料等易产气流食；术后患者排气后可进粥、面条汤等半流食，以后逐渐过渡到普食，以利于胃肠功能恢复。进普食后，可适量吃水果（香蕉、苹果等），以促进排便。b. 活动：麻

醉清醒后、下肢知觉恢复即可翻身活动，指导其活动下肢，预防下肢静脉血栓；拔除尿管后即可下床活动。

⑩ 术后半坐卧位的好处：减轻腹胀，使炎症局限，减轻伤口张力，减轻疼痛。

（4）拔尿管后注意事项　适当饮水，6 小时内自己排尿，避免尿潴留；如 6 小时内未自行排尿，可诱导排尿。方法：a. 可听流水声，用温水冲洗外阴，物理刺激诱导排尿；b. 遵医嘱肌内注射新斯的明；c. 必要时导尿。

（5）个人卫生指导　每天更换内衣裤，勤翻身避免局部皮肤长期受压，如有阴道出血者，指导用清水清洗外阴，避免逆行感染。

（6）术后阴道出血的原因　a. 卵巢的手术：术后雌激素水平下降而出现激素撤退性出血；b. 肌瘤剔除：子宫内膜未修复而出现阴道出血；c. 全切/阴式全切：阴道伤口残端肠线吸收而出现少量出血，术后 1 周内会有少量阴道出血，勿紧张。如果出血量多，色鲜红，要及时告知医师。

（7）术后下床活动注意事项　因患者卧床时间长，突然坐起易出现直立性低血压，嘱其缓慢起身，坐起后不感头晕方可下床缓慢活动，第 1 次如厕必须要有人陪同。

3. 出院健康教育

（1）饮食　宜进食高蛋白质（鱼虾、肉蛋）、富含维生素、富有营养的饮食，注意粗纤维食物的摄入。

（2）活动　避免重体力劳动及大量运动，避免增加腹压的活动（如长期便秘、咳嗽、负重），注意休息。

（3）卫生　腹部手术的患者术后用流动水清洗外阴，10～15 天可淋浴（勿盆浴），不要搓揉伤口处，淋浴后可用毛巾将伤口处拭干。腹腔镜或阴式手术的患者术后 7～10 天可淋浴。阴式手术的患者拆线后遵医嘱酌情坐浴。

（4）性生活　宫颈冷刀锥切术、阴式手术及全子宫切除术后 3 个月禁止同房；附件手术、子宫肌瘤剔除术后 1 个月禁止同房；异位妊娠的患者 hCG 降至正常水平，待一次正常月经干净后方可同房，但要采取避孕措施。

（5）办理出院 出院当日请携带住院押金证明到住院处办理出院手续，诊断证明请到门诊相关窗口盖章。将病号服放在床上即可出院。

（6）随访 根据手术情况，术后 4～6 周到门诊复查。

# 第九节 门诊、急诊护理工作制度

## 一、门诊

① 护理人员以患者为中心，方便患者就诊为原则。

② 护理人员衣帽整齐，仪表端庄，语言规范，坚守岗位。

③ 热情接待患者，对老弱病残以及有特殊情况者，优先安排就诊。

④ 诊室内保持安静，一人一诊，保护患者隐私。

⑤ 就诊环境温馨、舒适、整洁。

⑥ 开诊前做好各项物品准备工作，按时分诊。

⑦ 各诊室应严格执行消毒隔离制度及无菌操作技术。

⑧ 严格执行查对制度，确保就诊安全。

⑨ 各岗位责任明确并认真执行。

⑩ 护士应掌握本部门所涉及常见病的临床症状、体征及治疗原则、预防措施，掌握常用化验正常值，常用特殊检查的目的、意义、适应证及检查前后的注意事项。

⑪ 每日诊后清洁、整理、补充用物，更换检查床单。

⑫ 采用多种形式健康教育，如宣传板、宣传栏、文字材料、护理人员口头健康教育、孕妇学校授课等。

## 二、门诊手术室

① 护理人员应严格遵守消毒隔离制度。

② 热情接待患者，书面及口头宣传疾病知识及手术前后注

意事项。

③ 做好术前各项准备：测体温、血压，嘱患者术前排空膀胱，入室时更换衣服及拖鞋。

④ 按手术种类，准备手术包，同时向患者做好宣教工作及心理护理，消除患者恐惧心理，积极配合手术。

⑤ 术中密切观察患者一般情况，出现病情变化，及时做好抢救工作。

⑥ 术后测量血压、脉搏，观察阴道出血情况。

⑦ 各种器械用后及时整理、浸泡、清洗、高压消毒后备用。

⑧ 手术室的各种物品、器械、仪器定点放置，专人管理，定期检查，及时补充、更新及维修。每日检查是否有过期敷料。

⑨ 手术室各种物品一律不得外借，每日工作结束后紫外线照射 1 小时，做好记录，每个月做 1 次空气培养、物品表面培养及手培养。

⑩ 定期检测高压蒸汽灭菌锅。

## 三、儿科门诊

① 所有接诊医护人员对新生儿及家长需态度和蔼，对家长提出的问题要耐心解答。

② 当班护士做好开诊前的准备工作。

③ 定时通风，保持室温 22～24℃。

④ 协助医师分诊，并测量身长、体重、头围，做相关登记。

⑤ 对早产儿、高危儿随访的同时，指导家长进行早期干预训练的方法。

⑥ 认真填写就诊及随访记录。

⑦ 做好疏导及健康教育工作。

⑧ 完善统计管理制度，建立各种登记本册，做好统计及日报工作。

⑨ 其他同门诊护理工作制度。

## 四、生殖医学科门诊

### （一）随访制度

① 病历中须详细记录患者及家属的各种联系方式。

② 专人负责，为所有患者建立随访档案。

③ 胚胎移植术后 5 天，随访是否出现卵巢过度刺激综合征的症状和体征。

④ 胚胎移植术后 16 天，查血或尿 hCG，确定是否生化妊娠。

⑤ 对 IVF 失败的患者，及时给予安慰。

⑥ 如生化妊娠，胚胎移植术后 30～35 天做腹部 B 超，确定临床妊娠和胎囊个数。

⑦ 妊娠期不定时随访，了解有无产科合并症和并发症。

⑧ 分娩后及时与患者联系，并详细记录新生儿有无异常情况。

⑨ 专人负责随访出生新生儿的成长情况，有无发育异常。

⑩ 所有资料须完整记录，长期保存在专用的文件柜中。

⑪ 保证所有患者的随访率＞95％。

### （二）保密制度

① 严格遵守医务人员职业道德规范。

② 严格遵守人类辅助生殖技术伦理原则中的保密原则。

③ 尊重患者的隐私权，不得向患者本人及其丈夫以外的任何人透露患者的诊疗信息。

④ 不得向任何患者传播其他患者的信息，包括联系方式。

⑤ 在任何情况下不得向外界和非相关人员透露任何患者信息。

⑥ 所有病历妥善保管，严禁丢失。

⑦ 所有计算机信息由专人管理，计算机设立密码，非相关人员禁止调用。

⑧ 学术交流时不公布患者姓名、外貌和照片。

### （三）病案管理制度

① 病案均须用蓝黑钢笔书写，字迹工整，内容翔实，不得随意涂改或伪造。

② 病案的具体内容包括患者的身份资料、病史记录、治疗经过记录、妊娠结局等。

③ 知情同意书需患者亲笔签名，病历中保留患者及家属身份证、结婚证及生育证明复印件。

④ 病历记录需完整，各种化验、检查单据不得遗失。

⑤ 所有病案资料由专人妥善保管，不得丢失。

⑥ 病案分别用书面记录和电脑储存两种形式，其内容应完全一致，以备不同的需要。

⑦ 所有信息由专人妥善管理，及时录入，计算机应设立密码，非相关人员禁止调用。

⑧ 注意保密，非本室专业人员不得随意借用病历，在任何情况下不得向外界和非相关人员透露患者的任何信息。

⑨ 每个月 1 次由专人负责检查病案的各种信息录入是否完整。

⑩ 按上级主管部门要求随时上报信息情况并接受检查。

## 五、急诊室

### （一）急诊室工作制度

① 急诊室 24 小时开放，急诊患者不受地区限制，实行首诊负责制，急诊室人员要保证患者到达时尽快有医师接诊。

② 急诊室护士应有一定临床经验和熟练的技术水平，未取得护士资格的护士、实习护士、进修护士不可单独值急诊班。

③ 护理人员应仪表端庄、态度和蔼、坚守岗位、严格执行各项规章制度和技术操作规范。

④ 对急诊患者，护士不得以任何借口推诿，应及时呼叫急诊医师诊治，认真执行首诊负责制。对需转院的患者，护士应协助联系。

⑤ 建立危重患者抢救操作程序，对危重患者要及时、就地进行救治，并立即报告护士长组织抢救，严密观察病情，做好各项记录。

⑥ 各类抢救物品要准备完善、专人管理、固定位置、处于备用状态，定期检查，及时补充、更新和维修。

⑦ 对急诊留观患者，应建立病历，并按规定进行护理和治疗。

### （二）急诊室危重患者优先就诊制度

（1）分诊制度

① 分诊台 24 小时设护士分诊。

② 重度子痫前期、子痫、异位妊娠破裂或严重急腹症、阴道出血（估计出血量＞300ml，可疑胎盘早剥、前置胎盘、不全流产）或妊娠合并心脏病、高热患者、血压降低等患者需立即呼叫急诊医师，优先诊疗。

③ 上述患者由护士专人护理，配合医师治疗。

④ 若有大抢救，日间通知护理部、医务处，夜间通知值班护士长、医疗总值班。

⑤ 宫口开全的产妇，直接送产房，让家属办理住院手续。如果已见产妇胎头已拨露，在急诊室由医师或产房助产士消毒接产。

（2）住院金额不足处理程序

① 急诊患者，应及时呼叫急诊医师诊治，认真执行首诊负责制。对需转院的患者应协助联系急救车、转诊医院。

② 对危及生命的危重患者，应执行"先抢救，后交费"的原则，必要时先入院抢救，同时办理住院手续。

③ 对需住院又无住院费用的患者，日间通知医务科、院办公室，夜间通知行政总值班，签名后收入院。

④ 确实无足够住院费用的患者，通过行政总值班签字，先办住院手续，产后或术后回急诊室观察治疗，以减少患者开支。

### （三）急诊观察制度

（1）对下列情况，急诊值班医师可酌情留置短期观察治疗。

① 病情危重，虽经抢救，但移动后仍有危险者。

② 特殊检查或治疗后出现异常情况或过敏者。

③ 有高热、脱水、诊断不明需做短期观察者。

④ 病情须入院治疗，但病房无床，暂不能住院者。

（2）急诊留观患者须建病历，书写留观记录。

（3）护士根据医嘱进行治疗和护理，并按时测体温、脉搏、呼吸、血压、胎心，定时巡视，发现异常情况及时告知医师处理。

（4）对已恢复的留观患者，医师根据病情酌情办理离院。

（5）留观患者须由护士向其本人和家属交待留观相关事项，家属限1人陪住，要求陪住人员自觉遵守各项规章制度。

（6）留观时间一般为3～7天。

（7）严格执行消毒隔离制度，患者离室后做好终末消毒，传染病患者根据病情做好消毒隔离和所用物品处理。

## 第十节　病房护理工作制度

### 一、母婴同室病房

（1）母婴同室环境应舒适、清洁、明亮、安静，温、湿度适宜，每对母婴床单位面积不少于 $6m^2$，每个婴儿有独立床位。

（2）各项规章制度健全，管理措施到位。包括：母婴安全管理制度，母乳喂养制度，母婴同室消毒隔离制度，床旁护理制度，健康宣教管理制度，疫苗管理接种制度，新生儿疾病筛查理制度，孕、产妇反馈管理制度，探视管理制度，出生证管理制度，护理员管理制度。

（3）对孕、产妇及新生儿实施整体化护理。

（4）对孕、产妇实施一对一健康教育。

（5）母婴同室的新生儿均实施床旁护理。

① 实施 24 小时母婴同室制度，早接触、早吸吮、早开奶。

② 新生儿护理操作均在母亲床旁进行（口服药、加奶、加水、疫苗接种、采足跟血、新生儿沐浴、游泳、抚触、听力筛查等）。

③ 护理操作时做好相关知识健康教育及护理操作的示教，使产妇掌握新生儿护理技能。

④ 进行新生儿护理操作时，严格执行查对制度。

（6）对孕、产妇严格实施分级护理，各项护理措施到位。

（7）严格遵守、执行各项母乳喂养制度和常规。

（8）严格执行母婴同室各项消毒隔离制度，防止交叉感染。

## 二、新生儿重症监护病房

① 新生儿重症监护病房护理工作必须由责任心强、充满爱心、无传染病、各种培养无致病菌的护士担任。

② 新生儿重症监护病房应保持室温 24～26℃，相对湿度 55％～65％。

③ 非本室工作人员不得随便进入新生儿病房，所有人员必须遵守新生儿病房工作制度。

④ 工作人员严格遵守消毒隔离制度，进入病房必须戴好帽子、口罩，穿专用工作服和鞋，洗手后才能护理患儿。

⑤ 患儿所用物品如奶具、衣服、尿布等经严格消毒后才能使用，pH 值保持在 8 以下。

⑥ 患儿手腕带、床单位，均标明住院号、性别、母亲姓名，以便核查。

⑦ 严密观察患儿一般情况，严格遵守各项护理制度，有异常变化及时告知儿科医师。

⑧ 急救药品及物品、器械配备齐全，处于完好备用状态。

⑨ 每班 20 分钟巡视 1 次，并按要求记录护理病历。

⑩ 每 3 小时更换尿布 1 次，并称重记录。

⑪ 严格遵医嘱完成各项护理工作。

⑫ 患儿转入、转出时，与相关科室护士做好核对，并登记。

⑬ 患儿出院时，做好核对工作，并做好出院健康教育工作。

### 三、妇科系列病房

妇科系列病房包括妇科、妇科微创中心、妇科肿瘤科、计划生育科护理工作制度如下。

① 护理人员以患者为中心，解决和满足患者的实际要求。

② 病房由科主任及护士长负责管理。

③ 病房有各项管理规章制度、操作规程、各类人员工作职责及专科护理常规。

④ 医务人员应仪表规范、态度和蔼、文明用语。

⑤ 工作人员做到走路轻、关门轻、说话轻、操作轻，保持病房整洁、安静、空气清新，为患者提供良好的休养环境。

⑥ 病房内物品和床单位摆放整齐，抢救物品固定位置，精密、贵重仪器有操作规程，并由专人负责管理。

⑦ 注重患者整体护理，有健康教育计划，并认真落实。

⑧ 每个月征求患者对诊疗、护理的意见，及时改进病房工作。

## 第十一节　特殊科室护理工作制度

### 一、分娩室

① 分娩是妊娠的重要时期，医护人员需严肃、认真、谨慎进行分娩期保健。

② 严格遵守消毒隔离制度，工作人员进入分娩室，必须戴分娩室专用帽子、口罩、穿刷手衣、室内专用拖鞋；检查孕产妇前、后要注意手卫生；接产和手术助产按常规刷手，严格遵守无菌操作规程。

③ 工作期间，助产士不得擅离职守。

④ 严密观察产程，严格遵守各产程处理常规和助产技术规

范。耐心陪产，做好人性化服务，减轻孕、产妇心理压力，发现异常情况，应及时报告上级医师，给予紧急处理。

⑤ 孕妇入室后助产士常规为孕妇测量脉搏、体温、呼吸，每日 4 次；测量血压，每 2 小时 1 次，若血压异常，则每小时测量 1 次。第一产程每小时听胎心 1 次，第二产程每 15 分钟 1 次，臀位者每次宫缩后听胎心 1 次。如有异常者应持续电子胎心监护。

⑥ 严格按照接生常规进行正常及难产接生。

⑦ 新生儿辐射台、复苏设备、用物应处于备用状态。

⑧ 每位助产士均应熟练掌握新生儿复苏技术，高危孕妇分娩时请儿科医师到场。

⑨ 所有用物、急救药品、器械设备齐全，做到专人管理，定期检查、补充、更换和完善。

⑩ 分娩后向产妇及家属交待胎盘处置情况，并签名。

⑪ 孕妇需剖宫产转至手术室前，需完善病历，填写产妇转运单。

⑫ 新生儿转至新生儿重症监护病房（NICU），注意保暖，填写新生儿转运单，并与新生儿重症监护室人员共同核对新生儿腕带（性别、母亲姓名、住院号），签名。

⑬ 注意保护性医疗制度及心理护理。

⑭ 按消毒隔离制度进行房间、器械、敷料消毒。凡有传染性疾病者或未做产前检查者在隔离分娩室待产和分娩。一切物品消毒按隔离常规处理。

⑮ 促进母乳喂养，实行早接触、早吸吮、早开奶。

⑯ 产妇分娩后，第四产程观察 2 小时，并填写"产后护理记录单"。转至母婴同室病房，注意新生儿及产妇保暖，并与病房护士进行床头交接，共同核对新生儿。

⑰ 执行交接班制度，助产人员做到对胎心、产程进展及高危因素进行重点交接。

⑱ 严格执行消毒灭菌制度，做好分娩室终末消毒处理。

## 二、手术室

### (一) 手术室护理工作制度

① 凡进入手术室的工作人员必须更换手术室专用刷手衣裤、鞋帽，进入无菌区域后需戴口罩。

② 手术室设感染手术间，无菌手术与感染手术分室进行。各手术间手术应按卵巢囊肿、肌瘤剔除、子宫全切、阴式手术顺序进行手术，有菌手术在指定手术间进行，手术完毕，按常规消毒处理。

③ 各手术间应随时保证手术所用物品齐全，状态良好。每日应按手术间规定职责添加物品及维护。药品及物品做到：定点放置、定量补充、定期检查。

④ 手术室贵重精密仪器有专人负责，并建立使用记录。仪器、物品、设备不外借，如必须外借，需经护士长同意，并做好借还登记。

⑤ 手术室药品、急救药品、物品、一次性耗材均设专人管理，并设记录本。保证物品、药品的使用。

⑥ 手术室应严格执行消毒隔离制度，每日手术结束后彻底清洁手术间。每周末进行手术间消毒。手术开始前 30 分钟，打开空气净化器。每个月进行空气、手、物体表面、器械及灭菌设备的细菌培养，并有监测报告。

⑦ 参加手术的所有人员应遵守手术室制度，严格执行无菌技术操作。

⑧ 除参与手术医师及各病房参观医师外，其他人员不得进入手术室。院外需要参观人员，经医务科、科主任同意并持介绍信方可入内。参观人员应遵守手术室制度，每个手术间参观人数不得超过 3 人，与无菌手术台保持 30cm 距离，不得随意出入，感染手术、夜班手术不得参观。

⑨ 手术前 1 天 12:00 以前，应将次日手术通知单录入电脑，急诊手术应提前 30 分钟告知手术室，进入手术室后由医师补录

手术通知单。无手术通知单的患者，经与医师确认并录入手术通知单后，方可接入手术间。手术室护士根据手术通知单内容准备次日手术物品。巡回护士进行手术前访视。

⑩ 手术过程中应密切配合手术，如遇抢救，应立即告知护士长、科主任积极进行救治。

⑪ 做好每个月手术量的总结工作，对疑难手术、抢救病例应进行总结查房。做好手术后切口随访工作。

⑫ 随时保持手术间清洁、整洁，地面不得有杂物。

### （二）洁净手术室管理制度

① 手术间内设有中央空调控制室温及湿度，保持正常室内温度 22～26℃，相对湿度为 50％～60％。

② 每日晨 6:30 开始由保洁人员对手术间进行细致清洁工作。

③ 每天早 7:30 分由夜班人员启动手术间的层流系统，净化30 分钟后手术患者方可入室。

④ 每台手术结束后，保洁员对手术间进行清洁处理，对手术间地面、手术床、手托板等进行擦拭，特殊感染手术按相关规定进行处理，公共区域每日拖地 3 次，每周日对手术间及公共区域进行彻底的卫生工作。

⑤ 每日清洁手术间回风口 1 次，每周彻底清洁，并记录。

⑥ 每季度由相关部门对中效及高效过滤网进行更换。

### （三）手术室病理标本制度

① 手术中切下的所有标本，由器械护士做好特殊标记保存好。

② 手术中冷冻切片病理，由手术医师与器械护士核对后，打印好病理单，并将相应条码贴于病理袋上，与器械护士再次核对病理单及病理标本，放于病理标本存放处。

③ 术后病理标本，由器械护士将术中切下的病变组织或器官交给医师，由医师装入标本袋后，贴好标签，让家属看后给予

必要的解释。将标本送到标本指定处，用10%的甲醛固定（胎盘病理装入病理袋，不加固定液，放入病理冰箱内保存），按标本存放顺序封口留放。器械护士再次核对并登记。由送检人员每日固定时间逐一清点标本及核对病理交接本后送病理科，与病理科进行交接并签名。

④ 特殊感染的手术标本，在标本袋上贴上黄底黑字的感染标志，防止交叉感染。无病理价值和保留价值的组织、器官、肢体等，均让家属看后并做好交代，需要填写、登记的手术标本按规定备案，然后将其装入医用袋内封存好，按病理性废物规定处理。

⑤ 节假日或夜间手术的病理标本，由值班护士查对确认，浸泡保存好防止风干，及时做好登记，次日如病理科上班将病理送至病理科，如不能送必须每班进行交接。

⑥ 建立严密手术室标本登记制度，凡存放的病理标本、送检的病理标本均应有登记；指定专人负责送病理，衔接紧密；家属看标本时不可带出手术室，看后医师负责及时将标本送到病理标本存放处。保留病理标本登记本以便查对。

**（四）手术护理记录单书写制度**

① 手术护理记录单由巡回护士填写完成，主要记录手术中的护理过程、所用器械、敷料的清点、核对情况及术毕离开手术室护理交接班。

② 记录用蓝黑色签字笔填写，不漏项，不得涂改。对于需要说明的内容应简单明了，客观真实。

③ 敷料、器械的清点应由巡回护士和器械护士在手术开始前、关闭腹膜前和术毕3次仔细清点，术中加用敷料、器械应及时记录在加数栏内，腔镜手术及阴式手术在手术前及术毕清点敷料及器械，巡回护士和器械护士在护理记录单上签名，若为剖宫产手术，新生儿处理护士应签名，字迹清楚。

④ 手术所用的无菌包灭菌效果监测指示卡经核对后粘贴于手术护理记录单的粘贴栏内，手术结束后巡回护士及时将手术护

理记录单归入患者住院病历中，需写明手术结束时间及出室时间并签名。

⑤ 无器械护士参加的手术由巡回护士和主刀医师共同清点并签名。

### 三、供应室

#### （一）灭菌室制度

① 消毒员必须持证上岗，无证者禁止操作灭菌锅。

② 每日按锅次登记各种灭菌物品数量。

③ 检查各种物品包装的完整性、闭合性。外观有破损不予灭菌，应重新更换打包后再灭菌。

④ 检查灭菌包是否有 6 项标识（锅号、锅次、品名、灭菌日期、失效期、包装者姓名），已灭菌的物品灭菌标识如有异常禁止发放。

⑤ 当日物品及时进行消毒灭菌。

⑥ 根据物品性质选择灭菌程序。

⑦ 每日第 1 锅做 BD 测试，消毒员签名登记。

⑧ 定期整理监测记录，按时间顺序整理装订并保存 3 年。

⑨ 消毒物品出锅时应先洗净双手，带清洁的防护手套取无菌物品，按正确流程取送无菌物品。

⑩ 当 BD 测试及 3M 指示剂出现异常，必须查找原因，一切物品禁止发放临床使用，告知相关科室召回当日灭菌包及物品，需进行器械清洗流程重新消毒灭菌。

#### （二）消毒室工作制度

（1）灭菌前

① 做好灭菌前的清洁工作，保证排气滤网清洁。

② 检查灭菌设备，检查仪表是否为"0"位；门封是否平整，检查蒸汽、电源、水源情况，发现异常及时处理。

③ 进行灭菌器预热工作，排除管道中冷凝水。

④ 预真空压力灭菌器做 BD 试验，测试合格后方可进行当日

灭菌工作。

⑤ 按卫生部灭菌技术规范要求进行物品的装载。

（2）灭菌中

① 做灭菌物品装载记录。

② 检查包外有无消毒灭菌标识及灭菌日期。

③ 工作中观察仪表和程序显示屏中温度、压力、时间等运行情况。

（3）灭菌后物品卸载

① 做灭菌运行记录。

② 无菌物品取出后经自然降温（≥30分钟）至室内温度时再行搬运。

③ 确认灭菌过程合格，检查无菌包消毒标志是否合格，有无湿包，如出现上述情况应视为污染，为灭菌失败，禁止发放。

④ 搬运过程中，如无菌包掉在地上，为污染，应重新包装灭菌。

⑤ 灭菌后的无菌包按不同类型放置专门的区域，不与非无菌包混放。

（三）供应室职业防护制度

① 遵守预防标准的原则，采取其相应的措施。

② 不同区域的工作人员，根据其工作岗位不同，采取不同的防护措施，穿戴相应的防护用品。

③ 去污染区的工作人员应穿工作服、专用鞋、防水围裙、戴手套、防护屏或面罩。

④ 应避免紫外线对人体的直接照射。

⑤ 化学消毒剂应稀释并加盖，防止过敏和可能对皮肤、黏膜的损伤。

⑥ 处理锐利器械和用具应采取有效的防护措施，以避免可能对人体的刺、割等伤害。尽可能不直接接触，借助器械拿取物品，避免接触污染物品，发生针刺伤时立即冲洗伤口，4小时内上报，当时、6周、12周及6个月应采集血标本进行化验检查。

⑦ 接触高温作业设备，应戴防护手套，避免烫伤。

⑧ 注意手卫生，使用正确的洗手方法。下列操作时应洗手：接触可能被污染的物品后、脱掉手套、离开污染区时，进行环境卫生整理后，制作清洗、消毒物品前，在接触无菌物品前。

⑨ 污染区设立良好的通风设备，利于有害气体排除。

⑩ 采取封闭方式运送污染物品，防止污染扩散。一旦沾染感染物后，应立即清理和消毒。

⑪ 医疗废弃物应装入黄色塑料袋中并注明日期送指定地方并登记。

## （四）供应室灭菌监测制度

① 供应室要严格遵守物品灭菌检测制度，并有记录。

② 每个无菌包内必须放置化学指示剂，包外有消毒灭菌标识并注明物品名称、包装者姓名、锅号、锅次号、灭菌日期及有效期。

③ 消毒员每日必须做 BD 空锅试验并记录。

④ 每周对灭菌器进行快速生物监测 1 次。

⑤ 每个月对灭菌器进行化验室生物监测 1 次。

⑥ 每 6 个月疾病控制中心对灭菌器进行生物监测 1 次。

⑦ 每日无菌区、回收清洗室紫外线消毒 1 小时，紫外线灯管用 95％乙醇擦拭并记录。

⑧ 每个月做无菌室空气培养、手培养、物体表面和器械培养。

## （五）供应室发放、回收、下送制度

（1）发放制度

① 设专人发放窗口，专人负责。

② 发放无菌物品时严格核对物品名称、有效期、消毒灭菌日期。

③ 发放无菌包时，应检查包外观是否干净、干燥，有无破损，发现上述情况不能发放。

④ 严格登记：物品名称、数量、厂家、无菌物品有效期、消毒灭菌日期。

⑤ 无菌物品一经发出不允许退回。

（2）回收制度

① 接班后进回收室穿隔离衣，工作期间不得随便进入其他工作区，出室时脱隔离衣。

② 每日上班后，下班前清点所有回收物品，并记录。

③ 回收物品时需认真清点器械的数目，有破损的器械或内容不全不予回收，按要求填写回收单。

④ 所有包皮、内包皮每次用后必须清洗，与洗衣房共同清点需清洗的物品。

⑤ 严格按清洗机操作要求使用清洗机，并记录，发现问题及时处理。

⑥ 按要求戴口罩、帽子、防护镜或防护面罩，穿防水罩服、防护鞋。

（3）下送制度

① 每日 4 次到科室收发物品。

② 要严格区分无菌车及回收物品车。

③ 发放无菌物品严格按无菌室常规发放。

④ 一次性无菌物品必须严格掌握数量对换，以防流失。

⑤ 回收器械时应点清器械数量，以防出现误差。

⑥ 回收用的污染车应放在专用地点，使用后用含氯消毒液擦拭，无菌车回供应室后，应放在指定停放处，及时进行消毒擦拭。

（六）一次性物品管理制度

① 按科室要求有计划地向器械科申领各种一次性无菌物品。

② 妥善保管一次性无菌物品的三证（企业法人营业执照、医疗器械经营企业许可证、医疗器械注册证），每季度检查一遍三证是否有过期，及时发现并更换领取新证。

③ 新使用的一次性无菌物品申领前要认真核对三证是否齐

全，如有疑问向有关部门反应，不合格者拒绝入库。

④ 一次性物品入库前认真核对数量，记录产品名称、型号、规格、数量、批号、灭菌日期、失效日期，每次到货时，需双方经办人签字，并按要求登记。

⑤ 认真检查外包装标识是否符合标准，有无破损、不洁和安全性方面的问题，不合格者不准入库，必要时向院感办和采购部门汇报。

⑥ 一次性无菌物品摆放应分类清楚，按有效期先后顺序放置，室内低于 $24℃$，湿度低于 70％，限制出入人员，定期消毒。

⑦ 每个月底库房盘库 1 次，并将结果上报相关部门。

## （七）乙肝污染重复使用器械管理制度

① 严重污染的器械（包括乙肝病毒污染）应在器械包外有明显标识。

② 使用科室在乙肝病毒污染器械使用后立即放入有效氯含量为 $2000mg/L$ 的稀释液，浸泡 30 分钟后再用清水冲净后送灭菌室进行双蒸灭菌。

③ 供应室接到污染包，确认经含氯消毒液浸泡后再进行第 1 次灭菌，灭菌后再放入清洗机内清洗，按常规包装进行第 2 次灭菌后方可发放。

## （八）供应室区域划分制度

① 供应室分为辅助区域和工作区域。辅助区域包括工作人员更衣室、值班室、办公室、卫生间。工作区域包括去污区、检查包装及灭菌区、无菌物品存放区。

② 工作区域物品由污到洁、不交叉、不逆流。

③ 去污区、检查包装及灭菌区、无菌物品存放区设实际屏障，各区有明显标志和界限。

④ 去污区工作人员要求戴圆帽、口罩、手套、护目镜，穿隔离衣、专用鞋。离开去污区要求脱隔离衣、手套，换鞋并认真洗手。

⑤ 检查包装区工作人员要求戴圆帽、口罩、手套，穿专用鞋，灭菌区人员带具有防烫功能的手套。

⑥ 无菌物品存放区仅限于负责运送和发放无菌物品的人员进入，进入人员应先洗手，穿隔离衣，戴口罩、穿专用鞋。

⑦ 本室工作人员严禁在去污区、清洁区、无菌区之间来回穿梭，非本室人员未经许可不得进入工作区，进入工作区必须符合区域服装要求。

### （九）手工清洗制度

① 适用于精密、复杂结构器械的清洗和污染较重器械的初步处理。

② 清洗机清洗后的器械经检查，如有不洁的需要进行手工清洗。

③ 手工清洗的步骤包括冲洗、洗涤、漂洗、终末漂洗。

④ 准确掌握浸泡液浓度，如多酶清洗液，回收器械按中度污染，多酶液与水配比浓度为 1：150，即每升水中含酶 7.5ml，水温控制在 15～30℃，作用时间为 10 分钟。若污染物已干燥，按 1：50 配制，作用时间至少 20 分钟。浸泡时将各种器械轴节齿痕部位打开，充分浸泡。

⑤ 将清洗洁净的器械浸泡于润滑剂中，以鲁沃夫润滑剂为例，润滑剂与水配比浓度为 1：10，即 10000ml 水中加入 1000ml 润滑剂，作用时间为 2 分钟。

⑥ 用干燥毛巾蘸干润滑剂或机器风干后进行包装。

⑦ 清洗用具，清洗池每日用含氯消毒液清洗消毒。

## 第四章 护理记录书写

## 第一节 体 温

### 一、正常体温及其生理变化

#### （一）正常体温

正常体温常以口腔、直肠或腋下温度为标准。这三个部位测得的温度与机体深部体温相近。正常人口腔舌下温度在 36.3～37.2℃；直肠温度受外界环境影响小，故比口腔温度高出 0.3～0.5℃；腋下温度受体表散热、局部出汗、潮湿等因素影响，又比口腔温度低 0.3～0.5℃。同时对这三个部位进行测量，其温度差一般不超过 1℃。直肠温度虽然与深部体温更为接近，但由于测试不便，故临床上除小儿外，一般都测口腔温度或腋下温度。

#### （二）体温的生理变化

体温可随年龄、昼夜、运动、情绪等变化而出现生理性变动，但在这些条件下，体温的改变往往在正常范围内或呈一过性改变。

（1）年龄的差异 新生儿因体温调节中枢发育不完善，其体温易受环境温度的影响，并随之波动；儿童由于代谢旺盛，体温可略高于成人；老年人由于代谢低下，体温可呈现在正常范围内的低值。

（2）昼夜差异 一般清晨 2～6 时体温最低，下午 2～8 时最高，其变动范围不超过平均值 ±0.5℃。这种昼夜的节律波动，可能与人体活动、代谢、血液循环等的相应周期性变动有关，如长期从事夜班工作的人员，则可出现夜间体温升高，日间体温下降的情况。

(3) 性别差异 女性体温一般较男性为高。女性的基础体温还随月经周期而出现规律性的变化，即月经期和月经后的前半期体温较低，到排卵日最低，而排卵后到下次月经前体温逐步升高，月经来潮后，体温又逐渐下降，体温升降范围在 0.2～0.5℃。这种体温的周期性变化是与血中孕激素（黄体酮）及其他激素浓度的变化有关。

(4) 运动影响的差异 剧烈运动时，骨骼肌紧张并强烈收缩，使产热量激增；同时由于交感神经兴奋，释放肾上腺素和甲状腺素，肾上腺皮质激素增多，代谢率增高而致体温上升。

(5) 受情绪影响的差异 情绪激动、精神紧张都可使体温升高，这与交感神经兴奋有关。

(6) 其他 进食、沐浴可使体温升高，睡眠、饥饿可使体温降低。

## 二、异常体温的评估与护理

### (一) 体温过高

体温过高又称发热。由于致热原作用于体温调节中枢或体温调节中枢功能障碍等原因导致体温超出正常范围，称为发热。

发热是临床常见的症状，其原因分为感染性和非感染性两大类。感染性发热较多见，主要由病原体引起，见于各种急、慢性传染病和感染性疾病。非感染性发热由病原体以外的各种物质引起，如机械性创伤、血液病、肿瘤、变态反应性疾病、无菌性坏死物质的吸收等。

1. 发热程度的判断（以口腔温度为例）

(1) 低热 37.3～38.0℃。

(2) 中等热 38.1～39.0℃。

(3) 高热 39.1～41.0℃。

(4) 超高热 ＞41.0℃。

2. 发热过程及症状

（1）体温上升期　其特点为产热大于散热。体温上升可有两种方式：骤升和渐升。骤升是体温突然升高，在数小时内升至高峰，多见于肺炎、疟疾等。渐升是指体温逐渐上升，多见于伤寒等。患者表现为皮肤苍白、畏寒、寒战、皮肤干燥。

（2）高热持续期　其特点为产热和散热在较高水平上趋于平衡，体温维持在较高状态。患者表现为颜面潮红、皮肤灼热、口唇干燥、呼吸和脉搏加快（体温每增高 1℃，脉搏增加 10～15次/分）；头痛、头晕、食欲缺乏、全身不适、软弱无力、尿量减少。此期持续数小时、数日甚至数周。

（3）退热期　其特点为散热增加而产热趋于正常，体温恢复至正常水平。此期患者表现为大量出汗和皮肤温度下降。退热方式有骤退和渐退两种。骤退型为体温急剧下降，渐退型为体温逐渐下降。由于大量出汗丧失大量体液，老年、体弱患者和心血管疾病患者易出现血压下降、脉搏细速、四肢厥冷等循环衰竭的症状。应严密观察，配合医师给予及时处理。

3. 热型　根据患者体温波动的特点分类。某些疾病的热型具有特征性，观察热型有助于诊断。常见的热型有稽留热、弛张热、间歇热和不规则热。

（1）稽留热　体温持续在 39～40℃，达数日或数周，24 小时波动范围不超过 1℃。多见于肺炎、伤寒等。

（2）弛张热　体温在 39℃以上，24 小时体温差在 1℃以上，最低体温仍高于正常水平。多见于败血症、化脓性疾病等。

（3）间歇热　高热与正常体温交替有规律地反复出现，间歇数小时、1 日、2 日不等。多见于疟疾等。

（4）不规则热　体温在 24 小时中变化不规则，持续时间不定。多见于流行性感冒、肿瘤性发热等。

4. 伴随症状

（1）寒战　发热前有明显寒战，多见于化脓性细菌感染，如肺炎球菌性肺炎、败血症、急性胆囊炎、急性肾盂肾炎等。

（2）淋巴结肿大　局部淋巴结肿大提示局部有急性炎症，如口、咽部感染常有颌下淋巴结肿大。全身性淋巴结肿大要排除淋巴瘤、急性淋巴细胞性白血病等。

（3）出血现象　常见于重症感染及血液病。前者包括流行性出血热、败血症等。后者包括白血病、急性再生障碍性贫血等。

（4）肝、脾肿大　见于传染性单核细胞增多症、白血病、疟疾、肝胆道感染等。

（5）结膜充血　见于流行性出血热、斑疹伤寒等。

（6）单纯疱疹　见于肺炎球菌性肺炎、流行性脑脊髓膜炎等。

（7）关节肿痛　见于风湿热、败血症等。

（8）意识障碍、头痛和抽搐　见于中枢神经系统感染。

5. 护理措施

（1）降低体温　可根据患者情况采用物理降温法。如体温超过39℃，可用冰袋冷敷头部；体温超过39.5℃，给予乙醇擦浴或大动脉处冷敷，也可按医嘱给予药物降温。行降温措施30分钟后应复测体温1次，并做好记录和交班。

（2）病情观察　测量体温应每隔4小时测量1次，待体温恢复正常3日后，改为每日测量2次。同时密切观察面色、脉搏、呼吸和血压，如有异常应及时与医师联系。注意发热类型、程度、过程及伴随症状。

（3）保暖　体温上升期，患者出现寒战时，应调节室温、卧具和衣着。

（4）心理护理　正确评估体温上升时患者的心理状态，对体温变化及伴随症状给予合理解释，以缓解其紧张情绪。

（5）饮食护理　补充水分和营养。高热时患者呼吸加快，皮肤出汗增多，水分大量丢失，应鼓励其多饮水，必要时协助饮水。

高热患者消化吸收功能低，而机体分解代谢增加，糖、脂肪、蛋白质及维生素大量消耗，应及时给予高热量、高蛋白、富含维生素、易消化的流质或半流质食物，少量多餐。不能进食者，按医嘱给予静脉输液或鼻饲，以补充水分、营养物质及电解质。

（6）保持清洁和舒适

① 口腔护理：发热时由于唾液分泌减少，口腔黏膜干燥，且抵抗力下降，有利于病原体生长、繁殖，极易引起口腔的炎症和溃疡。应在晨起、餐后、睡前协助患者漱口，保持口腔清洁。

② 皮肤护理：退热期，往往大量出汗，应随时揩干汗液，更换衣服和床单，防止受凉，保持皮肤的清洁、干燥。对长期持续高热者，应协助其改变体位，防止压疮、肺炎等并发症出现。

③ 卧床休息：高热时由于新陈代谢快，摄入减少而消耗增多，患者的体质往往虚弱，应安置舒适的体位，嘱其卧床休息，同时调节室温和避免噪音。

## （二）体温过低

体温在35.0℃以下称为体温过低。

1. 原因

（1）**散热过多**　长时期暴露在低温环境中，使机体散热过多、过快；在寒冷环境中大量饮酒，使血管过度扩张热量散失；早产儿由于体温调节中枢尚未发育完善，对外界温度变化不能自行调节使热量散失。

（2）**产热减少**　重度营养不良、极度衰弱、末梢循环不良，使机体产热减少。

（3）**体温调节中枢受损**　中枢神经系统功能不良，如颅脑创伤、脊髓受损；药物中毒，如麻醉剂、镇静剂；重症疾病，如败血症、大出血。

2. **症状**　发抖、血压降低、心跳及呼吸频率减慢、皮肤苍白、四肢冰冷、躁动不安、嗜睡、意识紊乱，晚期可能出现昏迷。

3. 护理措施

① 密切观察生命体征和病情变化，每小时测量体温1次，

直至体温回复至正常且稳定；注意呼吸、脉搏、血压的变化。

② 采取适当保暖措施，设法提高室温在 24～26℃ 为宜；采取局部保暖措施，如增加盖被、置热水袋、给予热饮料等，以提高机体温度。

③ 随时做好抢救准备。

### 三、体温的测量

#### （一）体温计种类与构造

（1）玻璃水银体温计　为国内目前最常用的普通体温计，是一种外标刻度的真空毛细玻璃管。根据测量的部位不同可将体温计分口表、肛表、腋表三种。口表和肛表的玻璃管似三棱镜状，腋表的玻璃管呈扁平状。玻璃管末端的球部装有水银，口表和腋表的球部较细长，有助于测量时扩大接触面；肛表的球部较粗短，可防止插入肛门时折断或损伤黏膜。当水银受热膨胀后沿毛细管上升，其上升的高度与受热程度成正比。毛细管和球部之间有一凹陷处，使水银遇冷不致下降。

摄氏体温计的刻度为 35～42℃，每 1℃ 之间分成 10 小格，在 0.1～0.5℃ 的刻度处用较粗的线标记。在 37℃ 刻度处以红色标记。华氏体温计的刻度为 94～106F，每 2F 之间分成 10 格。

（2）电子体温计　采用电子感温探头来测量体温，测得的温度直接由数字显示，直观读数，测温准确，灵敏度高。有医院用电子体温计和个人用电子体温计两种。医院用电子体温计只需将探头放入外套内，外套使用后丢弃，能防止交叉感染。个人用电子体温计，其形状如钢笔，使用方便且易携带。

（3）可弃式体温计　为一次性使用的体温计，用后弃去。其构造为一含有对热敏感的化学指示点薄片，在 45 秒内能按特定的温度改变体温表上点状薄片颜色，当颜色点从白色变成蓝色时，最后的蓝点位置即为所测温度。

#### （二）体温计的清洁消毒法

1. 目的　保持体温计的清洁，防止体温计引起的交叉感染。

2. 常用消毒剂　70%乙醇、0.1%过氧乙酸或其他消毒液。

3. 消毒方法　采用带盖的容器盛装消毒溶液浸泡体温计。消毒溶液每日更换 1 次，容器、离心机每周消毒 1 次。

（1）单独使用　患者单独使用的体温计，用后应放入盛有消毒液的容器中单独浸泡，使用时取出用清水冲净擦干。

（2）集体测温　将体温计先浸泡于消毒液容器内，5 分钟后取出，冲洗；用离心机甩下水银（35℃以下）；再放入另一消毒液容器内浸泡，30 分钟后取出；用冷开水冲洗；再用消毒纱布擦干，存放在清洁盒内备用。

### （三）体温计的检查法

（1）目的　为保证体温测量的准确性，使用中的体温计应定期进行准确性的检查。

（2）方法　将全部体温计的水银柱甩至 35.0℃以下，再同时放入已测好的 40℃温水中，3 分钟后取出检视；如读数相差在 0.2℃以上或水银柱有裂隙的体温计则不能再使用。

### （四）体温的测量方法

1. 操作前准备

（1）用物准备　体温测量盘内备一清洁干燥的容器，内放体温计、消毒纱布、记录本、笔及有秒针的表；检查体温计的数目及有无破损，体温计的水银柱是否在 35.0℃以下。

（2）患者准备　体位舒适，情绪稳定，确认无影响体温准确性的因素存在。

（3）环境准备　光线充足、环境整洁安静，必要时拉窗帘或屏风遮挡。

2. 操作步骤及要点

（1）口温测量法

① 将体温计水银端斜放于舌下，指导患者闭唇含住口表，用鼻呼吸，测 3 分钟。

② 取出口表用消毒纱布擦净，检视度数。

③ 将口表浸泡于消毒液容器内。

④ 记录体温值。

（2）腋下测温法

① 擦干汗液，将体温计水银端放于腋窝处并贴紧皮肤，指导患者屈臂过胸夹紧体温计，测量 10 分钟。

② 取出腋表用消毒纱布擦净，检视度数。

③ 将腋表浸泡于消毒液容器内。

④ 记录体温值。

（3）直肠测温法

① 协助患者取侧卧、俯卧或屈膝仰卧位，露出臀部。

② 润滑肛表水银端，轻插入肛门 3～4cm，测量 3 分钟。

③ 取出肛表用消毒纱布擦净，检视度数。

④ 将肛表浸泡于消毒液容器内。

⑤ 用卫生纸为患者擦净肛门，整理衣被，协助患者取舒适体位。

⑥ 记录体温值。

合理解释测温结果，腋下有汗液，有助于散热，影响所测体温准确性；小儿及不合作者由护士协助夹紧；用 20% 肥皂液润滑，婴幼儿、危重患者测温时护士应协助扶持体温计，便于测量，避免损伤肛门及直肠黏膜。

3. 注意事项

① 体温计应轻拿轻放，甩动时注意勿触及周围物体，以防损坏。

② 不宜测口温：婴幼儿、精神异常、昏迷、口腔疾病、口鼻手术或呼吸困难及不合作者，不宜采用口腔测温。刚进食或面颊部热敷后，应间隔 30 分钟后测温。

③ 不宜测肛温：腹泻、直肠或肛门手术、心肌梗死患者不宜采用直肠测温。坐浴或灌肠后须待 30 分钟后才可测直肠温度。

④ 不宜测腋温：局部有伤口、肩关节受伤或消瘦者不宜采用腋下测温。腋下出汗较多者应擦干后再测温；沐浴后须待 30

分钟后才可测腋下温度。

⑤ 复测体温：发现体温和病情不相符合时，应在病床旁监测，必要时做肛温和口温对照复查。

⑥ 如患者不慎咬破体温计时，应立即消除玻璃碎屑，以免损伤唇、舌、口腔黏膜。然后口服蛋清液或牛奶以延缓水银的吸收。若病情允许，可服用膳食纤维丰富的食物，加速水银的排出。

⑦ 甩体温计用腕部力量，勿触及他物，以防撞碎；切忌把体温计放在热水中清洗或沸水中煮，以防爆裂。

## 四、体温单的使用

### （一）体温单的内容

体温单排列在住院病例的首页，记录的内容包括体温、脉搏的曲线，以及呼吸、血压、出入量、特殊治疗、手术、转科或死亡等资料。

### （二）体温单的填写方法

1. 填写眉栏项目

① 用蓝钢笔填写姓名、科别、病室、床号、住院号和入院日期等项目。

②"住院日期"栏每页第 1 日填写年、月、日，其余 6 日不填写年、月，只填写日。如 6 日中遇有新的月份或年度开始时，则应填写月、日或年、月、日。

③"住院日数"栏自入院日起连续填写至出院日。

④"疾病日期"栏主要填写手术或分娩后日期，以手术（或分娩）的次日为术后（或分娩后）第 1 日，依次填写至 14 日止。

2. 在体温单 40～42℃之间相应时间栏内填写时间，用红钢笔纵行填写入院、手术、分娩、转科、出院或死亡的时间。

3. 在 35℃线以下，用红钢笔填写出入量、大小便、体重等。

4. 将测量后的体温用蓝笔绘制在体温单上。符号为：口温"●"、腋温"×"、肛温"⊙"，相邻的两次符号之间用蓝线相连。物理或药物降温 30 分钟后所测温度，用红圈"○"表示，绘制在降温前体温符号的同一纵格内，并以红虚线"┊"与降温前的温度纵行相连，下次所测体温符号与降温前的温度符号用蓝线相连。

## 第二节  脉搏的评估与护理

脉搏是指在身体浅表动脉上可触摸到的搏动，是由心脏节律性的收缩和舒张引起动脉血管壁的相应扩张和回缩所产生的。

正常情况下，脉率和心率是一致的。

### 一、正常脉搏及其生理变化

#### （一）脉搏的产生

脉搏的产生主要是由于心脏的舒缩和动脉管壁的弹性，当心室收缩时，左心室将血液射入主动脉，动脉内的压力骤然升高，随之动脉管壁扩张；当心室舒张时，血压下降动脉管壁弹性回缩。大动脉管壁的这种有节律的舒缩向外周血管传布，产生了脉搏。

#### （二）正常脉搏及其生理变化

对脉搏的评估主要从脉率、脉律和脉搏的强弱三个方面进行观察。

（1）脉率  脉率即每分钟脉搏搏动的次数。正常情况下与心率一致，与呼吸的比例为 4:1。成人为 60～100 次/分。脉率可随年龄、性别、活动和情绪等因素变动。一般婴幼儿比成人快，老年人稍慢，同龄女性比男性稍快，进食、运动和情绪激动可出现暂时性增快，休息睡眠时较慢。

（2）脉律  脉律指脉搏的节律性，反映了左心室的收缩情况。正常的脉搏搏动均匀规则，间隔时间相等。

（3）脉搏的强弱  脉搏的强弱指诊脉时血液流经血管的一种感觉。脉搏的强弱取决于动脉的充盈度和脉压的大小，正常的脉搏搏动强弱相等。

（4）脉搏的紧张度　正常的动脉壁光滑柔软，有弹性。动脉脉搏的传导速度与动脉壁的情况密切相关，弹性越大传导越慢。

## 二、异常脉搏的评估与护理

### （一）异常脉搏的评估

1. 脉率异常

（1）速脉　成人脉率超过 100 次/分，又称为心动过速。多见于发热、甲状腺功能亢进和大出血的患者。一般体温每升高 1℃，成人脉率约增加 10 次/分，儿童则增加 15 次/分。

（2）缓脉　成人脉率低于 60 次/分，又称为心动过缓。多见于颅内压增高、房室传导阻滞的患者。

2. 节律异常　表现为脉搏的搏动不规则，间隔时间不等。脉搏异常时可出现不整脉。

（1）间歇脉　在一系列正常规则的脉搏中，出现一次提前而较弱的脉搏，其后有一较正常延长的间歇，亦称早搏动或期前收缩。常见于各种心脏病或洋地黄中毒的患者。正常人在过度疲劳、精神兴奋、体位改变时可偶尔出现间歇脉。

（2）二联律、三联律　即每隔一个或两个正常搏动后出现一次过早搏动，前者称二联律，后者称三联律。单位时间内脉率少于心率，脉搏细速、极不规则，听诊时心律完全不规则，心率快慢不一，心音强弱不等，亦称脉搏短绌。多见于心房纤维颤动的患者。绌脉越多，心律失常越严重，病情好转，可以逐渐消失。发生机制：由于心肌收缩力强弱不等，有些心输出量少的搏动可产生心音，但不能引起周围血管的搏动，造成脉率低于心率。

3. 强弱异常

（1）洪脉　脉搏搏动强大有力，多见于高热、甲状腺功能亢进的患者。当心输出量增加，周围动脉阻力较小，动脉充盈度和脉压较大时，则导致脉搏强而大。

（2）丝脉　脉搏搏动细弱无力，扪之如细丝，亦称细脉，多见于心功能不全、大出血失代偿期、休克的患者。当心输出量减少，周围动脉阻力较大，或动脉充盈度降低时，则导致脉搏弱而小。

（3）交替脉　脉搏搏动节律正常，但强弱不一、交替出现，多见于高血压心脏病、冠状动脉粥样硬化性心脏病的患者。当心室收缩强弱交替出现时，则引起脉搏搏动强弱不等，为心肌损害的一种表现。

4. 动脉壁异常　由于动脉壁变硬失去弹性，呈纡曲状，诊脉时有紧张条索感，如按在琴弦上，多见于动脉硬化的患者。当动脉壁的弹力纤维减少，胶原纤维增多时，使动脉管壁变硬，使脉搏的传导加快。

（二）异常脉搏的护理措施

（1）心理护理　进行有针对性的心理护理和健康指导，以缓解患者的紧张、恐惧情绪；增加卧床休息以减少心肌耗氧量。

（2）观察疗效　按医嘱给药并给予适当的指导，同时应观察药物疗效和不良反应，做好相应的护理。

（3）协助检查　协助医师进行有关的检查和治疗。

### 三、脉搏的测量

临床上常用的测量部位多选择表浅、靠近骨骼的大动脉，如桡动脉、颞动脉、颈动脉、肱动脉、足背动脉、胫骨后动脉和股动脉等。最常选择的诊脉部位是桡动脉。

1. 操作前准备

（1）用物准备　有秒针的表、记录本和笔，必要时备听诊器。

（2）患者准备　体位舒适，情绪稳定。

（3）环境准备　整洁、安静、光线充足。

2. 操作步骤及要点　①核对及解释：备齐用物携至床旁，核对并解释，视病情选择合适的测量部位；确认患者，取得合作，确认有无影响脉搏的因素存在。②取卧位：以测肱动脉为例，卧位或坐位手腕伸展，手臂自然置于躯体两侧舒适位置，使患者放松，护士便于测量。③测脉：护士以食指、中指、无名指的指端按压在桡动脉处，一般情况测 30 秒，乘以 2 即为脉率，异常脉搏、危重患者脉搏细弱难以触诊时，应测 1 分钟；按压力量适中，以能清楚测得脉搏搏动为宜，压力太大阻断脉搏搏动，压力太小感觉不到脉搏，同时应注意脉搏的节律、强弱及动脉管壁的弹性。④绌脉的测量：如发现患者有绌脉，应由两名护士同时测量，一人听心率，另一人测脉率，由听心率者发出"起"或"停"口令，计数 1 分钟，两人同时在单位时间测心率与脉率，如脉率低于心率即为绌脉。⑤记录：记录方式为次/分，绌脉记录方法为心率/脉率。⑥合理解释测量结果：如需测呼吸，应将手仍放于患者桡动脉处观察患者的呼吸运动。

3. 注意事项

（1）勿用拇指诊脉，因拇指小动脉的搏动较强，易与患者的脉搏相混淆。

（2）测脉搏前有剧烈运动、紧张、恐惧、哭闹等，应休息 20 分钟后再测量。

（3）为偏瘫患者测脉搏，应选择健侧肢体。

（4）如脉搏细弱而触摸不清时，可用听诊器测心率 1 分钟。

## 四、脉搏的绘制及记录

① 将测量后的脉搏用红笔绘制在体温单上，用红点"●"表示，两次相邻的脉搏用红线相连。

② 如出现绌脉，将测量后的心率用红笔绘制在体温单上，用红圈"○"表示，两次相邻的心率用红线相连。

③ 如脉搏和心率在同一点上时，应先绘制脉搏符号，外画心率符号，表示方法为"⊙"，绌脉时的脉搏和心率之间用红笔划斜线填充。

④ 如体温和脉搏在同一点上时，应先绘制蓝色体温符号，外画红圈以表示脉搏。

# 第三节 呼吸的评估与护理

呼吸是指机体与环境之间进行气体交换的过程。通过呼吸，机体不断地从外界摄取氧和排出二氧化碳，以满足机体新陈代谢的需要和维持内环境的相对恒定。通过观察呼吸运动，可以判断机体内外环境气体交换情况，进而帮助判断病情。

## 一、正常呼吸及其生理变化

### （一）正常呼吸

成人呼吸频率为 16～20 次/分，节律规则，呼吸运动均匀无声且不费力。呼吸与脉搏的比例为 1：4，男性及儿童以腹式呼吸为主，女性以胸式呼吸为主。

### （二）生理变化

呼吸受许多生理因素的影响而且在一定范围内波动。

（1）年龄 年龄越小，呼吸频率越快。如新生儿呼吸约为 44 次/分。

（2）性别 同年龄的女性呼吸比男性稍快。

（3）活动 剧烈运动可使呼吸加深加快；休息和睡眠呼吸减慢。

（4）情绪 强烈的情绪变化，如紧张、恐惧、愤怒、悲伤等刺激呼吸中枢，导致屏气或呼吸加快。

（5）其他 环境温度升高或海拔增加，可使呼吸加深加快。

## 二、异常呼吸的评估与护理

### （一）异常呼吸的评估

由于疾病、毒物和药物等因素，均可影响呼吸的速率、频率和深浅度发生改变。

1. 频率的改变

（1）呼吸过速 成人呼吸频率超过 24 次/分，称为呼吸增快。多见于发热、甲状腺功能亢进或缺氧等。一般体温每升高

1℃，呼吸频率增加 3～4 次/分。

（2）呼吸过缓　成人呼吸频率低于 10 次/分，称为呼吸过缓。多见于呼吸中枢受抑制，如颅脑疾病、安眠药中毒等。

2. 节律的改变

（1）潮式呼吸　又称陈-施呼吸，是一种周期性呼吸异常，周期 0.5～2 秒。呼吸逐渐浅慢以致暂停，然后呼吸逐渐加深加快，周而复始交替出现。多见于中枢神经系统疾病，如脑炎、脑膜炎、颅内压增高、巴比妥类药物中毒等。

特点：呼吸由浅慢逐渐加快加深，达高潮后，又逐渐变浅变慢，暂停数秒（有的长达 30～40 秒）之后，又出现上述状态的呼吸，其形态就如潮水起伏。

发生机制：由于呼吸中枢的兴奋性降低或严重缺氧时，血液正常浓度的二氧化碳不能通过化学感受器引起呼吸中枢兴奋，使呼吸逐渐减弱以至暂停。当呼吸暂停时，血液中的二氧化碳积聚，增高到一定程度后，通过颈动脉体和主动脉体的化学感受器反射性地刺激呼吸中枢，再次引起呼吸。随着呼吸的进行，二氧化碳的排出，呼吸中枢又失去有效的兴奋，呼吸又再次变慢以致暂停，从而形成周期性呼吸异常。

（2）间断呼吸　又称毕奥呼吸。表现为呼吸与呼吸暂停现象交替出现。

特点：有规律地呼吸几次后，突然停止呼吸，间隔一个短时间后又开始呼吸。二者交替出现。

产生机制：同潮式呼吸，但比潮式呼吸更为严重，多在呼吸停止前出现。常见于颅内病变或呼吸中枢衰竭的患者。

3. 深浅度的改变

（1）深度呼吸　又称库斯莫呼吸，是一种深长而规则的呼吸。

发生机制：机体内产酸过多，排出少，二氧化碳潴留，使肺换气加深加快，以便排出体内较多的二氧化碳调节血中的酸碱平衡。多见于尿毒症、糖尿病等引起的代谢性酸中毒。

(2) 浅快呼吸　是一种浅表而不规则的呼吸，有时呈叹息样。多见于呼吸肌麻痹、某些肺与胸膜疾病和濒死的患者。

4. 声音异常

(1) 蝉鸣样呼吸　表现为吸气时产生一种极高的似蝉鸣样音响，产生机制是由于声带附近阻塞，使空气吸入发生困难。多见于喉头水肿、喉头异物等。

(2) 鼾声呼吸　表现为呼气时发出一种粗大的鼾声，由于气管或支气管内有较多的分泌物积蓄所致。多见于昏迷患者。

5. 形态的改变

(1) 胸式呼吸减弱，腹式呼吸增强　正常女性以胸式呼吸为主。由于肺、胸膜或胸壁的疾病，如肺炎、胸膜炎、肋骨骨折、肋骨神经痛等产生剧烈的疼痛，均可使胸式呼吸减弱，腹式呼吸增强。

(2) 腹式呼吸减弱，胸式呼吸增强　正常男性及儿童以腹式呼吸为主。由于腹膜炎、大量腹水、肝脾极度肿大、腹腔内巨大肿瘤等，使膈肌下降受限，造成腹式呼吸减弱，胸式呼吸增强。

6. 呼吸困难　呼吸困难指呼吸频率、节律、深浅度的异常。主要由于气体交换不足，机体缺氧所致。

表现：患者自感到氧气不足，胸闷，呼吸费力，不能平卧；可表现烦躁，张口耸肩，口唇、指（趾）甲发绀，鼻翼扇动等。根据临床表现可分为以下几种。

(1) 吸气性呼吸困难　当上呼吸道部分梗阻时，气体进入肺部不畅，肺内负压极度增高，患者吸气费力，吸气时间显著长于呼气，辅助呼吸肌收缩增加，出现三凹征（胸骨上窝、锁骨上窝和肋间隙）。多见于喉头水肿或气管、喉头异物等。

(2) 呼气性呼吸困难　当下呼吸道部分梗阻时，气流呼出不畅，其患者呼气费力，呼气时间显著长于吸气。多见于支气管哮喘、阻塞性肺气肿等。

(3) 混合性呼吸困难　吸气和呼气均感费力，呼吸频率快而表浅。由于广泛性肺部病变使呼吸面积减少，影响换气功能所致。多见于重症肺炎、广泛性肺纤维化、大片肺不张、大量胸腔积液等。

（二）异常呼吸的护理措施

（1）心理护理　消除患者的紧张、恐惧心理，主动配合治疗和护理。

（2）调节室内温湿度　保持空气新鲜，禁止吸烟。

（3）调整体位　根据病情安置合适的体位，以缓解呼吸困难，保证患者休息，减少耗氧量。

（4）保持呼吸道通畅　及时清除呼吸道分泌物，可采用叩击、震颤拍背、体位引流、湿化、雾化痰液等方法，协助患者排痰，必要时给予吸痰。

（5）按医嘱给药　根据病情给予氧气吸入或使用人工呼吸机，以改善呼吸困难。

（6）健康教育　讲解有效咳嗽和保持呼吸道通畅的重要性及方法，指导患者有效咳嗽。取坐位或半坐位，放松双肩，上身前倾，护士用双手固定胸腹部或手术切口处，嘱患者深吸气后用力咳嗽1~2次，以咳出痰液，咳嗽间歇让患者休息。

## 三、测量呼吸的方法

通过判断呼吸有无异常，可动态监测呼吸变化，了解患者呼吸功能情况，为协助诊断、治疗和护理提供依据。

1. 操作前准备

（1）用物准备　有秒针表、记录本和笔，必要时备少许棉花。

（2）患者准备　体位舒适，情绪稳定，保持自然呼吸状态。

（3）环境准备　安静整洁、光线充足。

2. 操作步骤及要点

（1）取体位　测量脉搏后，护士仍保持诊脉手势，确认患者，取得合作，分散患者的注意力。

（2）测量呼吸　①观察患者胸部或腹部的起伏（一起一伏为

1 次呼吸），一般情况测 30 秒，将所测数值乘以 2 即为呼吸频率；②如患者呼吸不规则或婴幼儿应测 1 分钟；③如患者呼吸微弱不易观察时，可用少许棉花置于患者鼻孔前，观察棉花纤维被吹动的次数，计数 1 分钟。

男性多为腹式呼吸，女性多为胸式呼吸，同时应观察呼吸的节律、深浅度、声音有无异常及呼吸困难的症状。协助诊断，为预防、治疗和护理提供依据。

（3）记录　记录呼吸值，次/分。合理解释测量结果。

3. 注意事项

① 在测量脉搏后，仍保持测量脉搏的手势，使患者处于不知不觉的自然状态中，用眼观察患者胸部或腹部的起伏，一起一伏为 1 次呼吸，计数 30 秒，将所测值乘以 2 并记录。对呼吸不规则的患者和婴儿，应测 1 分钟。

② 计数同时，观察呼吸节律、深浅度的改变。

③ 重危患者呼吸气息微弱不易观测时，可用少许棉絮置患者鼻孔前，观察棉絮被吹动的情况并计数 1 分钟。

## 四、呼吸的记录

将测量后的呼吸，用红笔以数字的形式记录在体温单相应的呼吸时间栏内，相邻的两次呼吸上下交错书写，以便于查看。

## 第四节　血压的评估与护理

血压是血管内流动的血液对血管壁所施的侧压力，一般所说的血压是指体循环的动脉血压。测量血压时，是以血压和大气压作为比较的，用血压高于大气压的数值表示血压的高度。血压的计量单位为 mmHg（毫米汞柱）或 kPa（千帕）国际单位。两者换算公式：$1mmHg=0.133kPa$；$1kPa=7.5mmHg$。

在一个心动周期中，动脉血压随着心室的收缩和舒张而发生规律性的波动。

收缩压：在心室收缩时，动脉血压上升达到的最高值称为收缩压。

舒张压：在心室舒张末期，动脉血压下降达到的最低值称为舒张压。

脉压：收缩压与舒张压之差称为脉压。

平均动脉压：在一个心动周期中，动脉血压的平均值称为平均动脉压，约等于舒张压＋1/3 脉压，或 1/3 收缩压＋2/3 舒张压。

## 一、正常血压及其生理变化

### （一）正常血压的范围

正常成人在安静状态时，收缩压为 12.0～18.6kPa（90～140mmHg），舒张压为 8.0～12.0kPa（60～90mmHg），脉压为 4.0～5.3kPa（30～40mmHg）。

### （二）生理变化

（1）年龄和性别　血压随年龄的增加而增高，新生儿血压最低，小儿血压比成人低，中年以前女性血压略低于男性，中年以后差别较小。

（2）昼夜和睡眠　一般白天血压高于夜间，过度劳累或睡眠不佳时，血压稍增高。

（3）环境　在寒冷环境中血压可升高，高温环境中血压可略下降。

（4）部位　一般右上肢高于左上肢 1.3～2.6kPa（10～20mmHg），因右侧肱动脉来自主动脉弓的第一大分支无名动脉，而左侧肱动脉来自主动脉的第三大分支左锁骨下动脉，由于能量消耗所致。下肢血压比上肢高 2.6～5.3kPa（20～40mmHg）（如用上肢袖带测量），因股动脉的管径大于肱动脉，血流量较大所致。

（5）其他　紧张、恐惧、兴奋及疼痛均可导致血压升高，舒张压一般无变化。劳动、饮食、吸烟和饮酒也可影响血压值。

## 二、异常血压的评估与护理

### (一) 高血压

收缩压 ≥ 18.6kPa（140mmHg），或舒张压 ≥ 12.0kPa（90mmHg）。多见于原发性高血压、动脉硬化、肾炎、颅内压增高等。

原发性高血压称为高血压病，继发性高血压则继发于其他疾病，如肾脏疾病、主动脉狭窄、嗜铬细胞瘤及妊娠期高血压疾病等。过高的血压增高心脏负担，容易诱发左心功能衰竭，也易发生高血压脑病。

### (二) 低血压

收缩压 ≤ 12.0kPa（90mmHg），或舒张压 ≤ 8.0kPa（60mmHg）。

各种原因引起的休克可出现血压降低。血压过低可造成身体各组织器官缺血缺氧，如不及时发现和处理，就会使身体的重要器官如心、肺、脑、肾脏组织发生变性坏死，甚至脏器功能衰竭，严重者导致死亡。

### (三) 脉压差的变化

(1) 脉压增大　常见于主动脉硬化、主动脉瓣关闭不全、动静脉瘘、甲状腺功能亢进。

(2) 脉压减小　常见于心包积液、缩窄性心包炎、末梢循环衰竭。

### (四) 异常血压的护理措施

(1) 心理护理　消除患者的紧张、恐惧心理，使之主动配合治疗和护理。

(2) 观察病情　密切观察血压，按医嘱服药，观察药物疗效及不良反应。

(3) 注意休息　减少活动，保证充足的睡眠和稳定的情绪。

(4) 健康教育　向患者讲解合理的生活方式，饮食与治疗的要求，自我检测血压与紧急情况下的处理方法等。

### 三、血压的测量

#### (一) 血压计的种类和构造

血压计是根据血液通过狭窄的血管形成涡流时发出响声而设计的。用于间接测量动脉血压。

1. 血压计的种类 常用的血压计有水银柱式血压计（立式和台式）、表式血压计、电子血压计 3 种。

2. 血压计的构造 血压计主要由三部分组成。

(1) 输气球和调节空气压力的活门。

(2) 袖带为长方形扁平的橡胶袋，长 24cm、宽 12cm、外层布套长 50cm（下肢袖带长约 135cm，比上肢袖带宽 2cm；小儿袖带宽度是上臂长度的 1/2～2/3），橡胶袋上有两根橡胶管，一根与输气球相连，另一根与压力表相接。

(3) 测压计

① 水银柱式：在血压计盒盖内壁上有一根玻璃管，管面标有双刻度，一侧为 0～40kPa，一侧为 0～300mmHg，最小分度值为 0.5kPa 和 2mmHg。玻璃管上端盖以金属帽与大气相通，其下端和水银槽相通，水银槽内有水银。水银血压计的优点是测得数值准确可靠，但较笨重不易携带，且玻璃管部分易破裂。

② 表式：又称弹簧式血压计。外形似表，呈圆盘状，正面盘上标有刻度及读数，盘中央有一指针，以提示血压数值。其优点是携带方便，但准确性不如水银柱式。

③ 电子血压计：袖带内有一换能器，有自动采样电脑控制数字运算，自动放气程序。数秒内可得到收缩压、舒张压、脉搏数值。其优点是操作方便，不用听诊器，省略放气系统，排除听觉不灵敏、噪音干扰等造成的误差，但准确性不如水银柱式。

#### (二) 测量血压的方法

检查血压计是否有漏气、水银不足、汞柱裂隙等现象，以免影响测量结果的准确性，并根据患者情况选择测量部位，一般用上肢测量法。

1. 操作前准备

(1) 用物准备　血压计、听诊器、记录本、笔，检查血压计。

(2) 患者准备　体位舒适，情绪稳定，安静休息 15～30 分钟后再测量。

(3) 环境准备　整洁、安静、光线充足。

2. 操作步骤及要点

(1) 上肢肱动脉血压测量法

① 核对解释：携用物至床旁，核对并解释、确认患者，取得合作。解释测量血压的目的，询问是否有影响血压的因素存在，检查血压计和听诊器是否功能完好。

② 选择血压计：根据测量部位选择合适的血压计及袖带（成人、小儿；上肢、下肢），袖带宽度要合适，如袖带太窄，须加大力量才能阻断动脉血流，测得数值偏高；袖带太宽，大段血管受阻，测得数值偏低。

③ 取合适体位：患者取坐位或仰卧位，被测肢体应和心脏处于同一水平，坐位时平第 4 肋软骨，卧位平腋中线。若肱动脉位置高于心脏水平，测得血压值偏低；反之，则测得血压值偏高。

④ 缠袖带：卷袖，露臂，手掌向上，肘部伸直放妥血压计。开启水银槽开关，驱尽袖带内空气，平整地置于上臂中部，距肘窝下缘 2～3cm，松紧以能插入一指为宜。必要时脱袖，以免衣袖过紧阻断血流，影响血压的准确性。袖带过松，橡胶带呈气球状，有效测量面积变窄，使血压测量值偏高；袖带过紧，使血管在未注气时已受压，使血压测量值偏低。

⑤ 测量：带好听诊器，将胸件置于肱动脉搏动处；关闭气门，充气至肱动脉搏动音消失再升高 2.6～4kPa（20～30mmHg）；以每秒 0.5kPa（4mmHg）速度放气，使水银柱缓慢下降，同时注意肱动脉搏动变化时水银柱所指刻度；听到第一声搏动音时汞柱所指刻度为收缩压；随后搏动逐渐增强，直到声

音突然减弱或消失，此时水银柱所指刻度为舒张压（WHO 规定以动脉消失音作为舒张压）。

⑥ 整理：测量后，排尽袖带内余气，整理袖带放入盒内，将血压计盒盖右倾 45°，使水银全部流回槽内，关闭水银槽开关，协助患者穿衣，取舒适体位，妥善整理，避免玻璃管破裂，水银溢出。

⑦ 记录：记录血压值，分数式表示：收缩压/舒张压 kPa（mmHg）。

注意事项：注气不可过猛、过快，以免患者不适和水银溢出，水银不足可使测得的血压值偏低；充气不足或充气过度都会影响测量结果；放气太慢，使静脉充血，舒张压偏高，放气太快，未听清楚声音的变化；搏动音消失即袖带内压力大于心脏收缩压，使血流阻断；视线应与水银柱所指刻度保持同一水平面，以获得准确读数；第一声搏动音出现表示袖带内压力降至与心脏收缩压相等，血流能通过被压迫的肱动脉；当搏动音减弱或消失时，袖带内压力降至与心脏舒张压相等。

（2）下肢动脉测量法

① 患者仰卧位、俯侧卧或侧卧位，协助患者卷裤或脱去一侧裤子，露出大腿部。

② 将袖带缠于大腿下部，其下缘距腘窝 3～5cm，将听诊器胸件置于动脉搏动处，同上肢测量法测量。

③ 记录时应注明下肢血压，因上下肢血压值之差及袖带相对过窄，可导致收缩压偏高，而舒张压差异不大。

（3）电子血压计测量法　接通电源，接上充气插头，将袖带换能器"⊙"放于肱动脉搏动处，扣好袖带按键充气片刻后，血压计发出蜂鸣声，显示屏显示收缩压和舒张压读数。

3. 注意事项

① 测量血压前，应使患者安静休息 15 分钟，或者在清晨时测量，以消除疲劳和精神紧张对血压的影响。

② 袖带的宽度要符合规定的标准，如使用的袖带太窄，须

用较高的空气压力才能阻断动脉血流，使测得的血压值偏高；如果袖带过宽，大段血管受压，增加血流阻力，使搏动在到达袖带下缘之前已消失，测得的血压值偏低。

③ 袖带缠裹要松紧适度，如果袖带过松，充气时呈球状，不能有效阻断动脉血流，使测得的血压值偏高；如果袖带过紧，可使血管在袖带未充气前已受压，致使测得的血压值偏低。

④ 为了避免血液重力作用的影响，测量血压时，肱动脉与心脏应处于同一水平。如果肢体位置高于心脏位置，测得的血压值偏低；反之，血压值偏高。

⑤ 出现血压听不清或异常时，应重新测量。先驱尽袖带内气体，水银柱降至"0"点，稍待片刻，再进行测量，直到测准为止。不可连续反复加压，避免影响血压值和引起患者不适。

⑥ 为有助于测量的准确性和对照的可比性，对须密切观察血压者，应做到"四定"，定时间、定部位、定体位、定血压计。

⑦ 血压计要定期进行检查和维修，防止血压计本身造成误差，如充气时，水银柱不能上升至顶部，即表示水银量不足或漏气，应及时维修。

⑧ 为偏瘫、肢体外伤或手术的患者测血压，应测健侧肢体。

⑨ 当舒张压的变音和消失音之间有差异时，应记录两个读数，即变音-消失音数值，如 24/12～9kPa（180/90～70mmHg）。

## 四、血压的记录

用红笔以分数形式记录于体温单血压的相应时间栏内。

# 第二篇
## 护理技术

# 第五章　妇产科诊疗护理技术

## 第一节　经阴道后穹窿穿刺术

直肠子宫陷凹是体腔最低的位置。盆、腹腔液体最易积聚于此，亦为盆腔病变最易累及的部位。通过阴道后穹窿穿刺，吸取标本，可协助明确诊断。

### 一、适应证

明确直肠子宫陷凹积液性质，或贴近后穹窿的肿块性质。超声介导下可经后穹窿穿刺取卵。

### 二、操作方法

① 患者排尿后取膀胱截石位。外阴、阴道常规消毒，铺无菌巾，盆腔检查了解子宫、附件情况，注意后穹窿是否膨隆。

② 放阴道窥器暴露宫颈及阴道后穹窿，再次消毒阴道及宫颈，以宫颈钳钳夹宫颈后唇，向前提拉，充分暴露后穹窿。

③ 用 18 号腰椎穿刺针接 10ml 注射器，于宫颈后唇与阴道后壁之间，取与宫颈平行稍向后的方向刺入 2～3cm，有落空感后抽吸，做到边抽吸边拔出针头。若为肿物，则选择最突出或囊性感最明显部位穿刺。

④ 抽吸完毕，拔针。若穿刺点渗血，用无菌纱布填塞压迫止血，待血止后连同阴道窥器取出。

### 三、注意事项

抽吸为鲜血，放置 4～5 分钟，血液凝固为血管内血液；若放置 5 分钟以上仍不凝，则多为异位妊娠、滤泡破裂、黄体破裂等引起的腹腔内出血。若抽出为不凝固的陈旧血或有小血块，可能为陈旧性异位妊娠。若抽吸的液体为淡红、微混、稀薄甚至脓液，多为盆腔炎性渗出液。

穿刺时针头进入直肠子宫陷凹不可过深，以免超过液平面吸不出积液，穿刺时一定要注意进针方向，避免伤及子宫或直肠。怀疑肠管与子宫后壁粘连时，禁止使用后穹窿穿刺术。

# 第二节　子宫分段刮宫术

通过刮宫对获取宫颈和子宫内膜组织标本进行病理检查，了解宫颈管的病变性质，子宫的病变类型、对宫颈、子宫和卵巢的疾病性质进行辅助诊断。有诊断目的时，应先刮宫颈管，再刮宫腔，标本分装检查。对于子宫出血过多的患者，同时有临时止血的作用。

## 一、适应证

① 月经失调或闭经，了解子宫状况及卵巢功能，同时起刮宫止血的治疗作用。

② 绝经后阴道出血和不规则阴道出血，查找出血原因，尤其为排除子宫内膜癌、宫颈管癌、子宫肉瘤等恶性疾病。

③ 疑有子宫内膜结核。

④ 不孕症，了解宫腔状况及卵巢功能。通过检查子宫内膜，了解有无排卵。

⑤ 流产后出血多，时间长，疑有流产不全者。

## 二、禁忌证

严重脏器病变不能耐受手术者；阴道炎，子宫和（或）其他部位生殖道感染的急性期；希望继续妊娠者。

### 三、操作步骤

① 患者取膀胱截石位，检查子宫位置及盆腔情况。消毒外阴、阴道后，暴露并消毒宫颈及阴道穹窿。

② 固定前唇，探明宫颈管内口，遍刮宫颈管，收集刮出物及宫颈管内游离组织。探宫腔，刮取子宫四壁、宫底和两侧宫角组织并收集刮取物。

③ 宫颈管、宫腔刮出物分别送病理检查。

### 四、注意事项

① 术前 3 日禁性交、盆浴，术日测体温＜37.5℃，术前排空膀胱。

② 一般无需麻醉，精神紧张、疼痛耐受差和心血管疾病患者，术前可给予肌内注射或静脉注射哌替啶 50mg。

③ 有严重贫血者，术前应输血使血红蛋白升至 80g/L；出血多者，术时应开放静脉，并配血。

④ 宫颈口过紧者，可适当扩宫至刮匙通过。

⑤ 绝经后阴道出血和不规则阴道出血者，可疑子宫恶性病变者，一定要先刮宫颈管，再刮宫腔，以免造成恶性病变分期错误；其他原因刮宫者，可仅行诊断性刮宫，不刮宫颈管。

⑥ 刮出物可疑子宫恶性病变者，够送病理，即可终止操作，以免造成子宫穿孔，人为播散。肉眼注意刮出组织是否糟脆，其性质及刮出量如何。

⑦ 因子宫大出血刮宫者，应尽量刮净内膜，起到同时止血的治疗作用。

⑧ 不孕症或妇科内分泌疾病患者，可在月经来潮前或来潮 12 小时内诊刮；可疑结核患者，应在月经来潮前或来潮 24 小时内诊刮，刮宫时注意两侧宫角。

⑨ 应记录宫腔长度，描述探查宫腔的情况，四壁是否有突起等。术后给予抗生素预防感染，禁盆浴及性生活 2 周。

## 第三节　子宫输卵管造影术

### 一、原理

子宫输卵管造影术是将 X 线显影剂通过宫腔注入，利用 X 线透视和拍片。

### 二、目的

为了解子宫及输卵管腔内有无病变及病变部位、范围、大小和输卵管蠕动情况。

### 三、适应证

① 不孕症者，了解子宫及输卵管形态、是否通畅及阻塞部位。

② 对有生殖器结核非活动期患者，了解有无宫腔缺损变形，输卵管有无僵化或呈串珠样。

③ 了解阴道狭窄部位以上的情况。

④ 疑有宫颈及子宫有畸形、粘连，宫颈内口松弛。

⑤ 可疑腹腔妊娠、盆腔肿物与子宫边界不清，可明确子宫位置及大小。

### 四、禁忌证

① 对造影剂过敏。

② 严重心肺等脏器病变不能耐受检查者。

③ 阴道炎患者，子宫和（或）其他部位生殖道感染的急性期。

④ 各种原因所致发热。

⑤ 子宫出血或月经期。

⑥ 未能排除妊娠而希望继续者。

⑦ 正常分娩、流产或人工流产术后 6 周内。刮取内膜 4 周内者。

## 五、术前准备

术前 3 日禁性交、盆浴，术日做药物过敏试验，测体温＜37.5℃。术前排空大、小便，便秘者可清洁灌肠。

## 六、操作步骤

① 阿托品 0.5mg 皮下注射，防止输卵管痉挛。

② 检查子宫位置及盆腔情况。消毒外阴、阴道后，患者仰卧于 X 线机台上，取膀胱截石位，暴露并消毒宫颈及阴道穹窿。固定前唇，探宫腔，沿宫腔方向插入通气头。

③ 自通气头套管缓慢注入，至子宫和输卵管充盈为止。显影观察子宫及输卵管充盈情况，摄片 1 张。

④ 如造影剂为油剂（如 40％碘化油），24 小时后洗掉阴道内碘液，再摄片 1 张，观察腹腔内有无游离的造影剂，判定输卵管是否堵塞。如用水剂造影（如 25％碘化钒），因其流动及吸收快，注射完后 10～20 分钟摄第 2 张片。

## 七、注意事项

① 一般于月经后 3～7 日进行，了解宫颈内口情况者可选在排卵以后。

② 操作前通气管应先排气，以免管内气泡进入宫腔造成充盈缺损，导致误诊。通气头外口应于宫颈外口紧贴，防止碘油倒流。注油时避免推入过快，以免损伤已经发生病变的输卵管。

③ 透视下如怀疑造影剂进入血管或淋巴管，或患者发生咳嗽，应立即停止注射并取出通气管，至患者于头低足高位，严密观察呼吸、脉搏及有无肺栓塞等异常情况。

④ 造影后必要时给予抗生素，禁盆浴、性生活 2 周。

⑤ 盆腔包块与子宫境界不清者，可用 B 超下探宫腔等方法助诊来代替造影术。有条件时，宫腔内及输卵管开口处的大部分病变都可以由宫腔镜完成。

## 八、结果判定

（1）正常子宫、输卵管　宫腔呈倒三角形，双侧输卵管显影形态柔软，24 小时后盆腔散在造影剂。

（2）宫腔异常　子宫肌瘤及子宫畸形时，宫腔内有相应的充盈缺损；内膜结核时，内膜锯齿状不平。

（3）输卵管异常　结核时，输卵管形态不规则、僵硬或呈串珠状。积液时，输卵管远端呈气囊样扩张；不通则为在 24 小时后盆腔内无造影剂。

# 第四节　宫腔镜检查术和宫腔镜手术

通过宫腔镜可直接观察宫腔内部结构的病变，同时可以定点取活检，了解子宫病变性质；也可以进行宫腔内良性病变的手术治疗。宫腔镜较传统的诊刮、子宫造影和 B 超更直观、准确、可靠，减少漏诊率，提高诊断准确率。

## 一、器械

（1）设备　宫腔镜、纤维导光束、冷光源、膨宫介质、膨宫设备、手术器械和电视成像设备。

（2）膨宫介质　目前一般使用 5％葡萄糖液和 5％甘露醇。

（3）器械消毒　宫腔镜可用以下方法进行消毒。

① 浸泡法：2％戊二醛浸泡 30 分钟，连续手术时 10 分钟；器械消毒液浸泡 30 分钟（消毒液配制：5％苯扎溴铵 40ml，亚硝酸钠 100g 加蒸馏水至 2000ml）；10％福尔马林液浸泡 10 分钟；2％苯扎溴铵浸泡 30 分钟；75％乙醇浸泡 30 分钟。摄像头不能浸泡，可用乙醇擦拭两遍或使用一次性无菌塑料套。

② 熏蒸法：福尔马林原液熏蒸 15 分钟。长期熏蒸易致器械被腐蚀。

（4）器械保养　清水冲洗镜子各孔，再以 75％乙醇推注，以后空推几次至孔口干燥，最后擦干外部。放置光缆时弯曲度不可过大，以免损坏纤维光束。关机时，使散热片继续旋转一定时间再关闭电源。开或关机时，宜使光源缓缓转亮或转暗。

## 二、适应证

（1）子宫异常出血：包括绝经前、围绝经期和绝经后的异常子宫出血，子宫黏膜下肌瘤、子宫内膜息肉或功能性子宫出血等引起的月经过多或淋漓出血。

（2）宫腔异物：鉴定并对异物定位，取出嵌顿、断裂或难取的宫内节育器、宫腔残留妊娠产物等宫腔异物。

（3）评估子宫内膜癌受累情况，检查癌瘤部位，浸润范围以及宫颈是否受累。

（4）子宫粘连、子宫畸形和输卵管堵塞的诊断和治疗。

（5）了解子宫手术后（如剖宫产、肌瘤剥除穿透内膜者）伤口愈合情况。

（6）软管型宫腔镜可作为窥阴器用于幼女及未婚妇女检查阴道、宫颈，了解病变并行治疗。

（7）寻找不孕和流产的原因，对输卵管碘油造影可疑宫内病变者进行补充诊断。

（8）直视下进行输卵管堵塞的避孕治疗。

（9）可当作胎儿镜使用，直接取绒毛标本。

## 三、禁忌证

宫腔镜的绝对禁忌证很少，通常是相对禁忌证。

（1）绝对禁忌证　①严重脏器病变不能耐受手术者；②子宫和（或）其他部位生殖道感染的急性期；③艾滋病。

（2）相对禁忌证　①子宫大量活动性出血期或月经期；②近期子宫穿孔和（或）手术史；③怀疑或确定的宫颈和内膜的恶性疾病，因膨宫介质可能导致恶性细胞的播散；④希望继续妊娠。

## 四、并发症

宫腔镜检查术手术并发症的发生率极低，并发症主要出现在宫腔镜手术上。

（1）子宫损伤和其他器官损伤　子宫穿孔、宫颈撕裂、输卵管破裂和穿孔、横膈破裂、肠穿孔和损伤。

①原因：子宫位置认识不清；进入宫腔时穿破宫颈；输卵管本已闭塞，膨宫压力和流速过大，导致输卵管破裂和穿孔；手术困难，而无 B 超或腹腔镜监护；术者技术不熟练或经验不足；手术病例选择不当。

②治疗：多数穿孔给予抗生素和宫缩剂便可恢复；对于出血多、疑有周围脏器损伤者，应行诊断性腹腔镜手术；无条件者应立即开腹探查。

（2）水中毒——电解质紊乱　主要发生在需膨宫液较多的宫腔镜手术中。手术开放了血管，膨宫压力较大均可促进膨宫液内渗，血容量增加，导致低钠血症、肺水肿、脑水肿、心力衰竭，甚至死亡。术中应尽量缩短手术时间，控制灌流压力，密切监测体液平衡及电解质变化。手术时间应控制在 60～90 分钟，液体负差量达 1000ml 即应停止手术。发生水中毒后应小心使用利尿剂，限制静脉内液体输入。密切观察，多可缓解。

（3）心脑综合征　扩张宫颈及膨胀宫腔可引起迷走神经兴奋，出现恶心、呕吐、面色苍白、头晕和心率下降等。暂停手术，休息后多能缓解，必要时吸氧、静脉或肌内注射阿托品 0.5mg。

（4）出血　子宫血管床在内膜下 5～6mm，在宫角只有 2～3mm，手术伤及此处，便会引起多量出血。有报道术前应用 LHRH-a 8 周可减少术中出血。术中出血影响视野者，可应用肾上腺素 0.5mg 稀释至 5ml 注入宫腔。严重出血时，可应用宫缩剂，或在宫腔内置入气囊或 Foley 尿管压迫止血，术后 4～24 小时取出。

（5）子宫内膜去除-输卵管绝育术后综合征　指输卵管绝育术后行子宫内膜去除术，可于术后出现一侧或双侧周期性下腹痛伴阴道出血。原因可能是子宫角部内膜再生，脱落时被子宫下部瘢痕阻挡，经血倒流入输卵管，使其近端扩张致类似异位妊娠的症状。切除病侧输卵管可消除症状，症状不减者可切除子宫。

（6）其他　膨宫液过敏、膨宫气体栓塞，感染，羊水栓塞。有些患者出现子宫腺肌病、术后腹痛，可能是由于术中损伤子宫肌层，又将子宫内膜压入所致。

## 五、宫腔镜检查术

（1）特点

① 与子宫输卵管造影（HSG）相比：检查宫腔病变更为直观，并可同时活检，43%～68%的 HSG 异常可为宫腔镜检查证实；HSG 易因血块、黏液、内膜碎片及造影剂充盈不足导致假阳性；但宫腔镜不能了解输卵管内腔及蠕动情况。

② 与诊断性刮宫相比：可以病灶定位；避免漏诊，国外发达地区似有取代诊刮术的趋势。

（2）术前准备　了解病史，做全身及妇科检查。化验血、尿常规、肝肾功能、电解质、乙肝五项、艾滋病抗体和阴道分泌物，必要时可以化验凝血功能和宫颈涂片。手术时间以月经后 5 日（早卵泡期）为宜。因为此时的子宫内膜较薄，血管少，视野较清晰。

（3）操作步骤

① 一般无需麻醉，对精神紧张、疼痛耐受差、心血管疾病患者术前半小时肌内注射或静脉注射哌替啶 50mg，或口服双氯芬酸钾片 25～50mg，或宫旁阻滞，可镇痛并松弛宫颈。宫旁阻滞方法：1%利多卡因液 1.5ml 于宫颈 12 点处注射以试验有无变态反应，之后在双骶骨韧带处各注射 2ml，宫颈 3 点、6 点、9 点分别注射 1ml。也可以 2%利多卡因浸渍的长棉签插入宫颈内口水平，保留 1 分钟做宫颈表面麻醉。膨宫介质多采用 5%葡萄糖、5%甘露醇或 $CO_2$ 气体。

② 患者排空膀胱，取膀胱截石位消毒外阴、阴道，铺消毒孔巾及腿套。暴露消毒宫颈，并牵拉，探宫腔，并扩张宫颈至宫

腔镜套鞘粗细。

③ 安装好宫腔镜，若液体膨宫，先打开注水口后，再将镜头送入宫腔。打开排水口至流出清亮液体后关闭。充分膨宫后，移动宫腔镜，顺序检查宫底、输卵管开口、子宫前壁、后壁、侧壁、子宫内口及宫颈管，再退出宫颈管。直视下取内膜活检或检查后做诊断性刮宫。

④ 术后予抗生素预防感染。3～7 日内有少量血性分泌物。禁止盆浴及性生活 2 周。

## 六、宫腔镜手术

适于宫腔内良性病变及宫腔异物，可保留子宫，手术创伤小，术后恢复快，住院时间短。

（1）术前准备

① 使用促性腺激素释放激素激动剂（GnRH-a）2 个月左右，使肌瘤缩小至横径＜4cm。使用达那唑每日 400～600mg，或孕三烯酮胶囊 2.5mg，每周 2 次，持续 6～8 周，使内膜变薄。

② 纠正贫血。有条件时，应准备腹腔镜或 B 超。其余同宫腔镜检查术。

（2）操作步骤

① 根据手术难易程度选择连续硬膜外麻醉或静脉＋宫旁阻滞，开放静脉。膨宫介质多用 5％葡萄糖或 5％甘露醇。

② 患者排空膀胱，取膀胱截石位消毒外阴、阴道，铺消毒孔巾及腿套。暴露消毒宫颈并牵拉，探宫腔，并扩张宫颈至大宫腔镜套鞘粗细半号。

③ 先用检查镜确定病变部位、大小，换手术宫腔镜行息肉切除术、肌瘤切除术、内膜切除术、子宫横隔纵隔切除术等手术。检查宫腔内渗血、损伤。电凝止血。术毕导尿，可不留置尿管。宫腔镜前应常规行宫腔镜检查术，协助诊断。困难手术应在 B 超或腹腔镜监视下完成。为防止并发症的发生，手术时间尽量控制在 1 小时内。

（3）术后注意事项

① 子宫内膜息肉易于复发，术后 3 个月应常规宫腔镜复查。

② 多发肌瘤和较大肌瘤可考虑分次切除。

③ 宫腔粘连松解术后放置宫内节育器至少 2～3 个月或同时人工周期 2～3 个月，预防宫腔再粘连；希望妊娠者至少避孕 1 年，否则易造成胚胎发育异常，此时行人工流产术难度大，易加重粘连。

④ 黏膜下肌瘤切除术和子宫横隔纵隔切除术后，为防止宫腔粘连、促进内膜生长，可给予人工周期 1 个疗程。

⑤ 子宫内膜切除术后，为巩固疗效，可予达那唑或孕三烯酮胶囊 6～8 周。

⑥ 予抗生素预防感染。禁止盆浴及性生活 2 周。

# 第五节 子宫内膜切除术

子宫内膜切除术即宫腔镜下子宫内膜切除术（HEA），始于 20 世纪 80 年代初，目前常用方法有套圈法、滚球法和混合法。分为子宫内膜全部切除和部分切除。前者切割终止于宫颈管的上 1/2，后者终止于内口上 0.5cm，术后可保留少量月经。

## 一、原理

基于 Asherman 综合征中的创伤性子宫内膜刮除可导致闭经。切除内膜全层及部分浅肌层，制造一种纤维化反应，使经量减少，甚至闭经。

## 二、目的

在宫腔镜辅助下去除（破坏）子宫内膜的功能层、基底层和肌肉组织（1～2mm），使子宫内膜不再增生，术后造成闭经、月经减少或呈正常经量，达到控制出血的目的，同时保留机体完整性。

### 三、适应证

反复子宫出血继发贫血而影响身体健康,激素和刮宫治疗无效,无生育要求,有子宫切除术指征,但不能耐受或不愿意接受手术者,宫腔<10cm,黏膜下肌瘤<4cm,均可做 HEA。

### 四、禁忌证

严重脏器如心、肺、肾等衰竭急性期;阴道炎,子宫和(或)其他部位生殖道感染的急性期及艾滋病。

### 五、术前准备

① 使用促性腺激素释放激素激动剂(GnRH-a)2 个月左右,使肌瘤缩小至横径<4cm;使用达那唑每日 400~600mg,或孕三烯酮胶囊 2.5mg,每周 2 次,持续 6~8 周,使内膜变薄。

② 纠正贫血,必要时输血,使血红蛋白升至 80g/L。有条件时,应准备腹腔镜或 B 超。

③ 先行宫腔镜检查术,定位活检并送病理,明确诊断,估计手术难易程度。

④ 术前保留宫颈扩张棒 12 小时,术日清晨禁食,其余同宫腔镜检查术。

### 六、操作步骤

① 根据手术难易程度选择连续硬膜外麻醉、静脉+宫旁阻滞和全麻(适于腹腔镜监视者),开放静脉。膨宫介质多采用 5%葡萄糖或 5%甘露醇,膨宫压力在 80~150mmHg。

② 患者排空膀胱,取膀胱截石位消毒外阴、阴道,铺消毒孔巾及腿套。暴露消毒宫颈,并牵拉、探宫腔、扩张宫颈。

③ 先用检查镜确定病变部位、大小,换手术宫腔镜行内膜切除术,切割顺序为宫角、后壁、侧壁和前壁。切割功率 70~100W。检查宫腔内渗血、损伤。电凝止血,电凝功率 45~70W。

④ 术毕探宫腔,导尿,可不留置尿管。切除物称量并送病

理检查。

## 七、注意事项

术前应常规行宫腔镜检查术，协助诊断；有条件者应在 B 超或腹腔镜监视下完成手术，并有及时开腹探查能力；手术时间尽量控制在 1 小时内；术后 4～8 周可行宫腔镜复查；子宫内膜切除术后，为巩固疗效，可给予达那唑或孕三烯酮胶囊 6～8 周。

## 八、并发症

（1）子宫出血　分近期和晚期出血。为预防和减少近期出血，主要依靠术中电凝止血和 Foley 导管压迫宫腔。晚期出血是指术后 3 个月以上的子宫出血，因创面痂皮脱落出血，可给予止血药和宫缩剂，必要时可再次行电凝术。

（2）术后感染　术后 24 小时内可有一过性发热，一般＜38℃，可预防性使用抗生素。

（3）阴道排液　术后血性浆液 2 周，之后为单纯性浆液持续4～8 周。

（4）术后腹痛、子宫腺肌病　多为子宫痉挛性疼痛，给予吲哚美辛可能有效。若有腹膜刺激征表现，而子宫无穿孔，应警惕电切中热效应导致肠灼伤，诊断明确后，对症处理。在有些患者中出现子宫腺肌病，可能是术中损伤子宫肌层，又将子宫内膜压入所致。

（5）宫颈管狭窄或粘连，宫腔粘连　可以导致宫腔积血，术后每月探宫腔可以预防，及时宫腔镜复查及治疗。

（6）其他　亦可出现子宫穿孔及相邻脏器损伤，水中毒——电解质紊乱，心脑综合征，子宫内膜去除-输卵管绝育术后综合征等并发症。

## 第六节　宫腔热疗

宫腔热疗即热球子宫内膜剥离术，是一种治疗月经过多的新颖的治疗方法，疗效与子宫内膜切除术相似，操作更简便，更安全，治疗时间短，并发症少。热球技术于 1997 年 12 月在美国获准使用，主要有 3 种装置：Cavaterm、Vesta DUB 和 Therma Choice。该类器械包括两部分：①可膨胀的乳胶球和含热保护屏障加温元件的导杆；②调节球内液体温度和压力的控制器。球内需为非电解质的无菌液体，如 5% 葡萄糖等，使用温度应在其沸点以下；容量估计依据宫腔长度，即 8cm 长宫腔需 5～10ml 液体。手术一般局部麻醉或静脉麻醉即可。因术中无宫腔镜监视，术毕可立即行宫腔镜检查。

## 一、原理

通过预设的电子元件数据，使放置于宫腔内的乳胶球囊膨胀、加温，以热效应均匀地作用于宫腔表面，达到凝固、剥离和去除足够深度（一般为 5mm）子宫内膜的功效。

## 二、适应证

由良性病变引起的月经过多，而无生育要求。

① 宫腔深度在 4～12cm、宫腔容量在 2～30ml、宫腔内无大肌瘤（尤其是黏膜下子宫肌瘤），无子宫纵隔为宜。

② 经药物、刮宫治疗无效后，考虑行子宫切除术，而患者不愿或不耐受子宫切除术者。

## 三、禁忌证

① 乳胶过敏者。

② 曾接受使宫壁肌层组织变薄、缺损的手术者，但刮宫和子宫纵隔切开术除外。

③ 子宫和（或）其他部位生殖道感染的急性期及艾滋病。

④ 未控制的糖尿病、血液病、严重心血管或肺部疾病。

⑤ 已证实的盆腔（尤其是子宫）的恶性肿瘤或癌前病变。

⑥ 有其他宫腔镜手术禁忌。

⑦ 对伴有痛经的月经过多，治疗后有痛经加重的报道，宜

慎重。

## 四、并发症

一般很少发生，但远期资料不丰富，主要有以下几种。

① 术后第 1～2 日可能出现中度以下的下腹部痉挛性疼痛，止痛剂多能控制。

② 阴道排液或少量出血，一般 10 日以后变成水状物，无需特殊处理。

③ 感染（包括宫腔、盆腔及膀胱炎）可酌情给予抗生素。

④ 宫颈及内口粘连致宫腔积血，可以扩宫并吸宫治疗。

⑤ 治疗后有意外妊娠甚至异位妊娠的可能。

## 五、术前准备

① 了解病史，做全身及妇科检查。化验血、尿常规、肝肾功能、电解质、凝血功能、乙肝五项、艾滋病抗体、阴道分泌物和宫颈涂片等均需正常。

② 术前行宫腔镜检查或分段诊刮术，排除子宫内恶性病变及癌前病变。

③ 手术时间以月经后 2～5 日（早卵泡期）为宜。因此时的子宫内膜较薄，血管少，视野较清晰。使用达那唑每日 400～600mg，或孕三烯酮胶囊 2.5mg，每周 2 次，持续 6～8 周，使内膜变薄；或全面刮宫去除表层内膜后手术。

## 六、操作步骤

① 患者排空膀胱，取膀胱截石位消毒外阴、阴道，铺消毒孔巾及腿套。暴露消毒宫颈，并牵拉、探宫腔、扩张宫颈。

② 先用宫腔镜观察并记录。定位或诊刮活检。

③ 安装热球子宫内膜剥离系统，检查是否漏液。按系统说明将膨胀球囊插入宫腔，向囊内注入液体，使宫腔内压力升至工作压力（球囊应与宫壁紧贴），加热，并保持一定时间。当控制器提示疗程结束时，待囊内温度降至 50℃ 以下时，吸空球囊，

并取出。

### 七、注意事项

① 一般不需全身麻醉，术前可静脉注射哌替啶 50mg＋异丙嗪 25mg＋生理盐水 2ml，必要时宫颈旁神经阻滞（1％利多卡因），也可用氯胺酮或异丙酚静脉麻醉。

② 不同的热球子宫内膜剥离系统的工作压力、加热温度和时间以及具体的操作细节有不同，应根据系统说明操作。

③ 术后可立即宫腔镜检查。术后卧床观察 4～6 小时或住院 1 日。必要时给予抗生素或对症处理。随访时间为术后 1、3、6 和 12 个月。

④ 本法有可能替代子宫内膜切除术。

## 第七节　羊膜腔穿刺术

经腹羊膜腔穿刺抽取羊水即是产前检查的一项重要手段。此项技术始于 1930 年。主要是检查羊水中的脱落细胞核型、成分、生化含量等，可诊断出胎儿有无染色体异常、先天酶缺陷疾病及胎儿是否成熟等。

### 一、适应证

（1）先天异常的产前诊断

① 孕期确定胎儿性别：夫妇双方曾生育过染色体异常胎儿，性连锁遗传病携带者。

② 年龄超过 35 岁的高龄孕妇易发生胎儿染色体异常，男方年龄超过 45 岁或有常染色体异常、先天代谢障碍、酶系统障碍的家族史者。

③ 前胎为神经管缺陷或此次孕期血清甲胎蛋白值明显高于正常妊娠者。

（2）疑为母儿血型不合需检查羊水中血型物质及胆红素。

（3）胎儿宫内感染检测。

（4）胎儿成熟度的测定：处理高危妊娠时，需了解胎儿成熟度，抽取羊水做震荡试验或测定卵磷脂与鞘磷脂比值、磷脂酰甘油测定，以选择分娩的有利时机，降低围生儿死亡率。

## 二、禁忌证

孕期曾有流产征兆，体温超过 37.5℃ 时。

## 三、穿刺时间

诊断出生缺陷或确定胎儿性别，应选妊娠 16～20 周进行，国外也有 12 周即有施行者。测定胎儿成熟度及疑为母儿血型不合，应在妊娠末期进行。

## 四、术前准备

因此项检查有危险，术前需得到孕妇及家属的完全理解和同意。经 B 型超声检查，确定胎盘位置。选择穿刺点应避开胎盘。穿刺点的选择，一般可选在宫底下 2 横指、腹部最隆起部位的两侧，选择囊性感明显且有胎儿肢体浮动的一侧；也可选在耻骨联合上方，推开胎先露在胎儿颈后较空虚部位穿刺。

## 五、手术步骤

（1）排空膀胱后取仰卧位。腹壁皮肤按常规消毒、铺单。以定位点为中心向外围扩大，半径不小于 10cm。铺无菌孔巾。

（2）穿刺点局部以 0.5% 利多卡因浸润麻醉。持 7 号无菌腰穿针垂直刺入经腹壁及子宫壁两次阻力，进入羊膜腔时有组织抵抗突然消失的落空感。拔出针芯即有羊水流出，用注射器抽取羊水约 20ml，按需要立即送检。

（3）拔除穿刺针，用棉球和纱布盖住针孔，加压 5 分钟后胶布固定。

## 六、术中注意事项

（1）抽不出羊水

① 羊水有形成分阻塞针孔，为避免阻塞针孔应用有针芯的穿刺针。

② 穿刺方向不对、进针深度不够，可调整穿刺方向与深度。

③ 若羊水过少，不宜勉强穿刺，以免损伤胎儿。

（2）抽出血液　出血可能来自腹壁、子宫壁、胎盘或刺伤胎儿血管，应立即拔出穿刺针并压迫穿刺点，腹带包扎。同时听取胎心率，确定胎心率正常者则可等待 1 周后再穿刺。羊水混有多量血液，胎心率改变明显，应尽早终止妊娠。

（3）胎盘位于子宫前壁　胎盘在前壁者应由胎盘边缘进针。腹部有手术瘢痕，应尽量避开，以免损伤粘连于此处腹膜的脏器。

## 七、穿刺并发症

（1）脏器损伤　穿刺时可造成膀胱、肠管损伤。穿刺针刺伤腹壁血管引起腹壁血肿、刺伤子宫浆膜下血管也可引起血肿。

（2）损伤胎儿、胎盘及脐带　穿刺针损伤胎儿时可发生出血，刺伤胎盘与脐带也可发生出血或形成血肿。故抽出血性羊水时应鉴别出血来源。如果怀疑来自胎儿，应不断听取胎心。

（3）羊水渗漏　术后羊水自针孔渗漏，造成羊水过少，影响胎儿发育，甚至引起流产或早产。

（4）流产或早产　有报道穿刺后出现胎膜早破导致流产或早产，常发生于术后 1 周内。

（5）宫内感染　宫内感染可致胎儿发育异常，严重者可致胎死宫内。主要表现为术后发热。故羊膜腔穿刺应严格无菌操作。

（6）羊水栓塞　偶见羊水进入母体血液循环致羊水栓塞。

# 第八节　外倒转术

外倒转术是术者由腹壁手法将异常胎位矫正为头位，减少异常胎位的临产率，以降低剖宫产率的方法。

## 一、手术指征

孕 32～34 周，异常胎位如斜位、横位、臀位，但无下列情况者：①孕妇高血压及胎儿宫内窘迫；②明显的骨盆狭窄或头盆不称；③先露部固定于盆腔；④腹壁过厚，无法清楚地触及胎体；⑤腹壁及子宫皆过于敏感；⑥羊水过少，胎儿不易转动；⑦羊水过多，不易将矫正后的胎位固定；⑧骨盆内存在肿物，妨碍倒转，阻碍分娩；⑨妊娠后期有阴道出血疑为前置胎盘；⑩双胎；B_{11}畸形子宫。

## 二、麻醉

一般不需麻醉，但国外亦有全身麻醉的报道。

## 三、操作步骤

① 排空膀胱。术前可口服硫酸舒喘灵 4.8mg，或静脉滴注子宫松弛剂。

② 孕妇臀高仰卧位露出整个腹壁，两腿膝关节屈曲并稍外展，术者站于孕妇右侧，摸清胎位及先露，检查胎心良好。

③ 用超声多普勒胎心监护仪，测出胎心音，脐带血流音及胎盘血流音，以判断胎心率、除外胎儿有慢性缺氧、胎盘的附着位置及脐带绕颈等。

④ 按产科 4 步触诊鉴别臀位类型、先露部衔接程度、胎头在子宫底部的位置及胎方位，与 B 超结果对照。

⑤ 骶后位者，胎儿枕部、脊柱及背部指向孕妇背部，在孕妇腹前壁不易用手法促使胎头俯屈及脊柱弯曲，可取侧俯卧位的方法，嘱孕妇向胎儿背部方向侧俯卧位 20 分钟左右，促使胎体自转成骶横位或骶前位后，再行倒转术，可增加倒转成功的机会。

⑥ 先露入盆者应先松动先露部（术前可使孕妇取头低臀高位仰卧半小时，使胎儿随子宫上升，先露部也易于离开盆腔而松动）。即术者先以两手插入先露部的下方，将先露上提并使之松

动。若此法不能成功，可让助手从阴道穹窿部上推先露部使之松动，术者随即以一手置于先露部的下方把握着已被松动的先露部。

⑦ 倒转胎儿：施行倒转时必须考虑胎儿背部和腹部的位置，以防止倒转时胎头仰伸，术者两手分别把握胎儿两端，一只手首先将欲转为先露的胎头沿胎儿腹侧轻轻地向骨盆入口下推，另一手再将臀部轻轻上推，推向子宫底部。这种手法不是持续的，而是断续的动作。下推胎头，上推胎臀交替使用。一只手稳定住每一次推所获得的成果，另一只手则相应地进行下一步动作。这样就可完成倒转术。沿胎腹一侧先下推胎头，可增加胎体的曲度，防止了胎头的仰伸，同时减少了胎儿头臀之间的距离及胎儿的容积，容易使倒转成功。与此相反，如将胎头沿胎背一侧向相反方向推移，增加了胎体伸度，增加了头臀间的距离，就增加了倒转术的困难。

## 四、术后处理

外倒转术完成后，应检查胎心音。倒转术后胎心音可能增快或减慢，但 5～10 分钟即可恢复正常。如不能很快恢复正常，可能是脐带缠绕，血运受阻所致，应立即转回原来的胎位以缓解之。在胎头未固定以前，仍有转回原来胎位的可能，故外倒转术后，均需在下腹部胎头两侧置以毛巾垫，一并用腹带包裹固定，以防胎儿再转回原来的位置，并每周检查一次，直到胎头固定。

## 五、并发症

（1）胎儿宫内窘迫　外倒转术后，如胎心增快或减慢 5～10 分钟不缓解，可能为脐带受压或缠绕，应将胎儿复位。

（2）早产　如遇因子宫敏感诱发宫缩者，应停止操作。加用宫缩抑制药。

（3）胎盘早期剥离　多为前壁胎盘、脐带过短或操作粗暴所致。一旦确诊应根据病情进行处理。

# 第九节　毁　胎　术

毁胎术是利用器械人为将胎儿体积缩小，协助其自阴道娩出的破坏性手术，仅适用于死胎、畸形胎儿。

如果母亲疑有子宫破裂或其他严重并发症的可能，或者即使毁胎后，仍无法自阴道分娩如孕妇骨盆狭窄、胎儿体积很大的联体双胎或畸胎瘤，或者毁胎手术困难者不宜行此类手术。

毁胎术是破坏性手术。手术器械或毁胎后的胎儿碎骨等均有引起母亲子宫或其他软产道的损伤及邻近器官如直肠、膀胱损伤的危险。同时均有因宫缩乏力导致产后出血的可能，并且易导致产褥感染，所以术后处理均相同：①检查阴道有无损伤；②应用宫缩剂促进宫缩；③预防感染。毁胎术包括穿颅术、断头术、内脏剜除术、锁骨切断术及脊椎横截术等。

## 一、穿颅术

（1）适应证　①胎儿脑积水；②死胎有头盆不称；③产时确诊胎儿死亡为避免阴道会阴裂伤需缩小胎头体积；④臀位或倒转术后，胎儿死亡后出头困难者。

（2）穿颅术必备条件　①宫颈口开全或近开全；②无绝对狭窄骨盆，即骨盆入口前后径在 8.0cm 以上，出口横径 >5.5cm；③无子宫破裂或先兆子宫破裂；④产妇健康状况能忍受者。

（3）麻醉　会阴阻滞或静脉麻醉。

（4）手术步骤

① 排空膀胱，外阴消毒，阴道检查，了解宫口开大情况、先露性质及高低。

② 穿颅：腹部固定浮动之胎头，如果胎头已固定则可在阴道拉钩暴露后，直视下用两把鼠齿钳钳夹胎儿头皮，固定胎头。在两钳之间用剪刀剪开头皮 2~3cm，用穿颅器从头皮切口处伸入穿破胎头，进入颅腔，张开穿颅器，左右旋转，排出颅内组织，如脑内积水和脑组织，缩小头径。穿颅器宜从大小囟门或颅

缝处刺入，操作时左手中指引导穿颅器定位，并以垂直方向用力，避免滑离胎头或偏斜而损伤母体组织。穿颅器在穿入胎头以前应保持合拢位置，刺入颅腔后打开轴锁，使顶端张开并做左右旋转。当脑组织或液体流出后，应在手保护下取出穿颅器。臀先露时可从枕骨大孔、脊柱裂处、后囟、下颌骨后方刺入。

③ 碎颅与牵引：如脑组织排出后，头部仍不能迅速娩出，可用碎颅器，以缩小胎头并牵出。一般用两叶钳穿颅，左手内诊指为引导，右手持碎颅钳内叶，将其钳匙插入颅孔直达颅底，使钳匙凸面朝向面部，由助手扶持。右手再持外叶，在左手的引导保护下，将其置于阴道壁与胎儿面部之间，外叶钳匙的凹面与内叶的凸面对合，检查确定无宫颈及阴道壁夹入碎颅钳内，然后扣合钳关节，拧紧钳柄上的螺旋。完成钳叶放置后，即按低位产钳术向下牵引。

（5）术后处理　检查阴道有无损伤，应用宫缩剂促进宫缩，预防感染。

## 二、除脏术

是将胎儿胸或腹腔脏器剜出，缩小胎儿体积，以利其娩出的手术。

（1）适应证

① 忽略性横位，胎儿已死亡，胎颈位置较高，胸、腹部嵌入盆腔较深，甚至挤入阴道内，不易行断头术者。

② 胎儿有胸或腹畸形，或有肿瘤阻碍分娩者。

③ 连体畸形。

（2）术前必备条件　无子宫破裂或先兆子宫破裂，无骨盆显著狭窄，宫口开全或近开全。

（3）准备器械　长剪刀、胎盘钳或卵圆钳、单叶宽阴道拉钩。

（4）麻醉与体位　会阴阻滞或静脉麻醉。

（5）手术步骤

① 排空膀胱，外阴消毒。

② 剪开胸腔：由助手向胎头对侧牵拉已脱出的上肢，充分暴露胎儿腋下部。术者以右手持长剪刀，在左手的引导和护盖下进入宫腔，剪开腋下皮肤、胸壁及 1～2 根肋骨。

③ 剜除内脏：用胎盘钳或卵圆钳自腋下切口伸入胸腔，夹出胸腔脏器，然后穿透膈肌进入腹腔，夹出腹腔脏器。

④ 牵出胎儿：除去内脏后胎体缩小，胸腹折叠下降，用手指自腋下切口，钩住腹部向下牵拉，处于低位的下肢可伴随脱出，或按臀位牵引术牵引下肢逐渐牵出胎儿。

（6）术后处理　检查阴道有无损伤，应用宫缩剂促进宫缩，预防感染。

### 三、锁骨切断术

锁骨切断术是切断胎儿锁骨，缩小胎儿肩峰间径，协助娩出胎儿的手术。

（1）适应证　死胎胎肩娩出困难者。活产儿肩难产，经其他方法处理无效时，也可用此术，以便迅速娩出胎儿，挽救胎儿生命。

（2）麻醉　会阴阻滞或静脉麻醉。

（3）体位　膀胱截石位。

（4）手术步骤　牵引已娩出的胎头，使锁骨尽量接近阴道口，直接用剪刀切断锁骨。操作时一手应在阴道内保护软产道。如锁骨位置较高，应查清胎肩及锁骨位置，右手持剪刀在左手指引下剪断锁骨，如胎儿娩出仍困难时，可同法切断另一侧锁骨。

（5）术后处理　检查阴道有无损伤，应用宫缩剂促进宫缩，预防感染。

### 四、脊柱切断术

脊柱切断术是切断胎儿脊柱，缩小胎儿横截面，协助娩出胎儿的手术。

（1）适应证　适用于忽略性横位，无肢体脱出，而且以腰椎为先露者，此情况不多见。

（2）麻醉　会阴阻滞或静脉麻醉。

（3）体位　膀胱截石位。

（4）手术步骤　阴道检查证实为腰椎先露时，用线锯绕过折叠的躯干，牵拉线锯，断离躯干，分别牵出胎儿分离的两部分。

（5）术后处理　检查阴道有无损伤，应用宫缩剂促进宫缩，预防感染。

## 五、断头术

（1）适应证　横位死胎，且无子宫破裂或先兆子宫破裂者。

（2）麻醉　会阴阻滞麻醉或静脉麻醉。

（3）体位　膀胱截石位。

（4）手术步骤

① 外阴消毒并消毒脱出的胎儿上肢、脐带等。排空膀胱。阴道检查了解宫口是否开全或近开全，胎儿颈部位置，有无子宫破裂等。

② 断头：将脱出的胎儿上肢拉向胎头的对侧牵引，使颈部下降，在线锯一端的小圈上穿一块纱布，用食指、中指夹住纱布，自胎颈后下方进入宫腔，将纱布经颈后方送到颈前方，另一手从颈前方取到纱布，向颈上方牵出线锯，在此时应用手在胎颈与子宫壁之间保护，避免伤及产道软组织。线锯放置合适后，交叉在胎颈部，牵拉，使胎颈自胎体分离。

③ 牵出胎体：术者牵拉脱出的胎儿上肢，使胎体娩出。

④ 牵出胎头：术者一手入宫腔，用中指放入胎儿口内，使胎儿枕骨在上方，向下向外牵引胎头，另一手可在腹部向下压胎头协助娩出。

（5）术后处理　检查阴道有无损伤，应用宫缩剂促进宫缩，预防感染。

# 第十节　人工剥离胎盘术

由于某种原因造成胎儿娩出后，胎盘未剥离，徒手将胎盘自子宫壁剥离并娩出胎盘胎膜的手术为人工剥离胎盘术。

## 一、适应证

① 胎儿经阴道娩出 30 分钟，剖宫产胎儿娩出 5～10 分钟，胎盘仍未娩出者。

② 第三产程有活动出血超过 200ml。

③ 既往有胎盘粘连史，胎儿娩出后可立即用手剥离胎盘。

## 二、麻醉与体位

经阴道分娩时为膀胱截石位，剖宫产时无需特殊要求。阴道产一般不用麻醉。

## 三、手术步骤

由于剖宫产手术时，可基本在直视下手术，故只叙述经阴道人工剥离胎盘术。

① 如有活动出血较多应配血、输液。

② 排空膀胱、冲洗消毒外阴及外露的脐带。

③ 剥离胎盘：助手手在腹壁下压宫体，术者一手牵拉脐带，另一手涂润滑剂，五指合拢呈圆锥状，将脐带轻轻捏住，顺脐带进入宫腔，探到脐带附着位置，亦就探到了胎盘附着位置。然后顺胎盘面向下找到胎盘下缘，尽量使手掌朝向胎盘，四指并拢，以手指尖向前划动，将胎盘自宫壁剥离。

如果胎盘附着于子宫前壁，手掌朝向胎盘面操作困难时，亦可手掌朝向子宫前壁贴宫壁剥离胎盘。当整个胎盘完全剥离后，则将胎盘握在手中，边旋转边向下牵引。并将胎膜完整牵出。手术中忌用手指在子宫内抓住部分胎盘牵拉、动作粗暴及反复进入宫腔。

## 四、术后处理

① 检查胎盘是否完整。如有可疑残留，应以手为引导，用大刮匙在宫腔内轻轻刮宫，刮至子宫腔各处可闻肌声为止。

② 给予宫缩剂，预防产后出血。给予抗生素预防感染。

## 五、手术并发症

（1）子宫穿孔　当胎盘粘连较紧或植入时，强行剥离胎盘可致胎盘附着部位的子宫损伤、穿孔、破裂。

（2）产后出血　胎盘或胎膜剥离不完全，导致产后出血。

# 第十一节　产　钳　术

产钳术主要是在分娩第二产程中需要及时结束分娩时所采取的一种有效阴道助娩措施。偶用于剖宫产术胎头高浮时。施行产钳术有一定的母儿并发症，因此决定施术时需从母儿双方的利弊考虑，正确权衡适应证。

## 一、适应证

（1）第二产程延长　第二产程延长是使用产钳术最主要的指征，持续性枕后位或持续性枕横位、相对头盆不称、子宫收缩乏力等均可使胎先露下降延缓或阻滞导致第二产程延长。

（2）胎儿宫内窘迫。

（3）需缩短第二产程　产妇有并发症，不宜在分娩时过度用力或增加腹压者，必须缩短第二产程，如心脏病、妊高征、肺部疾病等。

（4）胎头吸引术失败　胎头吸引术失败者，应再次阴道检查，如无明显头盆不称及胎头位置异常者，可试行产钳术。

（5）胎头低直后位　低直后位时胎头呈不同程度的仰伸，并以前囟为先露，故不宜放置胎头吸引器，应以产钳助产。

## 二、术前必备条件

（1）胎儿存活 胎儿存活是施行产钳术的先决条件，如果不能确定胎儿是否还存活也可施行产钳术，若确定胎儿已死亡，则不应采用产钳术，而应行穿颅术以减少对产妇的创伤。

（2）无明显头盆不称 胎头已降入盆至骨盆底，在耻骨联合上已触不到胎头，颅骨无明显重叠，胎头变形不明显，胎头矢状缝转至或接近骨盆出口前后径上。

（3）宫颈口确已开全 当阴道检查时确已摸不到宫颈边缘，即属宫口开全。胎头双顶径平面已经通过宫颈口。

（4）胎先露部的骨质部分 已达＋3 或其水平以下，胎头无明显变形。

（5）胎膜已破 先露部必须是枕或顶先露。

## 三、产钳的构造

产钳设计是根据某种需要而设计的，因此在使用产钳时必须根据使用的目的和要求选择产钳，从构造上分为左右两叶，每叶分为匙、胫、锁、柄 4 部分。

## 四、产钳术的分类

根据胎头双顶径在骨盆的位置分为高、中、低 3 类产钳术。

（1）低位产钳术 双顶径已达坐骨棘平面以下，先露骨质部已达到＋3 以下，胎头矢状缝已转至骨盆出口前后径上为低位产钳术。

（2）中位产钳术 双顶径已进入骨盆入口平面，但未超过坐骨棘平面，先露骨质部在 0～＋3 为中位产钳。中位产钳又分为两种：①高中位产钳双顶径已进入骨盆入口平面，但未达到坐骨棘水平；②双顶径已达坐骨棘平面，但未超过坐骨棘平面，胎头矢状缝仍在骨盆出口面斜径上者为低中位产钳术。

（3）高位产钳术 双顶径尚未进入骨盆入口平面，先露骨质部在 0 以上为高位产钳术。高位产钳术及高中位产钳常引起母儿严重创伤，现已被剖宫产术替代，原则上应废弃。

## 五、操作步骤

1. 麻醉　会阴阻滞麻醉。

2. 体位　膀胱截石位。

3. 手术步骤

（1）导尿排空膀胱　阴道检查确定子宫颈口已完全扩张、明确胎先露位置高低、胎方位、骨盆有无狭窄、是否存在头盆不称。初产妇应行会阴切开。

（2）放置产钳　在放置产钳之前应先将两叶产钳扣合确定左右叶及上下方向，经消毒石蜡油润滑后，再将左右两叶分开，用左手握持左叶钳柄使钳叶垂直向下，钳匙凹面向前，在右手食指、中指指导下，将左叶钳匙沿右手掌向胎头插入，将左钳匙置于胎头左侧顶颞部，由助手固定。右手握持右叶置于胎头右侧（方法同放置左叶产钳）。

（3）对合产钳　放好左右产钳，扣合两叶锁扣，两钳柄应自然对合，如对合困难应检查胎头位置，必要时应重放。

（4）牵拉前检查　检查胎头矢状缝是否在两叶之间，检查钳叶和胎头之间有无宫颈组织及脐带，听胎心。

（5）牵拉产钳　术者采取坐位，右手在上，左手在下扣住锁扣，在宫缩时按产轴向下向外牵拉，当胎头枕骨位于耻骨弓下时，撤去产钳。

（6）取下产钳　胎头仰伸时松开锁扣，先将右叶向左撤下，后将左叶产钳向右上撤下。

（7）娩出胎体　按自然分娩机制娩出胎头及胎体。

## 六、异常胎位产钳术的特点

（1）枕后位产钳术的特点　持续性枕后位如不能矫正为枕前位可转为低直后位行产钳术助产。但由于枕后位以顶为先露，前囟在前，径线较大，牵引较困难，故会阴切口宜大。牵引时右手持钳柄或交锁处向外略向上牵引，同时用左手由钳胫下方向上握住钳胫向后向下牵拉钳胫，当前额或鼻根部抵达耻骨弓下缘时，再向上抬高钳柄，使胎头俯屈直至枕部自会阴部徐徐娩出，然后稍向后下放低钳柄，使前额、鼻、面颊部相继从耻骨弓下娩出。

（2）面先露产钳术特点　面先露中只有颏前位（或颏后位及颏横位已转为颏前位）时，可从阴道分娩。颏前位一般如无头盆不称，多可经阴道自然娩出。当产程延长具备产钳的适应证及条件时才可行产钳助产。面先露时，钳匙夹于胎头鼻根部至枕部的径线上，如钳叶放置于胎头枕额径上，钳柄由于受到耻骨下支和坐骨上支的阻碍，钳锁不能扣合。牵拉方向以水平向外为主，胎儿颜面达耻骨联合下方时逐渐向上提起，当枕部在会阴部显露后，使胎头俯屈娩出。

（3）臀位后出头产钳术特点　助手在一侧抓住胎儿四肢，用接生巾将胎儿托起，使胎体保持水平略高。产钳左叶从胎体下方直接插入阴道左侧，送至胎头右耳部，同法放置右叶。牵拉右手手掌向上握住钳柄，顺产道方向牵拉，待可见胎儿嘴部时，撤去产钳，娩出胎头。

## 七、手术并发症

1. 产妇方面

（1）产道损伤　产道损伤与软产道扩张情况、骨产道的形态和大小、胎先露的高低、胎方位及胎儿大小等有关。产道损伤主要为软产道损伤，骨产道损伤很少遇到。

① 软产道撕裂：宫颈裂伤，当宫口未开全或产叶夹住宫颈则致宫颈裂伤，可向上延及子宫下段，造成子宫破裂。先露高、枕后位、胎儿大、小骨盆狭窄等易致阴道下段裂伤，会阴切口过小，又增加会阴裂伤，严重者可累及肛门括约肌和直肠。

② 血肿：软产道撕裂可造成血肿和大出血。宫颈裂伤可延及阴道穹窿，发生阔韧带血肿，甚至延及腹膜后血肿。阴道下段的血肿，可向会阴深部、肛周及臀部扩大，深部血肿若未及时发

现可造成失血性休克。

③ 骨产道损伤：头盆不称胎头梗阻时若强力牵引可致耻骨联合或骶髂关节分离。

④ 生殖道瘘：滞产第二产程延长可使膀胱受压缺血，术时尤易损伤膀胱，损伤后若又未及时发现给予修补，可造成膀胱-阴道瘘。

（2）产褥感染　阴道检查、会阴切开、放置产钳操作时器械进入宫腔、牵引产钳时裂伤或擦伤产道、宫腔探查、手术时间延长均可增加感染机会，失血导致机体抵抗力下降导致感染。术后应常规应用抗生素预防感染。产后感染时应做宫腔培养，根据病原菌及其对药物的敏感度选择抗生素。

（3）远期后遗症　术时盆底软组织损伤可出现膀胱直肠膨出和子宫脱垂。

2. 新生儿方面　胎头位置较高的低中位产钳术或产钳放置不当均可引起颅内出血并发症，严重者可致新生儿死亡，即使存活亦可能发生脑瘫、行为异常、智力低下、脑积水等后遗症。产钳放置不当还可造成眼眶骨折、眼球后血肿、眼球脱出、听神经受损引起的耳聋、面神经瘫痪等。

为预防上述并发症的发生，应严格掌握产钳术的适应证及条件。

## 第十二节　胎头负压吸引术

胎头吸引术是采用一种空心装置吸头器置于胎头顶部，借助负压吸附于胎头上，通过牵引以协助胎头娩出的手术方法。胎头吸引器构造分为：吸头器、橡皮导管、抽吸器等。自 1848 年首创以来，由于方法简便易学、产道损伤小，被医务人员广泛接受。

### 一、胎头吸引器种类

（1）硬型　一种为金属盘状，置于胎儿头部金属管端连于橡皮管，接上负压吸引机；另一种为牛角形或锥形金属筒，边缘围有橡皮套，可紧贴胎头，直径约 5.5cm，远端有两个金属管，其中一个为空心管，以连接橡皮管，便于接上注射器。

（2）软型　硅胶制成杯状，接触严密，头皮损伤小。

## 二、适应证

（1）宫缩乏力致第二产程延长，检查无头盆不称，胎头位于出口水平，胎先露部分在＋1 以下。

（2）产妇并发症需缩短第二产程。

（3）持续性枕横位可阴道分娩者，吸引器旋转胎头至枕前位，同时牵拉助娩。

## 三、操作步骤

1. 麻醉　初产妇需在会阴阻滞下行会阴侧切术。

2. 手术步骤

（1）放置吸引器　消毒外阴后行阴道检查了解宫颈口是否开全、先露高低、胎头位置后，左手掌侧向下以食、中两指压迫阴道后壁，右手持吸引器边下压胎头边伸入阴道，左手掌侧转向上引导吸引器置于胎头部，同时向两侧分开阴道侧壁，检查确定吸引器和胎头之间无宫颈或阴道壁后紧贴吸引器于胎头部。

（2）形成负压并牵引　吸引管如连接注射器，抽吸 150～200ml；或连接负压吸引机，压力缓慢上升达 53.3kPa（400mmHg）。稍待数秒形成产瘤，随宫缩按产道轴方向缓缓牵引。牵拉中如有漏气稍稍改变着力方向，避免突然滑脱。

（3）取下吸头器　胎头一经仰伸即应拔开橡皮管，消除负压，取下吸头器，按正常机制娩出胎儿。

## 四、并发症

（1）牵拉失败　牵拉胎头不下降或旋转困难，通常不超过 5 分钟，即两次宫缩，如无进展应改用产钳。

（2）头皮下血肿　负压过大，牵引时间过长造成。

（3）颅内出血 胎头位置较高，负压过大引起。

# 第十三节 会阴修补术

会阴修补术是将因分娩导致外阴裂伤修复的手术方法。

## 一、分度

会阴裂伤依其裂伤的部位、轻重程度分为3度。

Ⅰ度裂伤：皮肤、黏膜和浅筋膜撕裂，未达肌层，会阴体完整。

Ⅱ度裂伤：裂伤不同程度累及肌层，会阴体撕裂，肛门括约肌完整。

Ⅲ度裂伤：裂伤延及肛门括约肌，甚至伤及部分直肠前壁。

## 二、适应证

产后发现会阴裂伤，不能对合者。

## 三、操作步骤

1. 术前准备 检查裂伤的部位及程度。

2. 手术步骤

（1）Ⅰ度裂伤修补术 用 2-0 Dexon 线间断缝合黏膜裂伤，用 1 号丝线间断缝合皮肤裂伤。记录针数，以预防拆线时漏拆。

（2）Ⅱ度裂伤修补术

① 缝合黏膜：术者以左手食指、中指置于裂伤部的两侧缘，向后下压迫阴道后壁，充分暴露裂伤的顶端，2-0 Dexon 线自裂伤顶端上 0.5cm 始连续或间断缝合至阴道口，注意对齐处女膜环。如裂伤顶端较高不易暴露时，可先于顶端下方缝合止血后再牵拉此缝线暴露顶端，然后缝合。裂伤较深时可请助手用一手食指置于肛门内，术者左手在裂伤底部引导缝线穿过。

② 缝合肌肉：2-0 Dexon 线间断缝合会阴肌肉。

③ 缝合皮下组织、皮肤：同Ⅰ度裂伤缝合。

（3）Ⅲ度会阴裂伤

① 麻醉：局部麻醉或会阴阻滞。

② 缝合裂伤的直肠前壁：用 3-0 Dexon 线间断缝合，但不应穿透肠黏膜层，直至关闭直肠壁。

③ 缝合断裂的肛门括约肌：肛门括约肌断端常自然回缩，在肛门裂伤两端局部呈陷窝状，有时亦可见一侧断端露出皮下裂口处，术者左手食指置入肛门，令产妇做缩肛动作，手指可感觉到肛门括约肌断端，用鼠齿钳自陷窝内钳括约肌两断端，可见整圈肛门有缩动，用 7 号丝线，大圆针贯穿括约肌"8"字缝合2 针，然后结扎。

④ 修复会阴体：用组织钳自会阴裂伤两侧深部钳夹提肛的耻骨直肠肌，以 2-0 Dexon 线间断缝合 2～3 针。

⑤ 缝合皮肤：同会阴Ⅰ度裂伤缝合阴道黏膜、会阴皮下组织、皮肤。记录皮肤丝线缝针数。

⑥ 检查括约肌功能：右手食指轻轻伸入肛门内，令患者做缩肛动作，以体会肛门括约肌的括约肌功能，并注意直肠前壁及侧壁有无缝线穿过，如有应拆除。

⑦ 放置导尿管：检查括约肌功能正常后，放置导尿管。

## 四、术后处理

每日会阴清洗，抗生素预防感染，Ⅲ度会阴裂伤缝合后，持续导尿，无渣饮食 3 日。3 日内可予以鸦片酊每日 5ml 或复方樟脑酊 4ml，每日 3 次，口服。3 日后改用石蜡油 15ml，每日 2 次口服。术后 5 日拆除会阴缝合丝线。

# 第十四节　新生儿气管插管术

新生儿气管插管术是新生儿窒息复苏的重要手段之一。要求在 20 秒内完成喉镜下经口气管插管，并做一次气管内吸引，先吸引后再正压给氧。

## 一、适应证

(1) 重度窒息、较长时间加压给氧人工呼吸者。

(2) 胎粪黏稠或声门下有胎粪颗粒需吸净者。

(3) 应用气囊面罩复苏器胸廓不扩张，效果不好或心率80～100 次/分不增快者。

(4) 极低出生体重儿（<1500g）有重症窒息者。

(5) 需要气管内给药者。

(6) 拟诊膈疝者。

## 二、插管前准备

新生儿喉镜和镜片（0 号供早产儿，1 号供足月儿），外接电源及电池、喉镜灯泡，复苏器（手控气囊），需准备接气管导管接头及接氧和手术室麻醉机氧源的接头和输送管。各种内径导管，钢质有韧性的管芯，低负压吸引器（<100mmHg），直接接气管导管管端的吸引管，一次性（Delee 型）吸管，固定导管的蝶形胶布及消毒纱布，有关药物。

## 三、操作步骤

(1) 患儿头呈轻微仰伸位，肩下垫 2～3cm 高的布垫。操作者左手持喉镜，将镜片通过舌和硬腭间沿中线向前推进插入会厌软骨内。

(2) 暴露声门是关键，持喉镜的左手向上提并用腕力向后下能提起位于会厌软骨谷内的镜片顶端，会厌就会被挑起向前贴于镜片下面声门即暴露；如声门暴露不完全，可请助手或术者自己将固定在颌下的左小指移至环状软骨上，轻压可使气管下移，声门可得到最佳暴露。

(3) 如暴露的声带紧闭，则令助手右手食指、中指放在患儿胸骨体下 1/3 处（心脏按压部位）快速向脊柱方向压胸骨 1.5～2cm 深，即可产生有力的人工呼气，促使声门张开。

(4) 操作者右手持装有管芯的合适导管，弯曲部向上插入声门下正确位置（气管中点），拔出管芯，胶布固定，立即做一次吸引气管内分泌物后再正压通气，上述操作要求在 20 秒内完成。

#### 四、控制导管正确位置的方法

导管管端在气管内的正确位置应是气管中点或气管中下 1/3 处，其解剖骨性指标有 3 个：胸骨上切迹、锁骨中点连线及第 2 胸椎。如何使管端在气管中点有以下 4 种方法。

（1）声门线法　根据不同内径导管有一定的声门线（导管末端黑色标记）将导管插入气管时，当声门线与声带吻合时停插。

（2）胸骨上切迹模管法　助手或复苏者的小指垂直地放在患儿的胸骨上切迹处，当复苏者将在气管内走行的导管管端抵达该处触及小指时即令停插，此深度正好位于气管中点。

（3）体重法　经口插管时根据新生儿体重 1、2、3kg 提出唇端距离 7、8、9cm 的模式。具体见表 5-1。

表 5-1　体重法有关指标

| 体重(kg) | 插管距唇端长度(cm) | 实际距离(cm) |
|---|---|---|
| 1 | 7 | 6 |
| 2 | 8 | 7 |
| 3 | 9 | 8 |
| 4 | 10 | 9 |

（4）鼻-耳屏距离法　操作者可将气管导管管端放在新生儿鼻中隔基底部，然后快速测量该处与耳屏间距离再加 1，即为经口插管导管唇端距离 [鼻-耳屏距离(cm)＋1]。

#### 五、气管插管并发症

（1）缺氧：插管操作时间过长。

（2）心跳减慢：可能与喉镜、导管等刺激迷走神经有关。

（3）气胸：导管进入一侧主支气管有关。

（4）舌、声带、咽、食管受损。

（5）感染。

# 第十五节　新生儿光照疗法

## 一、目的

光照治疗是一种通过荧光灯照射治疗新生儿高胆红素血症的辅助疗法。主要作用是使未结合胆红素经光照疗法后转变成异构体和光红素异构体，从而易于从胆汁和尿液中排出体外。

## 二、物品准备

光疗箱、遮光眼罩、尿布、胶布及光源。用于光疗的光源有以下几种。

（1）日光　即强紫外线光。

（2）蓝光　多为 20～40W 的灯管，有效波长 420～470nm。

（3）卤素灯　可为黄色或白色光线，分热光和冷光。

（4）光导纤维光疗毯　光照面积小。

以上光源中，日光为最经济，易于操作，最安全的方法。多选择正午 11 时至下午 3 时的强紫外线光作为光源照射，夏季适时延长时间。

蓝光、卤素灯、光导纤维光疗毯等又以单面、双面、固定、可移动等多种形式进行照射治疗。

## 三、方法

① 护士了解患儿诊断、日龄、体重、黄疸的范围和程度、胆红素检查结果、生命体征、精神反应等资料，估计光疗过程患儿常见的护理问题。

② 光疗箱的准备，一般采用波长 420～470nm 的蓝色荧光灯。单面光疗时，灯管 6～8 支，平列或排列成弧形。双面光疗时，上下各装 20W 灯管 5～6 支，灯管与皮肤距离为 33～50cm。

③ 清洁光疗箱，特别注意清除灯管及反射板的灰尘。箱内湿化器水箱加水至2/3满，接通电源，检查线路及灯管亮度。并使箱温升至患儿适中温度，相对湿度55％～65％。

④ 患儿入箱前须进行皮肤清洁，禁忌在皮肤上涂粉或油类；剪短指甲、防止抓破皮肤；双眼佩戴遮光眼罩，避免光线损伤视网膜；脱去患儿衣裤，全身裸露，用尿布遮盖会阴部，男婴注意保护阴囊。

⑤ 将患儿裸体放入已预热好的光疗箱中，记录开始照射时间。

⑥ 光疗应使患儿皮肤均匀受光，并尽量使身体广泛照射，禁止在箱上放置杂物以免遮挡光线。若使用单面光疗箱一般每2小时更换体位1次，可以仰卧、侧卧、俯卧交替更换。俯卧照射时要有专人巡视，以免口鼻受压而影响呼吸。

⑦ 监测体温和箱温变化。光疗时应每4小时测体温1次或根据病情、体温情况随时测量，使体温保持在36～37℃为宜，根据体温随时调节箱温。

⑧ 一般采用光照12～24小时才能使血清胆红素下降，光疗总时间按医嘱执行，一般情况下，血清胆红素＜171μmol/L（10mg/dl）时可停止光疗。出箱时给患儿穿好衣服，除去眼罩，抱回病床，并做好各项记录。

## 四、注意事项

（1）护理人员经过培训后才能使用，使用中严格按操作常规，以保证其安全。

（2）保持灯管及反射板清洁，并定时更换灯管。如有灰尘会影响照射效果，每天应清洁灯箱及反射板，灯管使用300小时后其灯光能量输出减弱20％，900小时后减弱35％，因此灯管使用1000小时必须更换。

（3）冬天要特别注意保暖，夏天则要防止过热（最好放空调房间），若光疗时体温上升超过38.5℃时，要暂停光疗，经处理体温恢复正常后再继续治疗。

（4）严密观察病情

① 光疗前后及期间要监测血清胆红素变化，以判断疗效。

② 光疗过程要观察患儿精神反应及生命体征。

③ 注意黄疸的部位、程度及其变化；大小便颜色与性质；皮肤有无发红、干燥、皮疹。

④ 有无呼吸暂停、烦躁、嗜睡、腹胀、呕吐、惊厥等；注意吸吮能力，哭声变化。

⑤ 若有异常须及时与医师联系，以便检查原因，及时进行处理。

# 第十六节　母乳喂养

## 一、目的

满足新生儿生长发育的需要。

## 二、操作步骤

（1）护士、母亲洗净双手，喂奶前向产妇解释，并观察母乳喂养情况。

（2）协助母亲选择舒适体位（例如坐位、卧位），帮助母亲掌握以下技巧。

① 孩子的头与身体呈一条直线。

② 孩子的脸对着乳房，鼻子头对着乳头。

③ 母亲抱着孩子贴近自己。

④ 若是新生儿，母亲不只是托他的头及肩部，还应托他的臀部。

（3）手托乳房的方法：产妇拇指和其余四指分开，"C"字形托住乳房，并使食指支撑着乳房基底部，可用大拇指轻压乳房上部，可以改善乳房形态，易于孩子含接，托乳房的手不要太靠近乳头处。

（4）母亲用乳头碰触孩子的嘴唇，使孩子张嘴。等孩子把嘴张大后，再把大部分乳晕放入孩子口中。孩子嘴要张到足够大，以将大部分乳晕含在口中。

## 三、注意事项

① 做到早接触、早吸吮、早开奶和按需哺乳。

② 哺乳时吸完一侧乳房，再吸另一侧乳房，如乳量较多，每次可吸吮一侧乳房，下一次哺乳再喂另一侧，做到有效吸吮。

③ 乳头皲裂，哺乳后挤出少许乳汁涂在乳头及乳晕处，可促进愈合；患乳腺炎时，不应停止母乳喂养，若新生儿不吃，应用吸奶器吸空乳房。

④ 勿用肥皂水、乙醇等刺激性物品清洗乳头。

⑤ 不可随便给新生儿添加水及其他饮料。

## 第六章　计划生育技术

### 第一节　宫内节育器

宫内节育器（IUD）是一种安全、有效、简便、经济、可逆的节育方法，深受广大妇女的欢迎。

#### 一、宫内节育器放置术

##### （一）术前护理

① 检查、核实患者手术知情同意书签署情况。

② 核对病历相关内容（如患者姓名、年龄、病历号、手术名称、术前化验、病史及禁忌证、高危因素、诊断）。

③ 手术前常规测体温，2 次体温超过 37.5℃以上者暂停手术，告知医师处理。

④ 向患者进行术前健康教育。

⑤ 嘱患者术前排空膀胱，准备好卫生用品，等待手术。

##### （二）术中护理

① 嘱患者更换手术室专用拖鞋及衣服。

② 为患者做会阴冲洗、阴道灌洗。

③ 再次核对患者姓名、年龄、病历号、手术名称等。

④ 根据医嘱正确提供所放置的宫内节育器的种类。

⑤ 术中配合医师完成手术操作，观察患者一般情况并安抚患者。

##### （三）术后护理

1. 宫内节育器放置术后观察并记录患者的血压、脉搏及阴道出血情况，发现异常及时告知医师。

2. 为患者做术后健康教育

（1）2周内禁止性生活和盆浴，保持外阴清洁。

（2）术后1周内避免过重的体力劳动及过度运动。

（3）向患者介绍放置宫内节育器后的常见反应及注意事项：①放置宫内节育器后可能会有少量的阴道出血及下腹部不适感，如出现阴道出血多于月经量、腹痛或发热等症状及时就诊；②放置宫内节育器后3个月内，尤其是月经期应注意宫内节育器是否脱出；③出现以下情况应取出宫内节育器：放置后出现各种不良反应经过治疗无效，带器妊娠，节育器变形，部分脱落，绝经3～6个月；④告知患者放置宫内节育器的种类及使用期限，嘱其按要求随访（根据宫内节育器的种类进行复查，每年复查1次，到期须更换或取出）。

3. 记录患者离室时间，并签名。

## 二、宫内节育器取出术

### （一）术前护理

① 检查、核实患者手术知情同意书签署情况。

② 核对病历相关内容（如患者姓名、年龄、病历号、手术名称、术前化验、病史及禁忌证、高危因素、诊断、X线片）。

③ 手术前常规测体温，2次体温超过37.5℃以上者暂停手术，告知医师处理。

④ 向患者进行术前健康教育。

⑤ 嘱患者术前排空膀胱，准备好卫生用品，等待手术。

### （二）术中护理

① 嘱患者更换手术室专用拖鞋及衣服。

② 为患者做会阴冲洗、阴道灌洗。

③ 再次核对患者姓名、年龄、病历号、手术名称等。

④ 术中配合医师完成手术操作，配合医师核对取出的宫内节育器种类、是否完整等。观察患者一般情况并安抚患者。

（三）术后护理

（1）宫内节育器取出术后观察并记录患者的血压、脉搏及阴道出血情况，发现异常及时告知医师。

（2）为患者做术后健康教育。

① 2 周内禁止性生活和盆浴，保持外阴清洁。

② 取出宫内节育器后可能会有少量的阴道出血及下腹部不适感。如出现阴道出血多于月经量、腹痛或发热等症状及时就诊。

③ 对育龄妇女进行避孕措施指导。

（3）记录患者离室时间，并签名。

# 第二节　负压吸引人工流产术

## 一、定义

负压吸引人工流产术简称人流术，是指利用负压吸出早期妊娠物，人工终止妊娠的手术。

## 二、适应证

① 妊娠 10 周以内，要求终止妊娠而无禁忌证者。

② 因患某些疾病不宜继续妊娠者。

## 三、禁忌证

① 各种疾病的急性阶段。

② 生殖器炎症。

③ 全身情况不良不能耐受手术者。

④ 术前 2 次体温＞37.5℃者。

## 四、操作

（一）护理评估

① 评估患者做此项手术的目的及有无禁忌证。

② 评估相关化验及各项检查，了解患者既往史、现病史、目前状况、过敏史、月经史、婚孕史。

③ 评估患者生命体征是否正常。

**（二）操作前准备**

（1）患者准备

① 术前患者需禁食水 4～6 小时，以避免术中麻醉引发胃肠反应，而致恶心、呕吐，造成窒息。

② 患者进入手术室前需排空膀胱。如手术需在 B 超监测下进行，患者则需憋尿，以免影响 B 超效果。

（2）物品、药品准备

① 刮宫包：窥具 1 个、宫颈钳 1 把、探针 1 个、扩宫棒 1 套、弯钳 1 把、卵圆钳 3 把、吸管 1 套、刮匙 1 个、弯盘 1 个、治疗巾 1 个、袖套 1 副、裤腿 1 副、孔巾 1 个、方纱、海绵块、长棉棍；无菌手套；络合碘溶液等各种无菌物品，并检查其灭菌状态是否完好。

② 检查手术所需的仪器、设备是否处于运转正常状态，包括：电动妇科手术床、电动流产吸引器、冷光灯、手术椅等。

③ 根据医嘱备齐手术中用药，严格执行麻醉药品清点、登记制度。

④ 抢救药品、物品随时处于待用状态。

（3）核对与宣教

① 核对医嘱。

② 认真核对患者床号、姓名、手术名称、手术部位及麻醉方式。

③ 向患者解释操作的目的和过程，耐心解答患者的疑问，做好宣教及心理护理，消除患者的顾虑，取得患者的配合。

**（三）诊疗过程与护理配合**

① 体位：协助患者取膀胱截石位，注意保暖及适当遮挡。

② 建立静脉通路，遵医嘱给予麻醉药物，严格执行麻醉药

品清点、登记制度。

③ 戴一次性手套，使用络合碘溶液常规消毒外阴、阴道，铺无菌巾。

④ 在手术过程中为医师提供相应的配合工作，严格执行无菌技术操作、手术物品查对制度。

⑤ 连接负压吸引器。

⑥ 操作过程中随时观察患者的病情变化，主动关心安慰患者，缓解患者的紧张情绪。

⑦ 手术结束前遵医嘱给予缩宫素，以促进子宫收缩，预防大出血。

⑧ 操作结束后，询问患者有无不适，整理衣裤，转至病床，嘱患者卧床休息。

⑨ 处理病理　术中留取的病理标本，协助医师浸泡于福尔马林溶液中，并做好核对、登记及粘贴病理单的工作。及时送检。

⑩ 整理用物，洗手。

（四）操作后护理

① 患者卧床休息 4～6 小时，麻醉清醒后方可进食水。

② 密切观察患者阴道出血及腹痛等情况。术后 1～2 周内，阴道可有少量血性分泌物，一般无须处理。出血多时，卧床休息，避免过度劳累、剧烈运动。如出血大于月经量、腹痛等症状及时就医。

③ 保持外阴清洁，每日使用流动水冲洗。

④ 术后禁盆浴、性生活 1 个月。

⑤ 遵医嘱按时按量准确服药。

⑥ 按时复诊，一般为术后 2 周。

## 五、重点提示

① 有阴道出血者，仅常规消毒外阴。

② 术前应检查手术所需的仪器、设备是否处于运转正常

状态。

③ 严格执行无菌技术操作，配合医师手术，熟悉手术过程，及时供给手术所需的一切物品。

④ 严格执行手术物品查对制度，与医师共同清点台上所有物品，台上掉下的物品应集中放于固定位置，以便清点。

⑤ 根据医嘱备齐手术中用药，遵医嘱准确给药。严格执行麻醉药品清点、登记制度。

⑥ 抢救物品、药品随时处于待用状态。

## 第三节　中期妊娠引产术

妊娠 12～27 周用引产终止妊娠的方法，称为中期妊娠引产术。现临床常用的方法有米非司酮＋米索前列腺素联合药物引产、利凡诺羊膜腔内注射引产两种方法。

### 一、米非司酮＋米索前列腺素联合药物引产护理配合

（一）适应证

① 妊娠 12～16 周，要求终止妊娠者或因某种疾病不宜继续妊娠者。

② 阴道清洁度 1～2 度，无阴道炎症，3 天内无性交史。

（二）禁忌证

① 急性传染病及急性生殖器炎症，应在治愈后方可进行药物引产。

② 有活动性肝、肾疾病伴功能不全者禁用药物引产。

③ 对前列腺素药物有禁忌证者，如青光眼、眼压高者。

④ 凝血功能障碍及有明显出血倾向者。

⑤ 过敏体质，对前列腺素过敏者。

（三）评估

① 评估患者做此项手术的目的及有无禁忌证。

② 评估相关实验室及各项检查，了解患者既往史、现病史、

目前状况、过敏史、月经史、婚孕史。

③ 评估患者生命体征是否正常。

（四）操作前准备

① 向患者解释操作的目的和过程，耐心解答患者的疑问，做好宣教及心理护理，消除患者的顾虑，取得患者的配合。

② 引产前 3 天每日用 1∶40 的络合碘溶液行阴道冲洗，预防产后感染。

③ 生产及产后刮宫操作前准备同"负压吸引人工流产护理配合"。

（五）诊疗过程与护理配合

（1）用药方法

① 第 1、2 天　米非司酮 50mg，早、晚各 1 次口服，服药前、后 2 小时禁食。

② 第 3 天　米索前列醇 600μg，清晨，空腹，用凉开水送服，3 小时后再用米索前列醇 200～600μg 置于阴道后穹窿。

（2）用药后配合

① 根据患者自身宫颈条件，医师会在阴道放药，以软化宫颈利于患者生产。

② 严密观察患者宫缩、阴道出血及产程进展。如宫缩过强，宫口未开，可根据医嘱给予镇静剂；宫缩规律后，要注意宫缩的频率、强度及持续时间，随时了解产程进展情况。

（3）胎儿娩出前将患者送入产房待产。

（4）生产及产后刮宫的诊疗过程与护理配合，同"负压吸引人工流产护理配合"。

（六）操作后护理

（1）用药后，严密观察患者宫缩、阴道出血及产程进展。

（2）生产后，患者卧床休息 4～6 小时，麻醉清醒后方可进食水。

（3）严密观察患者腹痛及阴道出血情况，注意区别是因宫缩引起的腹痛还是异常腹痛。

（4）督促患者尽早排尿，以避免因膀胱过度充盈影响子宫收缩。

（5）注意防范患者发生产后虚脱跌倒。

（6）退奶指导

① 遵医嘱给予口服退奶药物。

② 在饮食上要注意少食用汤汁类及油腻的食物。

③ 焦麦芽 50g，每天泡水喝。

④ 芒硝外敷乳房。

（7）健康指导

① 产后由于子宫颈口尚未完全关闭，细菌容易侵入，应注意个人卫生，勤换洗内衣裤，同时应注意产后 1 个月内禁止盆浴，以免引起感染。

② 产后由于子宫尚未复旧，请注意 1 个月内禁止性生活，如需生育者，最好在引产半年后再妊娠。

③ 产后应注意休息及增加营养。进食营养丰富易消化的饮食，忌食生冷刺激性食物。

④ 休息 4～6 周后，如未发生异常情况即可恢复工作。

⑤ 产后 1 个月门诊复查。

（七）重点提示

① 服药过程中督促患者按时服药，勿漏服。

② 在药物引产第 3 天口服米索前列醇后要密切观察患者有无手足发红、发痒或麻木等情况，警惕过敏性休克的发生。

## 二、利凡诺羊膜腔内注射引产护理配合

利凡诺（依沙吖啶）是一种外用消毒剂，引产时精制成纯品，注入羊膜腔内后，可引起宫缩，排出胎儿。用量为 50～100mg，溶于 5～10ml 注射用水中。将利凡诺（依沙吖啶）直接注入到羊膜腔内，方法简便易行，成功率高，感染率低，优于其他的引产方式。

（一）适应证

① 妊娠 16～27 周要求终止妊娠者或因某种疾病不宜继续妊娠者。

② 阴道清洁度 1～2 度，无阴道炎症，3 天内无性交史。

（二）禁忌证

① 有急慢性肝、肾疾病伴有功能不全者。

② 各种疾病的急性期。

③ 腹部皮肤有感染者。

④ 术前 24 小时内，相隔 6 小时两次体温在 37.5℃以上者。

⑤ 凝血功能障碍及有明显出血倾向者。

⑥ 子宫畸形慎用。

（三）并发症

① 出血。

② 软产道损伤。

③ 感染。

④ 羊水栓塞。

⑤ 利凡诺中毒。

（四）评估

① 评估患者做此项手术的目的及有无禁忌证。

② 评估相关实验室及各项检查，了解患者既往史、现病史、目前状况、过敏史、月经史、婚孕史。

③ 评估患者生命体征是否正常。

（五）操作前准备

1. 向患者解释操作的目的和过程，耐心解答患者的疑问，做好宣教及心理护理，消除患者的顾虑，取得患者的配合。

2. 引产前 3 天每日用 1：40 的络合碘溶液行阴道冲洗，预防产后感染。

3. B 超监测胎盘位置及羊水深度，标记定位以便选择穿刺部位。

4. 羊膜腔内注射操作前准备

（1）患者准备  术前患者需排空膀胱。

（2）物品、药品准备  治疗包：直止血钳1把、心内注射针1个、40ml小量杯1个、孔巾1个、棉球、纱布；腰穿针；一次性注射器；无菌手套；络合碘溶液等各种无菌物品，并检查其灭菌状态是否完好。根据医嘱备齐手术中用药。抢救药品、物品随时处于备用状态。

5. 生产及产后刮宫操作前准备，同"负压吸引人工流产护理配合"。

（六）诊疗过程与护理配合

① 协助患者取仰卧位，暴露腹部，注意保暖及适当遮挡。

② 戴一次性手套，常规消毒腹部穿刺点周围皮肤，铺无菌孔巾。

③ 羊膜腔穿刺  使用7～9号有针芯的腰椎穿刺针，从选择好的穿刺点垂直刺入，经过三个抵抗（即皮肤、肌鞘、子宫壁）后有空虚感，即进入羊膜腔内。穿刺针确切进入羊膜腔后，拔出针芯即有羊水溢出。

④ 注药将装有利凡诺药液的注射器与穿刺针相连接，先回抽少许羊水，再注入药液。注入药液后，回抽少许羊水后再注入，用以洗净注射器内残余药液。

⑤ 在手术的过程中，配合医师完成各项无菌操作及药物的配制。严格执行无菌技术操作、手术物品及药品的清点、查对制度。

⑥ 操作过程中随时观察患者的病情变化，主动关心安慰患者，缓解患者的紧张情绪。

⑦ 操作完成后，拔出穿刺针，协助医师于穿刺点覆盖消毒纱布并加以固定。

⑧ 操作结束后，询问患者有无不适，整理衣裤，转至病床，嘱患者休息。

⑨ 整理用物，洗手。

### （七）操作后护理

① 根据患者自身宫颈条件，医师会在阴道放药，以软化宫颈利于患者生产。

② 严密观察患者宫缩、阴道出血及产程进展。如宫缩过强，宫口未开，可根据医嘱给予镇静剂；宫缩规律后，要注意宫缩的频率、强度及持续时间，随时了解产程进展情况。

### （八）重点提示

① 羊膜腔内注射药物后，患者需卧床休息4小时，但需在床上多翻身，以利药物均匀分布。之后应鼓励患者多活动，以利尽早生产。

② 严密观察患者生命体征的变化，特别是体温的变化（使用利凡诺后24～48小时内，患者体温可能会升高，绝大多数无须处理，待胎儿娩出后即可恢复正常）。

③ 严密观察患者宫缩、阴道出血及产程进展。

# 第四节　输卵管绝育术

## 一、定义

输卵管绝育术是一项安全、永久性节育措施，且可复性高。常用的方法有：经腹（阴道）输卵管结扎术、腹腔镜下输卵管结扎术及输卵管黏堵术。

## 二、辅助检查

血、尿常规，出、凝血时间，肝、肾功能检查，心电图，X线胸片，B型超声检查。

## 三、方法

1. 经腹输卵管结扎术

（1）适应证　要求绝育手术无禁忌证；患严重全身疾病不宜生育。

（2）禁忌证 ①24 小时内 2 次体温在 37.5℃以上。②全身情况不佳，如心力衰竭不能胜任手术。③患严重的神经官能症。④各种疾病急性期、腹部皮肤有感染灶或患急、慢性盆腔炎。

（3）手术时间选择 月经干净 3～4 日；人工流产或分娩后宜在 48 小时内进行；哺乳期或闭经妇女排除早孕后。

（4）麻醉 局部浸润或硬膜外麻醉。

2. 经腹腔镜输卵管结扎术 禁忌证：腹腔有粘连、心肺功能不全、膈疝，其余与经腹输卵管结扎术相同。

## 四、护理评估

（1）病史 了解受术者生育史，腹腔手术史，有无患盆腔炎、严重的神经官能症；末次月经。

（2）身体状况 测量血压、体温。心肺听诊。检查腹部皮肤有无感染病灶。

（3）心理、社会评估 部分经腹输卵管结扎术妇女及其丈夫担心手术疼痛、术后有后遗症，会影响工作及性生活。

## 五、护理诊断

焦虑。与担心手术疼痛、术后会影响工作、学习有关。

## 六、护理措施

1. 一般护理 注意告知受术者选择合适的手术时间。

2. 手术配合

（1）术前准备

① 物品：a. 经腹输卵管结扎术：甲状腺拉钩 2 个、中号无齿镊 2 把、短无齿镊 1 把、弯蚊式钳 4 把、12cm 弯钳 2 把、鼠齿钳 2 把、毛巾钳 2 把、持针器 1 个、弯头无齿卵圆钳 1 把、消毒皮肤用钳 1 把、输卵管拉钩（或指板）1 对、弯剪刀 1 把、刀及刀柄各 1 把、弯盘 1 个、小敷料杯 2 个、5ml 注射器 1 个、9×24弯三角针及 6×4 圆针各 1 枚、0 号及 4 号丝线各 1 团、双层方包布 1 块、双层特大包布 1 块、腹单 1 块、治疗巾 5 块、手

术衣 2 件、细纱布 2 块、消毒手套 2 副。b. 经腹腔镜输卵管结扎术：腹腔镜 1 副、弹簧夹 2 个、布类同经腹腔镜输卵管结扎术。

② 护士：给受术者测量体温、血压。手术护士按手术前常规准备。

③ 受术者：按妇科手术前常规准备。排空膀胱，取仰卧臀高位（经腹腔镜手术者，取头低臀高仰卧位）。

（2）术中配合　巡回护士观察受术者的情况，如血压、一般反应。给予陪伴。手术护士开腹、关腹前清点器械、纱布及缝针数目。熟悉手术步骤，按顺序递送手术器械、物品，配合医师手术。

（3）术后护理　①观察受术者体温、脉搏，手术切口有无渗血、有无腹痛。②鼓励受术者术后 4～6 小时下床活动及自解小便。

3. 心理护理　关心、尊重、支持输卵管绝育术的受术者，主动与患者交流，耐心解答患者提出的问题，简要介绍手术过程、手术者的经验等，消除受术者顾虑。

## 七、康复与保健指导

① 给予术后休假 3～4 周，术后 1 个月回医院复查。

② 告知 1 个月内禁止性生活及盆浴。避免重体力劳动及增加腹压的动作。

③ 嘱若有发热、腹痛等特殊情况，及时就诊。

# 第七章 妇科肿瘤患者化疗的护理

## 第一节 化疗的护理

### 一、概述

应用化学药物治疗恶性肿瘤的方法称为化学治疗（简称化疗）。化疗不仅是缓解癌症的一种姑息治疗方法和辅助手术治疗的手段，而且有些妇科肿瘤通过化疗可以达到治愈，如绒毛膜癌等。但是化疗对于正常组织器官，特别是代谢增殖旺盛的组织器官，如消化道上皮细胞、造血系统等有不同程度的损害。因此了解抗癌药物的作用机制，熟练掌握给药方法，预防和及早发现不良反应是妇科肿瘤化疗护理的重要职责。

### 二、护理问题

（1）黏膜完整性受损　与化疗药引起口腔溃疡有关。

（2）排便异常　与化疗药引起腹泻或便秘有关。

（3）有受伤的危险　与化疗药损伤血管有关。

（4）有感染的危险　与化疗药引起白细胞减少有关。

（5）潜在并发症——出血　与化疗药引起血小板减少有关。

（6）营养失调——低于机体需要量　与化疗药引起恶心、呕吐、食欲缺乏有关。

（7）自我形象紊乱　与化疗药引起脱发、色素沉着有关。

### 三、护理目标

① 患者无口腔溃疡、血管损伤、恶心、呕吐等化疗不良反应，或出现不良反应能及早发现及处理。

② 患者能正确对待化疗的不良反应，能积极配合治疗及护理。

## 四、护理措施

1. 一般护理

① 热情接待患者，鼓励患者树立战胜疾病的信心。正视现实，忍受暂时的痛苦，只有及时、足量、正规的化疗才能缩短病程，尽快治愈。

② 做好健康宣教：护士要向患者讲解化疗会出现哪些不良反应，化疗期间饮食、休息、睡眠、活动、排泄注意事项，如何准确记录出入量。

③ 化疗前和疗程过半时，准确测量体重。

④ 严格三查七对，遵医嘱严格用药，保证剂量准确，避免药物的浪费。

⑤ 保护血管，选择较粗直、易固定的血管，避免使用有炎症、硬结、关节处、前臂内侧的血管，发生渗漏，及时处理。

⑥ 加强巡视，随时调整补液速度。

⑦ 注意患者主诉，观察用药后的不良反应。

⑧ 准确记录出入量，观察出入量是否平衡，及时补充液体。

⑨ 监测电解质水平，遵医嘱及时补充电解质。

⑩ 监测血象，若出现骨髓Ⅳ度抑制，需实施保护性隔离。

2. 护理措施

（1）防止局部毒性反应的护理　防止静脉炎发生，预防药物外渗。静脉注射给药时，因为化疗药物刺激性较强，所以稀释药液浓度不宜过高，给药速度不宜过快。在给药前后或两种药物之间，应用生理盐水或葡萄糖液将药物冲净，减少药物对血管的刺激作用。给药过程中护士要经常巡视患者。穿刺时宜选择粗大静脉，避开肌腱、韧带、关节部位，不宜在静脉回流欠佳的肢体上穿刺，如瘫痪侧肢体、水肿的肢体等。并注意经常更换静脉。在穿刺过程中尽量一针见血，避免反复在组织中探寻静脉。穿刺成功后，要妥善固定。若发生了静脉炎，化疗后可给予硫酸镁湿敷或金黄膏外敷；也可采用高渗葡萄糖与维生素 $B_{12}$ 混合液外敷。若一旦药液外渗，应用局部封闭疗法给予处理。如紫杉醇外渗用 10mg 地塞米松，2ml 生理盐水，3ml 利多卡因进行局部封闭。其他化疗药用生理盐水 10ml，地塞米松 5mg，普鲁卡因 2ml 局部封闭。

（2）造血功能障碍的护理　在化疗前严格检查血象，化疗过程中密切观察患者血象变化，每 3 日查一次血常规，必要时每日查血以了解血象变化。观察有无牙龈出血、皮下淤血及阴道活动性出血倾向，建议用软毛牙刷刷牙，防止牙龈出血。饮食宜清淡、易消化。监测体温变化，减少探视，加强病房的消毒，防止感染的发生。

（3）消化系统不良反应的护理　提供患者喜欢的饮食，分散注意力，创造良好的进餐环境。合理安排用药时间。遵医嘱预防性应用各种止吐剂。注意口腔卫生预防口腔溃疡，告知患者忌烟忌酒，每日饭前、后漱口（用洗必泰口液），防止真菌、病毒感染。用软毛牙刷刷牙，用力轻，防止损伤口腔黏膜。鼓励患者进食清淡、软、清凉的食物，避免刺激性食物。口腔溃疡疼痛剧烈患者，进食前可涂冰硼散。腹泻的患者，指导患者食用低渣、低油饮食，注意排便的性质及肛周皮肤的情况，便后清洗肛周和会阴。注意电解质平衡。对有便秘的患者应增加饮食中纤维素的含量，多饮水，适当增加活动量，必要时应用缓泻剂。

（4）预防肝功能损害的护理　化疗前进行肝功能检查，化疗中密切观察病情变化，饮食以清淡、可口为宜，适当增加蛋白质、维生素摄入量。做好心理护理，减轻焦虑，注意休息。遵医嘱给予保肝药物。

（5）防止肾脏损伤的护理　化疗前进行肾功能检查，化疗时嘱患者多饮水，使尿量维持在 2000～3000ml/d 以上。使用顺铂时进行水化，每日输液量 3000ml。大剂量应用甲氨蝶呤时，可用碳酸氢钠碱化尿液和甲酰四氢叶酸钙解毒。

（6）皮疹和脱发的护理　皮疹患者遵医嘱应用抗过敏药物或给予糖皮质激素治疗，不可用手抓挠或用过热水洗，以免加重或引起破溃造成感染，可用温水轻轻擦洗，局部可根据医嘱涂止痒剂。脱发患者化疗前应向患者讲明，停药后会重新长出新发，消除患者的顾虑，帮助患者选假发套，维护患者的自尊。

（7）预防过敏反应的护理　了解患者药物过敏史，用药前备好抢救用药。做好用药前的预处理工作，用药前6小时、12小时给予地塞米松口服，用药前30分钟给予苯海拉明肌内注射，西咪替丁缓慢静脉注射，具体用量遵医嘱。做好用药过程中的监护工作，每15分钟测一次血压、脉搏、呼吸并做好记录，若有严重过敏反应及时停药抢救。紫杉醇给药时禁止使用聚氯乙烯输液装置，采用聚乙烯类给药设备滴注。

## 第二节　常见化疗并发症的护理

### 一、假膜性肠炎护理

假膜性肠炎是化疗引起的一种严重并发症，是难辨梭状芽孢杆菌、金黄色葡萄球菌所致的肠道急性炎症。病变可发生在整个肠道或在肠道的某一部分，并可呈节段性分布。主要表现为应用化疗药物（特别是应用氟尿嘧啶）后出现腹痛和腹泻，而且症状逐渐加重，腹泻次数增多，粪便由黄色稀便逐渐转变为米汤样或海水样，上浮有灰白色或黄绿色假膜，患者因大量体液丢失引起严重的脱水及水、电解质紊乱，以致循环衰竭而死亡。

（一）护理问题

腹泻：与假膜性肠炎有关。

（二）护理措施

① 患者化疗期间（特别是应用氟尿嘧啶的患者）认真记录每日排便的次数，排便次数增多及时通知医师，给予相应处理。

② 及时、准确留取粪便标本，可疑假膜性肠炎的患者要留

取粪便做厌氧菌培养，并及时送检（要在 30 分钟内）。

③ 大便次数多且病情严重的患者要严密观察病情变化，准确记录出入量（包括粪便量及性质），密切注意水、电解质平衡，防止脱水，遵医嘱静脉输入液体，并给予对症的抗生素，如万古霉素、甲硝唑等。

④ 患者大量腹泻、体力消耗导致生活不能自理，护士要做好生活护理，满足患者的基本生理需要，保护患者防止发生意外，有条件时应专人护理。

⑤ 病情较轻者可进流食，多喝酸奶，以增加肠道内革兰阴性杆菌。病情严重者禁食，静脉补充液体，维持水、电解质平衡及热量。同时要遵医嘱口服乳酶生或整肠生。

⑥ 假膜性肠炎患者要实施消化道隔离，防止交叉感染。便盆每日消毒，床边备有消毒液，护理人员及家属接触患者后要消毒双手。

## 二、口腔溃疡护理

口腔溃疡是化疗常见的不良反应，一般发生在化疗的 5～6 日后，患者先感唇舌麻木，唇及颊黏膜发红，舌苔减少，2～3 日后出现溃疡，通常在停药 1 周内可逐渐愈合。严重的口腔溃疡可持续 1 个月左右。口腔溃疡引起疼痛，患者很难进食，此时，白细胞下降期，细菌易由溃疡面侵入机体，引起全身感染乃至败血症的发生。

（一）主要护理问题

（1）有感染的危险　与口腔溃疡及白细胞减少有关。

（2）疼痛　与口腔溃疡有关。

（二）护理措施

① 护理人员要了解各类化疗药物引起口腔溃疡的好发部位，以利于患者化疗期间的观察和护理。例如，抗代谢药引起的口腔溃疡多发生在颊黏膜，常较表浅；更生霉素引起的口腔溃疡主要在舌边及舌根，且溃疡较深。

② 注意观察化疗患者口腔黏膜的变化，注意倾听患者的主诉，黏膜发红及患者主诉唇舌麻木时，及时给予生理盐水漱口，保持口腔清洁。

③ 根据口腔溃疡的部位及程度，每日为患者进行口腔治疗1～4次，以清除溃疡表面腐败组织，保持口腔清洁，预防感染发生，并促进黏膜再生。

④ 口腔治疗时，护士要了解患者病情，特别是患者血小板计数。对于骨髓抑制血小板低的患者，动作要轻柔，防止溃疡面出血不止。

⑤ 患者口腔溃疡严重，遵医嘱静脉输入维生素C，以促进黏膜再生，加速溃疡愈合。

⑥ 患者多进流食，避免过热或刺激性食物，防止加重溃疡及疼痛，平时鼓励患者尽量多说话，多用生理盐水漱口，保持口腔清洁，减少细菌在口腔生长繁殖的机会，防止感染发生。

⑦ 密切注意患者血象及体温的变化，以便及时发现感染征兆。

⑧ 严重口腔溃疡患者疼痛剧烈时，遵医嘱餐前给予0.03%丁卡因合剂喷洒口腔，减轻疼痛，促进食欲。

## 三、骨髓抑制患者护理

化疗药对造血细胞的损伤，引起的骨髓抑制，可分为四度（见表 7-1）。严重的骨髓Ⅳ度抑制，需实行保护性隔离。

表 7-1　骨髓抑制分度

| 分度 | WBC($\times 10^9$/L) | GR($\times 10^9$/L) | PLT($\times 10^9$/L) |
|------|------|------|------|
| Ⅰ度 | 4～3 | 2～1.5 | 100～75 |
| Ⅱ度 | 3～2 | 1.5～1 | 75～50 |
| Ⅲ度 | 2～1 | 1～0.5 | 50～25 |
| Ⅳ度 | <1 | <0.5 | <25 |

# 第三节　动脉插管化疗护理

在妇产科疾病诊治中，血管性介入技术主要应用在选择性或超选择性盆腔动脉造影、动脉药物灌注和栓塞等方面。

（1）插管前护理

① 化疗前对患者全身情况进行全面测定，监测生命体征、血尿常规及电解质。

② 术前 1 日按手术常规准备会阴部皮肤，做碘过敏试验，以防对造影剂过敏。

③ 术日晨患者禁食水，肌内注射甲氧氯普胺 10mg、地西泮 10mg，并口服苯海拉明 50mg，起到镇静止吐抗过敏作用。

④ 遵医嘱留置尿管。

（2）插管后护理

① 物品准备：应准备好床单位、电源、动脉输液泵及液体，注意安装正确，以便患者返回后及时接上动脉液体，防止等待时间过长，导管阻塞。

② 患者由导管室返回后，护士应主动向医师询问动脉造影及插管过程中有无特殊情况，是否行动脉栓塞或保留导管，护理上有无特别注意的问题。

③ 穿刺部位及皮肤的监测：患者返回病房后立即接好输液管，测量血压，同时观察穿刺点有无渗血、皮下有无淤血、足背动脉搏动及双下肢温度、颜色是否正常，并做记录。遵医嘱双腿制动或一条腿制动。

④ 遵医嘱拔除尿管。

⑤ 教会患者转向翻身的方法及床上排尿的方法，防止导管移位，影响化疗效果。

⑥ 化疗过程中要严格按医嘱给药，加强巡视，注意观察臀部皮肤情况，若有臀红及时报告医师。

⑦ 发现血栓及导管阻塞情况：每天交接班时观察足背动脉

搏动及双下肢的温度、颜色，若双侧足背动脉搏动有差异，下肢皮温低、颜色异常，可能是血栓形成或导管阻塞，应立即报告医师，停止化疗。

⑧ 穿刺部位隔日换药 1 次，换药时严格无菌操作，动作轻柔，以免带出导管，同时观察患者穿刺局部有无感染迹象。

⑨ 生命体征的监测：每日测体温 4 次，测血压 1 次。如有异常及时报告医师。

（3）拔管后护理　拔管后穿刺部位加压包扎 24 小时，卧床 24 小时，继续观察双下肢皮肤的温度、颜色及足背动脉搏动情况，及时发现血栓形成。

## 第四节　胃肠内营养护理

① 了解用药目的，操作前工作人员应洗手、戴口罩，并认真核对患者床号姓名、营养素名称、给药途径、用量及输入时间。

② 向患者及其家属解释用药方法和目的，取得合作与理解。

③ 胃肠营养液配制必须使用专用营养液输入装置（配套营养袋），标记明显，与静脉补液分别挂在不同输液架上。

④ 检查鼻饲/造瘘管的固定及通畅情况，防止滑脱移动。

⑤ 输入营养液前用温生理盐水 20ml 冲洗鼻饲/造瘘管。

⑥ 胃肠营养液应保持适宜的温度（38～42℃），过凉引起腹泻、肠痉挛反应，过热发生黏膜损伤。夏季可室温下直接输入，冬季用热水袋置于管周。

⑦ 严格按照输入要求调节速度。速度过快可发生腹泻、腹痛、恶心、呕吐等不良反应，而过慢无法满足患者营养需要，必要时使用电脑输注泵控制速度，每天总入量应从少到多，逐渐过渡至需要量。

⑧ 输入期间记录 24 小时出入量，定时巡视患者，观察速度、温度、固定情况以及患者主诉，观察患者有无口渴、皮肤黏

膜弹性及尿量变化，患者发生腹泻或腹痛等情况应及时终止输入，并通知医师。

⑨ 输入完毕用生理盐水 100ml 冲洗鼻饲/造瘘管，预防营养液残留造成堵塞，并妥善固定。

⑩ 营养治疗期间定期检测患者营养状况，如肝肾功能、白蛋白、血糖、血脂等，检测并评价肠内营养效果。

⑪ 胃肠营养输入装置 24 小时更换 1 次。

# 第三篇
# 疾病护理

# 第八章　妊娠合并症的护理

## 第一节　妊娠合并心脏病

### 一、定义

妊娠合并心脏病是产科严重的合并症，因为妊娠和分娩均会增加心脏负担，导致原有心脏病进一步恶化，诱发和加重心力衰竭，占孕产妇死亡原因的第二位，其中以风湿性心脏病最常见，其次是先天性心脏病、妊娠期高血压疾病性心脏病、围生期心肌病等。在妊娠 32～34 周，分娩期及产褥期的最初 3 日内，心脏负荷最重，是心脏病孕妇最危险期，极易发生心力衰竭，由于缺氧可引起子宫收缩，易致流产、早产、胎儿生长受限、胎儿窘迫，甚至胎儿死亡。

### 二、病因及发病机制

妊娠合并心脏病的病因以风湿性心脏病多见，其次是先天性心脏病，两者的比例为 2∶1，并在继续下降。其他如心肌炎和心律失常的患者显著增加，继发于其他疾病的心功能不全如肺心病、原发性高血压或贫血所致的心力衰竭及甲状腺功进性心脏病仍居少数。此外，妊娠期特有的妊娠期高血压性心脏病和围生期心肌病比例上升，而且死亡率高。

### 三、临床表现

（1）症状　①严重或进行性呼吸困难；②进行性端坐呼吸；③阵发性夜间呼吸困难；④咯血；⑤劳力性呼吸困难；⑥与劳力或情绪有关的胸痛、胸闷、心悸、气短；⑦疲乏无力。

（2）体征　①休息时心率超过每分钟 110 次，呼吸超过每分钟 20 次；②有舒张期杂音，或Ⅲ级和Ⅲ级以上收缩期杂音，性质粗糙，时限较长，尤其有震颤并存；③舒张期奔马律，持续性第二心音分裂，P2 亢进；④有发绀、杵状指（趾）；⑤胸骨左缘隆起；⑥叩诊心浊音界增大，肺底湿啰音。

## 四、辅助检查

（1）心电图和心向量图　根据不同的疾病有不同的表现。二尖瓣狭窄显示二尖瓣型"P"波，即 P 波时限延长并呈双峰；房间隔缺损可有完全性右束支传导阻滞、不完全性右束支传导阻滞和右心室肥大，伴心电轴右偏；室间隔缺损可示左心室肥大，左右心室合并肥大，不完全性右束支传导阻滞等变化。肺动脉显著高压时，心电图和心向量图示右心室肥大伴有劳损的变化。发展到心力衰竭时可出现心房颤动、心房扑动、ST 段及 T 波异常改变等。

（2）X 线检查　胸部心、肺相所见与病情轻重有直接关系。轻度病变可无明显改变。中度以上病变可呈现不同的 X 线变化。如二尖瓣狭窄患者可示肺静脉高压，肺静脉扩张、肝淤血，肺野透明度下降，心胸比例增大，右心缘扩大等表现；室间隔缺损可示肺野充血，肺动脉增粗，肺总动脉明显突出，肺门血管影粗而搏动强烈，形成所谓肺门舞蹈症，右心房及右心室增大，主动脉弓影则缩小等。

（3）超声心动图　早期 M 型超声心动图可发现瓣膜病变的图像，但不能诊断瓣膜狭窄的程度、瓣口大小，更不能判断瓣叶的运动及瓣下结构的病变情况。近年来，彩色多普勒血流显像技术广泛采用，可随时观察瓣膜结构整体运动情况、病变位置、病变性质及程度。测定房、室腔大小，血流方向、速度、压力及反流量等。不但在解剖结构而且在血流动力学方面都可提供诊断依据。同时对心内其他结构及功能异常亦可确定，以诊断可能合并存在的病症，是当前最佳的无创检查方法。

## 五、治疗

1. 非妊娠期  做好心脏病育龄妇女的宣教工作，使其了解妊娠、分娩与心脏病之间的相互影响。并根据心脏病种类、心功能情况及病情决定能否妊娠，对不宜妊娠者，应指导避孕。

（1）可以妊娠  心脏病病情较轻，心功能Ⅰ～Ⅱ级，无心力衰竭史且无其他并发症者，一般可以妊娠。

（2）不宜妊娠  心脏病病情较重，心功能Ⅲ～Ⅳ级，既往有心力衰竭史、肺动脉高压、右向左分流型先天性心脏病，严重心律失常，风湿热活动期；心脏病并发细菌性心内膜炎、心肌炎遗留有严重的心律不齐；围生期心肌病遗留有心脏扩大，不宜妊娠。

2. 妊娠期

（1）终止妊娠  对不宜妊娠者，应在妊娠12周前控制心力衰竭后行人工流产术。若妊娠超过12周，则应密切监护，积极预防心力衰竭。对于难治性心力衰竭孕妇，应与内科医师配合，在严密监护下行剖宫产取胎术。

（2）严密监护，预防心力衰竭  对可以妊娠者，应加强产前检查，动态观察心脏功能，正确评估母儿状况，积极预防和治疗各种引起心力衰竭的诱因，适时终止妊娠。

3. 分娩期

（1）心功能Ⅰ～Ⅱ级  胎儿不大，胎位正常，子宫颈条件良好者，可考虑在严密监护下经阴道分娩。

（2）心功能Ⅲ～Ⅳ级  胎儿偏大，产道条件不佳或合并其他并发症者，均应选择剖宫产术终止妊娠。

4. 产褥期  产后3日尤其是产后24小时内仍是发生心力衰竭的危险时期。应严密监护并指导产妇充足休息，遵医嘱应用广谱抗生素预防感染，直至产后1周，无感染征象时停药。心功能Ⅲ级或以上者不宜哺乳。不宜再妊娠者，可在产后1周行输卵管结扎术。

## 六、观察要点

1. 妊娠期

① 注意产妇主诉，观察有无气促、发绀、端坐呼吸、咳嗽、颈静脉怒张等。

② 动态评估心功能，及早发现早期心力衰竭及产科并发症的征兆。

③ 监测胎心音，及早发现胎儿窘迫。指导自我监测的方法，每天数胎动，发现异常及时就诊或报告医务人员。

④ 加强产前检查，一般孕 20 周前每 2 周 1 次，孕 20 周后每周 1 次，有条件者在预产期前 1~2 周住院待产，心功能Ⅲ级或以上者均应住院治疗。

2. 分娩期

（1）第一产程　指导减轻宫缩痛的技巧，按医嘱给予地西泮、哌替啶镇痛；监测血压、脉搏、呼吸、心率、心律，若发现早期心力衰竭，按医嘱高浓度面罩给氧，并给去乙酰毛花苷（西地兰）0.4mg 加 50% 葡萄糖 20ml，缓慢静脉注射；必要时 4~6 小时重复 1 次，注意观察产程进展，监测胎心音。如产程进展受阻、胎儿窘迫或心功能不全进一步恶化，按医嘱做好剖宫产术前准备。指导呼吸减痛法，缓解宫缩疼痛。

（2）第二产程　宫口开全时指导产妇张嘴哈气，避免屏气用力，配合医师行产钳术或胎头吸引术以缩短产程。做好新生儿复苏准备。

（3）第三产程　腹部置 1~2kg 沙袋 24 小时；按医嘱产后立即给予皮下注射吗啡 5~10mg，静脉滴注缩宫素 10~20U；产后需输血、输液时，应控制输入速度。

3. 产褥期　产后 72 小时内严密观察产妇心率、脉搏、呼吸的变化及心功能状态，发现异常及时通知医师。按医嘱正确应用强心药、镇静药和抗生素等药物。心功能Ⅰ、Ⅱ级产妇可以哺乳，但避免劳累。告诫心功能Ⅲ级或以上者不宜哺乳，并退乳。

## 七、护理要点

### (一)常规护理

(1)休息  保证充足睡眠,孕妇每天睡眠时间不少于 10 小时,每餐后休息半小时,休息时应采取左侧卧位或半卧位。避免过度劳累和情绪激动,以防诱发心力衰竭。室内保持安静、整洁、空气清新、温湿度适宜。

(2)合理营养  摄取高蛋白、富含维生素、低盐、低脂,且富含多种微量元素如铁、锌、钙等的食物,少食多餐,多食蔬菜水果,防止便秘。防止体质量增加过多,整个妊娠期体质量增加不宜超过 10kg。自妊娠 16 周起,每日食盐量不超过 4～5g。

(3)心理护理  向孕产妇及家属详细解释妊娠合并心脏病的相关知识,能够识别早期心力衰竭的常见症状及体征。耐心听取孕产妇的主诉,缓解或消除其焦虑、恐惧等心理,使孕妇保持心情开朗、情绪稳定。

### (二)专科护理

1. 非妊娠期  对心脏病变较重,心功能Ⅲ级或Ⅲ级以上者,不宜妊娠,严格避孕。

2. 妊娠期

① 妊娠 20 周前每 2 周 1 次,20 周后每周 1 次接受心血管内科和产科高危门诊共同监护。心功能Ⅲ级以上有心力衰竭表现者,住院治疗。

② 孕妇每日保证 8～10 小时睡眠,左侧卧位,避免过劳和增大精神压力。

③ 合理营养,妊娠期体质量增加<10kg。妊娠 4 个月限盐,每日量<5g。

④ 防止并纠正贫血、心律失常、妊娠期高血压、各种感染性疾病。

⑤ 指导孕妇及家属了解妊娠合并心脏病有关知识,掌握自我监护方法。

3. 产前住院期间护理　执行产前一般护理常规，并做好以下护理。

① 卧床休息，必要时半卧位吸氧。

② 低盐饮食，防止便秘，多食水果及新鲜蔬菜。

③ 做好生活护理，防止孕妇情绪激动。

④ 每日测量体温、脉搏、呼吸 4 次，脉搏需测量 1 分钟。

⑤ 严密观察病情变化，特别注意心力衰竭及肺水肿的发生。

⑥ 服用洋地黄者，应严格遵守给药时间及剂量，观察洋地黄中毒反应（恶心、呕吐、黄视、绿视、心率减慢、心律失常）。脉搏低于 60 次/分时，应及时报告医师。

⑦ 定时听取胎心音，必要时行胎儿电子监护，有临产兆者送产房分娩。

⑧ 心力衰竭者应严格控制输液量，以 1000ml/24 小时为宜，输液速度以 20～30 滴/分为宜。

⑨ 适度安抚，倾听诉说，提供心理支持。

4. 分娩期护理

（1）一般护理

① 评估产妇心功能状态。

② 协助左侧卧位，上半身抬高 30°，持续吸氧。

③ 给予产妇安慰、鼓励，遵医嘱使用镇静剂。

（2）第一产程护理

① 每 15～30 分钟测血压、脉搏、呼吸、心率及心律 1 次。

② 临产后遵医嘱使用抗生素至产后 1 周左右。

③ 使用胎儿电子监护仪评估胎心率变化。

④ 鼓励产妇多休息，在两次宫缩间歇尽量放松。

⑤ 运用呼吸及腹部按摩缓解宫缩痛。

⑥ 严格控制液体滴速。

⑦ 助产士应始终陪伴产妇身旁，随时解答问题。

（3）第二产程护理

① 避免过早屏气用力。

②宫口开全后及时行会阴侧切术，经阴道助产缩短第二产程。

③做好抢救新生儿准备。

④分娩时指导孕妇于宫缩时张口哈气，间歇时完全放松。

（4）第三产程护理

①胎儿娩出后，立即在腹部放置1kg重沙袋持续24小时。

②遵医嘱肌内注射哌替啶，严密观察血压、脉搏、子宫收缩情况。

③静脉或肌内注射缩宫素10～20U，禁用麦角新碱。

④产后出血多时，遵医嘱及时输血、输液，并严格控制速度。

⑤在产房观察3小时，病情稳定后送母婴同室。

5.产褥期护理

①产后24小时内必需静卧，尽量住小房间、保暖、备氧气，遵医嘱给予镇静剂。

②遵医嘱继续使用抗生素。

③产后72小时严格监测心率、心律、呼吸、血压、体温变化，详细记录出入液量。注意识别早期心力衰竭症状。

④补液量每日不超过1500ml，滴数控制在30滴/分。

⑤注意观察子宫收缩及阴道出血情况。注意观察会阴及腹部切口情况。每日擦洗会阴2次。

⑥进食低盐、易消化食物，少食多餐，保持大便通畅。

⑦注意洋地黄中毒反应，服药前监测心率，如心率60次/分以下应立即报告医师。

⑧对心功能Ⅰ级者、Ⅱ级者，鼓励母乳喂养；心功能Ⅲ、Ⅳ级者宜退奶，指导人工喂养。

⑨出院指导，不适随时复诊。

（三）健康指导

①心脏病妇女，妊娠前应征求内科医师意见，评估心脏功能、病变程度及性质，决定能否承受妊娠及分娩。

② 心功能Ⅲ级或Ⅲ级以上者，建议不宜妊娠，严格避孕。

③ 加强妊娠期保健，妊娠 20 周前每 2 周 1 次、20 周后每周 1 次接受心血管内科和产科高危门诊共同监护。保证每日至少 10 小时睡眠，2 小时午休，易取左侧卧位或半卧位。减少体力劳动，保持情绪稳定、心情愉快。

④ 低盐饮食，多食水果及新鲜蔬菜，避免便秘。妊娠期体质量增加<10kg。

⑤ 应避免到公共场所及与传染病患者接触，预防上呼吸道感染；妊娠 5 个月起服用维生素 C 及铁剂预防贫血；20 周起补钙，防止妊娠期高血压疾病发生。

⑥ 指导孕妇及家属了解妊娠合并心脏病的相关知识，掌握自我监护方法，告知心力衰竭的诱因及预防方法；学习识别早期心力衰竭的表现，若出现咳嗽、咯粉红色泡沫痰等，应及时住院治疗。

⑦ 指导产妇在第二产程避免过早屏气用力，于宫缩时张口哈气，间歇时完全放松。

⑧ 产后 24 小时内必须静卧。指导心功能Ⅰ级者、Ⅱ级者进行母乳喂养，心功能Ⅲ级者、Ⅳ级者退奶，并指导家属学习人工喂养的技能及注意事项。

⑨ 制订出院计划，告知按时复诊。

# 第二节　妊娠合并糖尿病

## 一、定义

妊娠合并糖尿病是指在原有糖尿病的基础上合并妊娠，或妊娠前为隐性糖尿病妊娠后发展为临床糖尿病者或妊娠期出现糖尿病的孕妇。妊娠合并糖尿病的孕妇在孕期和产期易发生酮症酸中毒，产褥期易发生低血糖；孕妇易并发妊高征、孕期及产时感染，常发生产程延长及产后出血，胎膜早破致早产，并且巨大儿和先天畸形儿、死胎、死产、新生儿呼吸窘迫综合征、新生儿死亡等出生率明显增高。

## 二、病因及发病机制

糖尿病患者的血管病变是产生头痛和视力障碍的病理基础，也是大多数患者致死的原因。糖尿病患者的血管病变非常广泛，一旦发生，发展迅速，可以累及大、中、小血管，包括动脉、毛细血管和静脉，在此基础上产生许多脏器的病变，特别是心、肾、眼底、神经系统、肌肉、皮肤等的微血管病变。这是糖尿病患者的一种特征性改变。

血管病变包括动脉粥样硬化和微血管病变。前者见于半数患者，发生于脑部者可因缺血致水肿、出血而产生如高血压者发生的头痛；后者包括毛细血管、微动脉和微静脉，其病变特征为毛细血管基膜增厚伴有的微循环异常，发生于眼部者引起白内障及视网膜病变而有视力减退。

妊娠可促发和加重糖尿病：

① 胎盘分泌的胎盘催乳素、雌激素、孕酮及肾上腺皮质激素等，或有抗胰岛素作用，或可刺激糖元异生而使肝糖输出增多。如过去无糖尿病病史，仅在妊娠期表现为口服葡萄糖耐量试验降低者。

② 妊娠期血容量增加，血液稀释，胰岛素相对不足；妊娠期脂溶亢进，游离脂肪酸利用率增加而使葡萄糖生成增多。

③ 糖尿病孕妇因胰岛素 $\beta$-细胞的病变，使胰岛素分泌不能随需要而增加，致糖耐量进一步下降，血糖增高。过多的游离脂肪酸弥散入肝细胞，在线粒体内氧化，生成酮体，引起酮症酸中毒。

④ 妊娠 4 个月后，胎盘激素使肾糖阈降低，并使靶细胞对胰岛素的敏感性也降低，每日尿中可多丢失葡萄糖数十克，使体内碳水化合物不足而促使母体脂肪、蛋白质分解以供应热能，引起糖尿病并使其中间产物酮体积聚而发生酮症。

⑤ 胎儿逐渐长大，其胰腺功能对母体发生作用，使孕妇体

内碳水化合物的调节机制趋于复杂，糖耐量情况不稳定。

⑥ 妊高征先兆子痫及子痫等均可加重糖尿病患者的血管病变，导致视网膜病变或肾脏病变加重。

以上情况随孕期进展，可变得更为明显，使糖尿病在孕期难于控制而出现各种并发症；也可使过去无糖尿病史，仅在妊娠期出现糖耐量减低而被称为妊娠期糖尿病。此种患者大多数于分娩后复查可恢复正常，少数于5～10年后转变为真性糖尿病。

### 三、临床表现

① 多饮、多尿、多食及体重减轻。合并感染时可有皮肤化脓感染、真菌性阴道炎、泌尿道、胆道感染症状及其他心血管等慢性并发症症状。腹部过大、羊水过多、巨大儿症状和胎动异常等。

② 肥胖，宫高、腹围测量大于妊娠周数，及其他如羊水过多、巨大儿体征。

### 四、辅助检查

1. 实验室检查

（1）尿糖及酮体测定　尿糖阳性者应排除妊娠期生理性尿糖，需做糖筛查试验或糖耐量试验。由于糖尿病孕妇妊娠期易出现酮症，故在测定血糖时应同时测定尿酮体以便及时诊断酮症。

（2）糖筛查试验　对于以往无糖尿病病史的孕妇，均应进行糖筛查。由于胎盘分泌的各种对抗胰岛素的激素于妊娠24～28周快速升高，孕32～34周达高峰，导致胰岛素拮抗变得明显或极其明显，所以孕期常规糖筛查时间定为妊娠24～28周，而对于有糖尿病高危因素的孕妇则应于首次产前检查时行50g葡萄糖负荷试验（GCT）。如本次筛查正常但有糖尿病高危因素存在，应在妊娠32～34周再行复查。最常用方法为50g葡萄糖负荷试验（GCT）：将50g葡萄糖粉溶于200ml水中，5分钟内喝完，从开始服糖水时计时间，1小时抽静脉血测血糖值，若

≥7.8mmol/L为筛查阳性，应进一步行口服葡萄糖耐量试验（OGTT）；GCT 血糖值 7.2～7.8mmol/L，如果有糖尿病高危因素存在，应行 OGTT；GCT 血糖值≥11.1mmol/L，则患有糖尿病可能性极大，这部分孕妇应首先检查空腹血糖，空腹血糖正常者再行 OGTT，而空腹血糖异常者，不应再做 OGTT，这样既减少了不必要的 OGTT，又避免给糖尿病孕妇增加一次糖负荷。

（3）OGTT　试验前晚 22:00 后禁食，试验日晨将 100g 葡萄糖粉溶于 200ml 温开水中，5 分钟内服完，取空腹及服糖后 1、2 小时静脉血测定血糖值。空腹血糖值上限为 5.1mmol/L，1 小时为 10.0mmol/L，2 小时为 8.5mmol/L。有一项达到或超过，可做出糖尿病的诊断。

（4）肾功能检查　糖尿病孕妇初诊时应详细检查肾功能，以后 1～2 个月复查，包括血尿素氮、肌酐、尿酸、肌酐清除率、24 小时尿蛋白定量，尿培养等，以便及时了解糖尿病孕妇有无合并糖尿病肾病，泌尿系统感染。每次产前检查时应查尿常规。

（5）糖化血红蛋白测定（HbA1C）　正常血红蛋白 A 经糖化后生成 HbA1，HbA1 在体内缓慢连续生成而且不需要酶的作用，它的水平反映取血前 1～2 个月平均血糖水平。HbA1c 是葡萄糖与血红蛋白发生反应形成的主要产物，为 HbA1 的主要组成部分，约占 70%，所以 HbA1c 水平测定较 HbA1 更能直接反应近 1～2 个月血中葡萄糖水平。HbA1c≥6.5% 为异常。HbA1c 测定是一种评价人体内长期糖代谢情况的方法，早孕期 HbA1c 升高反映胚胎长期受高血糖环境影响，胎儿畸形及自然流产发生率明显增高。产后应取血测定 HbA1c，可了解分娩前大约 8 周内的平均血糖值。

（6）果糖胺测定　果糖胺是测定糖化血清蛋白的一种方法，正常值为 0.8%～2.7%，能反映近 2～3 周血糖控制情况，对管理糖尿病、监测需要胰岛素的患者和识别胎儿是否处于高危状态有意义，但不能作为糖尿病的筛查方法。

2. 特殊检查

（1）眼底检查　不论妊娠前有无视网膜病变，妊娠各期均应进行眼底检查。早期呈静脉扩张，有均匀性扩张与不均匀性收缩和扩张两种；继以静脉屈曲而形成动静脉交叉，静脉端毛细血管上常扩张形成微血管瘤。出现微血管瘤后几个月，有渗出物、出血、水肿为第二期，视网膜出血较多时呈不规则片状，渗出物有硬而蜡样及软而棉絮样两种，前者为糖尿病特征之一，可影响患者视力。第三期为增生性视网膜病变，由于玻璃体内出血后增生许多新生小血管与纤维组织而发生，可导致视网膜剥离，视力丧失，常见于 1 型糖尿病久病者或控制较差的 2 型糖尿病患者。

（2）羊水胰岛素及羊水 C 肽（AFCP）测定　可直接反映胎儿胰岛素分泌水平，判断胎儿宫内受累程度，指导临床治疗较孕期血糖监测更有价值。许多研究表明，AFCP 水平在预测胎儿发育及新生儿并发症方面较羊水胰岛素更为可靠。由于取材困难，多次测定不易为患者所接受，目前尚不能广泛用于临床。

## 五、治疗

在妊娠前、孕期、产时、产后都应考虑糖尿病所产生的特殊问题，以预防为主，降低母、婴并发症及死亡率。

① 若已有严重心血管病史，肾功能减退或眼底有增生性视网膜炎者，不宜妊娠，如已妊娠，宜早日终止。

② 继续妊娠者，定时产前检查，积极控制糖尿病，通过饮食控制或药物治疗，使血糖控制在 6.11～7.77mmol/L（110～140mg/dl），在治疗过程中严密观察母儿情况，选择终止妊娠的最好方案，通常于妊娠 37～38 周终止妊娠最为理想。一般从阴道分娩，若胎儿大于 4000g，胎盘功能不良或有其他产科指征应考虑剖宫产术，产褥期需预防感染，防止因巨大儿羊水过多发生产后出血，并监测血糖值，指导治疗。

## 六、观察要点

（1）监测血糖　按医嘱定时监测血糖值，一般在妊娠 10 周前及妊娠 32 周后每周测定 1 次，妊娠中期每 2 周测定 1 次，若超出正常范围，报告医师。新生儿娩出时取脐血检测血糖。

（2）监测胎儿健康状况 妊娠 20 周后，遵医嘱 B 超检查胎儿有无畸形，必要时配合医师检查孕妇的血、尿、羊水，监测胎儿发育、胎儿-胎盘功能、胎儿成熟度。妊娠 30 周后进行胎动计数、胎儿电子监测。

（3）监测病情进展及并发症 妊娠 20～32 周，每月做肾功能、眼底、糖化血红蛋白含量检查；妊娠 32 周后，每周检查上述项目 1 次，以及时发现并发妊娠期高血压疾病。

## 七、护理要点

1. 常规护理 注意卫生清洁，预防感染，如保护皮肤清洁，避免破损；勤清洗会阴、勤换内裤。

2. 专科护理

① 加强围生期保健，及早发现。实行饮食控制与胰岛素治疗，控制血糖水平。教会产妇如何注射胰岛素并能自觉控制饮食。

② 加强对产妇及胎儿的监测，防止胎死宫内，教会产妇自测胎动的方法。

③ 分娩时行胎心监测，注意巨大儿和肩难产，警惕产后出血的发生。定时观察产妇的子宫收缩和出血情况。

④ 产时和产后需根据血糖水平随时调整胰岛素用量。使用胰岛素时应严格核查制度，防止低血糖的发生。

⑤ 根据需要使用地塞米松促进胎肺成熟，并做好新生儿的抢救准备工作。

⑥ 糖尿病患者抵抗力低，易受细菌和真菌的感染，因此，要保持良好的休养环境，产时产后给予抗生素预防感染，并需注意口腔及皮肤的清洁卫生。

⑦ 加强新生儿的观察与护理，注意呼吸情况，保暖，加强哺乳，预防低血糖的发生。

⑧ 鼓励产妇母乳喂养，可降低产后血糖水平。

⑨ 因妊娠期糖尿病患者易发生糖尿病，建议产妇产后于内科随诊，便于及早发现及早治疗。

3. 健康指导

（1）生育咨询　对糖尿病妇女的生育问题，应指导其咨询专科医师。对不宜妊娠者，建议用避孕套避孕；若已受孕，劝导其尽早终止妊娠。告知宜妊娠者，须配合治疗，严格控制血糖值，以确保受孕前、孕期、分娩期血糖值在正常范围。

（2）妊娠期保健　对可妊娠者受孕后，检查其执行医嘱情况及血糖值，有异常者，立即复诊。同时，给患者进行与疾病相关的知识讲座，使其配合治疗及护理。

（3）产后复查　交代孕期空腹血糖明显异常的患者，产后尽早复查空腹血糖，血糖值异常者应为糖尿病合并妊娠；血糖值正常者应在产后 6～12 周做葡萄糖耐量试验，若仍异常为患糖尿病；正常者每 3 年检查血糖 1 次。

# 第三节　妊娠合并病毒性肝炎

## 一、定义

病毒性肝炎是严重危害人类健康的传染病，也是孕产妇常见传染病之一，病原主要包括甲型、乙型、丙型、丁型及戊型 5 种病毒。以乙型肝炎常见，可发生在妊娠各期，以妊娠晚期发生率高，病情严重。

## 二、病因及发病机制

（1）甲型肝炎　多呈散发或流行发病。甲型肝炎病毒（HAV）属核糖核酸（RNA）病毒，主要经消化道也可经血液传播，在肝细胞内大量复制并释放至全身。主要杀伤肝细胞。

（2）乙型肝炎　主要经血液，也可经唾液或其他体液或生殖道感染。乙型肝炎病毒（HBV）为脱氧核糖核酸（DNA）病毒，所致病变与免疫有关。病毒进入血循环后人体所产生的淋巴细胞和特异抗体与肝细胞表面的病毒抗原结合，释放出多种体液因子，在杀灭病毒的同时造成肝细胞损害，引起坏死和炎症反应。反应强烈者可引起急性重症肝炎（暴发型肝炎）；轻者成为慢性肝炎或病毒携带者；侵入病毒量较多而免疫功能正常者则表现为一般的急性肝炎。

（3）丙型肝炎　丙型肝炎病毒（HCV）是一类单股正链RNA病毒，很可能存在不同的型和亚型，为疫苗制备带来困难。丙型肝炎病毒主要经血液传播，占输血后肝炎的90%。母婴之间、静脉用药、密切接触也可传染。

（4）丁型肝炎　丁型肝炎病毒（HDV）具有环状RNA基因，是一种缺陷性病毒，复制时需要乙型肝炎病毒（HBV）或土拨鼠肝炎病毒（WHV）的辅助。结构上体现了HDV-HBV的共生关系，因此决定了HDV只能感染HBsAg阳性患者。传播途径与乙肝相同，能导致乙肝病情的加重或引起暴发性肝炎。

（5）戊型肝炎　戊型肝炎病毒（HEV）为单股正链RNA病毒，由肠道传染，经口食入后，随血液进入肝细胞中复制增殖，并引起免疫反应。受损的肝细胞破裂后，释放出的HEV部分再侵入新的肝细胞，部分随胆汁入胆管，最终主要由粪便排出。戊型肝炎以流行性或散发性形式出现。孕妇感染后病死率高达20%，但少见。

### 三、临床表现

（1）症状　全身症状，可有乏力、畏寒、发热及皮肤一过性瘙痒；消化道症状，有食欲减退、恶心、呕吐、便溏、腹胀、肝区疼痛。

（2）体征　妊娠早、中期可触及肝脏肿大，有触痛，肝区有叩击痛。重症者可叩有移动性浊音，肝脏进行性缩小；轻者可有皮肤、黏膜黄疸，重者进行性加深，皮肤黏膜有出血点，有肝性脑病史，神志不清、嗜睡、昏迷或烦躁不安。

## 四、辅助检查

（1）周围血常规　急性期白细胞常稍低或正常，淋巴细胞相对增多，偶可有异常淋巴细胞，但一般不超过 10%，慢性肝炎白细胞常减少。急性重症肝炎则白细胞计数及中性粒细胞百分比均可显著增加。

（2）肝功能试验　能反映肝脏情况的血清酶的种类繁多，临床主要检查反映肝实质损害的酶类。丙氨酸氨基转移酶（ALT）、天冬氨酸氨基转移酶（AST）虽然其特异性不强，但较灵敏，国内应用也较广泛，如能除外其他引起升高的因素，特别是当数值很高（大于正常值 10 倍以上）、持续时间较长时，对肝炎的诊断价值很大。AST 有两种，一种是位于细胞质的 ASTs，另一种为 ASTm，存在于肝细胞线粒体中，重症肝炎时以 ASTm 增加为主。由于 ASTm 的半衰期短于 ASTs，故恢复也较早，急性肝炎中 ASTm 持续升高时，有变为慢性的可能。慢性肝炎中 ASTm 持续增多者，应考虑为慢性活动性肝炎。

（3）凝血酶原时间及其活动度的测定　可以判定重症肝炎，如注射维生素 K 后仍明显异常，常表示肝细胞严重受损，预后不良。此外，如胆固醇、胆固醇酯明显降低，亦常提示预后不良，血氨测定有助于肝性脑病的诊断。

## 五、治疗

病毒性肝炎患者原则上不宜妊娠。

1. 妊娠期

（1）轻型病毒性肝炎　治疗原则与非妊娠期病毒性肝炎相同。

① 妊娠早期：急性病毒性肝炎应积极治疗，可继续妊娠。若为慢性活动性病毒性肝炎，妊娠后对母儿威胁较大，应在适当治疗后终止妊娠。

② 妊娠中晚期：尽量避免终止妊娠，避免手术、药物对肝脏的影响。注意休息。积极治疗，预防感染，加强胎儿监护。防

冶妊娠期高血压疾病。避免妊娠延期或过期。出现黄疸者应立即住院，按重症肝炎处理。

（2）**重症肝炎** 保护肝脏，积极预防及治疗肝性脑病，改善氨基酸及氨的异常代谢；限制蛋白质的摄入；保持大便通畅；预防 DIC 及肾功能衰竭。妊娠末期重症肝炎患者经积极治疗 24h 后以剖宫产终止妊娠。

2. 分娩期

① 分娩前 1 周肌内注射维生素 $K_1$，准备好新鲜血浆。

② 缩短第二产程，子宫开全后行胎头吸引术或产钳术助产。

③ 胎肩娩出后立即静脉注射缩宫素，减少产后出血。

④ 防止产道损伤和胎盘残留。

3. 产褥期

① 选用对肝脏损害较小的广谱抗生素预防感染；禁用雌激素回奶。

② 注意新生儿隔离。

③ 进行免疫接种，以防止母婴传播。

## 六、观察要点

（1）妊娠期

① 妊娠早期观察早孕反应程度，妊娠中晚期注意血压变化情况，定时产前检查，加强孕期监护。

② 观察孕妇有无厌油、恶心、腹胀、肝区疼痛、乏力、皮肤巩膜黄染、尿色深黄等现象。

③ 对妊娠合并重症肝炎者应严密监测生命体征，准确记录 24 小时出入量。严密观察并及时发现性格改变，行为异常，扑翼样震颤等肝性脑病前驱症状。及时发现凝血机制障碍或 DIC 发生的迹象，预防 DIC 及肝肾综合征。

（2）**分娩期** 密切观察产程进展，持续电子监测胎儿宫内情况。正确处理产程，减少孕妇体力消耗。必要时应用缩宫素或给予阴道助产。观察出血倾向，防止出血。遵医嘱抽血监测凝血功能，密切观察产妇有无口鼻、皮肤黏膜出血倾向。

（3）产褥期　产后每 30 分钟观察子宫收缩和阴道出血，观察 2 小时稳定后改为 1 小时观察 1 次，再观察 4 小时稳定后再改为每班 1 次。每天会阴擦洗消毒 2 次，保持会阴清洁。仅HBsAg 阳性者，新生儿经过被动免疫后建议母乳喂养，母血HBsAg、HbeAg 阳性产妇母乳喂养是否安全，缺乏充分证据。HBsAg、HbeAg 及抗 HBc 三项阳性及后两项阳性产妇均不宜哺乳。

## 七、护理要点

1. 常规护理

（1）休息　每天保证 9 小时睡眠和适当午睡，避免体力劳动。注意个人卫生与饮食卫生，增强机体抵抗力。急性期应卧床休息，取左侧卧位。

（2）饮食　加强营养，给予高碳水化合物、富含维生素、低脂肪食物。对有胆汁淤积或肝昏迷者，应限制蛋白质及脂肪的摄入，必要时静脉输液，纠正水电解质紊乱。

（3）心理护理　向孕妇及家属进行有关病毒性肝炎的知识宣教。讲解妊娠与肝炎的相互影响，消毒隔离的重要性及方法，消除孕妇的思想顾虑，减轻心理负担，树立战胜疾病的信心，积极配合医护治疗。

2. 专科护理　肝炎患者原则上不宜妊娠。妊娠早期发生病毒性肝炎，应行人工流产术。若发生在妊娠中、晚期，一般不主张终止妊娠，经保守治疗无效，病情继续发展时，应考虑终止妊娠。

（1）妊娠期

① 轻型肝炎：妊娠早期，积极治疗，待病情稳定后行人工流产术；妊娠中晚期，注意休息，积极治疗，加强监护，避免应用可能损伤肝脏的药物（如雌激素、镇静麻醉药），并预防感染，有黄疸者立即住院，按重症肝炎处理。

② 重型肝炎：保肝治疗，积极预防及治疗肝性脑病，如改善氨异常代谢，限制蛋白质的摄入，保持大便通畅，减少氨及毒素的吸收。预防弥散性血管内凝血及肾功能衰竭。妊娠末期重症肝炎患者，经积极治疗 24 小时后以剖宫产终止妊娠为宜。因母儿耐受能力差，过度体力消耗可加重肝脏负担，术中尽可能减少出血及缩短手术时间。

（2）分娩期　重症肝炎在短期内行保肝治疗及纠正凝血功能后，选择剖宫产结束分娩。宫颈条件成熟，估计能在短时间内顺利结束分娩者，可选择经阴道分娩。分娩期主要在于防治出血。在预产期前一周每日给予维生素 $K_1$ 20～40mg 肌内注射，并配好新鲜血备用。防滞产，宫口开全后可行胎头吸引术或产钳术助产，缩短第二产程；做好抢救休克和新生儿窒息准备，必要时留脐血测新生儿乙肝抗原。当胎肩娩出后给予宫缩剂，防止产后出血。

3. 健康指导

① 加强教育，重视妊娠期监护。注意营养，摄入富含蛋白质、糖类和维生素的食物以增加抵抗力。

② 向孕产妇及家属讲解肝炎对母婴的影响，消毒隔离的重要性，以取得孕产妇及家属的理解与配合。

③ 已患肝炎的育龄妇女应避孕，待肝炎痊愈后 2 年后再妊娠。乙型、丙型肝炎患者应在 HBV-DNA 或 HCV-DNA 转阴后妊娠。

④ 患乙型肝炎产妇分娩的新生儿，应在完成乙肝疫苗全程免疫接种后抽血检查乙肝系列，如表面抗体未产生应就医。

⑤ 产后母婴应定期到医院随诊。

⑥ 根据不同类型肝炎的传播方式，指导孕妇及家属做好预防性隔离。

# 第四节　妊娠合并贫血

## 一、定义

由于妊娠期血容量增加，且血浆增加多于红细胞增加，血液呈稀释状态，又称生理性贫血。贫血常以血红蛋白浓度作为诊断标准。当血红蛋白浓度低于 100g/L 时或红细胞数在 $3.5 \times 10^{12}$/L 以下，或红细胞压积 $<30\%$ 时，便可诊断为病理性贫血。

## 二、病因及发病机制

### (一) 缺铁性贫血

① 正常成年妇女由于月经、分娩、哺乳等因素，失铁较多，体内铁储备减少。

② 正常非孕妇女，铁的排泄和摄取为动态平衡，但妊娠妇女自孕 4 个月开始，需铁量明显增加，铁相对不足。

③ 营养不良。孕早期呕吐，影响铁的摄入，营养不良时伴有蛋白质缺乏，影响铁的利用，胃肠道功能紊乱者，如胃酸缺乏、胃黏膜萎缩或慢性腹泻，均妨碍铁的吸收。

④ 孕妇患寄生虫病。

⑤ 慢性感染及肝肾疾病，可影响红细胞的产生、红细胞的寿命、红细胞破坏后的再利用、抑制机体利用储备铁的能力。

### (二) 巨幼细胞性贫血

巨幼红细胞性贫血是缺乏叶酸和维生素 $B_{12}$ 所致。叶酸和维生素 $B_{12}$ 在人体内部不能自行合成，必须从食物中摄取，叶酸在体内储存较少，仅能供应 1~3 个月，维生素 $B_{12}$ 的储存较多，可供 2 年以上才耗尽，故临床上以叶酸缺乏所致的巨幼红细胞性贫血居多，合并妊娠者几乎全为叶酸、铁缺乏所致。

妊娠期易缺乏叶酸的原因主要有：①需要量增加：非孕妇女每日需要量为 50~100$\mu$g，孕妇每日需要量为 300~400$\mu$g，多胎妊娠时需要量更多；②吸收减少：孕期胃酸分泌减少，肠蠕动减弱，使叶酸吸收减少，新鲜蔬菜摄入不足者，更容易缺乏；③排泄增多：孕期肾脏血流量增加，叶酸在肾脏中的清除率增快，从尿中排泄增多。

### (三) 再生障碍性贫血

(1) 药物　主要与氯霉素有关，其次为保泰松、三硝基甲苯、卡巴砷、铋和汞注射剂、匹拉米酮、抗甲状腺药物、杀虫药、苯类等。

（2）肝炎 急性传染性黄疸肝炎，可能与病毒改变干细胞核蛋白合成，使之不能分化为成熟细胞有关。

（3）自身免疫 部分单纯红细胞再障，由自身免疫引起。

（4）原因不明 约一半以上的患者查不出病因。

### 三、临床表现

（1）症状 ①一般症状：低热、乏力、头晕、耳鸣、心悸、气短；②消化道症状：食欲缺乏、消化不良、腹胀腹泻、呕吐；③维生素 $B_{12}$ 缺乏者尚有肢端麻木、针刺或冰冷感觉异常，行走困难；④再生障碍性贫血者有出血及感染的症状。

（2）体征 皮肤黏膜苍白，水肿，口腔炎、舌炎、皮肤毛发干燥、脱发、指甲脆薄、表情淡漠、脾肿大。

### 四、辅助检查

1. 缺铁性贫血

（1）血常规 Hb＜110g/L，血涂片呈典型小细胞低色素性贫血，红细胞平均体积（MCV）＜80fl，红细胞平均血红蛋白浓度（MCHC）＜32％，网织红细胞正常或减少，白细胞和血小板一般无特殊变化。

（2）血清铁浓度 血清铁浓度能灵敏反映缺铁状况，正常成年妇女血清铁为 $7 \sim 27 \mu mol/L$，若孕妇血清铁＜$6.5 \mu mol/L$（$35 \mu g/dl$），可诊断为缺铁性贫血。

（3）骨髓穿刺 骨髓象为红细胞系统增生活跃，以中、晚期幼红细胞增生为主，可见红细胞分裂象，无可染色铁，各期幼红细胞体积较小，胞浆少，染色较正常深，偏蓝或呈嗜多色性。边缘不规则，核小而致密，粒细胞及巨核细胞系统多无明显变化。

（4）胃液检查 必要时行该检查，常见胃酸减少或缺乏。

2. 巨幼红细胞性贫血

（1）外周血常规 红细胞呈大细胞性贫血，红细胞平均体积

（MCV）＞100fl，红细胞平均血红蛋白含量（MCH）＞32pg，红细胞直径曲线高峰后移，红细胞大小不均及有异形红细胞，网织红细胞大多减少。白细胞轻度或中度减少，中性粒细胞分叶过多，出现5～6叶核或4叶以上核占15％～20％，粒细胞胞体增大，核肿胀。血小板通常减少，可见Ⅱ型血小板。

（2）叶酸水平　血清叶酸＜6.8mmol/L（3ng/ml），红细胞叶酸＜227nmol/L（100ng/ml），表示叶酸缺乏。

（3）维生素水平　血清维生素 $B_{12}$＜90pg，放射性核素维生素 $B_{12}$ 吸收试验＜7％则可诊断为维生素 $B_{12}$ 缺乏，但后者在妊娠期应避免进行。

（4）骨髓穿刺　骨髓象红细胞呈巨幼红细胞增生，不同成熟期的巨幼红细胞可占骨髓有核细胞的30％～50％，核染色质呈细网状或筛状、微粒样，常可见核分裂，幼红细胞较多，血红蛋白合成加快，胞浆比较成熟而核发育较慢，呈现核与浆发育不平衡状态。贫血越严重，巨幼红细胞越多。粒细胞系主要是中幼粒细胞以下的晚幼和杆状核粒细胞的胞体增大，核形肿胀，染色质疏松，可有畸形分叶核，粒细胞分叶过多。有时可见6个或10个以上的分叶。巨核细胞系可见形态多增大，亦可正常。核分叶过多，常有断裂，胞浆内颗粒减少。

3. 再生障碍性贫血

（1）实验室检查　外周血常规中全血细胞减少，有时可能以某系细胞减少更为突出。

（2）特殊检查　骨髓穿刺可确定诊断。骨髓象中各类细胞均减少，如有细胞成分主要为淋巴细胞和浆细胞。骨髓中巨核细胞明显减少或者消失。

## 五、治疗

补充铁剂，支持疗法，必要时输血。

## 六、观察要点

① 观察皮肤黏膜、甲床，血红蛋白的情况。按医嘱补充铁

剂，必要时输血。有慢性失血病史者积极治疗原发病。

② 注意孕妇有无乏力、头晕、眼花、心悸、气促等。

③ 加强胎心率及胎动情况的监测。分娩前备血，落实产程监护措施，防止产程延长及严格无菌操作。产后注意子宫收缩的情况，按医嘱应用子宫收缩药和抗生素，注意产后出血的预防。

## 七、护理要点

1. 常规护理

（1）活动与休息　保证充足睡眠，采取左侧卧位，根据身体状况进行适当体力活动，避免劳累；严重贫血者充分休息并注意安全，避免因头晕、乏力晕倒而发生意外；指导母乳喂养，但要避免疲劳，重度贫血不宜哺乳者指导产妇及家属人工喂养的方法。

（2）饮食　指导孕妇加强营养，摄取高铁、高蛋白质、富含维生素C的食物，以及含铁丰富的食物，如动物肝脏、瘦肉、蛋类、豆类等。纠正长期偏食等不良饮食习惯。

（3）心理护理　向孕产妇及家属介绍妊娠合并贫血的相关知识，以解除其焦虑心理。对重度贫血不宜哺乳者，应详细讲解原因，并指导产妇及家人掌握人工喂养的方法。提供家庭支持，加强亲子互动，避免产后抑郁。

2. 专科护理

（1）治疗护理

① 指导正确补充铁剂纠正贫血。以口服铁剂为主，妊娠4个月后，可给予硫酸亚铁0.3g，每天3次，同时服用维生素C 300mg以促进铁剂吸收。宜餐后服用铁剂，减少对胃黏膜的刺激。服用铁剂后，由于铁与肠内硫化氢作用而形成黑色大便，应予以解释。如口服效果较差，重度贫血，严重胃肠道反应不能口服铁剂者，可给予右旋糖酐铁或山梨醇铁深部肌内注射。

② 重度贫血。血红蛋白浓度低于60g/L，接近预产期或短期内行剖宫产术者，宜少量多次输血，最好补充浓缩红细胞。

（2）预防并发症

① 预防感染：预防上呼吸道感染及泌尿系统感染。接产过程严格执行无菌操作规程，产后做好会阴护理，保持外阴清洁干燥，按医嘱给予抗生素，严密观察有无感染征象。

② 贫血产妇宜发生因宫缩乏力所致的产后出血，且贫血对失血的耐受力差，密切观察子宫收缩情况及阴道出现量（按摩子宫监测子宫高度和质地软硬），警惕宫缩乏力导致产后出血。出血多时及时给予输血，注意速度和量，避免引起急性心力衰竭。

3. 健康指导

① 妇女于妊娠前后积极治疗易引起贫血的疾病。

② 进行预防贫血相关知识的教育，指导孕妇合理饮食，纠正偏食习惯，多食富含铁质的食物。

③ 妊娠中期遵医嘱补充铁剂、维生素 C 等。

④ 加强产后营养指导，注意休息。加强计划生育指导，避免生育过多。

# 第五节　妊娠合并肺结核

## 一、定义

肺结核是由结核杆菌引起的呼吸系统慢性疾病，其发生率近年有增高的趋势，且农村高于城市。

妊娠合并肺结核有两类型：活动性肺结核与非活动性肺结核。非活动性肺结核，或结核病变范围不大，肺功能无改变，对妊娠过程和胎儿发育无明显影响。如病变范围较广的活动性肺结核，尤其心肺功能不全者，妊娠分娩常使病情加剧甚至死亡。胎儿可因缺氧、营养不良导致发育迟缓或死胎，或结核菌破坏胎盘绒毛进入胎体，可引起先天性结核病。一般认为新生儿结核病多数由母亲传染而来。

## 二、病因及发病机制

妊娠妇女感染人型结核杆菌。

### 三、临床表现

（1）症状 低热，尤其是午后潮热、消瘦、乏力、盗汗、咳嗽和咯血。

（2）体征 上胸部或肩胛间区听到湿啰音、呼吸音低。

### 四、辅助检查

1.实验室检查

（1）痰液检查 活动性肺结核痰涂片抗酸染色或痰培养可找到结核菌，也可做痰 PCR 法找结核杆菌抗原。痰中找到结核菌是确诊为肺结核的主要依据。

（2）皮肤结核菌素试验 是最重要的结核筛选试验。目前试剂为纯化蛋白衍生物（PPD）已取代旧结核菌素（OT）试验，前者一般不产生非特异性反应，以 5 个结核菌素单位皮内注射，48 小时后硬结大于 10mm 为阳性，5～9mm 为可疑，阴性结果并不能排除结核。

2.特殊检查 X 线胸片检查对结核的诊断十分重要，可确定肺结核性质，有肺结核病史或家属有肺结核的孕妇，于妊娠中期及足月时宜做 X 线胸片检查，检查时应遮挡腹部。本病患者检查时在肺尖部多见浸润，斑状小阴影为早期再感染的特征，病变可以液化形成空洞，亦可有硬结、钙化。有时可有肺门纵隔淋巴结肿大、肺段或肺叶不张、胸膜渗出、粟粒型肺结核等。

### 五、治疗

妊娠期加强产前监护，注意休息及营养，积极配合药物或手术治疗。若孕妇纯化蛋白衍生物皮试阳性，无活动性肺结核，需用异烟肼预防治疗，直至分娩；活动性肺结核，应早期、足量、联合用药，以加强疗效和降低细菌的耐药性。分娩时宜采取阴道分娩，尽量缩短第二产程，产后加强营养，注意休息。

### 六、观察要点

① 观察体温变化，注意发热规律。

② 观察痰的颜色、量，有无血痰和咯血征象。

③ 观察药物疗效及不良反应。

## 七、护理要点

### （一）常规护理

① 宜饮食高蛋白、多种维生素和富含矿物质的食物，以增加营养。

② 向孕妇讲解疾病知识，及早发现活动性肺结核，及早治疗。注意合适的运动和休息，以维持病情稳定。给予精神安慰和鼓励，消除思想负担。

### （二）专科护理

（1）妊娠期

① 适当休息，供给高蛋白、多种维生素和富含矿物质的食物，并治疗妊娠呕吐。

② 临床症状明显者，测体温，记录咯痰情况，并定时产前检查。

③ 室内阳光充足，空气新鲜，孕妇勿随地吐痰，注意呼吸道隔离。

④ 应多到户外散步，多晒太阳，以利钙的吸收。

⑤ 选择合适的抗结核药物，防止药物对胎儿的影响，首选异烟肼和乙胺丁醇较好，链霉素、利福平均怀疑有致畸作用。肺结核应早期治疗，联合用药，以加强疗效降低细菌的抗药性。

（2）分娩期

① 临产后鼓励孕妇保持良好心态。

② 鼓励进食，必要时通过静脉补充葡萄糖以增加能量。

③ 吸氧。

④ 注意保暖，避免感冒、发热，降低机体抵抗力。

（3）产褥期

① 保证充分休息和睡眠，补充足够营养。

② 新生儿在出生后 24 小时应接种卡介苗。

③ 分娩后立即退奶，不应接触婴儿，以免传染新生儿。

（三）健康指导

① 妊娠咨询。对于肺结核的妇女是否适宜妊娠及何时妊娠等问题，应咨询呼吸内科及产科医师。

② 指导用药。坚持早期、联合、足量、规律、全程用药。

③ 生活指导。日常生活中注意隔离；饮食宜清淡，加强营养，多食瘦肉、禽类、蛋、鱼、乳品、小米、大枣、百合、莲子、栗子及新鲜蔬果，禁烟酒，少吃辛辣、烟熏和干烧食品；有结核中毒症状者应卧床休息；轻症患者可进行正常工作，但应避免过劳和体力劳动，保证充足的休息；恢复期可进行适当的身体锻炼，如散步，打太极拳。

④ 产后应选择工具避孕和外用避孕药避孕。指导其定期内科复查。

# 第六节　妊娠合并甲状腺功能亢进症

## 一、定义

妊娠合并甲状腺功能亢进（简称甲亢）是一种自身免疫性疾病。常由于精神刺激诱发，有家族遗传倾向。由于甲状腺激素分泌过多，产生多方面的影响，使神经、肌肉的兴奋性刺激增加，抑制垂体促性腺激素的作用，以及影响三羧酸循环的氧化磷酸化过程，能量不能以 ATP 的形式予以储存而消耗殆尽，故在妊娠期间常引起流产、早产、胎儿生长受限、死胎、妊娠期高血压疾病，产时子宫收缩乏力和产后感染等。抗甲状腺药物通过胎盘进入胎儿体内，可引起胎儿甲低、甲状腺肿和畸形。甲状腺抗体其中的一种免疫球蛋白（LATS）进入胎儿体内可引起新生儿甲亢，出生后 3～4 周消失，故应引起临床重视。

## 二、病因及发病机制

85%～90%患者为单个甲状旁腺腺瘤。

### 三、临床表现

（1）症状　消瘦、体重减轻、疲乏、多汗、畏热、食欲亢进、情绪激动、失眠、心悸，个别有腹泻。甲亢危象时，高热39℃以上、焦急、烦躁、大汗淋漓、恶心、厌食、呕吐等。

（2）体征　甲状腺肿大、突眼、神经质、震颤、脉快。甲亢危象时，脉率达140～160次/分或以上，脉压差大，常有虚脱、休克，甚而昏迷，也可有心房颤动、心力衰竭体征。

### 四、辅助检查

实验室检查是诊断甲亢的重要手段。正常妇女、孕妇、妊娠合并甲亢的甲状腺功能的实验室检查结果见表8-1。

**表8-1　甲状腺功能实验室检查**

| 检查项目 | 正常妇女 | 孕妇 | 妊娠合并甲亢 |
|---|---|---|---|
| 基础代谢率（BMR）（%） | <＋15 | ＋20～＋30 | >＋30 |
| 促甲状腺激素（TSH）（mU/L） | 2～20 | 正常 | 明显降低 |
| 血清总甲状腺素（TT4）（nmol/L） | 64～167 | 轻度增高 | 明显增高 |
| 血清三碘甲状腺原氨酸（TT3）（nmol/L） | 1.8～2.9 | 轻度增高 | 明显增高 |
| 甲状腺素结合球蛋白（TBG）（mg/L） | 13～34 | 轻度增高 | 明显增高 |
| 血清游离T3（pmol/L） | 2.2～6.8 | 轻度增高 | 明显增高 |
| 血清游离T4（pmol/L） | 10.3～25.8 | 轻度增高 | 明显增高 |

### 五、治疗

① 孕12～14周后胎儿甲状腺已有摄碘和合成激素的功能，也能对促甲状腺素起反应。故禁用放射性核素诊断和治疗。

② 选用的药物以硫脲类为主，丙基硫氧嘧啶可做为首选。

③ 抗甲状腺药物可通过胎盘进入胎儿循环，孕妇用药过量可造成胎儿甲状腺功能减退，影响胎儿脑与骨的发育。故孕妇用药剂量宜小，谨防过量。睡眠时脉率在 60 次/分以下则无须用药。

④ 甲状腺明显肿大产生压迫症状，或经药物治疗不能控制甲亢症状，或怀疑癌变时，应考虑手术治疗。

妊娠合并甲亢为高危妊娠，应加强孕期保健及围生期管理。病情稳定者可待其自然分娩，产程中应用镇静药物，可手术助产缩短第二产程。病情不稳定者积极治疗控制病情，一旦胎儿成熟择期剖宫产分娩。产后或手术后均应选用抗生素预防感染。产后若需继续服用抗甲状腺素药物时不宜哺乳，因为硫脲类药物在乳汁中的浓度为母血浓度的三倍，将会影响新生儿的甲状腺功能。

## 六、观察要点

每日测体温、脉搏、呼吸、心率、血压各 2 次，注意观察患者的生命体征、体重变化、精神及神志状态、出汗及皮肤状况、食欲、腹泻量及次数并记录出入量、甲状腺肿大及突眼症状。若体温增高，脉搏明显加快、焦虑不安、大汗淋漓、厌食、恶心、呕吐、腹泻时，应考虑可能发生甲亢危象，立即与医师联系。备好急救药品和物品，积极配合治疗工作。

## 七、护理要点

### （一）常规护理

（1）环境　要安静、避免劳累和噪声的干扰，保证患者的充足睡眠和休息。

（2）心理护理　加强心理护理，指导患者使用自我调节的方法，如分散注意力，放松等，并鼓励家属与患者沟通，使患者情绪保持最佳状态，鼓励其面对现实，增强战胜疾病的信心。

（3）活动指导　充分休息，避免劳累和噪声干扰，相应调整室温。并发心动过速、甲状腺危象时，应绝对卧床休息。

（4）指导饮食　进食高热量、高蛋白和富含维生素丰富的饮食，补充足量水分，忌饮浓茶、咖啡等刺激饮品，禁食含碘类食品，如海制品等。

（二）专科护理

① 加强妊娠期对孕妇及胎儿的监护，妊娠 36 周时入院待产。

② 严格掌握抗甲状腺药物的剂量，剂量为非孕时的半量，不可骤然停药。

③ 尽量争取阴道分娩，临产后给予精神安慰，减轻疼痛，减少能量消耗，吸氧。

④ 预防感染及并发症的发生，注意产后出血及甲亢危象的发生。

⑤ 产后能否哺乳，根据服用抗甲状腺激素药物情况而定。

⑥ 饮食护理：摄入高碳水化合物、高蛋白、富含维生素饮食，提供足够热量和营养，以补充消耗，满足高代谢需要。

⑦ 眼部护理：加强眼球护理，合并严重突眼、恶性突眼者，积极采取保护措施，睡前抬高头部，不能闭合眼睑时需涂眼膏保护球结膜，必要时带眼罩，外出时带茶色眼镜保护眼睛，以减少光线和灰尘的刺激。高枕卧位和限制钠盐摄入可减轻球后水肿，改善眼部症状。

⑧ 对孕妇及家属提供心理支持，保持病室安静和轻松的气氛，限制探视，减少外来刺激，保证睡眠充足。鼓励孕妇学会自我心理调节，提高应对能力。

⑨ 药物护理：遵医嘱给药，并注意观察药物的疗效及其不良反应，警惕粒细胞缺乏，定期复查血象，在用药第 1 个月，每周检查白细胞 1 次，1 个月后每 2 周检查 1 次白细胞。因需长期用药，嘱患者不要任意间断、变更药物剂量或停药。

（三）健康指导

① 让患者了解要遵医嘱坚持服药，经过正规治疗后，体重

会增加，突眼及甲状腺肿大症状会逐渐改善的各种现象。

② 定期复查。

③ 了解药物的治疗作用及不良反应。

# 第七节 妊娠合并慢性肾炎

## 一、定义

肾炎是一种溶血性链球菌感染后引起的一种全身性的变态反应性疾病，最常见的是慢性肾小球肾炎。慢性肾炎分为三型：Ⅰ型以蛋白尿、水肿为主，无高血压，肾功能正常。Ⅱ型有蛋白尿和高血压、肾功能易受损。Ⅲ型有蛋白尿和明显肾功能损害或氮质血症。妊娠使大多数肾小球病变加重，可发生肾功能衰竭，轻者对母儿影响小，重者则妊娠期高血压疾病发生率高，可有胎儿生长受限、流产、死胎。

## 二、病因及发病机制

原发性肾小球肾炎的发病原因尚不很清楚，与免疫、遗传、代谢及中毒等因素有关，感染是最常见的诱因。其主要发病机制为肾小球的免疫损害导致肾小球的血流动力学发生改变，使基底膜两侧静水压差增加以维持正常滤过。肾小球毛细血管内压力增高，使毛细血管壁通透性增加，从而加速肾小球结构的损害，促使肾小球硬化，滤过面积进一步减少，血压随之升高。肾功能衰竭时红细胞生成素分泌减少，使红细胞的分化、增殖、成熟过程及血红蛋白的合成发生障碍而致贫血，即肾性贫血。贫血又促使肾小球毛细血管收缩而加重肾功能衰竭。

## 三、临床表现

（1）症状 水肿、高血压、贫血、肾功能不全的症状，有时有血尿。

（2）体征 全身或面部可凹性水肿，高血压、贫血、肾功能不全的体征。

## 四、辅助检查

**1. 实验室检查**

（1）尿常规 常在孕前或妊娠 20 周前持续有蛋白尿而发现本病，肾病型的尿蛋白最多。慢性肾炎晚期，肾小球多数毁坏，蛋白漏出反而逐渐减少，因而尿蛋白减少不一定说明疾病的好转，也不能以尿蛋白的多少作为引产的标准。健康肾脏应能浓缩尿液使尿比重达 1.020 以上，而慢性肾炎晚期时因浓缩及稀释能力减退常使尿比重固定于 1.010 左右。视病变轻重程度不同，尿中可出现多少不等的红、白细胞管型。

（2）血常规 慢性肾炎因蛋白质大量丧失和肾脏实质的损坏使肾脏红细胞生成素减少，所以常伴有贫血，属于正常血红蛋白及红细胞型贫血。

（3）肾功能 在疾病早期，肾功能受影响较小，至晚期，各种肾功能检查如酚红试验、内生肌酐和尿素廓清及尿浓缩稀释功能等均有不同程度的减退。参照 Lindheimer 及 Katz（1994）所述，肾功能不全的分度为：①轻度，血肌酐 $<$ 132.6/$\mu$mol/L（1.5 mg%），舒张压 $\leqslant$ 90mmHg（12kPa）；②中度，血肌酐 $\geqslant$ 132.6$\mu$mol/L 和（或）高血压者；③重度，血肌酐 $\geqslant$ 265.2$\mu$mol/L（3mg%）或尿素氮 $>$ 10.7mmol/L（30mg%），表明肾功能丧失 $\geqslant$ 50%。

（4）抗 O 测定 滴度可能升高。

**2. 特殊检查**

（1）眼底检查 可见出血及典型符合肾炎视网膜炎。轻度慢性肾炎患者的眼底检查可以正常。

（2）肾活组织检查 国内已有些医院在妊娠期做肾脏活组织检查，此对明确诊断、了解病变程度有很大帮助。但妊娠期做此检查，各学者意见不一，主要顾虑是活检后出血不止，反而弊多利少。

（3）B 超检查　可见肾脏缩小。

## 五、治疗

本病治疗以防止或延缓肾功能进行性损害、改善或缓解临床症状及防治严重并发症为主，而不是以消除蛋白尿、血尿为目的。一般采取综合治疗措施，强调休息，避免剧烈运动，限制饮食，预防感染。

## 六、观察要点

① 严密观察体温、脉搏、呼吸、血压、尿量，并记录出入量，观察有无腹痛、阴道出血，防止胎盘早剥。

② 密切观察患者水肿的情况，包括水肿的分布、部位、特点及消长等，注意观察患者有无出现胸腔积液、腹腔积液等全身水肿的征象。密切观察血压的变化，定期测量体重。

③ 严格记录 24 小时出入量，尤其是尿量的变化情况。

## 七、护理要点

### （一）常规护理

① 适当休息，增加营养，宜补充低蛋白、低盐饮食，给予富含必需氨基酸的高质蛋白，补充维生素。

② 定期产前检查及尿常规化验、肾功能监测，严密观察病情发展及胎儿生长情况。

③ 取左侧卧位，保证胎儿营养物质的供给。

④ 当血压升高时孕妇有自觉症状，严防子痫发生，并做好抢救准备。

### （二）专科护理

1. 根据病情决定是否妊娠　重症者不宜妊娠，已妊娠者应终止。

2. 用药护理　有明显水、钠潴留的患者遵医嘱用利尿剂，注意观察利尿剂的效果、不良反应，如有无出现电解质紊乱、有无出现高凝状态和加重高脂血症等。肾功能不全的患者在使用血管紧张素转换酶抑制剂时，要注意监测有无出现高血钾等。合理应用抗生素。

3. 加强生活护理

① 保持清洁的病区环境，定期做好病室空气消毒。

② 减少病区的探访人数，有上呼吸道感染的探视者应限制探视。

③ 指导和协助患者做好全身皮肤黏膜的清洁卫生，同时保护好水肿部位的皮肤。

4. 促进身心休息　卧床休息能增加肾血流量和尿量，减少蛋白尿，改善肾功能。对有明显水肿、大量蛋白尿、血尿、高血压或急性发作期患者，应指导卧床休息为患者创造一个安静、舒适的环境。对患者出现的不良情绪，鼓励其说出原因，协同家属帮助解决问题。使患者减轻思想负担，解除烦躁、焦虑情绪，安心休息。对轻症者亦应增加卧床时间，避免过劳、受凉，防止呼吸道感染。

5. 维持体液平衡　轻度水肿患者通过适当休息、低盐饮食，水肿可消退或减轻。重度水肿伴少尿量，应限制液体摄入量，每日 1500ml 左右，或按 24 小时液体出入量记录，补充每日所排出液体量，必要时按医嘱应用利尿剂，或间歇补充白蛋白制剂，提高血浆胶体渗透压，以加强利尿效果。

6. 并发症的预防和护理

(1) 感染的预防和护理　加强环境和个人卫生防治措施，保持室内清洁和良好通风，每日紫外线消毒或消毒剂喷雾 1 次，加强个人卫生，保持口腔和皮肤清洁，注意保暖，预防感冒，若有咽痛、鼻塞等症状，应卧床休息及时治疗。

(2) 心功能不全　积极治疗高血压，严密观察血压变化情况，按医嘱及时调整降压药物，指导患者重视身心休息，限制水盐摄入，经常检查患者心率、心律、呼吸情况，如发现心率增快、心律不规则、呼吸困难、烦躁不安等现象，应立即按医嘱给药，并进行心功能不全的护理。

（三）健康指导

① 让患者了解引起慢性肾炎反复发作及加重的因素，如感染、劳累、妊娠、使用肾毒性药物，这些因素往往会使肾脏功能进一步恶化，应注意避免。

② 向患者解释低蛋白饮食的重要性，尤其是对于有氮质血症的患者，更应注意蛋白质的合理摄入，以免加重肾衰竭。饮食应注意易消化、热量充足和富含维生素，热量一般为 125.5kJ/（kg·d），碳水化合物和脂类在饮食热量中的比例应适当增加。明显水肿、高血压患者应限制水钠的摄入。对有氮质血症的患者，应限制蛋白质的摄入，量为 0.5～0.8g/（kg·d），其中 60%以上应为优质蛋白。

③ 让患者了解慢性肾炎的疾病过程及治疗方案，药物治疗的目的及观察用药的治疗反应及不良反应。

④ 指导患者注意休息，避免长期的精神紧张、焦虑、抑郁等，以免加重病情、加速肾功能的衰退。

⑤ 病情重，病程长者不宜妊娠者应及早人工流产或行绝育术。

# 第八节　妊娠合并急性肾盂肾炎

## 一、定义

急性肾盂肾炎是妊娠常见的一种并发症，发病率占所有孕产妇的 1%～4%。常是细菌从膀胱向上扩散或通过血液与淋巴直接感染的结果。妊娠期泌尿系统解剖生理的特殊变化，更有利于肾盂肾炎的发生，以妊娠晚期和产褥早期为多见。一般为双侧性，以右侧较明显。妊娠期肾盂肾炎有两种表现，一种是无症状性菌尿症，即菌尿确实存在，但无任何尿路感染的症状出现，是妊娠期急性肾盂肾炎发作的重要原因。此类患者占孕期 4%～7%，容易被忽视，如不及时恰当处理，孕期时将有 30%出现急性肾盂肾炎症状。有人认为无症状性菌尿症可引起贫血，20%菌尿孕妇会发生早产、无脑儿、胎儿脊柱椎裂及脑积水。另一类为症状性肾盂肾炎，除菌尿以外，还有全身临床表现，严重者可发生中毒性休克。急性肾盂肾炎高热引起流产、早产，妊娠早期还可致胎儿神经管发育障碍，故无脑儿的发病率远较正常妊娠者高。

## 二、病因及发病机制

①诱因：输尿管等蠕动减少、减弱使尿潴留；输尿管受压扭曲、扩张；尿液中葡萄糖、氨基酸等营养物质增多，以上均有利于细菌生长繁殖。②致病菌：多为革兰阴性杆菌，以大肠杆菌最多见，其他有变形杆菌、产气杆菌和葡萄球菌等。

## 三、临床表现

（1）症状 ①无症状菌尿症，只有腰酸痛，易忽视；②症状性肾盂肾炎，高热、寒战、头痛、周身酸痛、恶心、呕吐，有些仅有低热、腰痛、尿频、尿急、尿痛、排尿未尽感。

（2）体征 急性病容，体温可高达 40℃ 以上，肋腰点（腰大肌外缘与第 12 肋骨交叉处）压痛，肾区叩击痛。

## 四、辅助检查

（1）血细胞计数 血白细胞计数增高，中性粒细胞比例增高。

（2）尿常规 尿色一般无变化，如为脓尿则呈混浊。尿沉渣有成堆的白细胞或脓细胞，红细胞每高倍视野可超过 10 个。偶有发病之初尿检查未发现异常者，需要再次送检。

（3）尿细菌培养 尿细菌培养多数为阳性，常见病原菌为大肠杆菌，占 75%～85%；其次为副大肠杆菌、变形杆菌、产气荚膜杆菌、葡萄球菌及粪链球菌，铜绿假单胞菌少见。如细菌培养阳性应做药敏试验。如细菌培养阴性，应想到患者是否使用过抗生素，因为许多肾盂肾炎患者以前曾有过尿路感染，故可能患者已自行开始抗生素治疗，即使抗生素单次口服剂量，也可使尿细菌培养阴性。

（4）血培养　对体温超过 39℃ 者需做血培养，血培养可阳性，细菌种类与尿培养相同。如阳性应进一步做分离培养及药敏试验。

（5）其他检查

① 血清肌酐在约 20% 急性肾盂肾炎孕妇中可升高，而同时有 24 小时尿肌酐清除率下降。

② 有些患者出现血细胞比容下降。

### 五、治疗

1. 预防　有肾盂肾炎史者，初次产前检查时做尿常规及尿细菌培养，以筛选无症状性菌尿。如为阳性可在 2 周内使用有效抗生素治疗，以防妊娠后期发生急性肾盂肾炎。

2. 急性期治疗　需注意休息，注意营养，并给予多量水分，每日尿量宜保持在 2000ml 以上，以利肾盂和输尿管的冲洗和引流。一侧肾盂肾炎时，侧身对侧卧，双侧肾盂肾炎时，则左、右侧轮换侧卧，以减轻对患侧输尿管的压迫。

3. 抗生素的应用

（1）无症状性菌尿选用不良反应小、尿中浓度高的抗菌药，做短程 3～5 日治疗。

① 头孢拉定胶囊：250～500mg，每 6 小时 1 次，口服。

② 阿莫西林胶囊：0.5～0.1g，每日 3 次，口服。

（2）急性期病情较急者，则在检查尿的同时给予抗生素治疗，首先给予革兰阴性杆菌敏感或广谱抗菌药物，待细菌培养及药敏试验提示敏感抗生素后再更改药物，一般以 10～14 日为 1个疗程。

（3）伴高热者，可选用下列药物。

① 氨苄西林 0.5～1.0g，每 6 小时肌内注射 1 次；或 2～4g加入 5% 葡萄糖液 1000ml 中静脉滴注，每日 1 次。

② 头孢拉定注射剂 4～6g，加入 5％ 葡萄糖液 1000ml 中静脉滴注，每日 1 次。

③ 头孢噻肟注射剂 4～6g，加入 5％ 葡萄糖液 1000ml 中静脉滴注，每日 1 次。

④ 头孢曲松钠（头孢三嗪）注射剂 2g，稀释后静脉滴注，每日 1 次。

⑤ 急性肾盂肾炎时最常见的致病菌是大肠杆菌，可联合应用抗生素，一般先用青霉素加头孢氨苄或氨苄西林，2 周为 1 个疗程；若治疗后细菌培养仍为阳性，需继续治疗，直至尿培养 3 次为阴性为止。

（4）对妊娠及胎儿有不良影响的常用抗菌药物需慎用或不用。

① 磺胺类药物可致胎儿发生高胆红素血症、胆红素脑病，估计在 2 周内要分娩者不用。

② 四环素易致孕妇发生肝脏急性脂肪坏死，胎儿易发生黄齿综合征等，故禁用。

③ 氨基糖苷类可引起胎儿的听力及前庭损害。

（5）急性肾盂肾炎经治疗 3～5 日后即使体温已下降至正常，仍不宜立即停用抗生素，须经多次培养均转阴后才可停药，一般持续用药 10～14 日。

## 六、观察要点

① 定时观察胎心及有无子宫收缩和阴道出血情况，防止流产、早产、胎膜早破、胎死宫内等。

② 医护人员要密切观察患者反应，监测患者呼吸、体温、脉搏及血压，每 4 小时 1 次；体温如持续在 39℃ 的患者，医护人员要嘱咐并监督患者卧床休息并采取物理降温的方法，患者出现排汗量大的情况时，要及时更换床单和衣裤，确保患者所处环境的干净整洁；关心患者腰痛情况，观察患者排尿量及尿色，了解患者尿中是否带有坏死组织，提高警惕，谨防并发症的发生。

如发现有患者体温持续高于 39℃，医护人员尽快使用冰袋或乙醇擦浴，直到患者体温降到 39℃ 以下，避免母婴发生高热惊厥及中毒性休克的现象。

## 七、护理要点

### （一）常规护理

① 加强产前卫生宣教，注意个人卫生，保持外阴部清洁。

② 急性期应卧床休息，向健侧卧，减少妊娠子宫对输尿管的压迫，使尿液引流通畅。

③ 多饮水，保证入量，使尿量保持在 2000ml/d 以上，高热者应静脉补液，以稀释尿液，减少刺激症状。

④ 做尿培养选用合适的抗生素，防止体温过高。

⑤ 定时测体温、脉搏，体温过高应以物理或药物降温。

⑥ 宜食富含营养、清淡的饮食，多吃蔬菜、水果，保持大便通畅。

### （二）专科护理

（1）心理护理　医护人员要耐心讲解妊娠急性肾盂肾炎的相关知识，避免患者由于担心胎儿安危、胎儿早产或胎儿发育不良而产生的焦躁、烦恼及不安等消极情绪。应时刻观察患者的情绪变化，适时开展知识宣传，耐心与患者沟通，细心解答患者的提问。将病情好转的实时信息告知患者，缓解患者不安情绪；及时与患者家属沟通并取得患者家属的支持。

（2）尿路刺激的护理　站立或坐位会因肾脏受牵拉而引发的疼痛，所以医护人员应嘱咐并监督患者尽量向着未发生感染的体位进行卧床休息，确保尿液排出通畅；嘱咐患者加大饮水量，每天保持 3000ml 以上的饮水量，加快冲洗尿路的速度；鼓励患者参与能分散注意力的活动，例如聊天、听音乐等。

（3）胎儿妊娠期监护　急性肾盂肾炎多发生于妊娠期，是一种合并型的疾病。因而在进行护理时，要特别关注细菌毒素及高热因素，这两种因素是引起胎儿流产、发育不良或畸形的主要因素，因此，要加强妊娠期胎儿监护，应每 2 小时进行一次多普勒监测胎心，进行监测时动作要轻柔避免引起宫缩；护理人员如发现孕妇阴道出现流液、流血、孕妇腹痛、宫缩或腹胀等异常情况应马上报告医师，配合医师对其进行处理，若发生保胎失败或胎儿早产的情况，应及时做好接生准备及抢救新生儿工作。

（4）遵医嘱使用抗生素控制感染　最好根据中段尿培养和药敏试验结果而定。首选氨苄西林或头孢菌素类不仅对革兰阴性杆菌起效而且对胎儿和新生儿无不良影响的药物。治疗重症患者使用二联用药联合静脉滴注效果最佳。若发现患者双肾功能不良，要根据病情减少用药量，避免发生药物蓄积中毒。嘱患者及时排尿，并提供必要排尿环境，协助孕妇如厕。

（5）出院后护理要点　妊娠期急性肾盂肾炎是复发率较高的疾病，如在治疗急性肾炎时不及时，急性肾炎转化为慢性肾炎的几率将大大增加，严重危害孕妇及胎儿，因此，在办理出院手续时，医护人员要嘱咐患者坚持用药，按时检查尿常规及按时进行尿培养；患者应大量饮水，保持尿量每日＞2500ml；便后清洗外阴，保持外阴清洁、干燥。

（三）健康指导

① 加强营养，防止贫血，增强机体抵抗力。

② 积极治疗感染性疾病，注意个人卫生。

③ 确诊后患者需入院治疗。

# 第九章 妊娠期异常的护理

## 第一节 妊娠期高血压疾病

### 一、定义

妊娠期高血压疾病是妊娠期特有的疾病。主要特征为妊娠20周以后出现高血压、蛋白尿及水肿，严重时抽搐、昏迷、甚至母婴死亡的一组临床综合征。该病严重威胁母婴健康、常伴较高的孕产妇和围生儿病死率。妊娠期高血压疾病分为五类：妊娠期高血压、子痫前期、子痫、慢性高血压并发子痫前期、慢性高血压合并妊娠。

### 二、病因及发病机制

目前有以下几种学说：

（1）免疫失调学说。胎儿、母体间免疫平衡失调，引起血管内皮细胞病变，发生妊娠期高血压。

（2）妊娠子宫张力增高，影响子宫血供，造成子宫-胎盘缺血缺氧引起妊娠期高血压。

（3）体内调节血管收缩与舒张因子失衡。

（4）凝血系统与纤溶系统失调。

（5）基因特质。

### 三、临床表现

（1）血压　初期症状很少，仅在体检时才偶尔发现，在精神紧张或体力劳动后血压暂时升高，然后仍能恢复正常。当病情发展，血压可逐步升高并趋向持续性。

(2) 脑部表现 可有头痛、头晕、失眠、健忘、易怒和神经质等，严重者可有暂时性失语、失明、偏瘫等脑血管病变症状。

(3) 心脏表现 长期血压升高可形成高血压性心脏病。在心功能代偿期仅表现为心悸，失代偿时可出现左心衰表现。

(4) 肾脏表现 早期肾功能未受明显影响，当血压长期升高，肾脏细小动脉发生硬化，逐渐影响肾功能，失代偿时，出现多尿、夜尿、口渴多饮等。

## 四、辅助检查

1. 血液检查

(1) 血液黏稠度检查 若血浆黏度比＞1∶6、全血黏度比＞3∶6、血细胞比容≥0.35，则提示有血液浓缩情况。

(2) 凝血功能检查 血小板减少、出凝血时间延长、凝血酶原时间延长、纤维蛋白原下降、3P试验阳性提示DIC存在。

(3) 血常规化验 可了解贫血程度。

(4) 肝肾功能检查 了解肝肾受损程度，白蛋白降低表示有低蛋白血症。

(5) 电解质及 $CO_2 CP$ 测定 了解有无电解质紊乱及酸中毒。

2. 尿液化验 包括尿常规及尿蛋白定性、定量测定，凡24小时尿蛋白定量≥0.3g为异常。当尿蛋白（＋＋＋＋）以上时，24小时尿蛋白＞5g、尿比重＞1.020提示尿液浓缩。

3. 眼底检查 正常眼底 A∶V 为 2∶3，若变为 1∶2 或 1∶3 表示血管痉挛，重者出现视网膜水肿、剥离，甚至失明。

4. B超 了解胎儿发育、胎盘及羊水情况。

5. 胎盘功能测定 测定24小时尿雌三醇（$E_3$）含量、E/C比值、HPL等，以了解胎盘功能及胎儿安危情况。

6. 胎儿成熟度检查 通过估算胎儿大小，测定羊水中 L/S 比值、肌酐、胆红素类物质、淀粉酶等含量，了解胎儿成熟情况，以便适时终止妊娠。

## 五、治疗

妊娠期高血压疾病的治疗目的和原则是争取母体可以完全恢复健康，胎儿出生后能够存活，以对母儿影响最小的方式终止妊娠。妊娠期高血压患者可在家或留院观察，密切监护母儿安危；子痫前期患者应住院治疗，治疗原则为休息、解痉、镇静、降压、合理扩容和必要时利尿、密切监测母儿安危、适时终止妊娠。一旦发生子痫，应控制抽搐、纠正缺氧和酸中毒、控制血压，抽搐控制后终止妊娠。

## 六、观察要点

密切注意病情变化，每天监测血压、尿蛋白、体质量、水肿情况，注意观察患者，一旦出现头晕、眼花、胸闷等自觉症状，提示病情发展至子痫前期，应警惕子痫的发生，严防抽搐、昏迷出现。同时密切监护胎心音，必要时进行胎心监测，发现异常及时通知医师尽快处理。

## 七、护理要点

### （一）常规护理

① 保持病房安静，保证充足的休息，每天睡眠不少于 10 小时，取左侧卧位，可改善子宫胎盘血供。

② 间断吸氧，每天 3 次，每次 30 分钟。

③ 指导摄入丰富蛋白质、热量、维生素、纤维素饮食，不限液体和盐，但全身水肿者应当限盐。

④ 嘱咐患者增加产前检查次数，督促孕妇自测胎动、体质量，及时发现病情变化。

### （二）专科护理

1. 妊娠期高血压疾病、轻度子痫前期的产前专科护理

（1）遵医嘱测体质量。记录 24 小时出入液量。正确留取血标本、尿标本，并及时送检。

（2）注意询问孕妇有无自觉症状，重视孕妇头晕、头痛、恶

心、胸闷、眼花等主诉，及时报告医师。

（3）密切观察血压、脉搏、呼吸变化及水肿分布及程度，及时详细记录。

（4）观察宫缩及阴道出血情况，加强胎儿监护，必要时进行胎心监护。

（5）遵医嘱使用镇静剂或降压药时，预防直立性低血压。

（6）协助患者进行血液常规、凝血功能、肝肾功能、尿常规、眼底检查、24小时动态血压检测、心电图、超声心动图检查。

（7）心理护理。为患者及家属提供相关信息与支持。指导孕妇尽量保持精神放松与心情愉快。

（8）应用硫酸镁的注意事项。①严格观察其毒性，并准确控制硫酸镁的入量，滴速以1g/h为宜，不超过2g/h，总量不超过30g/h。②随时准备10%葡萄糖酸钙注射液10ml，每次用药前和用药期间均应监测血压，同时监测以下指标：膝腱反射必须存在；呼吸不少于16次/分；尿量不少于400ml/24h，或不少于25ml/h。③发现硫酸镁中毒症状，及时报告医师，遵医嘱处理。

2. 重度子痫前期的产前专科护理

（1）将孕妇安排于备有呼叫器、安静且光线较暗的病室，医护活动尽量集中，避免因刺激诱发抽搐。

（2）严密监测生命征及病情变化，注意孕妇安全，准备下列物品：①将呼叫器置于孕妇随手可及之处；②加用床档，防止孕妇坠床、受伤；③准备急救车、吸引器、氧气、开口器等，以备随时使用；④准备急救物品，如硫酸镁、10%葡萄糖酸钙注射液等；⑤备好产包。

（3）防止外伤：①向孕妇解释可能发生外伤的原因及预防措施。②加强安全防护措施。孕妇若需外出、检查、活动、如厕需有人陪伴；告知孕妇起床或改变体位时，动作要缓慢。③告知孕妇减少活动，如有头晕、头痛、眼花表现时立即躺下或坐下休息，防止摔伤。④使用冬眠合剂时，告知孕妇绝对卧床休息，密切监测血压变化。

3. 子痫的产前专科护理

（1）设单人暗室，避免声、光刺激，嘱孕妇绝对卧床休息，进行各项治疗及护理操作应相对集中进行，动作轻柔。

（2）监测并记录体温、脉搏、呼吸、血压。

（3）观察孕妇精神状态及神志变化，注意有无头晕、头痛、眼花、胸闷、恶心等自觉症状，有异常及时报告医师。

（4）备好抢救物品，如压舌板、开口器、急救车、吸引器、氧气等。

（5）按医嘱使用镇静、解痉、降压药物，观察药物治疗效果，并及时报告医师。

（6）做好孕妇的心理护理。

（7）子痫护理

① 按医嘱使用硫酸镁或冬眠合剂静脉注射。

② 氧气吸入。

③ 加用床档，用开口器或纱布包裹压舌板，置于孕妇上下磨牙间。抽搐时切勿暴力按压患者肢体。

④ 专人监护，监测并记录生命体征，观察抽搐次数、持续及间歇时间、昏迷时间，注意观察瞳孔变化、四肢运动、膝腱反射情况，及早发现脑出血征兆。详细记录病情、检查结果及治疗经过、护理措施。

⑤ 观察有无临产征象，勤听胎心音。

⑥ 昏迷孕妇应禁食，取平卧位，头偏向一侧，取出义齿，随时吸出呼吸道分泌物及呕吐物，必要时用舌钳将舌拉出。

⑦ 留置导尿管，观察尿量及性状，准确记录 24 小时出入液量，及早发现肾功能障碍或肾衰竭征兆。

⑧ 定时帮助孕妇翻身，按摩受压部位。

⑨ 进行口腔及外阴护理。

4. 妊娠期高血压疾病的产时专科护理

（1）第一产程

① 建立静脉通道。注意产妇的自觉症状、血压、脉搏、尿量、胎心、宫缩及产程进展情况。

② 指导产妇减轻宫缩疼痛，或建议采用镇痛分娩。

③ 血压升高时及时报告医师，遵医嘱给药。

④ 宫缩弱者，遵医嘱给予静脉滴注缩宫素加强宫缩，注意观察血压变化。

⑤ 遵医嘱给予肌内注射哌替啶（潜伏期）、地西泮（活跃期）镇静。

（2）第二产程　尽量缩短产程，避免产妇用力诱发产时子痫，可行会阴侧切术、胎头吸引或低位产钳助产。

（3）第三产程　预防产后出血。

① 胎儿前肩娩出后立即肌内注射缩宫素，及时娩出胎盘并按摩子宫。

② 观察血压变化，重视产妇主诉。

（4）整个产程中应加强母婴安危状况及血压监测，如出现头痛、眼花、恶心、呕吐等症状，立即通知医师，准确执行医嘱。

（5）产后严密监测血压、脉搏变化，注意休息，观察 2 小时，病情稳定后送回病房。

5. 妊娠期高血压疾病的产后专科护理

（1）遵医嘱继续监测血压及使用硫酸镁。

（2）严密观察子宫复旧及阴道出血情况，严防产后出血。

（3）密切观察并及时处理疼痛。

（4）如产后血压稳定，指导产妇参与新生儿喂养和护理。

（5）如果妊娠失败，帮助孕妇及其家属渡过哀伤期，并提供有关疾病预后相关知识。

6. HELLP 综合征

（1）预防出血及静脉通道的护理

① 尽可能避免肌内注射。

② 静脉穿刺时先消毒，后扎止血带，拔针时局部按压至少 3 分钟。

③ 加强输血管理。

（2）产时护理

① 注意观察胎心、胎动变化，严密监护产程进展、羊水性状、阴道出血量。

② 注意观察子宫形状和子宫收缩情况。

③ 经阴道分娩护理。第一产程：密切监测产妇血压、脉搏、尿量、胎心及子宫收缩情况以及自觉症状。第二产程：应缩短产程，避免产妇用力，初产妇可行会阴侧切并助产。第三产程：胎儿娩出前肩后静脉注射缩宫素，及时娩出胎盘并按摩宫底，观察血压变化，重视产妇主诉。

（3）产后护理

① 产后1小时内每15分钟观察1次宫底高度、阴道出血及会阴伤口有无渗血情况，观察脉搏、血压。

② 产后2～3小时内每30分钟观察1次宫底高度、阴道出血、会阴伤口渗血情况，观察脉搏、血压，以后每小时观察1次，至每4小时观察1次并记录。

③ 重视产妇主诉。

④ 剖宫产者腹部切口压沙袋8小时，同时观察腹部切口有无渗血。

（三）健康指导

（1）妊娠期高血压疾病及轻度子痫前期的产前健康指导

① 告知孕妇及家属妊娠期高血压疾病相关知识及诊疗、护理措施，减轻产妇的紧张、焦虑情绪，增进护患配合。

② 指导孕妇及家属配合留取各种标本。

③ 告知孕妇自数胎动的意义和方法，使其能自觉遵从医嘱。

④ 告知孕妇如出现头晕、头痛、恶心、胸闷、眼花等症状，应及时与医师或护理人员联系。

⑤ 指导孕妇左侧卧位，避免平卧。

⑥ 保证充足睡眠，保持心情舒畅。

⑦ 指导孕妇合理饮食，增加蛋白质、维生素以及富含铁、

钙、锌的食物，减少脂肪和盐的摄入。

⑧ 督促孕妇监测体质量。

（2）重度子痫前期的产前健康指导

① 告知孕妇及家属妊娠期高血压疾病——重度子痫前期的相关知识及治疗护理措施，减轻产妇的紧张、焦虑情绪，增进护患配合。

② 告知孕妇卧床休息的重要性，以取得配合。

③ 向孕妇及家属解释可能发生外伤的原因及预防措施，使孕妇及家属能自觉遵守。

④ 告知孕妇如出现头晕、头痛、恶心、胸闷、眼花等症状，应及时与医护人员联系。

（3）子痫的产前健康指导

① 告知孕妇及家属子痫的相关知识及诊疗护理措施，增进护患配合。

② 告知孕妇和家属子痫对母婴的影响及适时终止妊娠的必要性。

（4）妊娠期高血压疾病产时的健康指导

① 指导产妇减轻宫缩疼痛的技巧（如深呼吸、按摩下腹部），或建议采用镇痛分娩。

② 鼓励产妇口服进食，以补充能量。

③ 指导产妇正确运用腹压，宫缩间歇放松休息。

④ 如产后血压稳定，鼓励产妇参与新生儿喂养和护理。

（5）妊娠期高血压疾病产后的健康指导

① 告知产妇及家属产后继续使用硫酸镁及监测血压的意义，使其积极配合。

② 鼓励产妇参与新生儿喂养和护理。

③ 提供有关疾病预后相关知识，指导其定期随访。

④ 如果妊娠失败，帮助产妇及家属渡过哀伤期。

⑤ 指导再次妊娠的时间（间隔1~2年）、注意事项，并使其了解妊娠期监护的重要性，坚持定期检查，及时发现异常，给

予治疗及纠正。

（6）HELLP 综合征的健康教育

① 告知产妇及家属 HELLP 综合征的相关知识及诊疗护理措施，增进护患配合。

② 指导产妇及家属配合留取各种标本。

③ 告知产妇及家属如出现头痛、眼花、胸闷、气急、恶心、呕吐、右上腹或上腹部疼痛等症状，应及时与医护人员联系。

④ 告知产妇，产后注意下肢被动活动，保持大便通畅。

⑤ 鼓励产妇倾诉，预防产后抑郁。

⑥ 做好出院指导，定期门诊复查血压及肝肾功能。

# 第二节　自　然　流　产

## 一、定义

流产是指妊娠不足 28 周，胎儿体质量不足 1000g 而终止者。流产分为自然流产和人工流产。自然流产分早期流产和晚期流产，前者发生于孕 12 周前自然终止者，后者则发生于孕 12～27 周自然终止者。自然流产是产科常见的并发症之一。胚胎着床后 31% 发生自然流产，多数为早期流产，占 80%。导致患者发生自然流产的原因较为复杂，包括胚胎发育不正常、免疫功能异常、内分泌功能失调和外界因素的影响等，染色体异常是早期流产的最常见原因，应引起足够重视。

## 二、病因及发病机制

1. 胚胎、胎儿方面的因素　孕卵发育异常或死亡是早期流产的主要原因。卵子或精子两者的胚浆异常或不足，胚胎不能生长发育而终止。亦可能因胎盘的种植与发育异常，导致胚胎发育异常。常见流出的胚囊无胚胎，或仅有一小块不成形的胚胎。有的胚囊仅有一层羊膜，绒毛退化萎缩。而孕卵发育异常多与遗传基因缺陷、染色体数目或结构异常有关，在早期流产中占50%～

60%。

2. 母体因素

（1）生殖器官疾病　包括子宫畸形，如纵隔或斜隔子宫、单角或双角子宫、残角子宫，这些畸形都存在子宫内膜发育不良等情况；子宫肌瘤和宫颈先天性或损伤性内口松弛等影响宫内结构和宫腔压力，妨碍胚胎的生长发育，易导致流产。

（2）内分泌失调　是流产的一个重要因素。卵子受精后黄体继续分泌雌激素与孕激素，使子宫内膜产生蜕膜改变，准备为孕卵着床种植及生长。若黄体功能不足，不能准备良好的内膜为孕卵着床种植，就可发生流产。当绒毛尚未分泌足够的雌激素与孕激素时，而黄体已衰退，也就不能维持正常的妊娠而发生流产。若滋养细胞不能及时分泌足够的激素，以补充黄体衰退过程中激素的减少，亦可致流产。其他的内分泌功能如甲状腺、肾上腺等维持正常妊娠亦很重要。甲状腺功能低下时，可以影响胚胎的发育而导致流产，或发生胚胎发育异常。

（3）母体全身性疾病　急性传染病和各种细菌感染均直接影响子宫胎盘功能，使胎儿停止生长发育直至死亡。孕妇炎症高热、寒战及细菌毒素导致胚胎死亡及子宫收缩，而造成流产。严重的慢性疾病如重度贫血、心力衰竭、严重营养不良等，可导致胎儿缺氧而胎死宫内致流产。慢性肾炎、慢性高血压等疾病可导致胎盘梗死或早期剥离而引起流产。精神神经因素，如突然发生意外情况，精神受较大刺激，或极度悲伤、惊恐以及自主神经功能紊乱，也可能引起流产。

（4）外界环境不良因素的影响　可能直接作用于胎儿的体细胞，也可能通过胎盘对胎儿造成损害，如放射性物质、病毒、高温、工作条件恶劣、重体力劳动或日夜工作劳累、过度疲乏，都可影响妊娠的维持，导致流产。又如化学物质，有机汞、镉、铅、氯丁二烯、乙烯基氨、二氧化碳、一氧化氮、乙醇中毒、吸烟等均可致胚胎发育不良而导致流产。

（5）腹盆腔手术或炎症　如孕期卵巢输卵管手术，或胃肠等外科手术，因经历麻醉、手术操作扰动子宫收缩而流产。

（6）免疫因素　通常胎儿与母体之间存在着复杂而特殊的免疫学关系，这种关系作为异物的胎儿不被排除，对维持胎儿在母体内的正常发育起到重要的作用；如果母儿双方免疫不相适应，就会引起母体对胎儿的排斥而导致流产。组织相容抗原（HLA）夫妻双方相同频率增加，或滋养层细胞抗原（TA）在滋养叶层与母体间相容，导致失去刺激母体产生具有保护作用的封闭抗体，而发生流产。此外，抗精子抗体、ABO 血型抗原和 T 细胞亚群单克隆抗体异常均可引起流产。

### 三、临床表现

（1）症状　主要症状为阴道流血和腹痛。①先兆流产，阴道流血少和（或）下腹痛；②难免流产，阴道出血量多，阵发性腹痛加重或阴道流水；③不全流产，流血持续不止，量多；④完全流产，阴道流血逐渐停止，腹痛随之消失；⑤稽留流产，早孕反应消失或中孕时腹部不增大、胎动消失；⑥复发性流产：同一性伴侣连续发生 3 次及 3 次以上自然流产。

（2）体征　①先兆流产，宫口闭、子宫大小与停经月份相符；②难免流产，宫颈口扩张，有时见胚胎组织或胎囊堵塞于宫颈口内，子宫大小与停经相符或略小；③不全流产，宫颈口开大，不断有血液自宫口流出，有时可见胎盘组织堵于宫口或部分妊娠产物已排出于阴道内，部分仍留于宫腔内。子宫一般小于停经月份；④完全流产，宫口闭，子宫大小接近正常；⑤稽留流产，宫口闭，子宫较停经月份小，质地不软，未闻及胎心；⑥复发性流产：大多为早期流产，少数为晚期流产。

### 四、辅助检查

1. 实验室检查

（1）妊娠试验　胚胎或绒毛滋养细胞存活时，妊娠试验阳性，当妊娠物与子宫壁分离已久失活时妊娠试验阴性。

（2）激素测定　定期测定绒毛膜促性腺激素（hCG）、胎盘泌乳素（HPL）、雌二醇（$E_2$）及孕酮（P）的含量，动态观察其变化情况，如有进行性下降，提示将发生流产。hCG 48 小时增长速度<66%，提示妊娠预后不良。

（3）细菌培养　疑有感染时做阴道或宫腔拭子的细菌培养及药物敏感试验，有助于感染的诊断和治疗。

2. 特殊检查

（1）B 超检查　显示子宫增大，明确宫腔内有无孕囊、胚胎、胎心搏动及残留组织或积血，以协助诊断。

（2）病理检查　对于阴道排出的组织，可以用水冲洗寻找绒毛以确定是否为妊娠流产。对于可疑的病例，要将组织物送病理检查以明确诊断。

## 五、治疗

除先兆流产需保胎外，完全流产一般不需处理，其余类型流产均应尽快清除子宫腔内容物，即行清宫术，术后防感染与出血。

## 六、观察要点

严密观察阴道流血量有无增多、腹痛有无加重、阴道有无肉样组织排出。阴道长时间流血可能合并感染，应定时监测体温、脉搏、血压、呼吸，观察有无发热、贫血及休克征象，及时掌握患者的病情变化，以便及时处理。

## 七、护理要点

（一）常规护理

① 注意休息，先兆流产患者禁止性生活。

② 加强营养，指导患者进食富含蛋白质、铁质的食物。

③ 保持外阴清洁卫生。

④ 告知患者情绪波动会影响保胎效果，给予患者心理护理，并向患者宣传优生优育的重要意义，鼓励患者面对现实，顺其自

然。同时与患者家属沟通，促使其理解与配合。

（二）专科护理

对于不同类型的自然流产患者，应遵循不同的临床护理原则。

（1）先兆流产 ①多休息，禁性生活，避免不必要的妇科检查；②重视患者情绪和心理方面的改变，加强患者的心理护理，以帮助患者树立信心，保持情绪的稳定；③按病情选用安胎药物，例如维生素 E、叶酸、黄体酮和甲状腺素等；④观察腹痛及阴道出血情况，如有组织排出，应送病理检查；⑤加强会阴护理，使用无菌会阴垫以防感染；⑥多食用蔬菜水果，防止便秘发生。出现便秘时禁用肥皂水灌肠，必要时选用开塞露。

（2）难免流产及不全流产 ①安定患者情绪，消除因大量出血引起的紧张心理；②主动做好清宫术前的准备；③仔细检查宫腔排出物的性质及完整性；④出现休克状况时，予以输液和输血，配合抗休克抢救；⑤观察阴道出血及子宫收缩情况，酌情使用宫缩药；⑥加强会阴护理，防止感染；⑦做好出院指导，1 个月内禁盆浴及性生活，落实避孕措施。

完全流产 ①做好心理护理；②加强会阴护理，防止感染。

（4）稽留流产 ①处理前应查血常规及凝血功能，并做好输血准备；②根据孕周及病情选择合适的引产方式；③引产过程警惕子宫穿孔、出血及感染等并发症；④术后根据病情使用宫缩剂及抗生素。

（5）复发性流产 ①妊娠前男女双方做详细检查，包括内分泌功能测定、染色体检查等，确定是否可以妊娠；②已经受孕者，多休息，禁止性生活，按先兆流产处理，保胎治疗时间必须超过原先发生流产的妊娠时间；③针对病因治疗。

（三）健康指导

① 注意休息，加强营养，保持外阴清洁。

② 术后禁止盆浴及性生活 1 个月，若阴道流血量增多淋漓不尽超过 10 日或出现发热、腹痛等情况，应及时复诊。

③ 指导再孕时预防流产，如避免感染、接触有害物质等；复发性流产患者，一旦确诊妊娠，应立即卧床保胎，保胎时间需超过以往发生流产的妊娠周数。

# 第三节 异 位 妊 娠

## 一、定义

受精卵在子宫体腔以外着床发育称为异位妊娠，俗称宫外孕。异位妊娠是妇科最常见的急腹症之一。由于吸烟、盆腔感染、辅助生殖技术等原因，其发病率有所增加，由于其发病急，一旦发生妊娠破裂导致出血，就有导致孕产妇死亡的危险。

异位妊娠根据受精卵在子宫体腔外种植的部位不同可分为：输卵管妊娠、卵巢妊娠、腹腔妊娠、阔韧带妊娠、宫颈妊娠，其中以输卵管妊娠最多见。

## 二、病因及发病机制

（1）具有发生异位妊娠的高危因素　患者有子宫内膜异位症、盆腔炎、异位妊娠史等。

（2）IVF-ET 技术

① 在胚胎移植时，正确操作要求在导管进入子宫腔内 15 秒后注入胚胎，注入后停留 60s，等注射物溶于子宫腺体的黏液中再取出导管。

② 在移植过程中因子宫有收缩，子宫内膜也有蠕动，当导管进入子宫后，子宫活动开始，特别是对未妊娠过的子宫，更易受到激惹。由于行 IVF-ET 的患者大都有输卵管堵塞或炎性疾病，在移植过程中，一旦胚胎进入输卵管，被移植的胚胎不能下降到子宫腔，而形成输卵管妊娠。

③ 有些患者多次刮宫，使子宫内膜不利胚胎着床，可发生

子宫颈妊娠。

## 三、临床表现

输卵管妊娠流产或破裂后，根据病情缓急分为急性和陈旧性两种类型。

1. 急性异位妊娠临床表现

（1）症状

① 停经。

② 腹痛：破裂时，患者突感一侧下腹部撕裂样疼痛，常伴恶心、呕吐，然后因血液由局部、下腹流向全腹，疼痛遍及全腹的占 44%；刺激横膈下或放射至肩部疼痛的占 22%，当血液积聚于直肠子宫陷凹，可出现肛门坠胀感。

③ 阴道出血：胚胎死亡后，由于内分泌发生变化，使子宫内膜开始脱落导致阴道出血，量不多，往往淋漓不尽，个别阴道出血较多，似月经，有时排出内膜碎片或蜕膜管型，当病灶清除后，出血则停止。

④ 晕厥与休克：输卵管妊娠破裂，腹腔内急性出血，加之剧烈腹痛，轻者可以晕厥，出血多者出现休克，严重程度与腹腔内出血量成正比。

（2）体征

① 一般情况：出血较多时，呈急性贫血貌，大量出血时有休克症状。

② 腹部检查：下腹部有明显压痛及反跳痛，患侧尤剧，叩诊有移动性浊音，历时较长后形成血凝块，下腹可触及软性肿块。

③ 盆腔检查：阴道后穹窿饱满、触痛，宫颈有明显举痛，子宫稍大而且软，但不随妊娠期限增长，内出血多时，子宫有漂浮感。

2. 陈旧性异位妊娠　指输卵管妊娠流产或破裂后病程长，经反复内出血病情逐渐稳定，此时胚胎死亡，绒毛退化，内出血停止，腹痛减轻，形成的血肿逐渐机化变硬，与周围组织及器官粘连。临床特点为阴道不规则出血、阵发性腹痛，附件肿块及低热，低热为腹腔内血液吸收过程引起，如并发感染则表现为高热。

## 四、辅助检查

1. 实验室检查　在怀疑异位妊娠时，一般先进行妊娠试验检查。可以用尿液进行定性试验，阳性者要进一步鉴别是宫内妊娠还是异位妊娠；阴性者如果临床症状提示有异位妊娠的可能性，还需要重复测定或是抽血进行定量 β-hCG 检测，因为尿试验有假阴性的可能。对于停经时间较短，不能判断是宫内妊娠还是异位妊娠时，要连续测定血 β-hCG。一般情况下，宫内妊娠时，β-hCG 倍增时间小于 48 小时；异位妊娠时，β-hCG 倍增时间往往会大于 48 小时。

2. 特殊检查

（1）后穹隆穿刺　腹腔内血液易积聚在子宫直肠陷凹处，多能经后穹隆穿刺抽出。18 号长针自阴道后穹隆刺入子宫直肠凹，抽出暗红色不凝血为阳性，说明有腹腔内出血。

（2）超声检查　B 超显像诊断异位妊娠准确率为 70%～94%，如在输卵管部位看到妊娠囊或胎心搏动即可确诊。

（3）腹腔镜检查　适用于早期和诊断有困难，但无腹腔大出血和休克的病例。腹腔镜检查若为早期病例，可见一侧输卵管大，表面紫蓝色，腹腔内无血液或少量血液。陈旧性异位妊娠时可见一侧输卵管肿大，周围有血肿形成，或与邻近器官粘连。

（4）子宫内膜病理检查　阴道出血较多的病例，为排除宫内妊娠，应做诊断性刮宫，刮出物送病理检查，呈 A-S 反应可协助诊断，结果仅见蜕膜未见绒毛者应考虑输卵管妊娠，但不能确诊，需要结合病情做出诊断。

## 五、治疗

输卵管妊娠未流产或破裂、病情轻，可行期待疗法或药物治疗。一旦发生输卵管妊娠流产或破裂，应抗休克同时尽快手术治疗，术中根据患者的病情及有无生育要求选择合适的手术方式。

## 六、观察要点

输卵管妊娠流产或破裂的患者病情发展迅速，应定时监测体温、脉搏、血压、呼吸并做好记录。注意观察腹痛的部位、性质及有无伴随症状，了解阴道流血的量、色等，及时掌握患者的病情变化，正确处理。

## 七、护理要点

### （一）常规护理

① 行期待疗法治疗的患者应嘱其绝对卧床。

② 护士应经常巡视为其提供生活护理，患者应减少活动。

③ 患者宜摄入丰富营养、丰富维生素的半流质饮食，避免腹压增加与便秘，以免诱发活动性出血。

④ 密切注意有无出现腹痛、出血、保持外阴清洁。

### （二）专科护理

1. 非手术治疗的护理

（1）基础护理　绝对卧床休息，避免一切引起腹压增加的行为，如咳嗽、便秘等。

（2）病情观察　密切观察患者病情变化，如有异常及时报告医师，并做好术前准备。嘱咐患者注意是否有阴道排出物，如有及时通知医护人员察看。

（3）药物不良反应护理　①保持口腔清洁，可每日用生理盐水漱口；②病房内温、湿度适宜，空气流通性良好，以防上呼吸道感染引发继发感染；③若药物引起腹泻、恶心等不适症状时，需积极对症处理；④用药期间动态监测血 hCG 的变化情况。B 超复查包块消退情况。

（4）饮食护理　宜食含粗纤维、易消化、营养丰富的食物，以保持大便通畅，避免因腹压增大引起妊娠包块破裂。

（5）心理护理　对患者进行有针对性的心理疏导，告知非手术治疗的成功率高，对后续继续妊娠没有影响，消除患者的后顾之忧。

2. 手术治疗的护理

（1）术前护理　破裂出血者应绝对卧床休息，休克者取平卧或中凹位，保暖，吸氧，出血少暂观察。严密监测患者生命体征的同时，开放静脉，做好输血、输液的准备，以便配合医师积极纠正休克，补充血容量，并迅速做好术前准备。

（2）术后护理　全身麻醉未清醒者应去枕平卧头偏向一侧，密切监测生命体征变化，切口以腹带加压包扎，随时观察有无渗血，必要时通知医师。保持尿管通畅，外阴清洁。6 小时后（患者清醒，生命体征平稳）可协助其床上翻身活动，进食流质饮食，有肛门排气后可进食高蛋白、高热量、富含维生素等营养丰富易消化的饮食。做好心理护理，如实告知手术情况，使其安心接受治疗。

（三）健康指导

① 保持外阴清洁，积极治疗盆腔炎，减少再次异位妊娠的发生率。

② 禁止盆浴及性生活 1 个月。采取有效的避孕措施，再次妊娠至少应在术后 6 个月，妊娠后及早检查。

③ 注意休息、加强营养与锻炼。

# 第四节　妊娠剧吐

## 一、定义

少数孕妇早孕反应严重，频繁恶心呕吐，不能进食，以致发生体液失衡及新陈代谢障碍，甚至危及孕妇生命，称为妊娠剧吐，发生率为 0.5%～2%。

## 二、病因及发病机制

尚未明确，可能与下列因素有关：

1. 内分泌因素

（1）绒毛膜促性腺激素（hCG）水平增高　目前认为妊娠剧吐与孕妇血中 hCG 水平急剧上升有关。因为一方面，早孕反应的发生和消失过程与孕妇血 hCG 升高时间相符；另一方面，多胎妊娠、葡萄胎患者 hCG 值显著增高，发生妊娠剧吐的比率也增高，而妊娠终止后，呕吐消失。但病情轻重与血 hCG 水平并不一定呈正相关。

（2）甲状腺功能改变　妊娠剧吐患者 60% 有短暂的甲状腺功能亢进。甲状腺激素升高一方面是由于 hCG 浓度升高刺激甲状腺分泌活性；另一方面甲状腺分泌一种 hCG 变构体而更加刺激甲状腺活性。患者呕吐的严重程度与游离甲状腺激素和促甲状腺素水平明显相关。

2. 精神及社会因素　恐惧妊娠、精神紧张、情绪不稳、依赖性较强以及社会地位低下、经济条件差的孕妇易患妊娠剧吐。

3. 神经因素　一方面妊娠早期大脑皮层的兴奋性升高而皮质下中枢的抑制性降低，从而使丘脑下部的各种自主神经功能紊乱引起妊娠剧吐；另一方面，妊娠后子宫随妊娠月份增大，子宫内感受器受刺激，传导到大脑中枢而引起放射性反应，产生恶心、呕吐。

4. 其他因素

（1）维生素缺乏　尤其是维生素 $B_6$ 缺乏可导致妊娠剧吐。

（2）过敏反应　已发现几种组胺受体亚型与呕吐有关，临床上抗组胺治疗呕吐有效。

（3）幽门螺杆菌增多　与无症状的孕妇相比，妊娠剧吐患者血清抗幽门螺杆菌的 IgG 浓度升高。

## 三、临床表现

多见于年轻初产妇，停经 40 天左右出现早孕反应，逐渐加重直至频繁呕吐不能进食，呕吐物中有胆汁或咖啡样物质。严重呕吐引起失水及电解质紊乱，动用体内脂肪，其中间产物丙酮聚积，引起代谢性酸中毒。患者体质量明显减轻，面色苍白，皮肤干燥，脉搏细数，尿量减少，严重时出现血压下降，引起肾前性急性肾衰竭。

### 四、辅助检查

妊娠试验可协助诊断早期妊娠，B超检查可确诊为早期妊娠。同时行尿常规、血电解质、肾功能检查、脑电图检查、脑脊液检查为具体了解患者情况提供依据。

### 五、治疗

① 心理治疗　对于精神情绪不稳定的孕妇，给予心理治疗，解除思想顾虑。

② 根据检验报告，酌情补充水分和电解质。必要时静脉补充营养。

③ 根据病情使用止吐药。

### 六、观察要点

定时测量体温、脉搏、呼吸、血压。密切观察呕吐情况，巩膜、皮肤变化，记录 24 小时出入量。出现异常情况，应及时报告医师。遵医嘱及时送检血、尿等标本，检测肝、肾功能及尿酮体等。

### 七、护理要点

（一）常规护理

安置孕妇在安静、清洁、舒适的病室中，消除一切可能引起呕吐的因素，嘱卧床休息。轻症患者，护士应鼓励其少食多餐，适当进食；对重症患者，嘱暂不进食，待病情好转后才能进少量流质食物。

（二）专科护理

（1）指导孕妇饮食 鼓励少量多餐，避免辛辣、油腻以及有刺激性气味的食品，在起床前 30 分进食少量饼干或者面包，就寝前进食富含高蛋白的点心，避免边饮水边进食。

（2）心理护理 由责任护士根据患者不同的心理状态，有针对性地与患者进行交流，主要讲解妊娠剧吐的发生、发展及转归特点，让患者了解该疾病的相关知识，解除思想顾虑，以正常的心态对待妊娠。

（3）对于不能起床活动的患者做好生活护理 协助洗脸、床上浴、床上如厕等，呕吐物及时清理，并予以漱口。保持房间清洁、安静、舒适、温馨。

（三）健康指导

① 保持口腔清洁，呕吐后用淡盐水漱口，及时清除呕吐物，并注意观察呕吐物的色、质、量及尿量、进食量等。

② 饮食宜清淡富有营养，易于消化，随喜好选择食物，少量多餐。避免油腻生冷之品及其他刺激气味。

③ 注意保暖，避免受寒。

④ 保持心情舒畅，劳逸有度、慎戒房事，多听优美的音乐。

⑤ 保持大便通畅，便秘时可予蜂蜜调服。

# 第五节 前 置 胎 盘

## 一、定义

胎盘正常附着位置为子宫体部，如边缘达子宫下段，甚或覆盖子宫颈内口的部分或全部，其位置低于胎儿的先露部称为前置胎盘。因子宫下段随妊娠进展而不断伸展，附着于子宫下段的胎盘与子宫壁发生错位可引起出血，故本病是妊娠晚期流血的主要原因之一，为妊娠期严重并发症，其发生率为 0.24%～1.57%。

## 二、病因及发病机制

本病的病因目前尚不明确，可能与子宫内膜病变及营养不良有关，如产褥感染、多产、多次刮宫、剖宫产等因素引起的子宫内膜炎或子宫内膜损伤等。临床上以胎盘边缘与宫颈口的关系分为四类：

（1）中央性或完全性前置胎盘　覆盖子宫颈内口的全部。

（2）部分性前置胎盘　胎盘的边缘到子宫颈内口的一部分。

（3）边缘性前置胎盘　胎盘的边缘到达子宫颈内口边缘。

（4）低置胎盘　胎盘的下缘达子宫下段，但未达宫颈内口边缘。

## 三、临床表现

（1）症状　妊娠晚期或临产时，发生无诱因的无痛性反复阴道流血，偶有发生于妊娠20周左右者。出血多时出现贫血，甚至休克症状，亦可有胎动、胎心消失或胎动频繁。

（2）体征　①休克时面色苍白，脉细弱、血压下降；②腹部检查，子宫大小与停经月份相符，先露部高浮，可有胎位异常。临产后，宫缩为阵发性，间歇期子宫可完全松弛。有时在耻骨联合上可闻及胎盘杂音。胎心音可有不同的改变甚至消失。

## 四、辅助检查

（1）实验室检查　查血常规、血小板、出凝血时间以了解贫血的程度及排除凝血功能障碍性疾病。

（2）超声检查　B超已成为诊断前置胎盘的最基本方法，从胎盘显像可看到其边缘与宫颈内口的关系，从而确定前置胎盘的诊断和类型，其最大优点为准确、无创伤及可重复性。在妊娠中期，B超检查约1/3的胎盘位置较低甚至越过内口，但是以后随子宫长大，宫体上升、下段形成、胎盘随之上移，故妊娠中期B超检查发现胎盘低置时，不宜过早做出诊断，应嘱患者随访，以观察其位置的变化。

（3）产后检查胎盘　见胎盘边缘或部分胎盘有凝血块，胎膜破口距胎盘边缘在 7cm 以内提示胎盘前置。

## 五、治疗

前置胎盘的处理以止血、纠正贫血、预防感染为原则。当妊娠不足 34 周，胎儿体质量小于 2000g，阴道流血量不多，胎儿存活，胎儿一般情况良好时，适于采取期待疗法。当反复大量阴道流血甚至休克或胎儿窘迫甚至死亡时，需及时终止妊娠；如实施期待疗法过程中，病情稳定，胎龄达到 36 周，胎儿发育基本成熟，应考虑适时终止妊娠，以避免病情变化危及母儿生命。剖宫产术可以迅速结束分娩，对母儿比较安全，是目前处理前置胎盘的主要手段。

## 六、观察要点

① 测量生命体征，注意阴道出血时间及量，注意孕妇有无头晕、眼花、心悸等症状。

② 定时听诊胎心或进行电子胎心率监护，注意宫缩情况，按医嘱使用宫缩抑制药。

③ 禁止肛查和灌肠，慎做阴道检查。

④ 防止便秘，避免过度使用腹压。

⑤ 出现阴道出血增多，立即报告医师，按病情需要配合行术前准备。

⑥ 按医嘱使用抗生素，保持外阴清洁。

## 七、护理要点

### （一）常规护理

期待疗法患者，应取左侧卧位，卧床休息，出血停止后方可轻微活动。减少刺激，禁止肛门检查、阴道检查及性生活，医务人员行腹部检查时动作应轻柔。进食富含蛋白质及铁质的食物，如动物肝脏、鸡蛋、绿叶蔬菜及豆类等。

（二）专科护理

1. 增进孕妇与胎儿的健康

（1）期待疗法

① 嘱孕妇绝对卧床休息，左侧卧位。

② 间断吸氧或需要时，每日 2 次，每次 30 分。

③ 严密观察阴道出血情况，常规配血备用。

④ 注意观察有无宫缩，如阴道出血增多或出现宫缩应立即通知医师。

⑤ 指导正确计数胎动，必要时进行胎心监护。

⑥ 指导孕妇进食高蛋白、富含维生素、富含铁及粗纤维食物。

⑦ 禁止直肠指检，慎做阴道检查。

⑧ 妊娠不能继续时遵医嘱给予地塞米松促胎肺成熟。

（2）休克患者

① 立即开放静脉，遵医嘱输液或输血，给予止血药。

② 持续吸氧。

（3）严密监测血压、脉搏、呼吸及阴道出血量，记录 24 小时出入液量。

（4）严密监测胎儿宫内情况，必要时进行连续胎心监护，做好新生儿抢救准备。

（5）术前准备。

2. 预防感染

① 严密观察与感染有关的体征，发现异常及时通知医师。

② 会阴护理，使用消毒卫生巾，勤换内衣裤。

③ 遵医嘱使用抗生素，并观察药物疗效。

④ 鼓励患者进食，注意摄入高蛋白食物。

⑤ 产后鼓励产妇勤翻身、早下床活动。

3. 加强生活护理

① 加强巡视，将呼叫器及生活用品置于患者伸手可及之处。

② 协助进食，提供吸管。

③ 大小便后会阴护理。

4. 提供心理支持，做好解释、安抚工作。

（三）健康指导

① 做好计划生育知识宣传教育，指导避孕，防止多产，避免多次刮宫或宫内操作，减少子宫内膜损伤和子宫内膜炎的发生。

② 加强产前检查及教育，对妊娠期出血及时就医。

③ 向孕妇及家属解释前置胎盘发生的原因、相关知识及诊疗护理措施，取得孕妇及家属的理解与支持。

④ 指导孕妇卧床休息，进食高营养、富含维生素、铁及高纤维素的食物，避免便秘和增加腹压的动作。

⑤ 指导孕妇自数胎动，按时吸氧。

⑥ 保持会阴清洁，预防感染。

⑦ 指导孕妇保持平静心态、精神愉快。

# 第六节 母儿血型不合

## 一、定义

母儿血型不合主要为孕妇和胎儿之间血型不合而产生的同类血型免疫疾病，胎儿从父方遗传下来的显性抗原恰为母亲所缺少，通过妊娠、分娩，此抗原侵入母体刺激母体产生免疫抗体，当此抗体又通过胎盘进入胎儿血循环时，可使胎儿细胞凝集破坏，引起胎儿或新生儿的免疫性溶血病。这种情况对孕妇无影响，但患儿可因严重贫血、心力衰竭而死亡，也可因大量胆红素渗入脑细胞引起核黄疸。

母儿血型不合主要有 ABO 型和 RH 型两大类，ABO 血型不合较多见，症状轻，RH 血型不合在我国较少见，但病情重。

## 二、病因及发病机制

（1）Rh 血型不合　当孕妇血型为 Rh（-），丈夫为 Rh

（＋），胎儿也是 Rh（＋）时，可以有少数胎儿红细胞带着 Rh 因子（抗原）进入母体，使母体致敏产生抗体，这些抗体经过胎盘进入胎儿血循环，抗体与抗原相遇发生溶血。随着妊娠次数增多，母体内抗体也逐渐增多，抗原抗体反应所造成胎儿贫血，也依妊娠次数增多而愈来愈严重，甚至发生死胎。第一胎婴儿多能幸免患病。如孕妇过去有流产或输血史，则第一次分娩胎儿也同样可患病。大多数 Rh 血型不合患儿出生后 24 小时内病情进展较快。在我国 Rh（－）者明显少于国外，其中约 5% Rh（－）母亲的胎儿有溶血病。虽然发生率不高，但病情严重，往往引起胎婴儿死亡及严重后遗症，故应予重视。

Rh 血型系统已确定有 C、D、E、c 和 e 五种抗原，各抗原中以 D 抗原的抗原性强，引起 Rh 血型不合溶血病的发生率较高，故临床上首先以抗 D 血清（抗体）检验其为 D（＋）或 D（－），临床上将 D（＋）/（－）通常称为 Rh（＋）/（－）。

（2）ABO 血型不合　一般孕妇为 O 型，胎儿为 A 型或 B 型，同样可以发生新生儿溶血病。ABO 血型不合比较多见，占妊娠总数的 20%～25%，而发生溶血病者仅 2%～2.5%，且一般都较轻。这是由于胎儿含有或多或少的可溶性 A 或 B 物质，能中和 A 及 B 抗体的缘故。症状较轻的 ABO 溶血病容易与新生儿生理性黄疸相混淆，部分发生严重的溶血病，其进展速度较慢，有时在出生后第 3～5 日才达到高峰。

### 三、临床表现

① 孕妇有早产、死胎、流产，其新生儿皮肤发黄。

② 新生儿有贫血、水肿、肝脾肿大、皮肤黏膜黄染、胎盘有水肿。

### 四、辅助检查

（1）血型检查　对疑有母儿血型不合者，可在妊娠早期对孕妇及其丈夫或婴儿进行血型检查。①Rh 血型不合者，母 D

（一），父 D（＋）。如 D 抗原无不合而临床高度怀疑者，应进一步检查 Rh 系统其他抗原；②ABO 血型不合者以母 O 型，父 AB 型多见，父 A 型、B 型也可发生本病。

（2）血型不合抗体检查　①Rh 不合的孕妇应夫妇双方查 Coombs 试验，阳性者应查抗 D 抗体及滴度。效价≥1：32 时提示病情严重；②ABO 不合的孕妇也应夫妇同时抽血测定孕妇血中对其丈夫红细胞的免疫抗 A 或抗 B 抗体及其滴度，效价≥1：64时才有意义，≥1：512 时提示病情较重，应住院治疗。

## 五、治疗

1. 光照疗法　是降低血清胆红素最简便而有效的方法。当血清胆红素达到光疗标准时应及时进行光疗。光疗标准是依据不同胎龄、不同日龄有无并发症而制定的不同光疗标准。对高胆红素血症者应采取积极光疗措施，降低血清胆红素，以避免胆红素脑病的发生。并连续监测血清胆红素，光疗无效者应进行换血治疗。

2. 药物治疗

（1）静脉用丙种球蛋白　早期应用临床效果较好。

（2）白蛋白　增加游离胆红素的联结，减少胆红素脑病的发生。

3. 换血　当血清胆红素水平依据不同胎龄、不同日龄达到换血标准时需要进行换血疗法。ABO 溶血症只有个别严重者才需要换血治疗。

4. 纠正贫血　早期贫血严重者往往血清胆红素很高而需交换输血。晚期贫血程度轻者可以补充铁剂和维生素 C，以促进骨髓造血。但贫血严重并伴有心率加快、气急或体重不增时应适量输血。输血的血型应不具有可引起发病的血型抗原和抗体。

5. 其他　预防低血糖、低血钙、低体温和电解质紊乱。

## 六、观察要点

① 生后应严密观察新生儿黄疸出现时间和程度。

② 观察新生儿有无嗜睡、肌张力下降、有无吸吮反射、脑性尖叫、抽搐、角弓反张及发热等。

## 七、护理要点

### (一) 常规护理

做好心理护理，讲解有关知识。

### (二) 专科护理

① 定期遵医嘱检测孕妇血清抗体效价，配合医师做好各项治疗。

② 孕妇妊娠晚期入院后，每天定时吸氧。

③ 定时听取胎心音并记录，嘱孕妇自数胎动，有异常及时通知医师。

④ 分娩时做好新生儿抢救准备。

⑤ 胎儿娩出后立即断脐，并留取足量脐血以备化验检查。检查胎儿及胎盘。

⑥ 置于蓝光箱的新生儿严格按光照疗法护理。

⑦ 对于换血后新生儿，应注意监护。

### (三) 健康指导

① 孕妇 RH 阴性，丈夫为 RH 阳性，应避免多次妊娠刮宫。

② 孕妇为 O 型血，丈夫为 A、B 或 AB 型血者或孕妇为 RH 阴性，丈夫为 RH 阳性者应定期检测血清学抗体。

③ 抗体效价升高者应积极治疗。

④ 定期进行 B 超检查，听胎心并应提前住院，尤其 RH 不合可疑者。

## 第七节　妊娠期肝内胆汁淤积症

### 一、定义

妊娠期肝内胆汁淤积症（ICP）是发生于妊娠中、晚期以瘙痒和黄疸为特征的疾病，又称特发性黄疸或妊娠复发性黄疸，可导致早产、胎儿窘迫和围生儿死亡。

## 二、病因及发病机制

发病原因尚不清楚，有许多学说，如雌激素诱导学说、家族遗传学说、外源性因素学说等。近年对神经内分泌免疫调节在本病发生过程中的作用越来越受到重视。有研究认为，在体液免疫方面，ICP 患者的免疫水平较正常妊娠明显减少，这种封闭抗体的减少导致保护作用减弱而发生免疫反应；在细胞免疫功能方面，与抑制性 T 细胞（$CD_8^+$）水平明显下降，使母-胎免疫平衡失调，保护反应减弱，排斥反应增强有关。此外，雌激素与 $CD_8^+$ 呈负相关作用，已证实在 $CD_8^+$ 细胞上存在着雌激素受体，而 ICP 患者的雌激素水平明显增高，通过与 $CD_8^+$ 细胞上的受体结合，抑制 B 细胞分泌抗体，导致 IgG 水平下降，封闭抗体减少，而影响免疫功能。这一系列因素的改变可能导致本病的发生。但尚待进一步进行前瞻性研究证实。

也有认为妊娠期间增加的雌激素、孕酮等抑制了肝的葡萄糖甙转化酶，引起胆红素结合和排泄障碍而使肝内胆汁淤积所致。患病妇女于非孕期服甾体避孕药也可引起类似的黄疸和瘙痒发作，支持这一概念。尚有报告此病的发生有家族性，可能遗传代谢缺陷是此病发生的基础，遗传因子起着重要作用。由于胆盐潴留于皮肤深层，刺激皮肤感受神经末梢，引起瘙痒。

## 三、临床表现

1. 症状

（1）瘙痒　多以孕中、晚期始发，进行性加重、夜重昼轻，多于产后 24～48 小时缓解，少数在 1 周左右缓解。

（2）黄疸　多发生于瘙痒后的数日至数周，较轻，于分娩后数日消失。

（3）其他　失眠及情绪变化、乏力、食欲减退、恶心呕吐、个别有轻度脂肪痢。

（4）复发性和家族性发病。

2. 体征

① 前胸、腹部及上下肢抓痕。

② 巩膜和皮肤轻度黄染。

③ 有时右肋下可触及肝脏边缘，质软且有轻微触痛。

④ 尿色加深，粪便变浅。

⑤ 产科检查，胎儿偏小，胎心音一般正常，有时减慢，临产过程中可有胎心音消失。

## 四、辅助检查

（1）**血清胆汁酸测定**　血清总胆汁酸测定量诊断 ICP 的最主要实验证据，无诱因、皮肤瘙痒及血清总胆汁酸 $\geq 10\mu mol/L$，可作为诊断，$\geq 40\mu mol/L$ 提示病情重。

（2）**肝功能测定**　门冬氨酸转氨酶、丙氨酸转氨酶升高，为正常水平 $2\sim10$ 倍，一般不超过 1000U/L。分娩后瘙痒症状消失，肝功能恢复正常。

（3）**病理检查**　诊断不明病情严重时可行肝组织活检。

## 五、治疗

缓解瘙痒症状，恢复肝功能，降低血胆汁酸。注意胎儿宫内状况的监护，及时发现胎儿缺氧并采取相应措施，以改善妊娠结局。

## 六、观察要点

① 加强胎儿监测，如自数胎动，孕 34 周每周行胎儿电子监护（NST 检查）。

② 评估孕妇皮肤瘙痒、黄疸情况，有无恶心、呕吐、失眠等症状，勿搔抓皮肤，避免使用刺激性化学护肤品。

③ 观察有无皮下出血点、皮下瘀斑等凝血功能障碍情况。

④ 按医嘱正确使用腺苷蛋氨酸、地塞米松、熊去氧胆酸等药物，必要时予吸氧、静脉营养治疗。

⑤ 做好终止妊娠的准备。产后注意恶露的观察，出现出血异常增多，颜色变红及时就诊。

## 七、护理要点

### （一）常规护理

① 适当休息，取左侧卧位。保持病室环境安静、舒适，床单位整洁。

② 清淡饮食，禁食辛辣刺激性食物，多食水果、蔬菜，补充维生素及微量元素。

③ 指导孕妇选择宽松、舒适、透气性及吸水性好的纯棉内衣裤和袜子，禁用过热水洗浴，勿使用肥皂擦洗瘙痒部位。

### （二）专科护理

（1）加强母婴监护

① 每次产前检查时应常规询问是否有皮肤瘙痒，及时跟踪检查。

② 一旦确诊 ICP 应视为高危妊娠，在高危门诊定期随访。

③ 定期复检肝功能、血清总胆汁酸。B 超检查胎盘成熟度及生物物理评分。

④ 指导孕妇自数胎动，如 12 小时胎动数＜10 次或减少到平日的 50％以下，应及时就诊。

⑤ 妊娠 34 周开始每周行 NST 试验。

⑥ 妊娠 32 周内发病的 ICP 孕妇，应住院监护，每日吸氧 2 次，每次 30～60 分钟，左侧卧位。

（2）术前预防性使用维生素 K，预防产后出血。

（3）遵医嘱给药，做好药物治疗的护理。

（4）产后需退奶者，禁用雌激素。

（5）做好孕妇及家属心理疏导。

（6）讲解疾病相关知识，介绍缓解皮肤瘙痒的方法，减轻孕妇及家属的不良情绪。

### （三）健康指导

① 告知孕妇如妊娠期出现皮肤瘙痒，持续 3 日仍未消失，需就诊。

② 指导孕妇自数胎动，如 12 小时胎动数＜10 次或减少到平日的 50％以下，应及时就诊。

③ 向孕妇及家属解释 ICP 发生的原因、相关知识及诊疗护理措施，取得孕妇及家属的理解与支持。

④ 告知孕妇禁用过热水洗浴，勿使用肥皂擦洗瘙痒部位。

⑤ 清淡饮食，禁食辛辣刺激性食物，多食水果、蔬菜，补充维生素及微量元素。

⑥ 指导孕妇放松心情，帮助其正确认识和对待自己的妊娠与分娩，消除紧张情绪。

## 第八节　胎儿生长受限

### 一、定义

胎儿生长受限（FGR）是指胎儿受各种不利因素影响，未能达到其潜在所应有的生长速率。表现为足月胎儿出生体重＜2500g；或胎儿体重低于同孕龄平均体重的两个标准差；或低于同孕龄平均正常体重的第 10 百分位数。病因多而复杂，约 40％病因尚不明确。主要危险因素有以下几点。

（1）孕妇因素　最常见，占 50％～60％。①遗传因素：胎儿遗传性疾病；②营养因素：孕妇偏食、妊娠剧吐等；③妊娠病理：妊娠期高血压疾病、多胎妊娠、前置胎盘、胎盘早剥、过期妊娠、妊娠期肝内胆汁淤积症等；④其他：孕妇年龄、体质量、身高、子宫发育畸形、吸毒、酗酒、接触放射线或有毒物等。

（2）胎儿因素　胎儿基因或染色体异常、胎儿代谢紊乱、各种因子缺乏等。

（3）胎盘脐带因素　胎盘的各种病变导致胎盘血流量减少、

胎儿血供不足，脐带过长过细、脐带扭转、打结等。

国内外报道胎儿宫内生长受限发生率为 4.5%～10%。胎儿宫内生长受限分为三型：①内因性匀称型；②外因性不匀称型；③外因性匀称型，亦称混合型。

## 二、病因及发病机制

1. 孕妇因素

（1）遗传因素　胎儿体重的差异，40%来自双亲遗传因素，以母亲遗传影响较大。

（2）营养因素　孕妇营养不良，尤其是蛋白质和能量不足是影响胎儿生长的一个重要因素。

（3）慢性血管疾病　如妊娠期高血压影响子宫胎盘血流及其功能，胎儿因长期缺血和营养不良，造成宫内发育迟缓。

（4）妊娠合并症及并发症　严重贫血、多胎妊娠、严重心脏病、产前出血等。

（5）其他　环境、孕妇年龄、胎产次等。

2. 胎儿因素

胎儿本身发育缺陷；胎儿宫内感染，如风疹病毒、单纯疱疹病毒、巨细胞病毒、弓形体等；孕期放射线照射；胎儿生长因子受抑制。

3. 胎盘及脐带异常

胎盘囊肿，水泡样变性，脐带过长、过细、扭曲、真结等。

## 三、临床表现

（1）症状　感觉腹部增大缓慢或不明显。

（2）体征　测量宫高及腹围落后于正常生长的胎儿，子宫小于相应妊娠周数；孕妇体重增长缓慢或不增长；可有胎动及胎心音改变，甚至消失。临产后，羊水可有污染，胎心率异常。新生儿可有窒息；低血糖、低钙、体温偏低；如为内因匀称型者，其身长、体重、头围相称，但小于同龄儿，外表无营养不良，但半数以上有先天畸形。外因不匀称型，身长、头围与胎龄相符，体重低；外表有营养不良。外因匀称型者，其身长、头围、体重均小，同时有营养不良表现。

## 四、辅助检查

（1）B超检查　主要测量的指标有胎儿双顶径、头面积、头围、躯干面积、躯干围长、躯干横截面直径、坐高、坐高×躯干面积、头面积/躯干面积、长骨长度等。许多B超内的软件系统可对胎儿的各测量值进行计算，预测胎儿体重以及胎龄，一般误差在±2周内。更精确的计算方法是将母亲的各种数据输入，得到更加准确的计算值。

（2）多普勒超声　脐动脉多普勒超声可作为诊断胎儿宫内生长受限的筛选方法。约50%的胎儿生长受限被认为是胎盘滋养细胞侵蚀性差，表现为子宫胎盘的血管阻力增大。

（3）雌三醇（$E_3$）测定　动态观察 $E_3$ 在整个妊娠期的水平可以鉴别对称型和非对称型的胎儿宫内生长受限。非对称型的胎儿宫内生长受限其 $E_3$ 在妊娠前半期在正常范围，而以后渐渐偏离正常范围，对称型的 $E_3$ 水平持续在较低值。

## 五、治疗

治疗越早，效果越好，<孕32周开始治疗效果好，孕36周后疗效差。

（1）避免FGR的危险因素　积极治疗妊娠合并症及并发症，并避免应用对胎儿生长有影响的药物。

（2）一般治疗　卧床休息，左侧卧位为主，改善子宫胎盘的血液循环，必要时予吸氧。

（3）补充营养物质　口服氨基酸片、富含蛋白质食物、多种维生素、钙剂、铁剂等；静脉用脂肪乳注射剂、葡萄糖注射液加维生素C或能量合剂。

（4）药物治疗　针对病因选择合适的药物，妊娠期高血压疾病，慢性肾炎合并妊娠或慢性高血压者可用 β 肾上腺素激动药，如沙丁胺醇（舒喘灵）等，也可用其他扩血管药物如氨茶碱，或静脉滴注硫酸镁；因抗磷脂抗体综合征引起 FGR 者可用低分子肝素、阿司匹林。

（5）胎儿安危状况监测　NST、BPS、产科 B 超检查。

（6）产科处理　适时终止妊娠，根据检查结果进行综合评估，选择分娩方式。孕周未达 34 周终止妊娠者，应促胎肺成熟后再终止妊娠。

## 六、观察要点

密切注意胎心、胎动、体质量和宫高等变化。每天行胎儿电子监护，发现异常及时报告医师。

## 七、护理要点

### （一）常规护理

① 卧床休息，采取左侧卧位，可使肾血流量和肾功能恢复正常，从而改善子宫胎盘的供血。必要时间歇吸氧。

② 增加营养，均衡膳食，保障胎儿生长发育需要。

③ 定期产前检查，早发现、早诊断、早治疗。

④ 孕早期避免接触各种有害理化物质。

⑤ 保持平静心态、精神愉快。

### （二）专科护理

（1）记录胎动及胎心率　注意胎心音强弱及规则性。

（2）产程中加强监测　注意胎心、羊水情况，做好新生儿窒息的抢救准备。

（3）胎儿护理　胎儿娩出后注意保暖，做好新生儿监护。

（4）心理护理　评估孕妇的心理状态，鼓励孕妇诉说心理的担忧，讲解相关知识，指导正确的应对方式。鼓励和指导家人的参与和支持。将成功的病例介绍给她们，让她们重建信心，消除其心理上的紧张情绪。

（5）积极配合医师　去除引起 FGR 的高危因素。

（6）药物治疗的护理配合　遵医嘱给予 FGR 孕妇营养物质，如氨基酸片、脂肪乳注射剂、能量合剂、叶酸、维生素 E、维生素 B 族、钙、铁、锌剂等。另外，丹参能促进细胞代谢、改善微循环、降低毛细血管通透性，有利于维持胎盘功能，用法：右旋糖酐 40 注射液 500ml 加复方丹参注射液 4ml 静脉滴注。用药过程中应注意药物用量、用法正确，在采取静脉滴注时应加强巡视，及早发现异常，及时停药。

（7）终止妊娠的护理配合　协助医师确定终止妊娠的指征，积极做好终止妊娠的准备，加强分娩过程中的护理配合，新生儿娩出后加强监护，出现窒息者应积极配合抢救。

（三）健康指导

① 告知孕妇及家属 FGR 的相关知识及诊疗护理措施，让孕妇及家属有充分的心理准备，以取得配合和理解。

② 妊娠早期避免各种感染、避免接触各种有害理化物质，积极治疗各种慢性病。

③ 妊娠期均衡膳食，摄入足够蛋白质、糖类和各种维生素、矿物质，以保证充足营养。

④ 孕妇在妊娠期保持平静心态、精神愉快。

⑤ 指导孕妇自数胎动，按时吸氧，指导孕妇左侧卧位。

⑥ 指导产妇及家属学习新生儿护理的相关知识和技能。

# 第九节　巨　大　儿

## 一、定义

胎儿体重达到或超过 4000g 称巨大胎儿。国内发病率约为 7%，国外发病率为 15.1%。男胎多于女胎。糖尿病孕妇、孕妇营养过剩、肥胖、体重过重、身材高大的父母、经产妇、过期妊娠胎盘功能正常者、羊水过多孕妇巨大儿发生率高。

## 二、病因及发病机制

巨大儿是多种因素综合作用的结果，很难用单一的因素解释。临床资料表明仅有 40％的巨大儿存在各种高危因素，其他 60％的巨大儿无明显的高危因素存在。巨大儿常见的因素有糖尿病、父母肥胖、经产妇、过期妊娠、孕妇年龄、胎儿的性别、上胎巨大儿、种族和环境等。

（1）孕妇糖尿病　不管是妊娠合并糖尿病，还是妊娠期糖尿病，巨大儿的发病率均明显升高。在胎盘功能正常的情况下，孕妇糖尿病胎儿的血糖浓度均升高，导致胎儿胰岛素分泌反应性升高。胎儿高糖血症和高胰岛素血症使胎儿合成代谢增加，导致巨大儿的发病率上升，最高的可达 20％以上，而正常孕妇中巨大儿的发病率仅为 9％。但并不是所有糖尿病孕妇的巨大儿发病率均升高。当糖尿病合并妊娠的 While 分级在 B 级以上时，由于胎盘血管的硬化，胎盘功能降低，巨大儿的发病率并不升高，反而使胎儿发育迟缓的发病率升高。且妊娠合并糖尿病发生的巨大儿的形态不同于其他的巨大儿。特别是糖尿病孕妇的胎儿的脂肪大量堆积于肩部和躯干，这些胎儿易发生肩难产。

（2）肥胖　孕妇体重过重、肥胖对孕妇和新生儿都有不良影响。首先，肥胖者糖尿病、慢性高血压等疾病的发病率升高。其次，肥胖是独立于糖尿病的另一重要因素。肥胖孕妇的巨大儿发病率明显升高。

（3）过期妊娠　过期妊娠与巨大儿有明显的相关性，过期妊娠的巨大儿的发病率明显大于足月妊娠。因此，只要胎盘的功能良好，胎儿不断生长，以致孕期越长，胎儿体重越大。

（4）羊水过多　巨大儿往往与羊水过多同时存在，二者的因果关系尚不清楚。

## 三、临床表现

（1）病史　患有糖尿病，孕妇肥胖，过期妊娠而胎盘功能正常者，另外，孕妇营养及遗传因素与胎儿体重也有一定关系。

（2）症状　孕期体重增加迅速，常在孕晚期出现呼吸困难，腹部沉重及两肋部痛胀等症状。

（3）腹部检查　腹部明显膨隆，宫高＞35cm。触诊胎体大，先露部高浮，若为头先露，多数胎头跨耻征为阳性。听诊时胎心清晰，但位置较高。

## 四、辅助检查

B超常提示羊水过多，胎体大，胎儿双顶径＞10cm。腹径/股骨长度＞1.385时，80%～85%为巨大儿。

## 五、治疗

① 孕期行糖尿病筛查，坚持运动，科学摄取营养。

② 对糖尿病孕妇进行疾病治疗，妊娠38周后，根据胎儿成熟度、胎盘功能及糖尿病控制程度，择期引产或行剖宫产，合并胎位不正者应剖宫产。

③ 巨大儿阴道分娩前应及时行会阴侧切，另外阴道分娩时，注意肩难产。

## 六、观察要点

密切监测产程进展。

## 七、护理要点

### （一）常规护理

① 休息。

② 提供产妇及家属的情绪支持，针对他们的疑问，应给予相应的解释，护理人员可以通过摸触方式、手拉手方式为产妇提供较为舒适的感觉，以增强其对分娩的信心。

### （二）专科护理

（1）妊娠期

① 加强孕期营养教育，转变观念，告知孕妇巨大儿的发生率是可以通过人为努力降低的，指导合理饮食，使新生儿平均出

生体质量保持在 3100g 左右。

② 设立孕期营养门诊，指导孕妇定期去接受医师的营养指导，科学摄取营养，调整生活节奏，合理选择每天的饮食。

③ 孕期坚持运动，指导孕妇参加适当的运动，比如散步，做孕妇保健操，以消耗掉过多的热能，避免营养过剩，形成巨大儿。

④ 诊断为妊娠期糖尿病者，应行严格饮食控制及血糖监测。

（2）分娩期

① 密切监测产程的进展情况，巨大儿常使产程延长，增加胎儿窘迫的机会。临产过程中，行持续胎心监测，及早发现异常及胎儿窘迫，随时做好剖宫产准备。

② 若胎头双顶径已达坐骨棘平面以下 3cm，宫口已开全者，可在会阴侧切后，以产钳助产，尽快经阴道娩出胎儿，同时做好处理肩难产的准备工作。分娩后检查有无软产道损伤，并预防产后出血。

（3）新生儿处理

① 预防新生儿低血糖，于出生后 30 分钟内监测血糖，并开始喂糖水，每次喂糖水 10～20ml，及早开奶。

② 按要求新生儿娩出后 1、4、8、12、24、48、72 小时分别进行微量血糖测定，如有异常及时报告医师。对巨大儿应常规按高危儿护理。

（三）健康指导

加强孕期保健指导，指导孕妇合理饮食，科学营养，防治过期妊娠，减少巨大胎儿的发生率。

# 第十节  羊 水 过 多

## 一、定义

妊娠期的任何时期羊水量超过 2000ml 时称羊水过多。其中在数周内或更长时间，羊水缓慢增加者，为慢性羊水过多；而羊水量在数日至 2～3 周内急剧增加者为急性羊水过多。本病病因尚不清楚,但多与胎儿畸形、双胎或多胎妊娠、母儿血型不合、孕妇糖尿病等因素有关。

## 二、病因及发病机制

羊水在母体和胎儿之间不断进行交换,维持着动态平衡,交换量约 400ml/h,胎儿通过吞咽、呼吸、排尿以及角化前皮肤、脐带等进行交换,此种交换一旦失去平衡,即可发生羊水过多。羊水过多的病因尚不清楚,可能与以下因素有关:

(1) 胎儿方面因素 胎儿畸形如无脑儿缺乏抗利尿激素而尿量增多;脊椎裂、脑膜膨出、无脑儿等脑脊髓膜暴露在体表,脉络膜组织增殖,大量分泌液渗出,羊水的生成增加;胎儿有消化道畸形,食管闭锁或幽门梗阻时影响胎儿吞咽羊水,使羊水积聚;多胎妊娠并发羊水过多是单胎妊娠的 10 倍,常见于体重较大儿,其循环血量大,尿量多,羊水生成过多。

(2) 孕妇的各种疾病 孕妇患糖尿病、贫血、妊娠高血压综合征等常伴有羊水过多。母儿血型不合的患者绒毛水肿影响液体交换导致羊水过多。

(3) 胎盘脐带病变 如巨大胎盘及胎盘血管瘤等,脐带帆状附着也可引起羊水过多。

(4) 原因不明 特发性羊水过多约占 30%。

## 三、临床表现

(1) 症状 一般羊水量超过 3000ml 时才出现临床症状。急性羊水过多约占 2%,由于羊水急剧增加,子宫过度膨胀,横膈上抬,引起腹部胀痛,不能平卧,呼吸困难,甚至发生发绀,膨大的子宫压迫下腔静脉,影响静脉回流,可引起下肢及外阴部水肿和静脉曲张,患者行走不便,喜侧卧,有时伴消化不良和便秘。慢性羊水过多占 98%,由于羊水增长较慢,子宫逐渐膨大症状比较缓和,多数孕妇能逐渐适应。

（2）体征 腹部检查时，可见腹部明显大于正常妊娠月份，腹壁皮肤发亮，触诊时，皮肤张力大，有液体震颤感，胎位不清，有时触及胎儿部分浮沉感，胎心音遥远或听不到。由于子宫过度膨大，易发生胎膜早破、早产，胎位异常发生率高，破水时，极强的宫内压变化，易发生脐带脱垂及胎盘早剥，分娩后因子宫收缩不好易发生产后出血，围生儿病死率增加。

## 四、辅助检查

（1）实验室检查 如有羊水过多，通常需考虑有无胎儿畸形可能。有开放性神经管缺陷的胎儿（如无脑儿、脊柱裂及脑脊膜膨出等），羊水中 AFP 值超过同期正常妊娠平均值 3 个标准差以上，而母血清 AFP 值超过同期正常妊娠平均值 2 个标准差以上。

（2）特殊检查

① B 超检查 以单一最大羊水暗区垂直深度测定表示羊水量的方法（AFV），超过 8cm 即可考虑为羊水过多；若用羊水指数法（AFI），则＞25cm 为羊水过多。经比较，AFI 法显著优于 AFV 法，当 AFV 法发现羊水过多时需以 AFI 法测定羊水量。B 超可见胎儿在宫腔内只占小部分，胎儿与子宫壁间的距离增大，肢体呈自由体态，漂浮于羊水中，并可同时发现胎儿畸形、双胎等。

② 胎儿疾病检查 可做羊水细胞培养或脐带血细胞培养。

## 五、治疗

主要取决于胎儿有无畸形、孕周和孕妇自觉症状的严重程度。

（1）羊水过多合并胎儿畸形 选择合适的方法及时终止妊娠。

（2）羊水过多合并胎儿正常 寻找病因，积极治疗母体疾病。若胎肺不成熟需延长孕周，而压迫症状明显者，可在 B 超检测下行羊水减量治疗。胎儿方面应进行促胎肺治疗。

## 六、观察要点

① 测量生命体征，注意孕妇的自觉症状，有无心慌、气短、不能平卧等不适。

② 测量子宫高度、腹围，监测胎心、宫缩情况，观察有无胎盘早剥征象。

③ 对破膜引产者，注意保持外阴清洁卫生，观察有无脐带脱垂征象。

④ 产后加强子宫收缩，腹部加压沙袋 6～12 小时，密切观察阴道出血情况，应用宫缩剂、按摩子宫等方法防治宫缩乏力性产后出血。

## 七、护理要点

### （一）常规护理

（1）休息　嘱孕妇多卧床休息，左侧卧位。有压迫症状者可取半卧位以改善呼吸情况，必要时遵医嘱用镇静药。若胎膜早破，立即嘱孕妇平卧，抬高臀部，防止脐带脱垂。

（2）吸氧　每日吸氧 1～2 次，每次 30 分钟，以改善胎儿缺氧症状。

（3）饮食　指导孕妇低盐饮食，注意多食蔬菜、水果保持大便通畅，防止用力排便导致胎膜破裂。勿刺激孕妇乳头或腹部，以免诱发宫缩导致早产。

### （二）专科护理

1. 心理护理　向孕妇及家属讲解羊水过多的有关知识，耐心听取和解答孕妇和家属的疑问，做好心理疏导，取得孕妇和家属的理解，使其积极参与和配合治疗和护理。

2. 治疗护理

（1）羊膜腔穿刺放羊水　如胎儿无畸形，压迫症状严重，未足月者，可在 B 型超声监测下行羊膜腔穿刺放羊水，以改善压迫症状。应做好：①向孕妇和家属介绍穿刺的目的、过程，并取得同意。②术前测生命体征，做好输液和腹部皮肤准备。③嘱孕妇排空膀胱，取平卧或半卧位，用 B 超监测，确定穿刺部位。④协助医师完成羊膜腔穿刺，缓慢放出羊水，羊水流出的速度每小时不超过 500ml，一次放羊水量不超过 1500ml。要严格执行无菌操作技术，防止感染。⑤放羊水过程中注意询问孕妇自觉症状，观察生命体征、有无宫缩、胎心变化、阴道流血等，以便及时发现胎盘早剥、早产等异常情况的发生。⑥遵医嘱用镇静药、宫缩抑制药、抗生素等。

（2）**终止妊娠**　妊娠已足月，或有胎儿畸形可行人工破膜，终止妊娠。应做到以下几点：①做好输血、输液准备。②严格无菌操作，协助医师进行高位人工破膜，使羊水缓慢流出。若羊水流出速度过快，可抬高孕妇臀部，将手裹上多层纱布，堵住阴道口，控制羊水流速，防止脐带脱垂。③在放羊水过程中，孕妇腹部放置沙袋或加压包扎，以免因腹压骤降引起胎盘早剥、休克。同时应将胎位控制为纵产式。④监测母儿情况，注意观察孕妇血压、脉搏、阴道流血、腹痛以及胎心、胎位的变化。⑤遵医嘱给药，破膜 24 小时仍无宫缩，静脉滴注缩宫素引产。破膜 12 小时未分娩，给抗生素预防感染。产后注射宫缩药预防产后出血。

（三）健康指导

① 告诉孕妇及家属羊水过多的相关知识及诊疗护理措施，让孕妇及家属有充分的心理准备。

② 未分娩的孕妇应注意卧床休息，采取低盐饮食。做好妊娠期保健，严密观察羊水量的变化。注意避免诱发宫缩的活动及各种刺激。寻找引起羊水过多的原因，及时治疗。

③ 如阴道流液应立即采取卧位，避免脐带脱垂。出现呼吸困难者，取半卧位，并及时就诊。

④ 产后注意个人卫生，预防感染。

⑤ 为新生儿不健康或死亡的产妇及家庭提供心理支持。

⑥ 合并胎儿畸形者，应建议查明原因，指导再次妊娠前进行孕前咨询。

# 第十一节 羊水过少

## 一、定义

妊娠足月时羊水量少于 300ml 者称为羊水过少。临床多发生于妊娠 28 周以后，发病率占分娩总数的 0.4%～4%。其原因尚不清楚，多与胎儿畸形、过期妊娠、双胎、胎膜早破及本身病变有关。羊水过少可导致胎儿发育畸形（如胎体粘连，肢体短缺，斜颈，曲背等）、胎儿宫内生长受限，还可引起胎儿窘迫、新生儿窒息，因而新生儿发病率和围生儿病死率均较高。

## 二、病因及发病机制

可能与下列因素有关：
① 胎儿畸形，如先天性泌尿系统发育异常。
② 过期妊娠。
③ 胎儿宫内发育迟缓（IUGR）。
④ 孕妇低血容量。
⑤ 胎膜早破羊水流失。
⑥ 羊膜病变。

## 三、临床表现

（1）症状　孕妇于胎动时常感腹痛，腹部增大不明显，胎动异常，临产后阵痛剧烈。

（2）体征　宫高、腹围均小于妊娠月份；子宫敏感性高，紧裹胎体、宫内胎体呈"实感"，羊水振荡感不明显；临产后宫缩不协调，宫口扩张缓慢，产程延长，听胎心有异常。破膜时见羊水少，量＜300ml，甚至只有几毫升黏稠、黄绿色液体。娩出的胎儿部分有肢体缺如畸形、泌尿系统发育异常、肺发育不良等各种出生缺陷。

## 四、辅助检查

1. B 超检查

（1）AFV 法　测最大羊水池与子宫轮廓相垂直径线≤2cm

为羊水过少，≤1cm 为严重羊水过少。

（2）AFI 法　测子宫 4 个象限的最大羊水池径线之和 ≤8cm 作为诊断的临界值，5cm 为诊断羊水过少的绝对值。B 超下可见胎儿与子宫壁之间几乎无液性暗区，胎儿肢体有挤压卷曲等征象。B 超可以发现合并存在的胎儿肾脏畸形。

2. 胎盘功能检查　通过超声的生物物理评分、胎心监护、尿雌三醇以及胎盘泌乳素的检查，常发现在羊水过少时会同时合并胎盘功能减退。

## 五、治疗

根据胎儿有无畸形及孕周大小选择治疗方案。

（1）羊水过少合并胎儿畸形　确诊胎儿畸形应尽早终止妊娠。

（2）羊水过少合并胎儿正常　去除病因，自我检测，严密检查胎儿宫内情况。足月者应及时终止妊娠，未足月及胎肺不成熟者可行羊膜腔灌注治疗。

## 六、观察要点

① 教会孕妇自我监测胎儿宫内情况，如自数胎动，评估胎动后腹痛部位、性质、持续时间、强度，有无其他伴随症状。

② 每周至少 2 次胎儿电子监护了解胎儿宫内情况。

③ 终止妊娠者，根据其分娩方式给予分娩期护理。阴道试产者试产过程须警惕胎儿窘迫征象。做好新生儿急救准备，产后认真检查新生儿有无畸形。

④ 按医嘱配合完成羊膜腔内输液治疗。

## 七、护理要点

### （一）常规护理

① 嘱孕妇取左侧卧位休息。

② 教会孕妇自测胎动及自我监护胎儿安全。

③ 遵医嘱每天吸氧 2 次，每次 30 分钟。

④ 嘱孕妇加强营养。

（二）专科护理

（1）心理护理　与患者进行良好沟通，使其积极配合治疗，对于羊水过少且合并胎儿畸形者，应多关心、多陪伴，鼓励其接受现实与配合治疗。

（2）分娩期护理

① 做好终止妊娠的准备，临产后严密观察宫缩及胎心率。

② 做好剖宫产和抢救新生儿窒息的准备。

③ 为孕产妇及家属提供连续心理支持。

（三）健康指导

① 告知孕妇及家属羊水过少的相关知识及诊疗护理措施，让孕妇及家属有充分的心理准备，以取得配合和理解。

② 未分娩的孕妇应做好妊娠期保健，严密观察羊水量的变化，指导孕妇自数胎动，按时吸氧。

③ 指导孕妇左侧卧位，多饮水。

④ 告知产科相关知识。

⑤ 为新生儿不健康或死亡的产妇及家庭提供心理支持。

# 第十二节　胎盘早期剥离

## 一、定义

妊娠 20 周后或分娩期，正常位置的胎盘在胎儿娩出前，部分或全部从子宫壁剥离，称为胎盘早剥。胎盘早剥是妊娠期一种严重并发症。国内报道其发病率为 4.6‰～21‰。

胎盘早剥分为显性剥离，即胎盘后血液冲开胎盘边缘，沿胎膜与宫壁间经宫颈管向外流出；隐性剥离，胎盘后血液不能外流，而积聚于胎盘与子宫壁之间；混合性出血，随着胎盘后积血增多，血液最后冲开胎盘边缘与胎膜，经颈管外流。

胎盘早剥发生内出血时，由于局部压力大，血液侵入子宫肌层而发生子宫胎盘卒中，易发生产后出血。严重胎盘早剥可发生凝血功能障碍。

## 二、病因及发病机制

（1）胎盘血管病变　为引起胎盘早剥的主要原因。中、重度妊高征患者血液浓缩，全身血流量减少，小动脉痉挛，同时子宫螺旋动脉异常，使胎盘血流量减少，易发生小动脉血栓和血管破裂，形成底蜕膜血肿和胎盘梗死。慢性高血压和肾脏病变的孕妇胎盘有类似病变。血肿增大促使胎盘不断剥离，而剥离又使出血加重。血液刺激子宫肌层收缩，严重者广泛渗入肌壁使之持续收缩成板状，即子宫胎盘卒中。甚者血液从输卵管或经子宫浆膜层渗出而引起腹膜刺激症状。胎盘缺血使绒毛代偿性增生，进而发生纤维素样坏死，绒毛血管闭塞坏死，使胎儿供血供氧不足而致宫内发育迟缓及慢性缺氧，在此基础上的胎盘早剥使胎儿供氧阻断，故发生宫内窘迫及死亡率较前置胎盘高。如果剥离始于胎盘中央或接近脐带附着部位，胎儿窘迫及死亡的发生尤其快速，而若剥离始于胎盘边缘，出血可经阴道流出，则病情可能发展较慢，胎儿所受威胁亦较轻缓。

（2）创伤　腹部受到撞击、外倒转术、性交，腹压骤然增高如剧烈咳嗽和呕吐，子宫压力突然下降如羊水过多者突然膜破裂，羊水大量涌出，双胎的第一胎儿娩出过速，脐带过短胎儿娩出时牵拉，及宫腔内手术损伤如内倒转术、毁胎术、水囊或探条引产等皆可引起胎盘早剥。

（3）宫腔内压力骤然改变　羊水过多突然破裂或双胎第一胎娩出过速，宫腔内压力突然下降，宫腔体积缩小，引起胎盘早期剥离。

（4）脐带过短或脐带绕颈的胎儿下降时，牵拉脐带引起胎盘早期剥离。

（5）全身性疾病　血液凝固功能异常，叶酸或维生素缺乏等加重了患者的出血倾向。

（6）仰卧位低血压综合征　妊娠晚期或分娩时，增大的子宫压迫下腔静脉，使静脉压升高，子宫静脉淤血，导致蜕膜静脉淤血或破裂，引起胎盘早剥。

## 三、临床表现

（1）症状　①轻型，以外出血为主，多见于妊娠晚期，剥离面<1/3者，可有阴道出血，较多，色暗红；轻微腹痛或无；贫血症状不明显。②重型，以内出血为主，剥离面>1/3，多见于妊高征者，可有突然发生持续性腹痛和（或）腰酸、腰痛；恶心、呕吐、出汗；阴道流血可有少量或无。

（2）体征　①轻型，贫血体征不显著。腹部检查子宫软，与停经月份相符；宫缩有间歇，胎位清楚，胎儿多正常；仅局部压痛。产后检查胎盘见有凝血块及压迹。②重型，面色苍白、脉弱及血压下降；可见少量阴道出血或无。腹部检查子宫硬如板状，压痛，子宫比妊娠月份大；子宫底渐升高，压痛渐明显；宫缩偶见，间歇期子宫不完全松弛，胎位触不清；胎心弱、慢或无。

## 四、辅助检查

1. 实验室检查

（1）血常规检查　可出现不同程度的血红蛋白水平下降，但阴道出血量不一定和血红蛋白下降程度呈正比。血小板减少，出、凝血时间延长。

（2）尿常规检查　在出血量比较多导致肾脏受损害时，可以表现出不同程度的肾功能减退。

（3）凝血功能检查　如怀疑有DIC，应进行纤维蛋白原定量、凝血酶原时间、部分凝血活酶时间测定，在纤溶方面可进行凝血时间及血浆鱼精蛋白副凝试验（3P试验）。

2. 特殊检查　B超检查底蜕膜区回声带消失，常为胎盘早剥的最早征象。在胎盘及子宫壁之间出现液性暗区或界限不清，常提示胎盘后血肿存在。如见胎盘绒毛板向羊膜腔内凸出，是胎盘后血肿较大的表现。然而，B型超声检查阴性，不能除外胎盘早剥。仅25%的胎盘早剥病例可经B超证实，但B超检查有助于除外前置胎盘。

## 五、治疗

胎盘早剥的治疗以防治休克、及时终止妊娠、控制并发症为原则。胎盘早剥一旦发生，病情发展迅速，常出现休克，危及母儿生命，因此，应在防治休克的基础上尽快终止妊娠，目前多采取剖宫产术结束分娩；Ⅰ度胎盘早剥一般情况良好，短时间内能经阴道分娩者，可考虑试产。产后易发生产后出血、DIC、急性肾功能衰竭、新生儿窒息等并发症，应积极处理，避免对母儿造成严重的损害。

## 六、观察要点

① 患者病情急重，应密切监测体温、脉搏、血压、呼吸并及时记录。

② 密切观察阴道流血量的变化、腹痛的程度，有无头晕及早期休克表现。

③ 监测胎心音，必要时胎心监护，了解胎儿宫内安危情况。

④ 注意观察有无阴道流血不止、牙龈出血、皮下点状出血及注射部位淤血，有无少尿、无尿等，以及早发现DIC、急性肾功能衰竭等并发症。

## 七、护理要点

### (一) 常规护理

① 绝对卧床休息，协助左侧卧位，提供一切生活护理。

② 加强营养，纠正贫血。

③ 定期间断吸氧以改善胎儿宫内供氧。

④ 加强会阴护理。

⑤ 保持会阴部清洁卫生。

（二）专科护理

1. 心理护理　建立良好的护患关系，允许孕产妇及家属表达心理感受，并给予心理支持。尤其是产妇因病情严重失去孩子，或产妇因产后出血各种处理无效而行子宫切除者，护士要多安慰，使其接受现实。

2. 治疗的护理

（1）治疗要点　纠正休克，及时终止妊娠，防治并发症。

① 纠正休克：对处于休克状态的危重患者，应吸氧、开放静脉通道，迅速补充血容量。

② 及时终止妊娠：确诊胎盘早剥后，无论剥离面积的大小，应及时终止妊娠。

③ 终止妊娠的方式：根据孕妇病情轻重、胎儿宫内状况、产程进展、胎产式等决定终止妊娠的方式。a. 阴道分娩：患者一般情况良好，出血少，宫口已扩张，估计短时间内能结束分娩者，可行人工破膜后经阴道分娩。b. 剖宫产：适用于重型胎盘早剥、估计短时间内不能从阴道分娩、胎儿窘迫，产妇情况恶化者。

（2）急救护理　①确诊为胎盘早剥，立即做好阴道分娩或剖宫产手术的准备及抢救新生儿准备。②采取中凹卧位、给氧、保暖，迅速建立静脉通道，遵医嘱输血、输液、补充血容量，尽快维持生命体征的平稳。③为防止 DIC 发生，遵医嘱及时输入足量新鲜血，补充血容量和凝血因子。④当出现少尿或无尿症状时，应考虑肾功能衰竭的可能。遵医嘱用呋塞米 20～40mg 静脉推注，必要时重复使用。⑤分娩过程中及胎盘娩出后遵医嘱立即肌内注射宫缩剂，加强宫缩，防止产后出血。⑥胎死宫内或死产者遵医嘱给予退乳。

（三）健康指导

① 加强妊娠期保健，指导孕妇在妊娠晚期避免长时间仰卧位及腹部外伤。

② 做好预防教育，对妊娠期高血压疾病孕妇或合并慢性高血压、肾病的孕妇，应增加产前检查次数，积极配合医师进行治疗。

③ 向孕妇及家属解释胎盘早剥发生的原因、相关知识及诊疗护理措施，取得孕妇及家属的理解与支持。

④ 指导孕妇绝对卧床休息，保持会阴清洁，预防感染。

⑤ 指导孕妇如有腹痛、鼻出血、皮下瘀斑或阴道出血等表现，及时告知医护人员。

⑥ 为胎儿死亡和子宫切除的产妇提供心理支持，鼓励家属陪伴，帮助渡过哀伤期。

# 第十三节　过期妊娠

## 一、定义

平时月经周期规律，妊娠达到或超过42周未分娩，称过期妊娠，占妊娠总数的3%～15%。过期妊娠使胎儿窘迫、胎粪吸入综合征、新生儿窒息等发病率增加，围生儿病死率也大大增加，危险性随着妊娠期延长而升高。

## 二、病因及发病机制

① 胎盘缺乏硫酸酯酶，是一种罕见的X性连锁遗传病，均见于怀男胎病例，胎儿胎盘单位不能合成雌激素是分娩动因不足的缘故。若给孕妇注射硫酸脱氢表雄酮后，血浆雌激素值未见升高，即可诊断。

② 无脑儿畸胎不合并羊水过多时，由于胎儿无下丘脑，使垂体肾上腺轴的发育不良，由胎儿肾上腺皮质产生的肾上腺皮质激素及雌三醇的前身物质缺乏及小而不规则的胎儿，不足以刺激子宫下段引起宫缩，孕周可长达45周。

③ 内源性前列腺素和雌二醇分泌不足而孕酮水平增高。

④ 同一妇女往往出现多次过期妊娠，或见于某一家族，提

示可能与遗传有关。

### 三、临床表现

（1）症状　部分孕妇感到胎动异常，体质量不再增加或稍微减轻。

（2）体征　检查时胎体部分清楚，破水时羊水少、黏稠，有时混有胎粪，胎儿有过熟表现，如皮下脂肪减少、皮肤干皱、黄染、脱皮、头颅硬、指（趾）甲过长，巨大儿发生率增加。

### 四、辅助检查

（1）B型超声检查　测定胎儿双顶径（BPD）、股骨长度（FL）、腹围（AC）值以推断胎龄，同时还可了解羊水量及胎盘成熟度。检查脐动脉血流 S/D 比值，有助于判断胎儿安危状况。

（2）胎盘功能检查　通过胎动计数、尿雌三醇测定、E/C 值测定、胎心监护仪检测，以了解胎盘老化情况。

（3）羊膜镜检查　观察羊水量及颜色以了解胎粪污染程度，确定有无胎儿窘迫。

### 五、治疗

加强产前检查，预防过期妊娠。一旦发生过期妊娠，应尽早终止妊娠。严密监测胎盘功能及胎儿安危，如胎盘功能正常，胎儿无异常，则可行人工破膜引产；如胎盘功能异常或胎儿窘迫，需立即行剖宫产结束分娩。

### 六、观察要点

严密监护胎儿安危，自数胎动，勤听胎心音，必要时行胎心监护，发现异常及时通知医师，尽快终止妊娠。

### 七、护理要点

#### （一）常规护理

① 充分休息，多采取左侧卧位。

② 注意营养，合理搭配食物，以免营养过剩。

③ 协助核实预产期，指导自我监测胎动，积极配合检查与操作。

（二）专科护理

1. 对住院孕妇的监护

① 嘱孕妇取左侧卧位，遵医嘱需要时给予吸氧 30 分钟。

② 指导孕妇自数胎动。

③ 严密监测胎心变化，如发现异常，及时通知医师处理。

④ 对宫颈评分≥6 分采用缩宫素引产者，严格执行缩宫素（引产）静脉滴注护理常规。

2. 产程监测及护理

（1）第一产程护理

① 氧气吸入。

② 左侧卧位。

③ 做好新生儿窒息的抢救准备工作。

④ 严密观察产程进展、羊水性状及胎心音情况，使用胎心监护仪连续监护。

⑤ 宫口开大 3cm、产程进展缓慢或胎心音改变时，及时通知医师给予人工破膜，了解羊水性状。

（2）第二产程护理

① 宫口开全后，尽量缩短产程。

② 胎肩娩出前吸净胎儿鼻咽部黏液，同时检查胎儿发育情况。

（3）第三产程护理

① 胎盘娩出后检查胎盘、胎膜是否完整及胎盘的老化程度。

② 仔细检查软产道，及时修补裂伤。

③ 按摩子宫和遵医嘱给予缩宫素。

3. 新生儿护理

① 分娩时应做好抢救新生儿的准备。

② 胎儿娩出后立即清理呼吸道。

③ 加强监护，及早发现和处理新生儿异常情况。

（三）健康指导

① 加强妊娠期教育，使孕妇及家属认识过期妊娠的危害性。

② 向孕妇及家属讲解适时终止妊娠的必要性，以减轻他们的顾虑和矛盾心理，取得合作。

③ 告知孕妇自我监测胎动的重要性，使其自觉遵从医嘱。

④ 告知孕妇静脉滴注缩宫素的必要性，耐心回答提问，消除紧张情绪。

# 第十四节　死　　胎

## 一、定义

妊娠 20 周后，胎儿在宫内死亡，称为死胎。胎儿在分娩过程中死亡称为死产，亦属死胎的一种。约 80% 的死胎在胎儿死之后 2~3 周自然娩出。如死亡后 3 周仍未排出，可合并弥漫性血管内凝血（DIC），胎死宫内 4 周以上，DIC 发生机会明显增多，可引起分娩时严重出血，甚至危及生命。

## 二、病因及发病机制

（1）胎盘脐带因素　如前置胎盘、胎盘早剥、脐带打结、扭转、脱垂等。

（2）胎儿因素　如畸形、多胎、感染等。

（3）孕妇因素　妊娠高血压综合征、过期妊娠、内科合并症、子宫病变。

## 三、临床表现

（1）症状　孕妇自觉胎动消失，数日后乳房缩小，腹部缩小、乏力、食欲不好，腹部不适。

（2）体征　子宫小于孕龄，宫高、腹围不增加反而较前减少，胎心音消失，无胎动，胎死数周仍未排出，即可释放凝血活素进入母体循环，大量消耗凝血因子，发生 DIC，引起产后大出血。

## 四、辅助检查

（1）B 超检查　胎儿心跳停止，可确认为死亡。死亡时间较长时可出现颅骨重叠、胎头变形塌陷等征象。

（2）尿雌三醇检查　孕妇的 24 小时尿雌三醇含量在 3mg 以下，提示胎儿可能死亡。

（3）凝血功能检查　可早期发现胎儿死亡后继发 DIC 的情况。

## 五、治疗

① 确诊后引产，根据不同病例选择引产方法。

② 凝血功能障碍者，可用肝素或纤维蛋白原治疗；临产时备新鲜血；抗生素治疗；对症支持治疗。

## 六、观察要点

注意观察有无出血征象，如齿龈出血、注射部位出血，如有出血应及时报告医师。

## 七、护理要点

### （一）常规护理

① 休息。

② 加强营养。

③ 指导退奶。

④ 心理护理。尽量不安排与有新生儿的产妇在同一间病房。

### （二）专科护理

（1）心理护理，确诊死胎后，孕妇易产生悲哀、焦虑、自卑心理。护士应充分关心孕妇，取得其信任，做到双方有效的沟通，鼓励其积极配合引产。

（2）加强分娩期的护理和监护，减少并发症。

① 维持产妇良好的营养状况，遵医嘱必要时补充纤维蛋白原或血小板，及时应用抗生素，预防感染或分娩时出血。

② 指导产妇合理用力，避免体力消耗，避免产伤。

③ 若死胎接近足月，协助医师进行毁胎术，以避免产妇受伤害为原则。

④ 产后遵医嘱及时应用宫缩剂，预防产后出血。

（3）死胎娩出后仔细检查胎盘、脐带和胎儿，分析死胎发生的原因，必要时进行病理学检查。

（三）健康指导

① 查明死胎原因，必要时夫妇双方应做全面检查，如血型、RH 因子，积极治疗合并症，在医护人员指导下，选择适宜时机再次妊娠。

② 产妇应心情舒畅，树立信心，尽快恢复身体健康。

# 第十章 异常产科情况的护理

## 第一节 子宫收缩乏力

### 一、定义

子宫收缩乏力分为协调性子宫收缩乏力（低张性子宫收缩乏力）和不协调性子宫收缩乏力（高张性子宫收缩乏力），以前者为最常见。子宫收缩乏力致产程延长可导致产妇衰竭、感染、产后出血、生殖道瘘的发生率升高；可使胎儿窘迫甚至胎死宫内。

### 二、病因及发病机制

多由几个因素综合引起，常见有：

（1）头盆不称或胎位异常 胎儿先露下降受阻，不能紧贴子宫下段及宫颈，因而不能引起反射性子宫收缩，导致继发性子宫收缩乏力。

（2）子宫因素 多胎妊娠、羊水过多、巨大胎儿可使子宫肌纤维过度伸展；经产妇、子宫肌纤维变性、子宫肌瘤、子宫发育不良、畸形等，均能引起子宫收缩乏力。

（3）精神因素 初产妇，尤其是 35 岁以上高龄初产妇，对分娩产生恐惧心理，致大脑皮层功能紊乱，加之睡眠少，进食少以及过多消耗体力导致宫缩乏力。

（4）药物影响 妊娠末期，尤其是临产后不适当地使用大剂量镇静剂或镇痛剂使子宫收缩受到抑制，如哌替啶、巴比妥、硫酸镁等。

（5）内分泌失调 临产后，产妇体内雌激素、缩宫素、前列腺素、乙酰胆碱等分泌不足，孕激素下降缓慢，子宫对乙酰胆碱的敏感性降低而影响子宫兴奋阈，致子宫收缩乏力。

（6）其他因素　营养不良、贫血、膀胱直肠充盈等可致子宫收缩乏力。

### 三、临床表现

（1）症状　①协调性子宫收缩乏力一般无不适，宫缩时腹痛轻微，间隔时间长且不规律，持续时间短；②不协调性子宫收缩乏力时产妇自觉下腹部持续疼痛、腹胀、尿潴留、胎动异常。

（2）体征　协调性子宫收缩乏力，节律性、对称性和极性正常，宫缩达极期时，子宫体不隆起和变硬，手指压宫底部肌壁可出现凹陷、宫缩<2次/10分钟、持续时间短。不协调性子宫收缩乏力，节律不协调、极性倒置，子宫中、下段宫缩强于宫底部、宫缩间歇期子宫壁不能完全松弛，产妇烦躁不安，腹拒按、胎位不清、胎心不规律。

### 四、辅助检查

1. 胎儿电子监护　这种监护一方面可以了解在子宫收缩时胎心的变化，另一方面可以通过压力探头了解子宫收缩的强度，从而对宫缩的强度有一个量化的判断。

（1）低张性宫缩乏力　宫缩描记图显示子宫收缩持续时间短，间歇时间长且不规律，说明宫腔内压力低。

（2）高张性宫缩乏力　子宫收缩频率高、持续时间长，局部宫缩压力比较大。

2. 产程曲线异常　在宫缩乏力时，宫口扩张和胎头下降缓慢或阻滞。如果子宫收缩过强，可能会出现急产的现象。

### 五、治疗

1. 协调性子宫收缩乏力　查找原因，判断是否有胎位异常或头盆不称，若不能阴道试产，则应选择剖宫产结束分娩。若选择阴道试产，应予加强子宫收缩处理。

2. 不协调性子宫收缩乏力 给予镇静药，使产妇得到充分的休息，调节子宫收缩，恢复正常的极性、节律性。

## 六、观察要点

① 督促孕妇及时排尿：及时排尿，防止膀胱过度充盈。对排尿困难者，诱导排尿无效后行导尿术。

② 胎儿电子监护，以连续观察并记录胎心率的动态变化及其与宫缩、胎动的关系。

③ 严格执行消毒隔离技术，配合医师行人工破膜术。若为不协调性宫缩乏力，按医嘱给予强镇静药，观察用药后宫缩情况。

## 七、护理要点

### （一）常规护理

（1）休息 指导产妇安静休息，消除精神紧张，保存体力；鼓励产妇深呼吸，可背部按摩，使用产时按摩球，必要时遵医嘱缓慢静脉注射地西泮 10mg 或肌内注射哌替啶 100mg。

（2）饮食 鼓励产妇多进易消化、高热量食物，补充营养、水分、电解质，摄入量不足者应静脉补充液体和能量。伴酸中毒时应补充 5% 碳酸氢钠。

（3）心理护理 临产后允许家属陪伴，给予心理上的支持。护士应多关心、安慰产妇，给予理解和安慰，鼓励产妇及家属表达出他们的担心和不适，使其能理解并能配合医护工作，安全度过分娩期。

### （二）专科护理

1. 协调性子宫收缩乏力 排除头盆不称与胎位异常，能经阴道分娩者，加强宫缩。

（1）改善全身情况，缓解紧张 关心安慰产妇，指导多休息，鼓励多进食，注意补充营养与水分，必要时静脉补充营养，补充电解质及注意纠正酸中毒；过度疲劳或烦躁不安者，静脉推注地西泮，常用剂量为 10mg，间隔 4～6 小时可重复使用，与缩宫素联合应用效果更好，地西泮还能起到松弛宫颈平滑肌、软化宫颈、促进宫口扩张的作用。

（2）排空膀胱　排尿困难者给予诱导排尿或导尿。

（3）人工破膜　宫口扩张 3cm 或 3cm 以上，无头盆不称、胎头已衔接者，可行人工破膜，使胎先露部紧贴子宫下段及宫颈内口，反射性加强子宫收缩。

（4）前列腺素的应用　地诺前列酮有促进子宫收缩的作用，给药途径为局部用药（放置于阴道后穹窿）。

（5）缩宫素静脉滴注　适用于协调性宫缩乏力，宫口扩张 3cm、胎心良好，胎位正常且头盆相称者。使用方法：先用 5% 葡萄糖液 500ml 静脉滴注，滴速调节为 4～5 滴/分，然后加入缩宫素 2.5U 摇匀，根据宫缩强弱进行调整滴速，通常不超过 40 滴/分，维持宫缩间歇时间 2～3 分钟，持续时间 40～60 秒。对于宫缩仍弱者，应考虑酌情增加缩宫素剂量。注意事项：使用缩宫素时，必须有专人守护，严密观察，注意观察产程进展，监测宫缩，听胎心率及测量血压。若出现 10 分钟内宫缩超过 5 次，宫缩持续 1 分钟以上，或胎心率有变化，应立即停止滴注。如有血压升高，应减慢滴速。胎儿前肩娩出前禁止肌内注射缩宫素。

（6）其他　a. 针刺合谷、三阴交、关元、太冲等穴位，用强刺激手法留针 30 分钟。b. 刺激乳头。

经上述处理，若产程仍无进展或出现胎儿窘迫征象、产妇体力衰竭等，应做好剖宫产术的术前准备。

2. 不协调性宫缩乏力　处理原则是调节子宫收缩，恢复其极性。给予强镇静哌替啶 100mg 或地西泮 10mg 静脉推注，不协调性宫缩多能恢复为协调性宫缩。在宫缩恢复为协调性之前，严禁使用缩宫素。经上述处理，若不协调性宫缩未能纠正，或伴胎儿窘迫，或头盆不称，均应行剖宫产术，并做好抢救新生儿的准备。若不协调性宫缩已被控制，但宫缩仍弱时，处理方法同协调性宫缩乏力。

**（三）健康指导**

1. 对孕妇进行产前教育，使其对分娩有一定的认识，解除孕妇思想顾虑和恐惧心理，增强自然分娩的信心。

2. 指导产妇进食易消化、富含营养、高热量的半流质食物，多饮水，勤排尿，以免膀胱充盈影响宫缩。

3. 指导减轻宫缩痛的方法，耐心细致地向产妇解释疼痛的原因，并告知产妇及家属处理的方法及措施。

4. 做好计划生育工作。

# 第二节 子宫收缩过强

## 一、定义

子宫收缩过强分为协调性子宫收缩过强和不协调性子宫收缩过强，后者再分为强直性宫缩和子宫痉挛性狭窄环。前者也称为急产，即总产程<3小时。子宫收缩过强可致胎儿窘迫、胎死宫内、新生儿窒息、死亡。可致产妇发生产道裂伤、产后出血、感染、子宫破裂、失血性休克。

## 二、病因及发病机制

**（一）协调性子宫收缩过强**

子宫收缩的节律性、对称性和极性均正常，仅子宫收缩力过强、过频。若产道无阻力，宫颈在短时间内迅速开全，分娩在短时间内结束，总产程不足3小时，称为急产。经产妇多见。对母儿影响：

（1）对母体的影响 宫缩过强过频，产程过快，可致初产妇宫颈、阴道以及会阴撕裂伤。接产时来不及消毒可致产褥感染。产后子宫肌纤维缩复不良易发生胎盘滞留或产后出血。

（2）对胎儿及新生儿的影响 宫缩过强过频影响子宫胎盘的血液循环，胎儿在子宫内缺氧，易发生胎儿窘迫、新生儿窒息甚至死亡。胎儿娩出过快，胎头在产道内受到的压力突然解除，可致新生儿颅内出血。来不及接产，新生儿易发生感染。若坠地可致骨折、外伤。

### （二）不协调性子宫收缩过强

（1）强直性子宫收缩　强直性子宫收缩并非是子宫肌组织功能异常，几乎均是外界因素异常造成的，例如临产后由于分娩发生梗阻，或不适当地应用缩宫素，或胎盘早剥血液浸润子宫肌层，均可引起宫颈内口以上部分的子宫肌层出现强直性痉挛性收缩。产妇烦躁不安、持续性腹痛、拒按。胎位触不清，胎心听不清。有时可出现病理性缩复环、血尿等先兆子宫破裂征象。

（2）子宫痉挛性狭窄环　子宫壁某部肌肉呈痉挛性不协调收缩所形成的环状狭窄，持续不放松，称为子宫痉挛性狭窄环。多在子宫上下段交界处，也可在胎体某一狭窄部，以胎颈、胎腰处常见。多因精神紧张、过度疲劳以及不适当地应用宫缩剂或粗暴地进行产科处理所致。产妇出现持续性腹痛、烦躁不安，宫颈扩张缓慢，胎先露部下降停滞，胎心时快时慢。阴道检查可触及狭窄环，特点是此环不随宫缩上升，与病理性缩复环不同。

### 三、临床表现

1. 协调性子宫收缩过强指子宫收缩的节律性、对称性和极性均正常，仅子宫收缩过强、过频。若产道无阻力，胎位正常，宫颈口迅速开全，短时间内结束分娩，总产程<3小时。产妇往往有痛苦面容，大声叫喊。由于宫缩过强而易造成胎儿缺氧，胎死宫内等情况。

2. 不协调性子宫收缩过强，有两种表现。

（1）强直性子宫收缩　即出现强直性痉挛性收缩，产妇烦躁不安，持续性腹痛，拒按。胎心音听不清，胎方位触不清，有时可在脐下或平脐处出现病理性缩复环，导尿时可发现血尿，这是子宫先兆破裂的征象。

（2）子宫痉挛性狭窄环　产妇可表现为持续性腹痛，烦躁，宫颈扩张延缓，胎先露下降阻滞，胎心不规律，此环在子宫上、下交界处，阴道检查可触及狭窄环。胎体的某一狭窄部如胎颈、胎腰处常见，此环特点是不随宫缩上升。

#### 四、辅助检查

（1）胎儿电子监护　这种监护一方面可以了解在子宫收缩时胎心的变化，另一方面可以通过压力探头了解子宫收缩的强度，从而对宫缩的强度有一个量化的判断。子宫收缩过强时，整个子宫收缩强度高，持续时间长，间歇期比较短，根据描记的曲线还可以判断是否有不协调的宫缩出现。

（2）产程曲线异常　在宫缩乏力时，宫口扩张和胎头下降缓慢或阻滞。如果子宫收缩过强，可能会出现急产的现象。

#### 五、治疗

1. 协调性子宫收缩过强　以预防为主，临产后慎用缩宫药物及其他加强子宫收缩的方法。

2. 不协调性子宫收缩过强

（1）强直性子宫收缩　及时给予宫缩抑制药，根据产程进展及胎儿情况选择合适的分娩方式。

（2）子宫痉挛性狭窄环　查找原因，及时纠正，根据产程进展及胎儿情况选择合适的分娩方式。

#### 六、观察要点

① 有急产史孕妇提前 2 周住院待产。临产时注意休息。向孕妇介绍分娩的生理过程，教会孕妇分娩的配合，减轻紧张情绪。

② 观察孕妇出现屏气用力与有排便感的征象，需排大小便时先查宫口大小及胎先露情况，避免分娩在厕所造成意外。

③ 监测宫缩的频度和强度，以及胎心情况。

④ 做好接产和新生儿窒息抢救准备。分娩时尽量做会阴侧切，防止宫颈及软产道损伤。

⑤ 按医嘱给予新生儿注射维生素 $K_1$，无消毒接生的新生儿另需注射破伤风抗毒素。

⑥ 配合医师检查及缝合裂伤的软产道。产后观察出血和恶露情况。

## 七、护理要点

### （一）常规护理

指导产妇左侧卧位休息，少活动；临产后嘱产妇做深呼吸运动。进食高热量、易消化饮食，补充水分及电解质。

### （二）专科护理

（1）心理护理　与产妇交谈，分散其注意力，向其说明产程进展及胎儿情况，以减轻产妇焦虑与紧张，增加自信。鼓劲产妇积极与医护人员配合。

（2）急产的护理

① 有急产史的孕妇提前 2 周住院待产，以防院外分娩。经常巡视，临产征兆出现后产妇应取左侧卧位休息，不宜灌肠。如有便意，应先查子宫口大小及胎先露的下降情况，以防分娩意外。鼓励产妇深呼吸、背部按摩以缓解疼痛，嘱其不要向下屏气，以减缓分娩过程。

② 密切监测子宫收缩、胎心率，观察子宫口扩张、胎先露下降情况，发现异常及时通知医师。

③ 提早做好接生及抢救新生儿窒息的准备。准备吸痰管、氧气、人工呼吸机、电动吸引器及急救药品。分娩时尽可能做会阴侧切术，以防止会阴撕裂。若子宫颈、阴道及会阴有撕裂伤，及时配合医师缝合；新生儿按医嘱给予维生素 $K_1$ 10mg，肌内注射，以预防颅内出血。必要时给予抗生素预防感染。

（3）不协调性子宫收缩过强的护理

① 强直性子宫收缩　按医嘱给予硫酸镁抑制子宫收缩；产

道梗阻时，做好剖宫产术与新生儿抢救准备。

② 子宫痉挛性狭窄环　立即停止阴道内操作，停用缩宫素，遵医嘱给予哌替啶、硫酸镁等药物治疗；若子宫痉挛性狭窄环不能松解、子宫口未开全、出现胎儿窘迫等，立即做好剖宫产术及抢救新生儿窒息的准备，并配合医师工作。

（三）健康指导

① 有急产史的孕妇应提前入院待产，以免发生意外。

② 告知产妇子宫收缩过强的表现及并发症，让产妇提前做好心理准备，一旦出现产兆，及时告知医护人员。

③ 告知产妇有便意时需先告知医护人员，不可随意如厕，以防分娩在厕所内，造成意外伤害。指导产妇在第二产程宫缩时做深呼吸，不向下屏气，以减慢分娩过程。

④ 嘱产妇产后保持外阴清洁，有阴道出血增多、会阴切口疼痛、体温升高时应及时就诊。

# 第三节　产道异常

## 一、定义

产道异常包括骨产道异常和软产道异常，临床上以骨产道异常多见。骨盆径线过短或形态异常为骨产道异常（骨盆狭窄）。骨盆狭窄分为入口平面狭窄（单纯性扁平骨盆、佝偻病性扁平骨盆）、中骨盆及骨盆出口平面狭窄（漏斗骨盆、横径狭窄骨盆）、骨盆三个平面狭窄和畸形骨盆（骨软化症骨盆、偏斜骨盆）。狭窄骨盆易发生胎位异常、宫缩乏力、产程延长或滞产、持续性枕横（后）位、生殖道瘘、胎膜早破、感染、子宫破裂，危及产妇生命。亦可致胎儿窘迫、颅内出血、产伤及感染。

## 二、病因及发病机制

童年患佝偻病；钙、磷、维生素 D 以及紫外线照射不足；先天发育不良、下肢和髋关节疾病；外伤等。

### 三、临床表现

（1）骨盆异常及临床特点

① 骨盆入口平面狭窄，临产后衔接受阻不能入盆。即跨耻征阳性，表现为继发性宫缩乏力，潜伏期和活跃早期延长，跨耻征阳性者强行阴道分娩可致子宫破裂。

② 中骨盆及骨盆出口平面狭窄，常见于漏斗骨盆，胎头进入骨盆，入口平面下降至中骨盆平面后，胎头俯屈和内旋转受阻，呈现持续性枕后位、枕横位，产程进入活跃晚期及第二产程后进展延缓，甚至停滞。

（2）软产道异常及临床特点

① 阴道异常，常见阴道纵隔、横隔。于分娩时容易发生阴道裂伤、血肿等。

② 宫颈异常，宫颈外口粘连、水肿、坚韧、瘢痕等可造成宫颈性难产，影响胎头下降，宫口扩张，产程延长甚至衰竭。

### 四、辅助检查

产程图动态监测，常见潜伏期及活跃期早期产程延长，胎头下降延缓与停滞，第二产程延长。

### 五、治疗

（1）骨盆入口平面狭窄的处理　应根据是绝对性骨盆入口平面狭窄还是相对性骨盆入口平面狭窄及胎儿大小、产程进展来选择合适的分娩方式。

（2）中骨盆平面狭窄的处理　根据胎头下降是否受阻选择分娩方式。

（3）骨盆出口平面狭窄的处理　骨盆出口平面狭窄不应进行阴道试产。

### 六、观察要点

① 明显头盆不称，不能从阴道分娩者，临产后按医嘱做好

剖宫产术前准备。绝对性骨盆狭窄、畸形骨盆、臀位、横位、预产期前 2 周胎头未入盆的初产妇，提早住院待产。早期破膜则应立即就诊。

② 相对性骨盆狭窄进行试产者，不用镇静药。保持良好产力情况下，试产 2～4 小时，若出现胎头迟迟不入盆，宫口扩张缓慢，或伴胎儿窘迫，应停止试产，按医嘱做剖宫产术前准备。

③ 若胎先露压迫阴道时间长或出现血尿者，产后应留置尿管 8～12 天，防止发生生殖道瘘。

④ 新生儿娩出后及时应用缩宫素，按医嘱使用抗生素。检查新生儿有无产伤，观察颅内出血等症状。

## 七、护理要点

### (一) 常规护理

在分娩过程中，产妇应该注意休息，保证营养及水分的摄入，必要时补液。

### (二) 专科护理

1. 心理护理　应安慰产妇，使其调整精神状态，向产妇及家属讲明产道异常对母儿的影响，及时反馈产程进展情况，增强信心，缓解其紧张、焦虑的情绪。解除孕妇及家属的思想顾虑，使其积极配合治疗及护理。

2. 治疗护理　明确狭窄骨盆类别和程度，了解胎位、胎儿大小、胎心、宫缩强弱、宫口扩张程度、破膜与否，结合年龄、产次、既往分娩史进行综合判断，决定分娩方式。

(1) 骨盆入口平面狭窄　明显头盆不称、胎儿体质量大于 3000g、胎位异常、高龄初产妇、妊娠期高血压疾病、子痫前期、有难产史且无存活子女者，宜选择剖宫产。轻度头盆不称（相对性骨盆狭窄）、胎头跨耻征可疑阳性，足月活胎体质量小于 3000g，胎心率和产力正常，可在严密监护下进行试产。试产时，应密切观察宫缩、胎心音及胎头下降情况，并注意产妇的营养和休息。如宫口渐开大，胎头渐降入盆，即为试产成功，多能自产，必要时可用胎头吸引术或产钳助产。若宫缩良好，经 2～4 小时，胎头仍不下降、宫口扩张迟缓或停止扩张者，表明试产失败，应及时行剖宫产术结束分娩。若试产时出现子宫破裂先兆或胎心音有改变，应立即施行剖宫产术。并发宫缩乏力、胎膜早破及持续性枕后位者，也应行剖宫产术为宜。

（2）中骨盆及骨盆出口平面狭窄　明显头盆不称者（绝对性骨盆狭窄）应剖宫产结束分娩。中骨盆狭窄者，若宫口已开全，胎头双顶径下降至坐骨棘水平以下时，可采用手法或胎头吸引器将胎头位置转正，再行胎头吸引术或产钳术助产；若胎头双顶径阻滞在坐骨棘水平以上，应行剖宫产术。出口是骨产道最低部位，出口狭窄多伴有中骨盆狭窄，应做好剖宫产准备。

（3）骨盆三个平面狭窄　若估计胎儿不大、头盆相称、宫缩好可以试产。若胎儿较大，有明显头盆不称，胎儿不能通过产道，应尽早行剖宫产术。

（4）畸形骨盆　根据畸形骨盆种类、狭窄程度、胎儿大小、产力等情况具体分析，若畸形严重，明显头盆不称，应及时行剖宫产术。

3. 预防并发症　严密观察宫缩、胎心、羊水及产程进展情况，若发现胎儿窘迫征象，及时给予吸氧，嘱左侧卧位，通知医师并配合处理。预防胎膜早破、脐带脱垂和子宫破裂。

（三）健康指导

① 指导孕妇定期产前检查，以便及早发现异常骨盆。

② 告知有头盆不称、先露高浮的孕妇，妊娠晚期少活动，避免增加腹压的动作，及时治疗咳嗽、便秘等，近预产期住院待产。

③ 告知一旦发生胎膜早破，应平卧并立即就诊。

④ 告知产妇试产的指征、必要性与试产的方法，随时告知产程进展及目前胎儿的情况，减少产妇焦虑。

⑤ 指导产妇保持外阴清洁，以防感染。

# 第四节　持续性枕后位、枕横位

## 一、定义

在分娩过程中，胎头以枕后位或枕横位衔接，在下降过程中，绝大多数能转成枕前位而自然分娩。若胎头枕骨持续不能转向前方，直至分娩后期仍然位于母体骨盆的后方或侧方，致使分娩发生困难者，称为持续性枕后位或持续性枕横位。持续性枕后位、枕横位可导致宫缩乏力、使产程延长，手术助产机会多，容易发生软产道裂伤，增加产后出血及感染，可发生生殖道瘘。可引起胎儿窘迫和新生儿窒息，围生儿病死率增高。

## 二、病因及发病机制

（1）枕横位　枕横位者俯屈不良，以较大枕额径在逐渐向下变窄的产道中回转时阻力增大。

（2）宫缩乏力　影响胎头旋转下降，多于人工破膜加强宫缩后促进旋转。

（3）骨盆形态异常　多发生于扁平骨盆或男性骨盆，使临产时呈枕横位的枕部不能顺利地向前旋转，或原为枕后位者旋转过程中停滞于枕横位。检查时常可发现骨盆中腔狭窄。足够宽敞的扁平盆或胎儿较小者可取枕横位分娩。

（4）头盆不称　影响胎头旋转，以枕横位停滞于较高水平，不能到达盆底。

（5）影响胎头旋转因素　前壁低位胎盘或盆腔肿物可影响胎头旋转。

## 三、临床表现

临床上多见，尤其枕骨持续位于骨盆后方，压迫直肠，产妇自觉肛门坠胀及排便感，因过早使用腹压，使产妇疲劳，宫颈前唇水肿，胎头水肿，影响产程进展，导致第二产程延长。

## 四、辅助检查

根据 B 超检查胎儿颜面及枕部位置可明确胎方位。

## 五、治疗

（1）第一产程　保证产妇充分的营养和休息。如情绪紧张、睡眠不好可给予哌替啶或地西泮。让产妇取胎背对侧卧位，便于胎头枕部转向前方。若子宫收缩欠佳，应尽早静脉滴注缩宫素。子宫口开全之前，嘱产妇不要屏气用力，以免引起子宫颈前唇水肿而阻碍产程进展。若产程无明显进展、胎头较高或胎儿窘迫，应考虑行剖宫产术结束分娩。

（2）第二产程　初产妇已近 2 小时，经产妇已近 1 小时，胎儿尚未娩出，应行阴道检查。当胎头双顶径已达坐骨棘平面或更低时，可徒手将胎头枕部转向前方，使矢状缝与骨盆入口前后径一致，行阴道助产或自然分娩。若转成枕前位困难，也可向后转成正枕后位，再以产钳助产，此时需做较大的会阴后侧切开以免造成会阴裂伤。若胎头位置较高，疑有头盆不称，则需行剖宫产术。

（3）第三产程　胎盘娩出后应立即肌内注射缩宫素，以防产后出血。软产道损伤者，及时修补。新生儿应重点监护。凡行手术助产及有软产道裂伤者，产后应给予抗生素预防感染。

## 六、观察要点

严密观察产程与胎心情况，注意胎头下降程度、子宫颈扩张程度、子宫收缩强弱，及早发现宫缩乏力。

## 七、护理要点

### （一）常规护理

在潜伏期保证产妇有充分的营养与休息。若有情绪紧张、睡眠不好，给予哌替啶或地西泮。鼓励产妇每 2 小时排空膀胱 1 次，减少膀胱充盈阻碍胎头下降。背部按摩或取侧卧位，可减轻腰骶部疼痛。

（二）专科护理

1. 心理护理 向产妇及家属详细解释异常分娩的原因及处理措施，使产妇知道手术助产或剖宫产的必要性，分娩过程中全程陪伴分娩，关心、体贴产妇，缓解其焦虑和紧张心理，以取得配合。

2. 治疗护理 持续性枕后位、枕横位在骨盆无异常，胎儿不大时，可以试产。试产时应严密观察产程，注意胎头下降，宫口扩张程度，宫缩强弱及胎心有无改变。

（1）第一产程 保持产妇充沛的精力，大多数枕后位可转成枕前位。指导产妇卧向胎背的对侧，可以促进胎方位旋转，也可减轻背部压痛。宫口开大 3～4cm，产程停滞（排除头盆不称）可行人工破膜；若产力欠佳，静脉滴注缩宫素。在试产过程中，若产程无明显进展，胎头较高或出现胎儿窘迫征象，应考虑剖宫产结束分娩。

（2）第二产程 若第二产程进展缓慢，初产妇已近 2 小时，经产妇已近 1 小时，应行阴道检查。当胎头双顶径已达坐骨棘平面或更低时，可徒手将胎头枕部转向前方；若转成枕前位有困难，也可向后转成正枕后位，再以产钳助产。若以枕后位娩出，需做较大的会阴后-斜切开。若胎头位置较高，疑有头盆不称，则需行剖宫产结束分娩。

（3）第三产程 因产程延长，容易导致产后宫缩乏力，故胎儿娩出后应立即静脉滴注或肌内注射子宫收缩剂，以防产后出血。有软产道裂伤者，应及时修补。新生儿应重点监护，按手术产新生儿护理。凡行手术助产及有软产道损伤者，产后应给予抗生素预防感染。

（三）健康指导

向产妇及家属详细介绍异常分娩的相关知识，使产妇知道手术助产或剖宫产的必要性，为产妇提供新生儿护理指导。

# 第五节 臀 先 露

## 一、定义

臀先露是最常见的胎位异常，占妊娠足月分娩总数的 3%～4%。臀先露临床上分为：①单臀先露（腿直臀先露）多见；②完全臀先露或混合臀先露，较多见；③不完全臀先露，较少见。

臀先露易发生胎膜早破、宫缩乏力、产褥感染与产后出血机会增多，易产道裂伤、易脐带脱垂胎儿窘迫甚至死亡、新生儿窒息、臂丛神经损伤及颅内出血可发生；围生儿病死率是枕先露的 3～8 倍。

## 二、病因及发病机制

臀产的过程主要由胎儿的 3 条长径通过骨盆 3 个平面的最宽径线来完成。胎儿的 3 条长径是胎臀的粗隆间径、胎肩的肩峰间径和胎头的枕额径。骨盆 3 个平面的最宽径线为入口的横径或斜径、中腔和出口的前后径。由于骨盆的横径自上而下缩短，而前后径变化相对较小，迫使胎儿的臀、肩、头 3 个节段在产力作用下相继旋转下降，以适应产道径线的变化。又由于产道轴呈 90°曲线和胎头肾形轴曲线的特点，必须辅以胎体侧屈和胎头俯屈两个动作才能顺利完成分娩。

以骶左前位为例，胎儿的骶部位于母体骨盆入口的左前象限，粗隆间径在横径或左斜径上，在产力作用下衔接，旋转下降至中骨盆，进而以前髋为前导抵达耻骨联合下方，露于阴裂，呈骶左横位。胎体侧屈使胎臀娩出。

胎体随后旋转娩出使骶部朝向前方，使胎肩的肩峰间径经骨盆入口的横径或左斜径进入盆腔。胎肩旋转下降，前肩抵达耻骨联合下方，前肩胛下角露于阴道口，后肩降入骶窝，前后肩相继娩出。与此同时，胎头枕额径取骨盆入口横径或右斜径衔接，在胎背再一次转向前方时，胎头旋转下降，使枕下部抵达耻骨联合下，最后以枕下为支点，胎头俯屈，使颏、口、鼻、额及枕部相继娩出。

经阴道完成臀位分娩的要求：①无头盆不称，骨盆径线正常，胎儿体重估计<3500g；②胎头始终保持俯屈，以利衔接及通过产道，单臀助产时扶持双下肢与胎儿躯体同时娩出有助于胎头保持俯屈，而在全臀或不全臀分娩时采用臀位牵引术易使胎头仰伸；③胎头娩出前充分扩张产道，堵臀法及扶持法皆有利于产道扩张，减少娩头困难，而臀牵引术则适得其反；④娩胎头时必须枕部朝前，使胎头肾形轴与骨盆轴曲线方向一致，以减少娩头困难。

### 三、临床表现

臀先露是常见的异常胎位，因为胎头比胎臀大，分娩常可致后出头困难，产妇常感肋下或上腹部有圆而硬的胎头。由于胎臀不能紧贴宫颈，可致宫缩无力，产程延长，亦易导致胎膜早破，脐带脱垂，胎儿窘迫甚至胎儿死亡。

### 四、辅助检查

B超检查能准确探清臀先露类型及胎儿大小、胎头姿势等，协助临床决定分娩方式。

### 五、治疗

1. **妊娠期** 妊娠30周前，臀先露多能自行转为头先露。若妊娠30周后仍为臀先露应予以矫正。常用的方法如下。

（1）**胸膝卧位** 让孕妇排空膀胱，松解裤带，取胸膝卧位，每日2次，每次15分钟，1周后复查。这种姿势可使胎臀退出盆腔，借助胎儿重心的改变，使胎头与胎背所形成的弧形顺着子宫底弧面滑动完成胎位矫正。

（2）**激光照射或艾灸至阴穴** 近年多用激光照射两侧至阴穴，也可用艾条灸，每日1次，每次15~20分钟，5次为1个疗程。

（3）外倒转术 应用上述矫正方法无效者，于妊娠 32～34 周时，可行外倒转术，因有发生胎盘早剥、脐带绕颈等严重并发症的可能，应用时要慎重，最好在 B 型超声及胎儿电子监测下进行。

2. 分娩期 临产初期根据产妇年龄、产次、骨盆类型、胎儿大小、胎儿是否存活、臀先露类型以及有无并发症，选择正确的分娩方式。

（1）剖宫产的指征 狭窄骨盆、软产道异常、胎儿体重大于 3500g、胎儿窘迫、高龄初产、有难产史、不完全臀先露等，均应剖宫产结束分娩。

（2）阴道分娩的处理要点

① 第一产程：产妇应侧卧，少做肛门检查，禁止灌肠，尽量避免胎膜破裂。当子宫口开大至 4～5cm 时，胎足即可脱出至阴道，此时采用"堵"外阴的方法，促使子宫颈和阴道充分扩张，消毒外阴后，子宫收缩时用无菌巾以手掌堵住阴道口，让胎臀下降，直至子宫口开全。在"堵"的过程中每隔 10～15 分钟听胎心音 1 次，并注意子宫口是否开全。子宫口近开全时，做好接产和抢救新生儿窒息的准备。

② 第二产程：导尿排空膀胱，初产妇作会阴后侧切开术，行臀位助产术。当胎臀娩出至脐部后，胎肩及胎头由接生者协助娩出。脐部娩出后，应在 2～3 分钟内娩出胎头，最长不能超过 8 分钟。胎头娩出可用单叶产钳，效果佳。

③ 第三产程：肌内注射缩宫素或麦角新碱，防止产后出血。手术操作及软产道损伤者，应及时检查并缝合，给予抗生素预防感染。

## 六、观察要点

临产过程中，密切注意观察宫缩、胎心率及产程进展，观察有无分娩异常及胎儿窘迫。胎膜破裂时，注意是否出现胎心变化，发现脐带脱垂，及时处理。

## 七、护理要点

### (一) 常规护理

临产过程中，让产妇充分休息，保持良好的心情，鼓励产妇进食、进水，必要时经静脉补充液体，维持水、电解质平衡，保持良好的营养状态。

### (二) 专科护理

1. 心理护理　向产妇及家属详细解释臀先露分娩时对母儿的影响，并让其明确矫正臀先露的方法及必要性。分娩过程中全程陪伴分娩，关心、体贴产妇，缓解其焦虑和紧张心理，以取得产妇及家属的配合。

2. 治疗护理

(1) 妊娠期　妊娠30周前，臀先露多能自行转为头先露，可不予处理。若妊娠30周后仍为臀先露，应设法矫正。常用的矫正方法有以下几种：

① 胸膝卧位：胸膝卧位主要是借助胎儿重心改变，使胎臀离开骨盆腔，有助于自然转正。让孕妇排空膀胱，松解裤带，取胸膝卧位，每日2次，每次15～20分钟，连续做1周后复查。

② 激光照射或艾灸至阴穴：激光照射至阴穴，左右两侧各照射10分钟，每天1次，7天为1个疗程，有良好效果。也可用艾条灸至阴穴，每天1次，每次15～20分钟，5天为1个疗程。

③ 外转胎位术：应用上述矫正方法无效、腹壁较松、子宫壁不太敏感者，可于妊娠32～34周试行外转胎位术，将臀位转为头位。操作时切勿用力过猛，不宜勉强进行，以免造成胎盘早剥。操作前后均应仔细听胎心音。

(2) 分娩期　应根据产妇的年龄、胎产次、骨盆类型、胎儿大小、胎儿是否存活、臀先露类型以及有无合并症，于临产前作出正确判断，决定分娩方式。

① 择期剖宫产的指征：狭窄骨盆、软产道异常、估计胎儿

体质量大于 3500g、胎儿窘迫、脐带脱垂、高龄初产妇、有难产史、不完全臀先露等，应行剖宫产术结束分娩。

② 决定经阴道分娩：a. 第一产程：嘱产妇侧卧，不宜站立走动，少做肛查，禁止灌肠，尽量避免胎膜破裂。一旦破膜，应立即听胎心，协助产妇抬高臀部，预防脐带脱垂。若无脐带脱垂，可严密观察胎心及产程进展。当宫口开大 4～5cm，胎臀或胎足出现于阴道口时，消毒外阴，用消毒巾盖住，于宫缩时用手掌"堵"住阴道口，目的是使产道充分扩张。b. 第二产程：采用臀位助产术，当胎臀自然娩出至脐部后，胎肩及后娩胎头由接产者按分娩机制协助娩出。脐部娩出后，一般应在 2～3 分钟娩出胎头，最长不能超过 8 分钟。c. 第三产程：预防产后出血和感染。

（三）健康指导

1. 加强产前位查，妊娠 30 周后发现臀位应及时给予矫正。

2. 明确矫正臀位的方法及必要性。

3. 若臀位未能矫正，应提前入院待产，选择适当的分娩方式。

# 第六节　肩　先　露

## 一、定义

胎体纵轴与母体纵轴相垂直为横产式。胎体横卧于骨盆入口之上，先露为肩，称为肩先露。占妊娠足月分娩总数的 0.1%～0.25%。肩先露是对母儿最不利的胎位，易造成子宫破裂，威胁母儿生命。

## 二、病因及发病机制

（1）胎儿过大　特别是肥大儿，如糖尿病孕妇的胎儿，胸部组织肥厚，而胎头径线尚属正常范围。过期胎儿的胎头和胸围的比值小于一般足月儿，或肩围大于头围。

（2）骨盆狭窄 骨盆狭窄使胎肩不能按正常机制入盆；中下腔狭窄使入盆后双肩径不能旋转至骨盆前后径上。

（3）阴道手术助产 胎头借外力牵引而出，胎肩未及旋转下降而留滞于产道内。

（4）其他 胸腹部肿物或联体双胎阻碍胎肩下降；无脑儿胎头过小，不足以充分扩张产道令胎体顺利娩出。

受上述原因影响，可能存在 3 种情况：①胎肩入盆困难。足月儿肩峰间径约 12cm，当胎头取枕前位娩出时，双肩取骨盆入口横径（12.5cm）顺利衔接。但若胎儿过大，或枕横位经外力转成枕前位后快速牵引娩出时，胎肩未来得及由前后径位置旋转至横径上，而肩峰间径大于骨盆入口前后径，故使前肩嵌于耻骨联合之上，形成难产；②胎肩经骨盆入口横径衔接后，未能旋转至前后径上被中骨盆或出口的横径所阻而形成难产；③胎头娩出后，助产者误将胎头枕部转向胸侧，如枕左前者将枕部外转至右侧，使胎肩不能按正常程序顺利娩出。

## 三、临床表现

已少见，因先露部不能紧贴子宫下段，宫颈缺乏直接刺激，易发生子宫收缩乏力、胎膜早破、胎儿上肢与脐带脱垂等，可致胎儿窘迫甚至死亡。随着宫缩加强，胎儿肩部及胸廓一部分被挤入盆腔内，肢体折叠弯曲，上肢脱于阴道外，羊水流尽，胎头及胎臀仍被阻于骨盆入口上方，宫壁紧贴胎体，形成忽略性肩先露。

## 四、辅助检查

B 超检查能准确探清肩先露且确定具体胎位。

## 五、治疗

（1）胎位异常 定期产检，妊娠 30 周前不需任何处理。妊娠 30 周后仍不正常者，可根据不同情况给予纠正，若失败，则提前住院决定分娩方式。

（2）胎儿发育异常　定期产检，发现异常，及时查找原因对症治疗，及时终止妊娠。

## 六、护理要点

### （一）常规护理

妊娠期发现肩先露应及时娇正。可采用胸膝卧位，激光照射（或艾灸）至阴穴。上述矫正方法无效，应试行外转胎位术转成头先露，并包扎腹部以固定胎头。若行外转胎位术失败，应提前住院决定分娩方式。

### （二）专科护理

① 临产后，胎膜未破或破膜不久，胎儿存活者，立即行剖宫产术。

② 胎儿已死亡，无子宫破裂征象，宫口开全后，在麻醉下行毁胎术娩出。

③ 若出现先兆子宫破裂或子宫已破裂无论胎儿存活与否、均应行剖宫产术。

④ 向产妇及家属做好解释工作，积极配合治疗。

⑤ 仔细检查新生儿体表有无异常及肢体活动度，做好新生儿护理。

⑥ 陪伴在产妇身旁，给予安慰、关心，以增加安全。

## 第七节　子宫破裂

### 一、定义

子宫体或下段于妊娠期或分娩期发生裂伤，称为子宫破裂。根据破裂的程度可分为完全破裂及不完全破裂。完全破裂指子宫壁全层裂开，宫腔与腹腔相通；不完全破裂则为子宫浆膜层或子宫下段部位膀胱腹膜反折尚完整，肌层虽已全部或部分裂开，但宫腔与腹腔不通。

## 二、病因及发病机制

1. 自发性破裂

（1）阻塞性难产　为自发性破裂的主要原因，一般都经过先兆破裂的阶段。破裂多发生在子宫下段，先部分破裂，即下段肌层极度变薄后撕裂，而浆膜尚完整。胎儿部分或全部进入膀胱子宫腹膜反褶下，又因子宫侧壁较前后壁薄弱，胎儿可经侧壁裂口进入阔韧带内，同时子宫动、静脉断裂出血，形成血肿。待浆膜层破裂后，胎儿和羊水即进入腹腔，是为完全性子宫破裂。子宫继续收缩使胎盘剥离后滞留宫腔内或被挤入腹腔。此时因宫腔压力突然减轻，产妇腹痛可短暂缓解，但因宫腔内容物进入腹腔，同时出血增多，刺激腹膜使产妇感到全腹持续性剧痛。

（2）子宫肌壁薄弱　年龄较大的多产妇，因多次孕产使子宫壁结缔组织增多，延展性减弱，产程中阻力稍大或滥用缩宫素，同时缺乏完善的助产条件，极易发生子宫破裂。

（3）子宫陈旧性损伤　如多次刮宫流产，子宫穿孔未及时修补，难产史等，皆易在临产前或产程中破裂。

（4）子宫发育异常　子宫发育不良、子宫畸形等皆较正常子宫容易发生破裂。

（5）植入性胎盘　附着部位穿透破裂及出血。

2. 创伤性子宫破裂　接产时操作粗暴，如内倒转术、毁胎术及困难的或违反操作规程的产钳术，偶见意外创伤如锐器贯通伤。缩宫素 5～10U 皮下注射或肌注处理滞产或第二产程延长，或以不适当浓度和速度静脉滴注缩宫素，都曾造成子宫破裂母婴双亡的严重事故。

3. 子宫瘢痕破裂　剖宫产史、子宫肌瘤切除史、畸形子宫整形术史等，手术瘢痕多在子宫体部，局部组织缺血、纤维组织增生，伸展性差。在妊娠晚期，因宫内压力增加，瘢痕组织薄，可突然崩裂。临产后，宫缩逐渐加强，随时有破裂的可能。手术后愈合不良，或手术至此次妊娠不足 2 年者，瘢痕裂开的机会增加。子宫下段或腹膜外剖宫产比子宫体部切口剖宫产史者发生破裂的机会较少；非选择性剖宫产史者，因子宫下段及宫颈曾一度扩张，此次妊娠发生切口裂开的机会可能较少，产程亦较顺利。但若前次剖宫产的指征如头盆不称或骨盆狭窄，此次分娩时仍存在，则瘢痕裂开的机会增加。子宫手术瘢痕裂口较整齐，出血少，破裂前症状亦较轻，但破裂发生多突然。子宫体部瘢痕破裂不存在部分破裂的过程，而子宫下段剖宫产瘢痕破裂过程与自然破裂大致相同，惟前驱症状较轻，时间较短，出血亦相对较少。

### 三、临床表现

（1）症状　①先兆子宫破裂，产妇自诉下腹疼痛难忍，烦躁不安、呼叫；②完全性子宫破裂，撕裂状剧烈腹痛后疼痛缓解，随即出现休克症状，全腹疼痛。

（2）体征　①先兆子宫破裂，脉搏呼吸加快；下腹膨隆，压痛明显，可见病理性缩复环，血尿，胎心改变或听不清；②完全性子宫破裂，子宫收缩消失，脉搏快而弱，呼吸急促，血压下降，全腹压痛、反跳痛，腹壁下清楚扪及胎体，子宫缩小位于胎儿侧方，胎心消失，阴道鲜血流出，拨露或下降的先露部消失，扩张的宫口回缩。

### 四、辅助检查

（1）血常规检查　发生子宫破裂内出血时，血红蛋白、血细胞比容下降。

（2）胎心监护　先兆子宫破裂时，胎心增快或不规则，继而减慢；子宫破裂时，胎心变慢消失，胎心逐渐消失。

（3）B超检查　完全破裂时，胎儿甚至胎盘游离于宫体外，腹腔内有大量液体（羊水和血），子宫缩小。

### 五、治疗

（1）先兆子宫破裂　立即采取有效措施抑制子宫收缩。尽快行剖宫产术，迅速结束分娩。

（2）子宫破裂　在输液、输血、吸氧和抢救休克同时，无论胎儿是否存活，均应尽快手术治疗。

## 六、观察要点

观察和记录阴道出血量，并监测患者生命体征变化，了解有无下腹压痛。发现患者宫缩强直、面色改变、患者疼痛难忍、呼吸急促、脉搏快等症状，及时报告医师给予地西泮 10mg 静脉推注，继续严密观察，设专人守护，发现问题及时给予处理。

## 七、护理要点

（一）常规护理

宣传孕期保健知识，加强产前检查，指导产妇定时排尿，防止膀胱充盈影响伤口愈合。保持外阴清洁，防止感染。指导产妇有效回奶。

（二）专科护理

1. 心理护理　对产妇及其家属的心理反应表示理解，做好解释工作，争取其配合治疗。若胎儿死亡，护理人员应给予心理支持，倾听其内心感受，帮助其度过悲伤阶段。为产妇及家属提供舒适的环境，更多地陪伴产妇，鼓励产妇合理饮食，尽快恢复体力。

2. 预防子宫破裂的护理

（1）加强产前检查，有高危因素者应提前 2 周入院。

（2）加强产时管理：①严密观察产程进展，注意子宫形态变化，警惕先兆子宫破裂征象，及时通知医师处理。②严格掌握缩宫素引产适应证。

（3）应用缩宫素引产时，应专人监护。

（4）应用前列腺素制剂引产应慎重并严密监护。

（5）正确掌握手术助产指征及操作规程，产后仔细检查宫颈及宫腔，及时修补损伤。

（6）严格掌握剖宫产指征，加强术后切口护理。

3. 治疗护理

（1）先兆子宫破裂的护理

① 密切观察产程进展，及时发现难产诱因。

② 注意胎心率的变化，静脉滴注缩宫素引产时，应由专人守护，用输液泵准确控制滴速。

③ 在待产时，出现宫缩过强及下腹部压痛，或腹部出现病理性缩复环时，立即报告医师并停用缩宫素和一切操作，监测产妇生命体征，遵医嘱给予宫缩抑制剂、吸氧。

④ 注意观察有无血尿及阴道出血。

⑤ 重视产妇主诉，对腹痛难忍、烦躁不安及不合作者，应再次监测宫缩情况，发现异常及时报告医师处理。

⑥ 做好输液、输血、急诊剖宫产及抢救母婴的准备工作。

（2）子宫破裂的护理

① 迅速输血、输液，短时间内补足血容量。

② 迅速做好剖腹探查准备。

③ 保暖，面罩给氧。

④ 建立危重护理记录，专人记录抢救及护理经过，严密观察生命体征及意识状态。

⑤ 严格记录出入液量。

⑥ 陪伴在产妇身旁，给予安慰、关心，以增加安全感；适度解释各项护理措施的目的，以取得理解和配合。

（三）健康指导

① 宣传妊娠期保健知识，加强产前检查，胎位不正者及早矫正。

② 有子宫手术史的孕妇应提前入院待产。

③ 做好计划生育，对已行子宫破裂修补术无子女的患者，应指导其严格避孕，2年后再次妊娠，避孕方法可选用药物或避孕套。

④ 允许再次妊娠者，讲解妊娠注意事项，告知按时产前检查的重要性。

# 第八节　胎 儿 窘 迫

## 一、定义

胎儿在宫内有缺氧征象危及胎儿健康和生命者，称为胎儿窘迫。胎儿窘迫主要发生在分娩过程中，也可发生在妊娠后期。根据胎儿窘迫发生速度可分为急性胎儿窘迫及慢性胎儿窘迫两类。

## 二、病因及发病机制

引起胎儿窘迫的病因主要分为母体供氧不足、母胎间血氧交换及传输障碍、胎儿血液循环功能不健全三大类。

### （一）母体供氧不足

① 孕期合并严重的心血管系统疾病，如心脏病心功能Ⅲ级以上，发绀型先心病患者，严重影响孕妇气体交换。

② 严重的肺部疾病，严重影响母体血氧交换功能。

③ 急性失血性疾病，尤其是失血性休克。

④ 严重的贫血，血红蛋白过低（Hb＜60g/L）可导致血氧含量不足。

⑤ 高热，使用镇静剂、麻醉剂，影响肺部气体交换。

⑥ 环境中 $CO_2$ 或 CO 浓度过高，如被动吸烟、煤气中毒等，使血中游离氧浓度下降。

⑦ 仰卧位低血压综合征可导致胎盘的血液灌注量减少。

⑧ 其他如精神紧张、体内儿茶酚胺分泌增加，使血管收缩，也可引起胎盘血供减少。

### （二）母胎间血氧交换或传输障碍

（1）子宫局部血流障碍

① 子宫强直性收缩或子宫痉挛性收缩，使胎盘血液灌注明显减少或较长期停滞，影响子宫-胎盘间血氧交换。常由难产、不适应的静脉滴注缩宫素等引起。

② 子宫过度膨胀，如巨大胎儿、双胎、羊水过多等，肌张

力升高，子宫肌壁血管受压，胎盘血液灌注减少。

③ 宫腔容积过小，如胎膜早破、羊水流尽或羊水过少、子宫壁紧裹胎体，当宫缩时，影响胎儿血运。

（2）胎盘功能低下所致母-胎气体交换不良 如妊娠高血压综合征、慢性高血压、慢性肾炎、过期妊娠等使子宫胎盘血管收缩或发生胎盘退行性病变，如梗死、坏死、钙化、帆状胎盘、胎盘过小、胎盘水肿或炎症，都可造成胎盘功能不良；胎盘囊肿、胎盘肿瘤也可影响胎盘功能；胆汁淤积综合征时，胎盘组织发生病理改变，致使母儿间血氧交换障碍，可引起胎儿慢性缺氧甚至死亡。

（3）脐带血液循环受阻 如脐带过短、脐带过长绕颈或缠身使脐带受牵拉而导致血管狭窄，脐带水肿、炎症及单条脐动脉也可引起脐血流不畅，脐带打结可使脐带血流中断，引起胎儿死亡。脐带扭曲致使脐血管弯曲，血流缓慢，导致胎儿慢性缺氧。

（三）胎儿因素

① 胎儿贫血，如母儿血型不合溶血症。

② 严重的胎儿心血管畸形致胎儿心血管系统不能正常地交换和利用由母体供给的氧分而致缺氧。

③ 胎儿颅内出血影响心血管中枢功能。

## 三、临床表现

（1）症状 ①慢性胎儿窘迫，孕妇有引起胎盘功能不全的全身疾病及妊娠并发症的症状；②急性胎儿窘迫，部分患者有宫缩过强、胎盘早剥等症状，两者都可有胎动异常。

（2）体征 ①慢性胎儿窘迫，宫高腹围小于妊娠周数；②急性胎儿窘迫，胎心率＞160 次/分，尤其是＞180 次/分；胎心率＜120 次/分，尤其是＜100 次/分，羊水不同程度污染。

## 四、辅助检查

1. 胎心率电子监护 胎心电子监护能连续监护胎心率，并了解胎心率与胎动、宫缩的关系，可及早发现胎儿窘迫。有内、外两种监护方法。内监护法适用于已破膜者，优点是对宫腔内压力的监测较为准确，缺点是导致宫内感染机会增多。外监护法不受破膜与否的影响，但对宫腔内压力的监测准确性相对较差。胎心电子监护出现下列波形之一，提示有胎儿窘迫。

（1）持续胎心率过速 胎心率＞160次/分，排除了孕妇心动过速及应用阿托品等药物因素后，提示胎儿轻度缺氧。若同时并发有周期性或非周期性胎心率减慢或基线变异消失，则提示胎儿窘迫。

（2）胎心率曲线变异消失或静止型 振幅＜5次/分，频率＜3次/分，表示胎儿缺氧。

（3）频发出现的早期减速 胎心率＜100次/分，表示胎儿窘迫。

（4）变异减速 一般认为是子宫收缩时脐带或胎头受压引起迷走神经反射所致。偶发的变异减速意义不大，若反复出现，提示脐带受压严重，胎儿缺氧。如改变孕妇体位后无好转，且合并有基线变异消失，提示胎儿预后不良。

（5）晚期减速 频发的晚期减速提示子宫胎盘功能减退，胎儿有缺血、缺氧存在，应引起重视，但偶发的晚期减速意义不大。

（6）持续的胎儿心率过缓 胎心率持续＜110次/分，常是胎儿窘迫的征象。

（7）为了及时发现胎儿宫内缺氧，尚可在妊娠晚期进行以下试验 ①无应激试验（NST）：每次至少应用胎心监护仪监护20分钟。一般认为20分钟内至少有2次以上胎动伴胎心率加速＞15次/分，持续时间＞15秒为正常，属有反应型；异常是指胎动数与胎心率加速数少于前述情况或胎动时无胎心率加速，属无反应型。经重复监测仍属无反应型，表示胎儿宫内缺氧；②缩宫素激惹试验（OCT）：又称宫缩应激试验（CST），适用于NST无反应型。原理为用缩宫素诱发宫缩并用胎儿监护仪监护胎心率变化。若多次宫缩后重复出现晚期减速，胎心率基线变异减少，胎动后无胎心率增快，为阳性，表示胎盘功能减退。宫缩后未见减速者为阴性，提示胎盘功能尚佳，1周内无胎儿死亡之虑。

2. 羊水胎粪污染　羊膜已破者，可直接观察羊水性状。未破膜而宫口开大 1cm 以上者，可用羊膜镜窥视羊水性状或行羊水穿刺观察羊水颜色。一般认为羊水清亮表明胎儿良好，羊水Ⅱ～Ⅲ度污染肯定与胎儿缺氧有关，羊水Ⅰ度污染除可为胎儿窘迫早期征象外，亦可能为胎儿成熟的一种表现。羊水Ⅲ度污染者提示胎儿缺氧严重，应尽快终止妊娠。

3. 胎儿头皮血血气分析　胎儿窘迫时胎儿缺氧引起胎儿代谢性酸中毒，胎儿血 pH 值降低，缺氧程度与 pH 值的高低呈负相关。胎儿头皮血血气分析适用于宫口开大 1.5cm 以上的产妇。正常胎儿头皮血 pH 值 7.25～7.35，若 pH 值 7.20～7.24，提示胎儿轻度缺氧。pH 值<7.20，则胎儿有严重酸中毒存在，应尽快娩出胎儿。此法常与胎心监护仪联合使用。胎心率异常者，胎儿头皮血 pH 值异常率高。

4. 胎儿心电图检查　通过胎儿心电图观察，有助于胎儿窘迫的诊断。胎儿缺氧时，其心电图 ST 段抬高或压低，QRS 时限延长>0.10 秒。但缺氧不严重时或持续时间不长时，由于胎体的代偿作用，血液再分配，上述心电图改变可不明显。

5. B 超监测

(1) 胎盘老化　根据胎盘钙化的多少，B 型超声将胎盘成熟度分为 4 级。0 级：胎盘内光点分布均匀，绒毛板平滑，无钙化，为未成熟胎盘，常见于孕 29 周前；1 级：胎盘内出现散在强光点，绒毛板呈微波状起伏，钙化现象开始出现，并随孕周有所增多，胎盘逐渐成熟，常见于 29～36 孕周；2 级：胎盘内强光点聚集，因而出现线状强回声，绒毛板部分陷入胎盘，钙化更明显，为成熟胎盘，常见于孕 33～40 周；3 级：胎盘小叶清晰可见，胎盘中心为无回声区而周边回声很强，呈现环状钙化区，绒毛板不齐，此即老化胎盘，多数在孕 37 周后出现。B 超显影作为单一指标判断胎盘功能减低的可靠性差，应结合临床及其他指标综合判断。但若孕足月，尤其是过期妊娠，B 超发现胎盘老化，应警惕有胎儿缺氧的可能，采取积极的处理措施。

（2）羊水量　利用 B 超可观察羊水暗区的大小，若最大羊水池垂直深度小于 2cm 且局限，或羊水指数≤5cm，则为羊水过少，应视为羊水状况不良，予以处理。

（3）脐带　有时可发现脐带隐性脱垂、缠绕、打结等引起胎儿窘迫的病因。

（4）胎儿呼吸运动　妊娠晚期如发现胎儿的呼吸呈现喘息型，常提示胎儿宫内缺氧。

（5）胎动　B 超可以观察到胎儿躯干及肢体的活动情况。若 30 分钟内无胎动而有胎心，排除了药物影响及胎儿睡眠因素，则胎儿有死亡危险，应尽快处理。

（6）胎心　B 超下可直接观察到胎心的活动状态及心跳频率，并可对后者计数。

6. 尿雌三醇（$E_3$）测定　妊娠晚期多次测定 24 小时尿 $E_3$ 值在 10mg 以下或短期内骤减 30%～40%，表示胎盘功能减退，有慢性胎儿窘迫存在的可能。

## 五、治疗

1. 慢性胎儿窘迫　应针对病因，视孕周、胎儿成熟度和窘迫的严重程度决定处理。

（1）一般处理　多取左侧卧位休息，积极治疗妊娠合并症及并发症。

（2）期待疗法　孕周小，估计胎儿娩出后存活可能性越小，尽量保守治疗以期延长胎龄，同时促胎肺成熟，争取胎儿成熟后终止妊娠。

（3）终止妊娠　接近足月妊娠，估计在娩出后胎儿生存机会极大者，可考虑行剖宫产。

2. 急性胎儿窘迫　应采取果断措施，改善胎儿缺氧状态。

（1）一般处理　左侧卧位，吸氧，纠正脱水、酸中毒及电解质紊乱。

（2）病因治疗　若因使用缩宫素宫缩过强造成胎心率异常减缓者，应立即停止用药，继续观察是否能转为正常。

（3）终止妊娠　病情紧迫或经上述处理无效者。

① 宫口未开全：应立即行剖宫产术。

② 宫口开全：胎先露部已达坐骨棘平面以下 3cm 者，应尽快助产经阴道娩出胎儿。

## 六、观察要点

观察孕产妇生命体征的变化，严密监测胎心、胎动及羊水情况：一般每 15 分钟听胎心 1 次，慢性胎儿窘迫可行胎盘功能检查和胎心监护，必要时剖腹后取胎儿头皮血行血气分析。

## 七、护理要点

### （一）常规护理

① 立即改变体位，如侧卧、俯卧、直立、坐、站等。如胎膜早破先露部未衔接者应卧床，并适当垫高臀部。

② 报告医师及给予吸氧，严密监测胎心变化，持续胎心监护。

### （二）专科护理

1. 降低胎儿受伤程度的护理

（1）急性胎儿窘迫的护理

① 密切监测胎心率，如出现晚期减速，立即通知医师并吸氧、做好剖宫产准备。

② 因缩宫素使用不当，应遵医嘱立即停用。

③ 宫口开大 3cm 以上可行人工破膜，观察羊水性状。

④ 直肠指检或阴道检查有隐性脐带脱垂或脐带先露时，应立即协助医师在数分钟内结束分娩。

⑤ 宫口开全估计可经阴道分娩，尽量缩短第二产程，做好

新生儿窒息抢救准备。

⑥ 胎盘娩出后，仔细检查胎盘、脐带是否异常。

（2）慢性胎儿窘迫的护理

① 教会孕妇自数胎动，定时吸氧。

② 遵医嘱定时听胎心或行胎儿电子监护。

③ 正确留取血尿标本，行胎盘功能检查。

④ 协助医师积极治疗原发病或妊娠合并症。

⑤ 遵医嘱做好剖宫产准备。

⑥ 做好新生儿窒息抢救准备。

2. 纠正胎儿缺氧的护理

（1）吸氧　孕妇取左侧位，面罩间断吸氧，每次吸 30 分钟。

（2）严密监测胎儿情况　胎心监护或每 10～15 分钟听胎心音 1 次，同时计数胎动，正常胎动次数每小时 3～5 次，12 小时在 30 次以上，若 12 小时低于 10 次，说明胎儿宫内缺氧，监测胎盘功能。

（3）做好终止妊娠准备　经处理缺氧未改善者，及时做好阴道助产手术及剖宫产手术准备，立即结束分娩。同时做好新生儿窒息的抢救准备。

3. 心理护理

（1）减轻焦虑　向孕产妇提供相关信息，耐心解释胎儿目前状况，产程进展、治疗措施、预期后果及需要孕妇的配合。

（2）提供心理支持　对胎儿不幸死亡的夫妇，护士及家人多陪伴他们，鼓励他们诉说悲伤，给予产妇精神安慰和细心照顾，帮助他们缓解心理压力，接受现实，尽快度过悲伤期，恢复正常工作和生活。

（三）健康指导

① 向孕妇及家属讲解胎儿窘迫的病因及临床表现。教会自我监测胎动。告知孕妇相应的治疗与护理措施，耐心解答疑问。

② 向孕妇解释保持心情愉快、情绪放松的重要性，鼓励家属给予爱的表达。

③ 告知吸氧与体位改变对改善胎儿缺氧状态的必要性，请产妇积极配合治疗。

④ 分娩过程中，告知产妇勿大声喊叫，以免引起耗氧增加、酸中毒等不良反应，加重胎儿缺氧。

# 第九节　羊水栓塞

## 一、定义

羊水栓塞（SFE）是严重的分娩并发症，是指分娩过程中因羊水通过宫颈内膜静脉、开放血管进入母体血循环而引起的急性肺栓塞、休克、DIC、肾功能衰竭或骤然死亡的疾病，病势凶险，病死率高达60%以上。据我国统计，孕妇死亡率占第5位。幸存者可出现凝血障碍。发病原因常见于宫缩过强或为强直性收缩，子宫有病理性血管开放，如宫颈裂伤、子宫破裂、剖宫产时、前置胎盘、胎盘早期剥离、大月份钳刮、中期妊娠引产等。

## 二、病因及发病机制

促成羊水栓塞及不良预后的因素有经产、孕龄、宫颈损伤、强宫缩、手术及某些妊娠并发症如死胎、胎盘早剥等。

（1）经产妇　宫缩时子宫体肌肉收缩使血窦闭合，而下段及宫颈静脉怒张。胎膜破裂后，损伤的宫颈静脉暴露于羊水中，当宫腔压力高于静脉压时，羊水便进入宫颈静脉。故羊水栓塞易发生于经产妇及剥膜引产后。

（2）孕龄长　羊水中有形颗粒随孕龄增加，故足月或过期产者发生羊水栓塞时病情较早产重。

（3）强宫缩　宫缩愈强，则羊水与静脉压差愈大。故本病多发生于强宫缩或静脉滴注缩宫素时。胎儿娩出后宫腔压力虽下降，但若宫缩过强，仍可将宫旁静脉窦中羊水快速挤入下腔静脉而发病。

（4）手术　剖宫产时羊水可经子宫切口或胎盘附着面进入母

体循环。

（5）死胎或胎膜早破　羊水可经破损的胎膜进入宫壁静脉窦；此时羊水中胎儿有形物质或炎症产物增加，使致敏性升高。

### 三、临床表现

（1）症状　大多发病突然，病症凶险。破膜后突然呛咳、呼吸困难、1/3 猝死于发病后半小时内，另 1/3 在以后的 1 小时内死亡，幸存的 1/3 病例出现凝血功能障碍和肾功能衰竭症状。

（2）体征　产妇烦躁不安、呼吸快、血性泡沫痰、三凹征、发绀、心率快而弱、肺部听诊有湿啰音，并迅速出现循环衰竭、休克及昏迷体征。幸存者可出血不止、血不凝，皮肤、黏膜、胃肠道或肾出血，见血尿，继之出现少尿、无尿及尿毒症。

### 四、辅助检查

（1）出凝血障碍　①血小板进行性下降；②纤维蛋白原降低＜1.5g/L 有诊断意义；③凝血酶原时间较正常对照延长 3 秒以上；④抗凝血酶Ⅲ因子（AT Ⅲ）下降＜0.2g/L。

（2）纤溶活性增强　①优球蛋白溶解试验缩短＜90 分钟；②凝血酶时间较正常对照延长 3 秒以上；③FDP 增高；④血浆鱼精蛋白副凝固试验（3P 试验）阳性；⑤乙醇胶试验阳性。

（3）中心静脉血涂片　找到上皮细胞、毳毛、羊水中有形物质即可确诊。

（4）胸片　出现双侧弥散性点片状阴影沿肺门周围分布，可伴有轻度肺不张和心脏扩大。

（5）外周血涂片　出现破碎红细胞，超过 2%。

（6）心电图　示右心房、右心室扩大、心肌劳损等。

### 五、治疗

一旦怀疑羊水栓塞，立即抢救。抗过敏、纠正呼吸循环功能衰竭和改善低氧血症、抗休克、防止 DIC 和肾衰竭发生。

## 六、观察要点

积极配合医师进行抢救。一旦确诊，应争分夺秒地进行抢救，准备好所需的急救用品，包括新生儿窒息抢救用物。按医嘱立即停滴缩宫素，输血输液的同时，请儿科医师立即到场，积极配合新生儿的抢救。

## 七、护理要点

1. 急救护理　产妇取半卧位，加压给氧，必要时气管切开；立即停用缩宫素。

2. 积极配合治疗

（1）抗过敏　遵医嘱立即静脉注射地塞米松 20～40mg，根据病情继续输液维持。

（2）解除肺动脉高压

① 罂粟碱：解除肺动脉高压首选药物，30～90mg 加入 10%葡萄糖注射液 20ml，缓慢静脉注射。

② 阿托品：心率慢时用阿托品 1mg 加入 5%葡萄糖注射液 10ml 中静脉注射，直至患者面色潮红缓解为止。

③ 氨茶碱：氨茶碱 50mg 加入 25%葡萄糖注射液 20ml 缓慢静脉注射，松弛支气管及冠状动脉血管平滑肌。

（3）抗休克

① 补充血容量：首选右旋糖酐静脉滴注，24 小时内输入 500～1000ml；或输入平衡液、新鲜血液。

② 纠正酸中毒：5%碳酸氢钠溶液 250ml 静脉滴注。

③ 抗心力衰竭：去乙酰毛花苷 0.2～0.4mg 加入 10%葡萄糖注射液 20ml 缓慢静脉注射，必要时 1～2 小时后重复应用。

④ 升压药物：多巴胺或间羟胺。

（4）防治 DIC　遵医嘱给予肝素、凝血因子、抗纤溶药物等。一旦确诊，尽早使用肝素，抑制 DTC，发病 10 分钟内使用效果更佳。

（5）防治肾功能衰竭　在血容量不足出现少尿时，用 20%

甘露醇 250ml 快速静脉滴注。

(6) 预防感染　应用对肾脏毒性小的广谱抗生素，剂量要足，以控制感染。

(7) 产科处理　原则上待病情好转后，去除病因，迅速结束分娩，以阻断羊水继续进入母体血液循环。第一产程发病者，考虑剖宫产术。第二产程发病者，抢救产妇的同时行阴道助产术，产后出现无法控制的大出血，在抢救休克的同时进行子宫全切术。钳刮术时发生羊水栓塞，应立即停止手术并积极进行抢救。

3. 健康指导

① 如果产妇清醒，应鼓励产妇树立信心。

② 对家属的恐惧心情给予理解和同情，告知其病情的严重性，取得配合。

③ 及时、适度向家属通报治疗进展情况，增加其信任感。

④ 患者病情稳定后，共同制订康复计划。

# 第十节　胎膜早破

## 一、定义

在临产前胎膜破裂，称为胎膜早破 (PROM)。发生率占分娩总数的 2.7%～17%。发生在早产者为足月产的 2.5～3 倍。胎膜早破可致早产、胎儿窘迫、胎儿肺炎、新生儿肺炎、围生儿病死率增加。可使孕产妇宫内感染和产褥感染率增加。

## 二、病因及发病机制

胎膜早破可由多种原因引起，常与下列因素有关：

(1) 胎膜的生物物理性质改变　在非感染情况下，胎膜的生物物理性质改变是胎膜破裂的直接原因。对胎膜早破的胎膜进行检查，发现胎膜的厚度，主要以绒毛膜层为主，较正常变薄，且绒毛间质纤维样成分成熟发育不良；胎膜的张力强度和弹性回缩力，即弹性变形能力，明显下降；胎膜及绒毛的胶原纤维、基底膜、纤维母细胞和滋养叶细胞呈现发育不良、老化等异常表现。因而当局部受到压力或其他诱因的影响，即可自发破裂。

(2) 感染　胎膜的细菌、病毒等感染引起的羊膜绒毛膜炎是胎膜早破的重要原因。最常见的病原体为 B 族链球菌、淋病双球菌、沙眼衣原体、脆弱类杆菌（厌氧）、消化链球菌（厌氧）、梭状杆菌及滴虫、真菌等。感染时可有多种病原体同时存在。胎膜感染多由阴道感染引起；肠道及泌尿系感染也可上行及胎膜；宫颈黏液及羊水中抑制因子及胎儿免疫功能也可能是造成感染的原因。感染的胎膜组织变脆而易于破裂。有人认为多数造成围生期感染的细菌都有一个活跃的磷脂酶 $A_2$ 系统，它可由感染的羊水释放出来，使胎膜的前列腺素合成增多，引起宫缩而致胎膜破裂。

(3) 羊膜腔内压力过高　羊水过多、多胎妊娠时宫内压力过高可致胎膜早破；腹部受撞击、挤压，剧烈咳嗽，体位突然改变、劳累、大便用力、大怒等均可引起宫腔压力急速增高而致胎膜破裂。

(4) 羊膜腔内压力不均　在胎头高浮、头盆不称、胎位异常如臀位、横位等情况下，胎先露与骨盆未衔接，使羊膜腔内压力不均，前羊水囊承受较大压力而引起胎膜早破。

(5) 性生活　妊娠晚期性生活是引起胎膜早破常见的原因。性生活可增加胎膜感染的机会；精液内的前列腺素可诱发子宫收缩，从而使羊膜腔内压力改变；频繁、粗暴的性生活更可直接造成胎膜的机械性损伤而导致胎膜早破。

(6) 其他原因　如宫颈松弛、粗暴或不适当的阴道检查、外伤等均可引起胎膜早破。有报道认为维生素 C 对胶原组织的强度有重大影响，可增加胎膜的坚韧度。在维生素 C 严重缺乏的孕妇中，胎膜早破发生率高。也有认为羊膜细胞间质的组成成分氨基己糖（黏蛋白类物质）含量太少可使胎膜坚韧度下降。故胎膜的坚韧度与孕妇营养状态可能有一定关系。其他，有学者认为孕妇年龄大、产次高、过去有胎膜早破者较易发生胎膜早破，可作为一般因素加以注意。

## 三、临床表现

（1）症状 孕妇突然感觉到有较多液体从阴道排出，继而为持续少量阴道流液，或在咳嗽、打喷嚏等腹压增加时阴道流液量增多。有的患者感觉腹部子宫略变小、胎体较原先清楚。阴道流液也可能自行终止。大多孕妇胎膜早破继而诱发宫缩临产。

（2）对母亲的影响 主要是增加宫内感染，如羊膜炎和绒毛膜炎，以及产褥感染的发病率，严重者可发生败血症，甚至感染性休克死亡。

（3）对胎儿的影响 ①诱发早产，增加围生儿的病死率和患病率；②胎儿宫内感染率增高，发生胎儿窘迫，出生后延续为新生儿感染和败血症；③易并发脐带脱垂，死产的发病率增高。

## 四、辅助检查

1. 实验室检查

（1）阴道流液 pH 值测定 阴道自身分泌物的 pH 值为 4.5～5.5，羊水的 pH 值为 7～7.5。用 pH 试纸测定阴道液体时，如果 pH 值≥6.5，胎膜早破的可能性极大。但是一些污染因素，例如精液、尿液、宫颈黏液等，会导致假阳性的出现。

（2）阴道液涂片检查 用消毒吸管吸取阴道液，滴于玻片上，干燥后用显微镜观察。如果见到羊齿植物叶状结晶，就可以确定液体是羊水。

（3）阴道液染色检查 吸取的阴道液，经用 0.5% 硫酸尼罗蓝染色，在显微镜下找到毳毛、橘黄色胎儿上皮细胞即可以证实为羊水，证实胎膜已破。

2. 特殊检查

（1）羊膜镜检查 在外阴消毒后，将羊膜镜放入阴道观察胎儿先露部，如果看不到前羊膜囊，即可以诊断胎膜早破。

（2）超声检查　通过超声检查，可以了解羊水量，如果羊水量比较少，而且在先露部位以下未发现羊水，则有可能是胎膜早破。不过超声检查只能辅助检查，不能进行确诊。

## 五、治疗

妊娠<24 周应终止妊娠；妊娠 28～35 周的孕妇若胎肺不成熟、无感染征象、无胎儿窘迫可期待治疗；若胎肺成熟或有明显感染时，应及时终止妊娠；足月胎膜早破，6 小时未临产者，予以药物引产。

## 六、观察要点

① 了解破膜的时间，观察阴道流液的量、性质、颜色、气味，有异常气味或颜色时报告医师处理。如检查未见明显阴道流液，可进一步行阴道窥器检查。

② 胎儿监护（每日 1 次），观察胎心、宫缩情况。

③ 注意感染迹象，测量生命体征，每天测体温 4 次，配合完成血常规检查，注意白细胞计数及 C 反应蛋白、降钙素原（PCT）等指标。

④ 保持会阴清洁卫生，勤换会阴垫。每天消毒液擦洗会阴 2 次。

⑤ 胎膜早破超过 12 小时者，按医嘱预防性使用抗生素；超过 24 小时者，按医嘱于产后留取胎盘、胎膜、新生儿口鼻分泌物行细菌培养，胎盘进行病理检查。

⑥ 终止妊娠者，根据其分娩方式给予分娩期护理。

## 七、护理要点

（一）常规护理

嘱患者提早住院待产，应卧床休息，抬高臀部，保持外阴清洁，防止上行性感染。

（二）专科护理

1. 心理护理　多陪伴产妇，鼓励产妇说出心中的感受和焦虑，及时解答疑问，给予精神安慰，以减轻产妇紧张、恐惧心理，告知产妇及家属在分娩中可能发生的问题、处理措施和注意事项，取得他们的理解和配合。

2. 治疗护理

（1）期待疗法　适当延长孕周，用于妊娠 28～35 周无感染患者。

① 绝对卧床：取左侧卧位，抬高臀部，防止脐带脱垂造成胎儿宫内窘迫。

② 应用宫缩抑制剂：常选用硫酸镁、利托君、沙丁胺醇等药物。

③ 密切观察：观察产妇的体温、心率、宫缩、白细胞计数与胎心变化。

④ 促胎肺成熟：妊娠＜34 周，1 周内有可能分娩的孕妇，应用地塞米松 6mg 肌内注射，1 次/12 小时，共 4 次。妊娠 32 周后选用单疗程治疗。

⑤ 预防感染：保持外阴清洁，避免不必要的肛诊与阴道检查；破膜时间超过 12 小时以上者，应预防性使用抗生素。

⑥ 脐带脱垂：若宫口开全，先露已达坐骨棘下，应立即协助接产；若宫口未开全，应立即让产妇取头低臀高位，做好剖宫产及抢救新生儿的准备。

（2）终止妊娠　孕 35 周，胎先露已衔接，胎肺成熟者，如未临产，无感染征象，待其自然分娩；若破膜超过 72 小时未临产，且宫颈成熟，应引产。如有胎位异常、头盆不称、胎儿窘迫等情况，行剖宫产结束分娩。

（三）健康指导

① 积极预防和治疗下生殖道感染。

② 注意妊娠期卫生，妊娠晚期禁止性生活和盆浴。

③ 避免负重和腹部受撞击。

④ 宫颈口松弛者，应卧床休息，妊娠中期就医。

# 第十一节 脐带脱垂

## 一、定义

胎膜未破时脐带位于胎先露部前方或一侧，称为脐带先露或隐性脐带脱垂。胎膜破裂脐带脱出于宫颈口外，降至阴道内甚至露于外阴部，称为脐带脱垂。

## 二、病因及发病机制

各种原因引起的胎头入盆困难、胎位异常及足先露、羊水过多、脐带过长、胎儿畸形等，当胎膜破裂时脐带容易滑脱出造成脐带脱垂。胎先露部与母体骨盆间有较大空隙，致使脐带可以由此处滑出，如头盆不称，初产或经产胎头浮动，早产或宫内生长迟缓儿相对骨盆宽大，双胎、各种异常先露如臀位，特别足先露时发生脐带脱垂的可能性最大，肩先露、面先露、枕先露时的枕横位、枕后位等，先露部位不能紧贴盆壁，也可导致脐带脱垂。胎盘附着位置偏低，特别是脐带又附着于胎盘下缘，也是脐带易于下滑受压因素。

脐带过长、羊水过多、胎膜早破、产程中阴道检查、手转胎头、人工破水等情况都有可能发生脐带脱垂。

## 三、临床表现

（1）对产妇影响　增加剖宫产率及手术助产率。

（2）对胎儿影响　发生在胎先露部尚未衔接、胎膜未破时的脐带先露，因宫缩时胎先露部下降，一过性压迫脐带导致胎心率异常。胎先露部已衔接、胎膜已破者，脐带受压于胎先露部与骨盆之间，引起胎儿缺氧，甚至胎心完全消失；以头先露最严重，肩先露最轻。若脐带血循环阻断超过7～8分钟，可胎死宫内。

## 四、辅助检查

B型超声检查可见先露部前方或一侧有脐带存在；阴道检查

可触及脐带，如脱垂时间短，尚可触及脐带血管搏动。

## 五、治疗

1. **脐带先露** 经产妇、胎膜未破、宫缩良好者，取头低臀高位，密切观察胎心率，等待胎头衔接，宫口逐渐扩张，胎心持续良好者，可经阴道分娩。初产妇或足先露、肩先露者，应行剖宫产术。

2. **脐带脱垂** 发现脐带脱垂，胎心尚好，胎儿存活者，应争取尽快娩出胎儿。

（1）**宫口开全** 胎头已入盆，行产钳术；臀先露行臀牵引术。

（2）**宫颈未开全** 产妇立即取头低臀高位，将胎先露部上推，应用抑制子宫收缩的药物，以缓解或减轻脐带受压；严密监测胎心同时，尽快行剖宫产术。

## 六、观察要点

临产后先露未入盆或胎位异常者，应卧床休息，少做肛查或阴道检查，检查时动作要轻，以防胎膜破裂。一旦胎膜破裂，应立即听胎心，如有异常，立即做阴道检查。争取早期发现、早期正确处理。

## 七、护理要点

（一）产时护理

（1）**早发现早处理** 产妇临产后要卧位休息，对有脐带脱垂高危因素的产妇取头低臀高位，严密观察产程进展，勤听胎心，尤其是胎膜破裂后立即测听胎心，如有胎心改变即刻行阴道检查，发现脐带脱垂首先采取孕妇体位还纳法，解除脐带受压恢复血液循环，因脐带受压可使脐血流量减少胎儿缺血缺氧引起胎心率减慢，如脐血流量能迅速恢复胎心可迅速恢复，因此，减轻脐带受压至关重要。如果脐带脱出阴道口外，用温湿纱布将脐带松包裹轻轻送入阴道内，并用纱布阴道塞堵住阴道口，避免脐带受冷空气刺激，引起脐血管痉挛及迷走神经兴奋所致的血循环障碍。然后权衡母婴各方面条件，采取恰当的分娩方式抢救胎儿。

（2）适时应用人工破膜　临产后宫口开大 4～6cm 时，产力强，宫缩时易发生胎膜自破，而这种较大的宫口为增大羊水流速提供了条件，脐带易随羊水冲下而致脱垂。在分娩过程中适时地行人工破膜，可以降低脐带脱垂的发生率，处理较主动。

（3）正确选择分娩方式　脐带脱垂、脐血管受压、胎心缓慢不规则，情况紧急，胎儿能否存活与分娩方式的选择关系密切。临床上根据产次、胎心、胎儿体重、宫缩、宫口大小、骨盆径线等具体情况，选择最佳的分娩方式，以提高围生儿存活率。

## （二）产后护理

（1）新生儿窒息抢救　脐带脱垂的胎儿均有宫内窘迫，娩出的新生儿呼吸道多有大量的分泌物，而清除呼吸道分泌物，保证呼吸道通畅是抢救新生儿的关键措施。因此，接生前即备好吸痰器、氧气、气管插管、新生儿喉镜及急救药品等，胎儿娩出后首先吸净呼吸道的分泌物，然后根据窒息程度分别给氧、气管插管、脐静脉注射等，必要时行胸外按摩及口对口呼吸，待新生儿呼吸建立，皮肤转红，哭声洪亮，方可断脐，同时要注意保暖。

（2）预防产后出血及感染　胎儿娩出后按摩子宫，常规宫体注射缩宫素 20U，认真检查软产道有无损伤，尤其是宫口未开全行臀牵引术者，均注意检查宫颈是否完整，若有裂伤应立即缝合，并给抗生素预防感染。若会阴有伤口应嘱产妇取健侧卧位，防止恶露流入伤口，用稀碘伏擦洗外阴 2 次/d，保持外阴清洁，预防感染。

## （三）健康指导

妊娠晚期及临产后，超声检查有助于尽早发现脐带先露。对临产后胎先露部迟迟不入盆者，尽量不做或少做肛查或阴道检查。

# 第十二节 产 后 出 血

## 一、定义

胎儿娩出后 24 小时内阴道出血量超过 500ml、剖宫产后超过 1000ml 称为产后出血（PPH），多发生在产后 2 小时内。其中以胎儿娩出后至胎盘娩出前出血量较多，占产后出血量的 69.27%，产后 2 小时占 80.46%。产后出血为分娩严重并发症，发生率为 10%，是产妇死亡原因之一，必须高度重视，积极预防。

## 二、病因及发病机制

（1）子宫收缩乏力及复旧不全　正常情况下，当胎盘从子宫壁剥离时剥离面血窦开放发生出血，但当胎盘完全剥离排出宫腔后，子宫肌纤维强烈收缩，其缩复作用更加明显，将肌纤维间的血管及血窦压迫关闭，使出血迅速减少，开放的血窦在受压关闭后，表面有血栓形成减少出血。任何影响子宫肌纤维正常收缩和缩复功能的因素都可以引起产后出血，是最常见的产后出血因素。若能正常处理第三产程，单纯子宫收缩乏力性出血可明显减少，但下列情况时仍需注意：全身麻醉或临产后使用过多镇静药；原发宫缩乏力；产程延长或急产；产妇过度疲劳；精神过度紧张；子宫过度膨胀（如巨大胎儿、羊水过多、多胎妊娠）；缩宫素引产催产者；多次生育的经产妇子宫肌纤维有退行性变者；子宫肌水肿，如严重贫血、妊高征、妊娠水肿；胎盘卒中子宫壁有渗血者；子宫异常如肌瘤、畸形、发育不良；前置胎盘时胎盘附着在子宫下段易致收缩不良；膀胱充盈时膨胀的膀胱影响子宫缩复；过去有产后出血史；产时有子宫感染。上述因素也可成为产褥期子宫复旧不全的原因，尤其合并产褥期子宫内感染，可影响胎盘剥离后子宫创面的修复，而使子宫复旧不全，已形成的血栓脱落，血窦重新开放，引起大量出血。

（2）胎盘胎膜残留　产妇孕前因流产、分娩引起子宫内膜炎，多次刮宫造成内膜损伤等原因引起胎盘胎膜粘连，部分粘连的胎盘胎膜组织产后滞留在子宫内；妊娠时蜕膜组织发育不良，形成膜样胎盘、副叶胎盘或胎盘宫角附着等情况，因附着面积过大，或附着处子宫肌肉及内膜发育差，收缩无力，胎盘不易剥离而残留子宫内；第三产程胎盘未剥离前用力牵拉脐带或压迫子宫强力娩出胎盘，或滥用宫缩剂、过早干扰子宫正常收缩均可造成部分胎盘撕脱残留；第三产程中徒手剥离胎盘或手取胎盘不完全而残留。残留组织影响子宫收缩，使胎盘附着面的血窦不能及时关闭而引起产后出血。如产后当时出血不多，或经用宫缩剂后出血减少，未及时清除残留组织，在产褥期内，残留的胎盘组织发生变性、坏死，机化形成息肉，当胎盘息肉坏死脱落时，暴露基底部血管可引起大量出血。

（3）软产道及子宫损伤　妊娠时软产道的血管非常丰富，产时产道的裂伤失血量可以较多，特别当损伤涉及子宫及阴道上段时，由于该处血管较大、止血较困难，对产妇影响更大。裂伤常见部位有：会阴口周围、后穹窿、阴道上段及子宫颈等处及剖宫产时子宫切口撕裂。裂伤容易发生在下列情况：未侧切或侧切不够大；急产；巨大胎儿；产科手术如产钳、手转胎头、肩难产、内倒转、毁胎术等。有时一些大侧切不注意止血，亦可引起大量出血。若外阴皮肤、产道黏膜完整而损伤了血管可以使局部形成血肿，会阴侧切口或会阴裂伤止血不彻底也可形成血肿，严重时可引起休克。由此造成的晚期出血应引起注意。当血肿形成后产妇多诉会阴、阴道或下腹部疼痛、下坠，有的伴有排尿、排便困难，大便时疼痛加重，日久常继发感染使症状加重。感染后或血肿破裂可发生大出血。剖宫产后子宫切口愈合不良可引起晚期产后大出血。切口愈合不良的原因有：切口位置及大小不当，切口过低位于子宫颈部，该处以结缔组织为主，可影响切口的愈合，过高过小易造成撕裂；缝合止血不彻底，可形成血肿，缝合过多、过紧，影响血供，致愈合不良；子宫下段横切口距阴道很近，如有胎膜早破、产程延长、阴道操作多、术后失血量多等因素，易造成切口感染，血栓坏死脱落，血管重新开放引起大出血；全身情况不良如贫血、营养低下也都可影响切口愈合，引起晚期产后出血。

（4）凝血功能障碍 主要见于产科原因引起的弥散性血管内凝血所致大出血。常见原因有羊水栓塞、重度妊高征、胎盘早期剥离、胎死宫内滞留 3~4 周以上等。也有由于全身性出血性疾患如血小板减少性紫癜、白血病、再生障碍性贫血、重症肝炎等而引起。

（5）绒毛膜癌 为晚期产后出血中较少见的原因，据认为 20%~30% 的绒毛膜癌继发于足月产及早产之后，多数发生在子宫，但也有未见原发病灶即已有广泛转移者。

## 三、临床表现

（1）症状 ①子宫收缩乏力，胎盘剥离后阴道出血不止；②软产道裂伤，胎儿娩出后阴道大量出血；③胎盘因素，胎盘未娩出阴道大量出血。所有患者出血多时都有休克症状，如心悸、出冷汗、头晕等。

（2）体征 ①宫缩乏力，子宫轮廓不清，触不到宫底，按摩推压宫底部可有血块积血流出，血液能凝固；②软产道裂伤，血鲜红，能凝固，产道有裂伤且出血，宫缩良好；③胎盘因素，胎盘剥离不全及剥离后滞留宫腔者，可以手取出；嵌顿者检查发现有狭窄环；胎盘植入者，徒手剥离胎盘困难；胎盘、胎膜残留者检查见胎盘母体面有缺损或胎膜有缺损，若有副胎盘时，胎膜边缘有断裂血管；④凝血功能障碍，出血不凝，不易止血；皮肤黏膜有出血点或瘀斑。当患者发生休克时，面色苍白、脉细弱、血压下降。

## 四、辅助检查

（1）血常规检查 了解现在的血红蛋白、血细胞比容水平，以判断产后出血量，同时测定血小板数量，除外因血小板减少引起的出血。

（2）凝血功能检测　检查凝血酶原时间、部分凝血活酶时间、纤维蛋白原、纤维蛋白降解产物（FDP）、D 二聚体，了解是否存在凝血功能障碍。

（3）超声检查　通过超声检查，可以了解宫腔内是否有胎盘和（或）胎膜残留，以及是否有积血、积血的量。

## 五、治疗

① 针对出血原因，迅速止血。

② 补充血容量。

③ 纠正失血性休克。

④ 防止感染。

## 六、观察要点

在分娩过程中严密观察产程进展及子宫收缩情况，发现异常及时通知医师处理；产后 2 小时留产房内严密观察产妇生命体征、子宫收缩、子宫底高度及硬度、膀胱充盈度、阴道流血及会阴与阴道伤口情况。

## 七、护理要点

（一）常规护理

密切监测产妇生命体征、面色、神志的变化，重视产妇的自觉症状。建立双管静脉通道，及时补充平衡液和血制品。及时排空膀胱，同时注意给产妇保暖。

（二）专科护理

1. 预防产后出血

（1）产前检查　对有产后出血危险的孕妇，要加强产前检查。

（2）正确处理产程

① 第一产程：重视孕妇休息及饮食，防止疲劳和产程延长；合理使用缩宫素和镇静药；对高危孕妇，活跃期后期建立静脉通路，做好输液输血准备。

② 第二产程：正确掌握会阴切开时机，认真保护会阴；阴道手术规范、轻柔，正确指导使用腹压，避免胎儿娩出过快；胎肩娩出后立即肌内注射或静脉滴注缩宫素。

③ 第三产程：严格掌握胎盘剥离征象，若阴道出血量多应查明原因及时处理；胎盘娩出后仔细检查胎盘、胎膜，并认真检查软产道有无裂伤和血肿。

（3）加强产后观察

① 准确记录产后出血量。

② 产后 2 小时，严密观察子宫收缩及阴道出血情况；每 15～30 分钟按摩 1 次子宫，注意观察阴道出血是否有凝块。

③ 重视产妇主诉，如口渴、会阴、肛门坠胀疼痛等。

④ 观察产妇面色及情绪状态、意识反应；密切观察产妇生命体征变化。

⑤ 保持静脉输液通畅，随时做好抢救准备。

⑥ 鼓励产妇多饮水，及时排空膀胱。

⑦ 尽早进行母婴皮肤接触、早吸吮。

2. 针对病因进行处理

（1）子宫收缩乏力

① 按摩子宫。

② 遵医嘱正确应用缩宫素。

③ 宫腔纱条填塞止血。

（2）胎盘因素引起的出血

① 膀胱充盈者导尿。

② 胎盘滞留给予缩宫素。

③ 胎盘嵌顿，遵医嘱给解痉药。

④ 胎盘粘连应配合医师行徒手剥离胎盘术。

⑤ 胎盘和胎膜残留行钳刮术或刮宫术。

⑥ 胎盘植入，切忌强行剥离，可行子宫切除术。

（3）软产道裂伤引起的出血　软产道裂伤应及时准确修复缝合；软产道血肿应切开血肿，清除血块，缝合止血，注意补充血容量。

（4）凝血功能障碍　凝血功能障碍应去除病因，遵医嘱输新鲜血，补充血小板、凝血因子等。

（5）出血性休克

① 遵医嘱输血、输液。

② 提供安静环境，保持平卧、吸氧、保暖。

③ 严密观察并详细记录患者的意识状态、皮肤颜色、血压、脉搏、呼吸及尿量。

④ 密切观察子宫收缩情况，有无压痛，恶露量、颜色、气味。

⑤ 观察会阴伤口情况并进行会阴护理。

⑥ 遵医嘱给予抗生素。

3. 预防感染

① 严格执行无菌技术操作规程。

② 保持室内空气清新，指导产妇进食高蛋白、富含维生素饮食。

③ 观察恶露的量、颜色、气味、持续时间及会阴伤口情况，保持会阴清洁。

④ 观察体温变化，如出现异常，及时报告医师。

4. 心理护理　陪伴在产妇身旁，给予安慰、关心，以增加安全感。

（三）健康指导

① 指导产妇加强营养。

② 讲解产褥期的卫生知识，异常恶露的表现及可能的原因，及时到医院就诊的必要性。再次妊娠后，应将本次产后出血史告

知医护人员，按高危孕产妇管理。

③ 加强妊娠期宣传保健工作，及时治疗可能引起产后出血的疾病。

④ 早期哺乳，促进子宫收缩，减少出血。

⑤ 产褥期禁止盆浴、性生活。

# 第十一章　产褥期异常的护理

## 第一节　晚期产后出血

### 一、定义

分娩 24 小时后至产后 6 周之间发生的子宫大量出血，称为晚期产后出血，又称产褥期出血。多由于胎盘胎膜残留、宫腔感染、子宫内膜炎、子宫复旧不全，或剖宫产术后子宫壁切口愈合不良、感染坏死等原因所致。亦可见于绒毛癌。

### 二、病因及发病机制

① 胎盘胎膜残留，多发生于产后 10 日，残留胎盘坏死、机化，脱落后使血管暴露，引起大出血。

② 胎膜残留，长时间残留影响子宫复旧，继发感染引起。

③ 胎盘附着面继发感染，多发生在分娩后 2 周。

④ 子宫下段剖宫产横切口裂开，发生在术后 2～3 周，肠线脱落后血管开放引起。

### 三、临床表现

（1）症状　产后 1～10 日内阴道持续或间断流血，低热、严重贫血和失血性休克症状。

（2）体征　①严重贫血或失血性休克体征；②子宫复旧不全、宫口松弛，有时可触及残留组织或大量血块堵塞，按摩子宫可见陈旧血液及血块排出；③剖宫产伤口裂开者，二次开腹探查时可见子宫下段切口部位凹陷、突起或血块、坏死感染组织。

## 四、辅助检查

（1）血常规　了解感染与贫血情况。

（2）宫颈分泌物培养　了解致病菌。

（3）B超　了解宫腔内有无残留胎盘组织以及子宫切口愈合情况。

（4）病理检查　确诊胎盘残留或胎膜残留。

## 五、治疗

① 少量出血可用子宫收缩药，同时给予抗生素及支持治疗。

② B超确认有胎盘、胎膜残留者，静脉输液、备血，行清宫手术，术后继续加强子宫收缩及抗生素治疗。

③ 疑剖宫产切口裂开者，仅有少量阴道出血可给予抗生素及支持疗法，若大量阴道出血，应行剖腹探查。

## 六、观察要点

① 产后仔细检查胎盘胎膜，及时处理胎盘残留。测量生命体征，注意血压、脉搏、呼吸的改变。

② 恶露的颜色、量和性状。发现颜色变红，量增多及时告知医务人员。产褥期禁止盆浴，避免产褥感染。

③ 按医嘱正确使用缩宫素和抗生素。

## 七、护理要点

### （一）常规护理

应保持患者外阴清洁，使用消毒会阴垫。加强营养，给予高蛋白、富含维生素及富含铁的食物，注意休息，以增强机体的抵抗力。

### （二）专科护理

1. 心理护理　做好心理疏导，耐心倾听患者诉说，主动关心、安慰患者。允许家属陪伴，帮助照顾婴儿，增强患者战胜疾病的信心。

2. 治疗护理

（1）药物治疗　少量或中等阴道流血，应给予足量广谱抗生素、子宫收缩药，支持疗法及中药治疗。

（2）手术治疗　疑有胎盘、胎膜、蜕膜组织残留或胎盘附着部位复旧不全者，清宫多能奏效，操作力求轻柔，术前备血并做好开腹手术的准备。刮出物送病理检查，以明确诊断。术后给予抗生素及子宫收缩药。

（3）有效预防　剖宫产时合理选择切口，避免子宫下段横切口两侧角部撕裂，提高缝合技术。晚期产后出血的产妇往往有第三产程和产后 2 小时阴道流血较多或怀疑胎盘、胎膜残留的病史。因此，产后应仔细检查胎盘、胎膜完整性，如有残缺，应及时取出；在不能排除胎盘残留时，应进行宫腔探查。术后应用抗生素预防感染。

（三）健康指导

① 指导产妇加强营养。

② 讲解产褥期卫生知识，异常恶露的表现及可能的原因，及时到医院就诊的必要性。

③ 加强妊娠期宣传保健工作，及时治疗可能引起产后出血的疾病。

④ 早期哺乳，促进子宫收缩，减少出血。

⑤ 产褥期禁止盆浴、性生活。

# 第二节　产褥感染

## 一、定义

产褥感染是指产褥期生殖道感染引起的局部或全身的炎性变化。如果自产后 24 小时后的 10 日之内，连续 2 次体温达到或超过 38℃时，则称产褥病率，包括产后上呼吸道感染、泌尿系感染、乳腺炎，故二者含义不同。产褥感染是指分娩时及产褥期生殖道受病原体感染，引起局部和全身的炎症变化。严重的产褥感染可发展为败血症及中毒性休克，是产妇死亡的四大原因之一。

## 二、病因及发病机制

（1）病原菌的存在　正常产妇在阴道和宫颈内有大量细菌寄生，包括某些条件致菌。产后阴道的生态条件变得极复杂，局部组织的防御功能降低，有利于厌氧菌繁殖，常与需氧菌一起形成混合感染。

（2）外界侵入的病原菌　孕末期行阴道检查时无菌操作不严格或器械消毒不彻底可以将病原菌带入阴道；孕末期盆浴，特别是本身有外阴阴道炎症存在时更易上行感染；孕末期性生活亦可将病原菌带入体内；孕妇其他部位的感染如皮肤疖肿、外耳炎等可以通过孕妇本人的手传入生殖道。

（3）绒毛膜羊膜炎　孕期已存在绒毛膜羊膜炎临床表现，有先兆流产、早产、胎膜早破或胎儿宫内生长迟缓等，常无明显感染症状，产后附着于蜕膜的细菌可引起子宫内膜炎。

（4）与分娩有关的因素　如胎膜早破、产程延长、羊膜腔感染、过多的肛查或阴道检查、子宫内胎儿监护、产伤、出血及手术助产、剖宫产等均会增加感染机会。

（5）机体抵抗力下降　产妇由于分娩所致脱水、疲劳、失血、饮食不调、原有营养不良及慢性疾病等均可使抵抗力降低，增加感染机会。

## 三、临床表现

1. 症状

（1）急性外阴炎、阴道炎、宫颈炎　局部灼热、疼痛、下坠、脓性分泌物，个别有尿频、尿痛。

（2）急性子宫内膜炎、子宫肌炎　低热、恶露多有臭味、下腹痛；重者可有寒战、高热、头痛。

（3）急性盆腔结缔组织炎、急性输卵管炎　可有高热不退。

（4）急性盆腔腹膜炎及弥漫性腹膜炎　可有高热、恶心、呕吐、腹胀，个别有腹泻、里急后重与排尿困难。

（5）血栓性静脉炎　产后1～2周，出现寒战、高热、反复发作持续数周，下肢血栓性静脉炎可有弛张热、下肢持续性疼痛、水肿、皮肤发白。

（6）脓毒血症及败血症　可有高热、衰竭症状等。

**2.体征**

（1）急性外阴炎、阴道炎、宫颈炎　伤口感染可见缝线陷入肿胀组织内，针孔流脓；阴道宫颈感染有黏膜充血、溃疡、脓性分泌物。

（2）急性子宫内膜炎、子宫肌炎　有下腹轻重不一的压痛，子宫复旧不良、压痛、宫颈口见脓性分泌物流出，脉搏快等。

（3）急性盆腔结缔组织炎及急性输卵管炎　子宫两侧增厚压痛，附件区增厚，压痛，有脓肿形成者，可触及囊性包块，不活动且压痛。

（4）急性盆腔腹膜炎及弥漫性腹膜炎　下腹部明显压痛、反跳痛。

（5）血栓性静脉炎　盆腔血栓性静脉炎同盆腔结缔组织炎、下肢血栓性静脉炎者，局部静脉压痛或触及硬索状，下肢水肿，皮肤发白。

（6）脓毒血症及败血症的体征。

## 四、辅助检查

**1.血常规**　一般情况下白细胞总数明显升高。

**2.病原学检查**　进行伤口分泌物培养、宫腔分泌物培养、血培养。孕期及产褥期生殖道内有大量需氧菌、厌氧菌、真菌、衣原体及支原体等病原体寄生，以厌氧菌为主，许多非致病菌在特定环境下可以致病。

（1）需氧性链球菌　是外源性产褥感染的主要致病菌。溶血性链球菌致病性最强，能产生外毒素与溶组织酶，引起严重感染，病变迅速扩散，严重者可致败血症。其临床特点为发热早，体温超过 38℃，有寒战、心率快、腹胀，子宫复旧不良、子宫旁或附件区触痛，甚至并发败血症。

（2）厌氧性球菌　存在于正常阴道中，以消化链球菌和消化球菌最常见。当产道损伤、胎盘残留、局部组织坏死缺氧时，细菌迅速繁殖，与大肠杆菌混合感染，放出异常恶臭气味。

（3）大肠杆菌属　大肠杆菌与其相关的革兰阴性杆菌、变形杆菌是外源性感染的主要致病菌，是菌血症和感染性休克最常见的病原菌。它寄生在阴道、会阴、尿道口周围，在不同环境对抗生素敏感性有很大差异，需行药物敏感试验。

（4）葡萄球菌　主要致病菌是金黄色葡萄球菌和表皮葡萄球菌。金黄色葡萄球菌多为外源性感染，容易引起伤口严重感染。表皮葡萄球菌存在于阴道菌群中，引起的感染较轻。

（5）其他　梭状芽孢杆菌、淋病奈瑟菌均可导致产褥感染，但较少见。支原体和衣原体引起的感染近年明显增多。

3. B超检查　B超可了解子宫复旧情况、除外宫腔内胎盘组织残留，如怀疑血栓性静脉炎，可行超声多普勒检查局部血流情况。

## 五、治疗

① 支持治疗，加强营养，增强抵抗力。

② 会阴伤口或腹部切开感染时，及时切开引流，可疑盆腔脓肿可经腹或后穹窿引流。

③ B超发现胎盘胎膜残留的，给予抗炎的同时，加强子宫收缩，促进宫内组织物的排出，如残留物较大引起产后出血时，及时清宫。

④ 在未确定病原体时，选用广谱抗生素，然后根据血培养及药敏的结果，调整抗生素。

## 六、观察要点

① 测量生命体征，注意体温变化　注意产妇全身情况，是

否有发热、寒战、恶心、呕吐、腹部不适等。

② 子宫复旧情况　宫底高度、硬度、有无压痛及疼痛程度。

③ 伤口情况　有无红、肿、热、痛，伤口有无裂开、流脓液等。

④ 恶露量、颜色、性状、气味。

⑤ 有无下肢持续性疼痛，局部静脉压痛及下肢水肿。

⑥ 有无乳房肿胀、红肿等，排除急性乳腺炎。

## 七、护理要点

### (一) 常规护理

① 保持病室安静、空气清新，做好宣教，使产妇了解产褥期自我护理知识，协助产妇做好清洁卫生。

② 保证产妇充足休息和睡眠，鼓励多饮水，必要时静脉补液。

③ 对患者出现高热、疼痛、呕吐时按症状进行护理。

④ 采取半坐位。

⑤ 做好心理疏导，提供母婴接触的机会。

### (二) 专科护理

(1) 支持疗法　增加蛋白质的摄入，增强机体抵抗力，纠正贫血及电解质紊乱。

(2) 清除宫腔残留物　在有效抗生素使用的基础上清除宫腔内残留胎盘、胎膜组织。产妇高热者，应待感染控制、体温下降后再清宫，术后取半卧位以利于引流。

(3) 切开引流　若产妇会阴切口或腹部切口感染，应及时切开引流。盆腔脓肿者，可经腹或后穹窿切开引流。

(4) 抗生素应用　按医嘱正确使用抗生素，维持血液的有效浓度并观察药物的不良反应。感染严重者，首选广谱高效抗生素并进行综合治疗，使用前需做药物敏感试验。

(5) 其他　有血栓性静脉炎时，在应用大量抗生素的同时加用肝素，并口服双香豆素、双嘧达莫等药物，同时可用活血化瘀的中药治疗。若为中毒性休克、肾功能衰竭等，应积极抢救。

### （三）健康指导

① 告知产妇保持良好卫生习惯的重要性，注意保持会阴清洁，勤换内衣裤、会阴垫，洗漱用具及便盆及时清洁和消毒。

② 指导产妇正确的乳房护理方法，保持乳汁分泌通畅，教会挤奶手法，防止乳汁淤积引起乳腺炎。

③ 指导产妇识别产褥感染的征象，如出现恶露增多、有臭味、发热、腹痛等情况，应及时就诊。

④ 为产妇提供有关休息、饮食、活动、服药的指导，告知产后复查的时间。

⑤ 积极治疗贫血、营养不良等慢性病。

## 第三节　产褥中暑

### 一、定义

产褥中暑是指产妇在高温闷热环境中，体内余热不能及时散发所引起的中枢性体温调节功能障碍，也称产褥期热射病。常发生于产褥早期。

### 二、病因及发病机制

导致产妇中暑的主要原因有：①气温高，超过 35℃，湿度大，＞70%，影响机体散热；②居室拥挤，通风不良，无降温设备；③产妇分娩时体力消耗、失血、出汗，致产后体质虚弱；④产后出汗过多，摄盐不足。有些产妇受传统观念影响，为了"避风"，产褥期居室门窗紧闭，酷暑季节衣着严实，不沐浴等，严重阻碍了机体散热机制，极易发生中暑。

### 三、临床表现

（1）症状　①中暑先兆，有心悸、恶心，有时呕吐，发热，四肢无力、头晕眼花、大量出汗；②轻度中暑，高热，关节肌肉疼痛痉挛，胸闷、口渴；③重度中暑，可有呕吐、腹痛、腹泻。

（2）体征 ①轻度中暑，体温高，皮肤干燥无汗、体表布满痱疹，心率快、呼吸急促、面色潮红、烦躁；②重度中暑，体温达41～42℃，谵妄、抽搐、昏迷，皮下及胃肠出血，瞳孔缩小，反射减弱，呼吸急促、脉搏细弱、皮肤干燥无汗、血压下降。

## 四、治疗

迅速有效地降温，纠正酸中毒及休克，补充水和盐。

## 五、观察要点

（1）密切观察体温变化 40℃每30分钟测1次体温，39℃以上每1小时测1次体温，38℃以上每4小时测1次体温。

（2）密切观察血压变化 血压低于90/60mmHg，每小时测量1次，按休克处理。

（3）密切观察病情变化 注意有无脑水肿征象，如惊厥、呼吸变慢、瞳孔散大、昏迷加深等。肺水肿征象如呼吸困难、发绀、咳嗽等，有异常及时报告医师。

## 六、护理要点

### （一）常规护理

① 迅速置于低温、通风环境中，物理或药物降温，体温降至38℃即可暂停。

② 停乳期间教会家属行人工喂养，情况平稳后恢复母乳喂养。

### （二）专科护理

（1）气道护理

① 重度患者有时合并口鼻出血、呕血，立即经口气管插管，气囊内充入足量空气，防止呕吐物吸入引起窒息，必要时准备呼吸机治疗。

② 氧气吸入4～5L/分，避免吸入高浓度氧加重肺损伤。

③ 每 2 小时向气管内滴入 1 次生理盐水与糜蛋白酶等组成的滴液 5ml，并翻身排背、吸痰。若患者需吸痰时，动作应轻柔，避免损伤气道黏膜。

（2）其他护理

① 重度患者可应用深静脉置管，建立良好的静脉通路，保证脱水剂、血小板、血浆、升压药物等静脉滴注通畅，按时完成每日补液量。

② 患者若有抽搐时置牙垫于上下齿之间防止舌咬伤，适当约束患者四肢，床加床档以防坠床。

③ 遵医嘱应用生理盐水 200ml 膀胱冲洗必要时加抗生素，2 次/日，防止尿液中的血凝块阻塞导尿管和预防尿路感染。

（三）健康指导

① 预防产褥中暑的发生，应打破旧的传统风俗习惯，经常性对孕妇进行科学教育和产褥卫生教育。

② 产妇常沐浴更衣，穿着适宜。

# 第十二章　女性生殖系统炎症的护理

## 第一节　滴虫性阴道炎

### 一、定义

滴虫性阴道炎是由阴道毛滴虫引起的传播性疾病。阴道毛滴虫是一种厌氧性原虫，对不同的环境适应能力十分强大。能在25~40℃生长繁殖，在3~5℃的低温下仍能存活21日之久，在46℃的高温环境下能活20~60分钟。在沸水中5分钟死亡，在半干燥环境中能生存10小时。在pH值5.2~6.6时，最容易生存。阴道毛滴虫常隐藏于腺体及阴道皱襞中，还常侵入尿道及尿道旁腺以及男性的包皮皱褶、尿道及前列腺中。经性交直接传播，也可通过被滴虫污染的浴巾、游泳池、便桶、衣物及器械等间接传播。

### 二、病因及发病机制

女性的阴道毛滴虫多寄生于阴道、尿道、尿道旁腺及膀胱。前庭大腺受累者罕见。阴道毛滴虫是一种鞭毛虫，比多形核白细胞大许多，呈梨形，顶端有鞭毛四条，尾部有轴柱凸出，可以寄生在人体内而不引起临床症状。某些细菌可诱致滴虫活跃而产生症状，体内虫体又可以直接或间接传播，主要通过浴池、浴具、游泳池或未彻底消毒的医疗器械等途径间接传播。直接传播可以通过性交。患者的尿液及粪便也可能是来源。

### 三、临床表现

潜伏期为4~28日，阴道黏膜有红色小颗粒或瘀点。pH值较正常高。阴道有多量黄绿色或灰色泡沫分泌物流出，有腥臭味，有时混有少许血液或为脓性，分泌物刺激外阴而有痒感。外阴发红，甚或出现炎性溃疡，有的因湿润及擦伤所致，可蔓延到阴道皱襞。性交时疼痛，并可有尿痛、尿频等症状。

## 四、辅助检查

阴道分泌物生理盐水悬滴液检查滴虫，此方法敏感性60%～70%。阴道分泌物滴虫培养，阳性率可达98%以上。

## 五、治疗

杀灭阴道毛滴虫，保持阴道的自净作用，防止复发。夫妻双方同时接受治疗，切断直接传播途径。

## 六、观察要点

观察患者外阴瘙痒症状、阴道分泌物的量及颜色等。

## 七、护理要点

### （一）常规护理

（1）缓解症状　指导患者正确使用药物。外阴瘙痒时不可用力搔抓、用热水烫洗及涂刺激性药物，以免加重感染，使皮损范围增大。

（2）加强心理护理　生殖系统炎症的患者一般心理负担较重，常出现不安、烦躁、焦虑、紧张等情绪，应帮助患者树立治疗信心，减轻心理负担，坚持治疗。

（3）卫生宣教　向患者介绍女性自然防御系统的相关知识，讲解生殖系统发生炎症的原因及传播途径，指导患者做好经期、孕期、产前、产后及流产后的卫生，预防感染发生。外出住宿时，应淋浴，禁盆浴，注意公厕卫生条件。

（4）性生活指导　治疗期间禁性生活，以防相互感染造成久治不愈。

（5）防止交叉感染及重复感染　治疗期间保持会阴清洁干

燥，内裤及清洗外阴用物要用开水烫洗或煮沸消毒，以杀死物品上的细菌及寄生虫，防止再次引起感染。有些生殖系统炎症应夫妇双方同时治疗，以免双方交替感染。

(6) 养成良好的卫生习惯　妇女平时每日用温开水清洗会阴，一般不用阴道灌洗。月经期及阴道分泌物多时要及时更换会阴垫，保持局部清洁、干燥，内裤应通风透气、不宜过紧，每日更换。

(7) 防止院内感染　医院内要严格执行消毒隔离制度，妇科检查用物每人 1 套，并认真做好消毒处理。医护人员为患者检查、治疗前后应认真洗手，防止医源性感染。

(8) 饮食指导　炎症期间禁食辛辣刺激性食品，高热时补充液体食物及蛋白质。

(9) 适当休息　指导患者安排好日常生活，避免过度劳累。

(10) 遵医嘱用药。

(11) 急性期有引流的患者，治疗期间半卧位。

(二) 专科护理

(1) 全身用药　甲硝唑为高效口服杀滴虫药物，可甲硝唑 2g，单次口服，或口服每次 400mg，每天 2 次，共 7 日。治疗后查滴虫转阴时，应于下次月经后继续治疗 1 个疗程，以巩固疗效。男方应同时治疗。此药口服吸收好、疗效高、毒性小。甲硝唑用药期间及停药 24 小时内禁止饮酒，哺乳期用药不宜哺乳。

(2) 局部用药　①常用甲硝唑 200mg，于阴道冲洗后或每晚塞入阴道 1 次，10 日为 1 个疗程。②增强阴道防御能力，可用 0.5% 醋酸、1% 乳酸或 1∶5000 高锰酸钾溶液冲洗，1 次/天。

(3) 滴虫性阴道炎常在月经后复发，故治疗后检查滴虫已为阴性时，仍应每次月经后随诊，复查阴道分泌物，经 3 次检查均为阴性，方为治愈。

(4) 为了避免重复感染，内裤及洗涤用的毛巾，应煮沸 5～10 分钟以消灭病原体。已婚者还应检查对方是否有生殖器、前列腺液滴虫存在，若为阳性，需同时治疗。

（三）健康指导

① 做好卫生宣传，积极开展普查普治工作，消灭传染源，提高群体公德意识和自我防护意识。

② 取阴道分泌物检查前 24～48 小时避免性生活、阴道灌洗或局部用药。

③ 做好消毒隔离，防止交叉感染。告知患者性伴侣应同时治疗，治疗期间禁止性生活。

④ 治疗后按时复查，连续 3 次月经后复查阴道分泌物，均为阴性者为治愈。

⑤ 保持外阴清洁、干燥，每日更换内裤，清洗外阴，用物应煮沸消毒。

⑥ 甲硝唑可通过乳汁排出，哺乳期妇女用药后不宜哺乳。

# 第二节　念珠菌性外阴阴道炎

## 一、定义

念珠菌性外阴阴道炎是指由念珠菌所引起的外阴皮肤及阴道黏膜炎症。其中绝大多数病原菌为白色念珠菌。正常人口腔、肠道与阴道黏膜中可有此菌寄生，但与其他菌种互相抑制而不致病。念珠菌对热抵抗力差，加热至 60℃，1 小时即可死亡，但对干燥、日光、紫外线及化学制剂抵抗力较强。最适宜繁殖的 pH 值为 4.0～4.7，通常 <4.5。

## 二、病因及发病机制

（1）自身抵抗力下降　尽管阴道本身有自净作用，但当这种作用减弱或者病原体的致病力强的时候，会引起发病。

（2）性生活传染　如果男性患有念珠菌感染，在性生活中可将这种病传染给妻子。

（3）公共浴具造成感染　使用消毒不严格的公共浴盆、浴巾等，可导致念珠菌感染。

（4）内裤造成感染　新买来的内裤，在拖运过程中，容易被各种细菌污染，如果买回后不经清洗，就穿在身上，也容易造成感染。有些人喜欢穿紧身内裤，内裤又非纯棉质地，导致外阴部潮湿又不透气，给念珠菌创造了有利的生长环境。

（5）糖尿病患者及孕妇　其阴道上皮糖元增多，酸度增加，易于念珠菌的滋生。

（6）经常或长期使用广谱抗生素　抗生素破坏了阴道内菌群间的制约关系，念珠菌大量繁殖，生长旺盛。

### 三、临床表现

念珠菌性外阴炎的临床症状为瘙痒、灼热感及小便痛（并发尿道炎），许多妇女主诉性交疼痛。外阴周围常发红、水肿。表皮的变化多种多样：可发生很浅的水疱丘疹，成群出现；亦可形成湿疹状糜烂，局限于外阴或向周围扩展至会阴、肛门周围及股生殖皱襞，直至大腿内侧，外表完全类似急性或亚急性湿疹，阴唇之间及阴蒂附近黏膜增厚，互相接触的皮肤表面潮红糜烂；个别可引起微小的白色脓疱，严重时发生溃疡，患处疼痛，局部淋巴结炎。

### 四、辅助检查

（1）直接镜检　用悬滴法在光镜下寻找白色念珠菌孢子和假菌丝。假菌丝是白色念珠菌致病的特征形态，芽生孢子则是其共生菌形态。也可用革兰染色后镜检，其阳性检出率也比较高。

（2）培养法　若有症状而多次悬滴法检查均为阴性，或反复复发的病例可用此法检查，可以明确诊断是哪一种念珠菌造成的感染，是最可靠的检查方法。

（3）尿糖及血糖检查　经常复发的顽固病例应检查尿糖及血糖，以了解是否有糖尿病。

## 五、治疗

### （一）一般治疗

若有糖尿病应积极治疗；及时应用广谱抗生素、雌激素、糖皮质激素。勤换内裤，盆及毛巾均应烫洗。

### （二）药物治疗

（1）局部用药　可选用下列药物之一：①咪康唑栓剂，每日1粒（200mg），放于阴道内，连用7日。②克霉唑栓剂，每晚1粒（150mg），放于阴道内；或片剂，1片（250mg），口服；连用7日。③制霉菌素栓剂，每晚1粒（10万U），放于阴道内；或片剂，1片（50万U），口服；连用10～15日。

（2）全身用药　若局部用药效果差或病情较顽固，可选用下列药物之一：①伊曲康唑每次200mg，每日1次口服，连用3～5日。②氟康唑150mg，顿服。③酮康唑每次200～400mg，每日1次口服，连用5日，由于酮康唑损害肝脏，用药前及用药中应监测肝功能，有肝炎病史者禁用，孕妇禁用。

（3）复发病例的治疗　念珠菌性阴道炎治疗后容易在月经前复发，故治疗后应在月经前复查白带。念珠菌阴道炎治疗后有5％～10％复发，对复发病例应检查原因，如是否有糖尿病，有无长期应用抗生素、雌激素或糖皮质激素，有无穿紧身化纤内裤、局部药物的刺激等，有者应消除这些诱因。性伴侣应进行念珠菌的检查及治疗。由于肠道念珠菌及阴道深层念珠菌是重复感染的重要来源，故治疗时应全身使用配合局部使用抗真菌药为主，加大抗真菌药的剂量及应用时间，如氟康唑150mg，每日1次口服，连用5日，然后每2周或每月单次给予150mg，连用3～6个月。

## 六、观察要点

由于念珠菌性阴道炎的发生往往有其他疾病的基础，而且容易复发，因此在治疗的同时还要了解是否有其他的合并疾病或免疫力下降的情况存在。在治疗以后要定期随访，注意是否有复发。

## 七、护理要点

### （一）一般护理

（1）缓解症状　指导患者正确使用药物。外阴瘙痒时不可用力搔抓、用热水烫洗及涂刺激性药物，以免加重感染，使皮损范围增大。绝经后的妇女体内雌激素分泌减少，阴道黏膜和皮肤干燥，阴道呈碱性，组织萎缩，易发生炎症及外阴瘙痒，护理人员要指导患者合理使用含激素类药物，以减轻症状。

（2）加强心理护理　生殖系统炎症的患者一般心理负担较重，常出现不安、烦躁、焦虑、紧张等情绪，应帮助患者树立治疗信心，减轻心理负担，坚持治疗。

（3）卫生宣教　向患者介绍女性自然防御系统的相关知识，讲解生殖系统发生炎症的原因及传播途径，指导患者做好经期、孕期、产前、产后及流产后的卫生，预防感染发生。外出住宿时，应淋浴，禁盆浴，注意公厕卫生条件。

（4）性生活指导　治疗期间禁性生活，以防相互感染造成久治不愈。

（5）防止交叉感染及重复感染　治疗期间保持会阴清洁干燥，内裤及清洗外阴用物要用开水烫洗或煮沸消毒，以杀死物品上的细菌及寄生虫，防止再次引起感染。有些生殖系统炎症应夫妇双方同时治疗，以免双方交替感染。

（6）养成良好的卫生习惯　妇女平时每日用温开水清洗会阴，一般不用阴道灌洗。月经期及阴道分泌物多时要及时更换会阴垫，保持局部清洁、干燥，内裤应通风透气、不宜过紧，每日更换。

（7）防止院内感染　医院内要严格执行消毒隔离制度，妇科检查用物每人 1 套，并认真做好消毒处理。医护人员为患者检查、治疗前后应认真洗手，防止医源性感染。

（8）饮食指导　炎症期间禁食辛辣刺激性食品，高热时补充液体食物及蛋白质。

（9）适当休息　指导患者安排好日常生活，避免过度劳累。

（10）其他　遵医嘱用药。急性期有引流的患者，治疗期间半卧位。

（二）护理要点

① 用 2%～4% 的碳酸氢钠液冲洗外阴及阴道或坐浴。轻轻拭干后，将制霉菌素栓剂或达克宁栓剂塞入阴道或涂擦局部，每晚 1 次或早晚各 1 次，共 10～14 日。

② 如久治不愈应查尿糖、血糖，确诊糖尿病者须同时治疗糖尿病。

③ 应检查有无滴虫感染。

④ 为防止肠道念珠菌的互相感染，可口服制霉菌素 50～100 万 U。3 次/天，7～10 日为 1 个疗程，以消灭肠道念珠菌。

⑤ 患念珠菌阴道炎的孕妇，为避免感染新生儿，应进行局部治疗，有时治疗需持续至妊娠 8 个月，以防复发。

⑥ 为避免念珠菌性阴道炎通过性生活感染，治疗期间应避免性生活，并且夫妇应同时进行治疗。

（三）健康教育

① 勤换内裤，用过的内裤、盆及毛巾均应用开水烫洗。

② 合理应用广谱抗生素及雌激素。

③ 由于皮肤瘙痒而搔抓，可使手指带菌，传播至阴道。对其他部位的念珠菌感染应予治疗，防止阴道感染。

# 第三节　老年性阴道炎

## 一、定义

老年性阴道炎又称萎缩性阴道炎，是一种非特异性阴道炎。多发生在绝经期后的妇女，但双侧卵巢切除后或哺乳期妇女也可出现。

## 二、病因及发病机制

主要原因是因卵巢功能衰退，体内雌激素水平低落或缺乏，阴道上皮细胞糖元减少，阴道内 pH 值呈碱性，杀灭病原菌能力降低。同时，由于阴道黏膜萎缩，上皮菲薄，血运不足，使阴道抵抗力降低，便于细菌侵入繁殖引起炎症病变。另外，个人卫生习惯不良，营养缺乏，尤其是 B 族维生素缺乏，可能与发病有关。

## 三、临床表现

主要症状为白带增多，呈黄水样或脓性，有臭味，感染严重时，可出现点滴阴道流血，并有下坠痛及阴道灼热感。如累及前庭及尿道口周围黏膜，常出现尿频、尿痛。

## 四、辅助检查

（1）阴道分泌物常规检查　可发现白带中有脓细胞存在。

（2）宫颈刮片　对于血性白带应当进行宫颈刮片细胞学检查，以初步排除宫颈癌。如果排除了宫颈癌的存在，依然有血性白带，需要进行诊断性刮宫来排除子宫其他恶性疾病。

## 五、治疗

### （一）一般治疗

（1）治疗原则　为增加阴道抵抗力及抑制细菌的生长，可用 1%乳酸液或 0.1%～0.5%醋酸液冲洗阴道，每日 1 次，增加阴道酸度，抑制细菌生长繁殖。

（2）纠正阴道菌群失调　阴道放置活的阴道乳酸杆菌，恢复其正常的生理状态，减少阴道炎症的发生。

### （二）药物治疗

（1）己烯雌酚　每次 0.05～0.1mg，每日 1 次，口服，连续 7 日，以后改为隔日 1 次，再服 1 周。

（2）尼尔雌醇　每月 2.5～5mg，口服，连续 2～3 个月。

## 六、观察要点

① 注意阴道分泌物的变化。

② 对于使用激素替代治疗的患者必须定期进行妇科复查，注意是否有异常的阴道流血、乳房肿块、子宫肌瘤、血栓性静脉炎等的出现，一旦发现必须及时终止激素药物的治疗。

## 七、护理要点

### （一）一般护理

（1）缓解症状　指导患者正确使用药物。外阴瘙痒时不可用力搔抓、用热水烫洗及涂刺激性药物，以免加重感染，使皮损范围增大。绝经后的妇女体内雌激素分泌减少，阴道黏膜和皮肤干燥，阴道呈碱性，组织萎缩，易发生炎症及外阴瘙痒，护理人员要指导患者合理使用含激素类药物，以减轻症状。

（2）加强心理护理　生殖系统炎症患者一般心理负担较重，常出现不安、烦躁、焦虑、紧张等情绪，应帮助患者树立治疗信心，减轻心理负担，坚持治疗。

（3）卫生宣教　向患者介绍女性自然防御系统的相关知识，讲解生殖系统发生炎症的原因及传播途径，指导患者做好经期、孕期、产前、产后及流产后的卫生，预防感染发生。外出住宿时，应淋浴，禁盆浴，注意公厕卫生条件。

（4）性生活指导　治疗期间禁性生活，以防相互感染造成久治不愈。

（5）防止交叉感染及重复感染　治疗期间保持会阴清洁干燥，内裤及清洗外阴用物要用开水烫洗或煮沸消毒，以杀死物品上的细菌及寄生虫，防止再次引起感染。有些生殖系统炎症应夫妇双方同时治疗，以免双方交替感染。

（6）养成良好的卫生习惯　妇女平时每日用温开水清洗会阴，一般不用阴道灌洗。月经期及阴道分泌物多时要及时更换阴垫，保持局部清洁、干燥，内裤应通风透气、不宜过紧，每日更换。

(7) 防止院内感染　医院内要严格执行消毒隔离制度，妇科检查用物每人1套，并认真做好消毒处理。医护人员为患者检查、治疗前后应认真洗手，防止医源性感染。

(8) 饮食指导　炎症期间禁食辛辣刺激性食品，高热时补充液体食物及蛋白质。

(9) 适当休息　指导患者安排好日常生活，避免过度劳累。

(10) 其他　遵医嘱用药。急性期有引流的患者，治疗期间半卧位。

**(二) 护理要点**

(1) 局部用药　1%乳酸、醋酸或1∶5000高锰酸钾溶液冲洗阴道，1次/d，以提高阴道酸度。于阴道冲洗后或每晚塞入阴道内己烯雌酚片剂或栓剂0.25~0.5mg，共7~10日。严重患者可加用碘胺粉或抗生素（金霉素、氯霉素等）粉剂或软膏局部撒布或涂擦。

(2) 全身用药　可口服尼尔雌醇，每月2.5~5mg，维持2~3个月。

(3) 做好卫生知识宣教　向患者解释老年性阴道炎的病因，指导用药，以减轻患者对疾病的担心和恐惧。

# 第四节　慢性子宫颈炎

## 一、定义

子宫颈炎症是生育年龄妇女的常见病，有急性和慢性子宫颈炎两种。急性子宫颈炎常与急性子宫内膜炎或急性阴道炎同时发生，临床以慢性子宫颈炎多见。慢性子宫颈炎是妇科最常见的疾病。病原体多于分娩、流产或阴道手术后，侵入宫颈引起炎症，但临床上往往无急性发病过程的表现。

## 二、病因及发病机制

急性子宫颈炎症有转为慢性子宫颈炎的倾向，主要由于子宫颈黏膜皱襞繁多、腺体呈葡萄状，因而病原体侵入腺体深处后极难根治，导致病程反复迁延而成为慢性感染性病灶。

## 三、临床表现

1. 症状

（1）白带增多　这是慢性子宫颈炎的主要症状。由于病原菌、炎症的范围及程度不同，白带的量、性质、颜色及气味也不同，可呈乳白色黏液状，有时呈淡黄色脓性。

（2）血性白带或性交后出血　有宫颈息肉者可有此症状。

（3）外阴瘙痒　白带的刺激可继发外阴-阴道炎，引起外阴瘙痒。

（4）腰骶部疼痛、盆腔部下坠及胀痛、痛经　当炎症沿子宫骶韧带、主韧带扩散至盆腔时可引起，每于月经、排便或性交时加重。

（5）不孕　黏稠脓性的白带不利于精子穿过阴道和宫颈而造成不孕。

（6）尿频或排尿困难　由于炎症蔓延至膀胱三角区或膀胱周围结缔组织时可引起此症状。

2. 体征

（1）宫颈糜烂　宫颈外口处的宫颈阴道部分，外观呈颗粒状的红色糜烂。在炎症初期，糜烂面表面平坦，为单纯型糜烂。后由于腺上皮过度增生，并伴有间质增生，糜烂面凹凸不平呈颗粒状。如间质增生明显，表面凹凸不平更明显而呈乳突状糜烂。如果糜烂面小于整个宫颈面积的 1/3 称为轻度糜烂（Ⅰ度）；糜烂面占整个子宫颈面积的 1/3～2/3 称为中度糜烂（Ⅱ度）；糜烂面占整个子宫颈面积的 2/3 以上称为重度糜烂（Ⅲ度）。

（2）宫颈肥大　宫颈组织在长期慢性炎症的刺激下充血、水肿，宫颈呈不同程度的肥大，可比正常大 2～4 倍。宫颈表面可表现为糜烂或光滑。宫颈纤维结缔组织的增生，使宫颈质地变硬。

（3）宫颈息肉　息肉根部多附着于宫颈外口，或在颈管内。一个或多个不等，直径一般在 1cm 以下，色红、舌形、质软而脆，易出血，蒂细长。

（4）宫颈腺体囊肿（又称纳博特囊肿）　宫颈表面突出多个青白色小囊泡，内含无色黏液。若囊肿感染，则外观呈白色或淡黄色小囊泡。这种囊肿一般约米粒大小，也可长大至 1cm 直径大小。

（5）宫颈内膜炎　检查时可见子宫颈口有脓性分泌物堵塞，有时可见子宫颈口发红充血。

（6）宫颈裂伤或宫颈外翻。

## 四、辅助检查

（1）一般检查　取阴道分泌物找滴虫、念珠菌、衣原体、淋菌，进行细菌培养及药敏试验。

（2）特殊检查　宫颈糜烂与早期宫颈癌从外观上难以鉴别，须常规作宫颈刮片检查，必要时在阴道镜下取活组织检查，以明确诊断。也可通过固有荧光诊断仪进行检测，如有阳性征象则做定位活组织检查。

## 五、治疗

根据不同病理改变，采用不同的治疗措施，以局部治疗为主，可采用物理治疗、药物治疗、手术治疗。

（1）物理治疗　物理治疗是治疗慢性宫颈炎的主要方法，适用于宫颈糜烂、宫颈腺囊肿和宫颈息肉，主要方法有电灼、电熨、激光、冷冻、波姆光疗射频及微波治疗。

（2）药物治疗　宫颈管炎，取宫颈管分泌物做培养＋药敏，针对病原体，选择相应的抗感染等药物。

（3）手术治疗　适用于糜烂面较大，伴肥大或累及宫颈管内者或物理治疗效果欠佳者，主要是宫颈锥切术，现多采用宫颈电环切术。

## 六、观察要点

注意患者主诉，了解尿急、尿频、尿痛等症状，观察阴道分泌物和阴道出血量、颜色和气味。发现异常及时与医师联系。

## 七、护理要点

### （一）常规护理

① 向患者解释积极治疗宫颈炎的必要性。

② 协助患者在治疗前常规做宫颈刮片细胞学检查，以排除早期宫颈癌。

③ 协助患者做好宫颈上药、物理治疗和手术治疗的护理配合。

### （二）专科护理

1. 心理护理　向患者讲解有关宫颈炎的知识，解除患者的思想顾虑与恐癌心理，使其接受和配合治疗。

2. 医护配合

（1）协助检查　向患者解释检查的方法和必要性，协助医师进行宫颈刮片或宫颈活组织检查，以排除癌变。

（2）物理治疗的护理　常用的设施有激光、冷冻、红外线凝结及微波等。生殖器官急性炎症时禁行物理治疗，治疗时间宜选择在月经干净后 3～7 日内进行。协助医师做好物理治疗准备，术后告知患者物理治疗的注意事项：①术后阴道分泌物增多，甚至有大量水样排液，在术后 1～2 周脱痂时可有少量出血。特别注意保持外阴清洁。②术后 2 个月内禁盆浴、性生活及阴道冲洗。③一般于 2 次月经干净后 3～7 日到医院复查，未痊愈者可择期再行第 2 次治疗。④对接受物理治疗后的患者若有异常阴道流血或感染，应立即就诊。

（3）手术治疗的护理　包括息肉摘除术和宫颈锥形切除术，

手术时间为月经干净后 3～7 日内，术后应及时送病理检查。

（4）药物治疗的护理　子宫颈局部涂中药等，注意保护正常组织。

（三）健康指导

① 保持外阴清洁干燥。注意经期、产褥期卫生，避免感染。选择尺寸合适的棉质内裤，每天消毒会阴 2 次。

② 慢性宫颈炎，尤其是宫颈糜烂在治疗前应先做宫颈刮片，排除早期宫颈癌。

③ 久治不愈者，必要时可手术治疗，治疗期间不同房。在创面尚未完全愈合期间应避免盆浴、性交及阴道冲洗等。解释治疗的方法，及时、规范用药的重要性。术后定期到医院复查，以了解创面愈合情况。

# 第五节　生殖器结核

## 一、定义

由结核杆菌引起的女性生殖器的炎症称为生殖器结核，又称结核性盆腔炎。多见于年龄 20～40 岁妇女，也可见于绝经后的老年妇女。近年因耐多药结核、艾滋病增加，生殖器结核发病率有升高趋势。

## 二、病因及发病机制

生殖器结核是全身结核的表现之一，常继发于身体其他部位结核如肺结核、肠结核、腹膜结核等，约 10%肺结核患者伴有生殖器结核。

（一）传播途径

（1）血行传播　为最为主要的传播途径。

（2）直接蔓延　腹膜结核、肠结核可直接蔓延到内生殖器。

（3）淋巴传播　较少见。

（4）性交传播　极罕见。

## （二）发病机制

（1）输卵管结核 占生殖器结核的 90%～100%。即几乎所有的生殖器结核均累及输卵管，双侧性居多，但双侧的病变程度可能不同。

（2）子宫内膜结核 常由输卵管结核蔓延而来，占生殖器结核的 50%～80%。

（3）卵巢结核 占生殖器结核的 20%～30%，主要由输卵管结核蔓延而来，因有白膜包围，通常仅有卵巢周围炎，侵犯卵巢深层较少。

（4）宫颈结核 占生殖器结核的 10%～20%，主要由子宫内膜结核蔓延而来或经淋巴、血液循环传播而来。

（5）盆腔腹膜结核 多合并输卵管结核。

## 三、临床表现

1. 症状 生殖器结核绝大多数首先感染输卵管，然后病变逐渐向下蔓延至子宫、卵巢，侵犯宫颈，阴道，外阴者较少。

（1）月经异常 早期患者因子宫内膜充血及溃疡，可有月经过多；患病已久者子宫内膜已经遭受不同程度的破坏而表现为月经稀少或闭经。

（2）下腹坠痛 由于盆腔的炎症及粘连，可有不同程度的下腹坠痛，在月经期尤为明显。

（3）全身症状 可有结核活动期的症状如发热、盗汗、乏力、食欲缺乏或体重减轻等，有时仅有经期发热。

（4）不孕 主要是由于患者双侧输卵管均已封闭，即使未完全封闭，亦因管壁变硬、黏膜表面纤毛有粘连或丧失，以至输卵管失去正常功能所致。子宫内膜受到结核病灶的破坏，也是导致不孕的原因。

2. 体征

（1）腹部检查 发现腹部有压痛、柔韧感或腹水征。如形成包裹性积液时，可触及囊性肿块，边界不清，不活动。

（2）妇科检查　子宫一般发育较差，往往因周围有粘连使活动受限。如附件受累，在子宫两侧可触及大小不等及形状不规则的肿块，质硬、表面不平、呈结节或乳头状突起，或可触及钙化结节。

## 四、辅助检查

（1）实验室检查　实验室常规检查对诊断无大帮助。大多数患者白细胞总数及分类基本正常，慢性轻型内生殖器结核的红细胞沉降率加速不如化脓性或淋菌性盆腔炎明显，但往往表示病灶尚处于活跃期，可供诊断与治疗参考，因此红细胞沉降率检查应列为常规检查的项目。

（2）胸部 X 线检查　本病绝大多数患者继发于肺部感染，故胸部摄片检查应列为常规检查项目，重点是注意有无陈旧性结核病灶或胸膜结核征象，阳性发现对诊断可疑者有一定参考价值，但阴性却不应据此否定本病的可能。

（3）结核菌素试验　皮试阳性说明以往曾有过感染，并不表示试验时仍有活动性结核病灶，参考价值在于提高怀疑指数，特别对强阳性患者或青春期少女，以鉴别是否需要做更特异性检查。

（4）诊断性刮宫　月经前 2～3 日内或月经来潮 12 小时内施行最为适宜。病理检查结果阴性还不能排除结核的可能性。临床可疑者应间隔 2～3 月重复诊断性刮宫，如经 3 次检查均为阴性，可认为无子宫内膜结核或已治愈。

（5）子宫输卵管碘显影剂造影　生殖器结核病变的子宫输卵管造影可显示某些特征，根据这些特征，结合临床高度怀疑结核可能时，基本上可做出生殖器结核的诊断。

（6）腹腔镜检查　可直接观察到病变情况，并可在镜下取活检作病理检查，腹腔积液作直接涂片，抗酸性染色，镜检，或送细菌培养敏感性高度增加。尤其对子宫内膜异位症或卵巢癌的鉴别价值较大。许多经 B 超扫描及 CT 等检查不能确诊的疑难病例，经腹腔镜检查而确诊。

## 五、治疗

减轻症状，缓解不适，抗结核治疗。

## 六、观察要点

观察是否有发热、盗汗、乏力、食欲缺乏、体重减轻等，观察是否有下腹坠痛，观察是否有月经过多等。

## 七、护理要点

### （一）常规护理

（1）休息 指导急性期患者，至少休息 3 个月；慢性期患者可从事部分工作或学习，注意劳逸结合。

（2）营养 加强营养，增强机体的抵抗力及免疫功能。

### （二）专科护理

（1）心理护理 当得知患上生殖器结核病时，患者会表现出程度不同的消极情绪，不愿意配合治疗，因此，要重视对其进行心理护理。如从专业角度采用通俗易懂的语言将疾病的发生、治疗方法、自我护理等要点向患者解释清楚，在掌握患者心理特点的基础上，对其进行心理疏导，通过握手、饱含鼓励的眼神等非语言沟通方式给予患者精神支持，鼓励患者家属给予患者情感支持，以共同帮助患者树立战胜疾病的信心，提高患者治疗依从性。

（2）饮食指导 提醒患者要科学合理搭配饮食，提醒患者摄入的食物最好富含蛋白、热量、维生素，摄入的脂肪最好为植物性脂肪，要对动物性脂肪的摄入量加以严格的控制。要增加富含 B 族维生素食物的摄入量，如全谷类、坚果类、蛋类等食物。禁止使用辛辣刺激性食物，不要抽烟、饮酒、喝浓茶和咖啡等。

（3）药物指导 一般情况下经常采用的药物有利福平、异烟肼、链霉素等抗结核药物。为了确保患者得到良好的用药效果，应当重视对患者进行用药指导，采用通俗易懂的语言将各种抗结核药物的使用注意事项、不良反应等向患者解释清楚，如告知患者利福平会对肝脏造成损害，有导致胎儿畸形的可能性，因此，患有肝脏疾病的患者、孕妇禁用。在服用利福平时，慎用虎杖片、四季春、甘草及其制剂，因为如果联合使用，会因药物间的相互作用而降低治疗效果。此外，要告诉患者依医嘱定时、定量服用药物，不可私自增加或者减少药物的使用剂量，若出现严重不良反应，要及时到医院进行救治，以免造成不良影响。

（三）健康指导

关心患者疾苦，耐心倾听患者诉说，正确指导加强患者对疾病的认知，增强对治疗的信心。

# 第六节　淋　　病

## 一、定义

淋病是指由淋病奈瑟菌引起的泌尿生殖器黏膜的化脓性炎症，该病也可侵犯眼、咽喉、直肠甚至全身各脏器，引起相应的损害。淋病是我国最常见的性传播疾病，淋病患者数占性病总数的 $70\%\sim85\%$。临床好发部位为尿道旁腺、前庭大腺、宫颈管、输卵管等处。

## 二、病因及发病机制

病原菌为淋球菌，又称奈瑟淋球菌，是一种革兰阴性双球菌，呈卵圆形或肾形，成对排列，其接触面平坦或稍凹，直径 $0.6\sim0.8\mu m$，常存在于多形核白细胞的胞浆内。淋球菌离开人体后不易生长，对理化因子的抵抗力弱，$42\text{℃}$ 存活 15 分钟，$50\text{℃}$ 只存活 5 分钟；在完全干燥的环境中 $1\sim2$ 小时即死亡，但在不完全干燥的环境和脓液中则能保持传染性 10 余小时，甚至数天。对一般消毒剂亦很敏感，$1:4000$ 硝酸银溶液 7 分钟死亡，$1\%$苯酚 $1\sim3$ 分钟死亡，$0.1\%$升汞溶液可使其迅速死亡。

### 三、临床表现

（1）症状　40%～60%的妇女无明显症状，急性淋病常首先出现尿频、尿急、尿痛等急性尿道炎症状，并有白带增多、外阴瘙痒。慢性发作时表现为下腹坠痛、腰酸、背痛或白带增多。有时出现发热、寒战、头痛、恶心、呕吐等。

（2）体征　妇科检查可见宫颈口有脓性分泌物流出，宫颈红肿、糜烂，有触痛。尿道口充血、红肿，挤压尿道旁腺可见脓性分泌物。有并发症时，妇科检查两侧下腹有深压痛，若有盆腔腹膜炎则下腹出现肌紧张及反跳痛，两侧附件增厚或呈条索状增粗，有明显压痛，若有输卵管积脓或输卵管卵巢脓肿，可触及附件区包块。

### 四、辅助检查

实验室检查方法有涂片法、培养法。

（1）涂片法　敏感性和特异性都在90%以上。检测快速、简便，临床上比较常用。革兰染色时淋球菌为阴性，呈卵圆形或肾形，成对排列，常位于中性粒细胞胞浆内。

（2）培养法　是诊断淋病的标准方法，也是诊断淋病的"金标准"。

### 五、治疗

切断传染源，改善症状。

### 六、观察要点

助产人员在观察产程中要细心观察产妇阴道分泌物性状、气味，对有浓烈恶臭味伴脓性分泌物者应立即涂片检查，争取在临产早期确诊。

### 七、护理要点

#### （一）常规护理

① 耐心倾听患者诉说，理解并解除患者治疗的顾虑，关心、

安慰患者使其树立治愈信心，一定要为患者保密。

② 与患者及家属共同制订防治措施，夫妻共同治疗。

③ 急性期应卧床休息，严格执行消毒隔离，防止交叉感染。

④ 物理治疗者，应告知患者选择适当的治疗时间，术前准备及术后配合，术后常出现的表现及注意的问题。

⑤ 保持外阴清洁，坚持用药，勿乱搔抓或使用刺激性药物洗外阴，勤换洗内裤。

### （二）专科护理

（1）注意休息　急性期应卧床休息，有急性输卵管或盆腔腹膜炎时应住院治疗。

（2）注意外阴卫生　注意局部卫生，避免局部搔抓，禁性生活及过多的妇科检查。

（3）抗生素的应用　急性淋病以青霉素为首选。慢性淋病单纯应用抗生素效果较差，可采用盆腔透热疗法、侧穹隆封闭疗法或手术治疗。

（4）指导复查　急性淋病治疗结束后 7 天复查分泌物，以后每月复查 1 次，连查 2 个月。每次复查包括尿道、宫颈涂片及培养。若有直肠炎，应查直肠涂片及培养，均为阴性者方为治愈。

### （三）健康指导

① 教会患者自我消毒隔离方法，注意个人卫生，特别是在公共场所，要有自我保护意识，勿穿过紧、不透气内裤。

② 患者所使用的物品均应先消毒后使用。定期做门诊复查至创面愈合，阴道分泌物三次阴性，方能确定治愈。

③ 保持乐观情绪，注意休息及营养，不随便使用不消毒的公共物品。

④ 指导患者及家属相互关怀，家属要理解、照顾患者，患病期间严禁性生活、盆浴及过多的妇科检查。

# 第七节　梅　　毒

## 一、定义

梅毒是由苍白螺旋体引起的一种系统性、慢性性传播疾病，梅毒患者是惟一的传染源，主要通过性接触传播及母婴传播，少数通过输血传播，人群普遍易感。孕妇可通过胎盘将梅毒螺旋体传给胎儿引起先天梅毒。

## 二、病因及发病机制

病原为梅毒螺旋体。梅毒的致病机制尚未弄清楚，患者的临床表现与梅毒螺旋体在体内的大量繁殖及其引起宿主免疫功能的异常等关系密切。

## 三、临床表现

早期主要侵犯皮肤、黏膜，表现为硬下疳、梅毒疹等，晚期表现为永久性皮肤黏膜损害，并可侵犯心血管、神经系统等重要脏器，产生各种严重症状和体征，导致器官功能障碍，甚至危及生命。

## 四、辅助检查

1. 暗视野显微镜检查　早期患者的皮肤病灶渗出液或淋巴抽取标本进行暗视野显微镜检查，可见梅毒螺旋体，具有重要价值。

2. 血清试验

（1）性病研究试验室试验（VDRL）　易操作，应用广泛，敏感性高，出结果快。感染4周即可出现阳性。适用于大规模普查筛选。

（2）不加热血清反应素玻片试验（USR）　价廉，出结果快，适于普查。

（3）快速血浆反应素环状卡片试验（RPR）　不用显微镜可

看结果。

（4）自动反应素试验（ART） 敏感性与特异性与 RPR 试验相同，但可迅速得出结果。

以上四种方法操作简便，可用于普查和判断疗效，但特异性较低。

（5）梅毒螺旋体荧光抗体吸收试验（FTA-ABS） 敏感性和特异性均高。用间接免疫荧光技术检测血清中抗梅毒螺旋体 IgG 抗体。

（6）梅毒螺旋体血凝试验（TPHA） 用被动血凝法检测抗梅毒螺旋体抗体，比 FTA-ABS 试验简单，费用亦低，且敏感性和特异性均高。

3. 聚合酶链（PCR）方法 利用体外酶促反应的方式，进行体外扩增特异体 DNA 片段技术，检测极微量梅毒螺旋体DNA。方法简便、快捷、特异性强。

## 五、治疗

正规疗程、足够剂量青霉素治疗。青霉素过敏者脱敏后青霉素治疗。

## 六、观察要点

① 外生殖器有无硬下疳（溃疡面），淋巴结肿大，皮肤黏膜疹，梅毒性树胶肿，心血管病变。

② 注意患者有无焦虑、恐惧、自卑等心理问题。

## 七、护理要点

### （一）常规护理

① 消毒隔离。

② 遵医嘱用药。

③ 心理护理。

### （二）专科护理

（1）梅毒血清学检查 孕妇应在第 1 次产前检查时行梅毒血

清学检查。

（2）指导患梅毒孕妇规范治疗

① 早期和晚期梅毒孕妇，首选青霉素治疗，若对青霉素过敏，脱敏后青霉素治疗，禁用四环素类、多西环素类药物，注意观察药物疗效及药物反应，有异常及时报告医师。

② 做好随访指导工作。

（3）新生儿监护与隔离

① 常规行梅毒血清检查，遵医嘱用药。

② 注意观察新生儿体温、体质量、尿量、睡眠时间及精神状况，注射部位有无硬块，如有异常做相应处理。

③ 新生儿沐浴与治疗安排在最后进行，仔细观察全身皮肤情况。

④ 母亲乳头如有破损，不宜母乳喂养。

（三）健康指导

① 治疗期间严禁性生活，性伴侣同时进行检查和治疗，治疗后进行随访。

② 教会梅毒孕产妇患者可行的消毒隔离方法。

③ 告知患梅毒孕产妇，抗梅毒治疗 2 年内，梅毒血清学试验由阳性转为阴性，脑脊液检查阴性，为血清学治愈。

④ 第 1 年每 3 个月随访 1 次，以后每半年随访 1 次，应随访 2～3 年。

⑤ 对 3 个月内接触过传染性梅毒的性伴侣应追踪检查和治疗。

# 第八节 急性盆腔炎

## 一、定义

急性盆腔炎是指盆腔内子宫、输卵管、卵巢、盆腔结缔组织及盆腔腹膜的炎症，其中主要是输卵管炎症，波及卵巢、子宫、盆腔结缔组织及盆腔腹膜。

## 二、病因及发病机制

(1)产后或流产后感染　患者产后或流产后体质虚弱，宫颈口经过扩张尚未很好地关闭，此时阴道、宫颈中存在的细菌有可能上行感染盆腔；如果宫腔内尚有胎盘、胎膜残留，则感染的机会更大。

(2)妇科手术后感染　行人工流产术、放环或取环手术、输卵管通液术、输卵管造影术、子宫内膜息肉摘除术，或黏膜下子宫肌瘤摘除术时，如果消毒不严格或原有生殖系统慢性炎症，就有可能引起术后感染。也有的患者手术后不注意个人卫生，或术后不遵守医嘱，有性生活，同样可以使细菌上行感染，引起盆腔炎。

(3)月经期不注意卫生　月经期间子宫内膜剥脱，宫腔内血窦开放，并有凝血块存在，这是细菌滋生的良好条件。如果在月经期间不注意卫生，使用卫生标准不合格的卫生巾或卫生纸，或有性生活，就会给细菌提供逆行感染的机会，导致盆腔炎。

(4)邻近器官的炎症蔓延　最常见的是发生阑尾炎、腹膜炎时，由于它们与女性内生殖器官毗邻，炎症可以通过直接蔓延引起女性盆腔炎症。患慢性宫颈炎时，炎症也能够通过淋巴循环，引起盆腔结缔组织炎。而慢性盆腔炎常为急性盆腔炎治疗不彻底，或患者体质较差，病程迁延所致，但也有的妇女并无急性盆腔炎的过程，而直接表现为慢性盆腔炎。慢性盆腔炎病情较顽固，当机体抵抗力较差时，可急性发作。

## 三、临床表现

1. 症状　可因炎症的轻重及范围大小而有不同。

(1)发热　病情严重者可有高热、寒战、头痛、食欲缺乏。

(2)下腹疼痛。

(3)恶心、呕吐、腹胀、腹泻　如有腹膜炎时出现消化系统症状。

(4)下腹包块及局部压迫刺激症状　包块位于前方时可有膀

胱刺激症状如排尿困难、尿频，如引起膀胱肌炎还可有尿痛等；包块位于后方可有直肠刺激症状，如在腹膜外可致腹泻及里急后重感和排便困难。

2. 体征

（1）一般检查　患者呈急性病容，体温高，心率快。

（2）腹部检查　下腹有肌紧张、压痛及反跳痛。听诊肠鸣音减弱或消失。

（3）盆腔检查　阴道可能充血，并有大量脓性分泌物，穹窿有明显触痛。子宫颈充血、水肿、举痛明显。子宫体略大，有压痛，活动度受限。子宫的两侧压痛明显，有时可扪及肿块。子宫旁结缔组织炎时，可扪到下腹一侧或两侧有片状增厚，或两侧宫骶韧带高度水肿增粗，有水肿形成且位置较低时，可扪及后穹窿或侧穹窿有肿块且有波动感。

## 四、辅助检查

（1）实验室检查　白细胞及中性粒细胞升高，红细胞沉降率增快。考虑性传播疾病时，应进行尿道口分泌物及颈管分泌物淋菌涂片及培养、衣原体、支原体培养、细菌培养及药敏试验等。考虑宫腔感染可能性比较大时，应进行宫腔内膜分泌物培养及药敏试验，血培养及药敏试验。

（2）特殊检查

① 后穹窿穿刺有助于盆腔炎诊断。正常情况下白细胞≤$1 \times 10^9$/L。盆腔炎常≥$3 \times 10^9$/L，盆腔积脓时吸出物均为脓液，可送细菌培养（包括厌氧菌）及药敏试验。

② B超对输卵管卵巢脓肿、盆腔积脓的诊断有价值，可以发现盆腔不同部位的脓肿。

③ 为了明确诊断，或考虑手术治疗时，可进行腹腔镜检查。

## 五、治疗

① 控制感染为主，辅以支持疗法。

② 根据细菌培养及药敏试验选择敏感抗生素。

③ 若脓肿形成或破裂，则应采取手术治疗。

## 六、观察要点

① 定时监测体温、脉搏、血压，并做好记录。发现感染性休克征象应及时报告医师并协助抢救。

② 观察下腹部疼痛程度，注意有无压痛与反跳痛；产妇注意观察会阴伤口有无感染及脓性分泌物等。

## 七、护理要点

### (一) 常规护理

① 嘱患者取半卧位休息，有利于炎症局限。

② 给予高热量、高蛋白、富含维生素的流质或半流质饮食，及时补液。高热时给物理降温；有腹胀时应行胃肠减压术；出汗多时及时更衣、更换床单，保持清洁舒适。

③ 保持会阴清洁干燥，会阴垫、便盆等物品用后应立即消毒。

### (二) 专科护理

(1) 预防措施

① 做好妇女经期、孕期、产褥期的卫生保健。

② 严格掌握妇科、产科手术指征；宫腔手术应严格进行无菌操作；保持外阴清洁卫生。

③ 注意性生活卫生，防止性传播疾病。

(2) 心理护理　关心、理解患者，耐心倾听患者诉说。向患者解释疾病的原因、发展及预后，说明手术的重要性，减轻患者的焦虑、忧郁等心理压力。

(3) 医护配合

① 正确采集各种检验标本，及时送检并收集结果。

② 按医嘱给予足量抗生素，常联合用药，注意观察输液反应，做好配血等准备。必要时少量输血。

③ 手术患者，做好术前准备、术中配合及术后护理。

（三）健康指导

指导患者注意休息，增加营养，保持会阴部清洁，不断提高机体抵抗能力，预防慢性盆腔炎急性发作。遵医嘱及时彻底治愈急性盆腔炎，防止其转为慢性。

# 第九节　慢性盆腔炎

## 一、定义

慢性盆腔炎是指女性内生殖器及其周围结缔组织、盆腔腹膜的慢性炎症。当机体抵抗力较低时，慢性盆腔炎可急性发作。

## 二、病因及发病机制

慢性盆腔炎多因急性盆腔炎治疗不及时、不彻底，或因患者体质差，病情迁延所致。亦有无急性病史者。

## 三、临床表现

1. 症状

（1）全身症状　多不明显，可有低热、疲乏、精神不振、失眠等。

（2）下腹痛及腰痛　由于慢性炎症形成的瘢痕粘连以及盆腔充血，可引起下腹部坠胀、疼痛及腰骶部疼痛。常于劳累、性交后及月经前后加剧。

（3）其他症状　月经增多（因盆腔淤血而引起）、月经失调（卵巢功能受损害时引起）、不孕（由于输卵管粘连阻塞引起）。

2. 体征

① 子宫常呈后位，活动受限。

② 如为输卵管炎，可在子宫一侧或两侧触及增粗的输卵管，呈索条状，并有轻度压痛。

③ 如为输卵管积液或输卵管卵巢囊肿，可在盆腔的一侧或

两侧摸到囊性肿物，活动多受限。

④ 如为慢性盆腔结缔组织炎，子宫一侧或两侧有片状增厚、压痛。如炎症蔓延的范围广，可使子宫固定，宫颈旁组织也增厚变硬，向外呈扇形扩散，直达盆壁，即所谓的冰冻骨盆。

## 四、辅助检查

① 对阴道或盆腔分泌物进行衣原体、支原体培养，细菌培养及药敏试验，常可寻找到相关的病原体。

② 后穹窿穿刺有助于盆腔炎诊断，盆腔积脓时吸出物均为脓液。可送细菌培养（包括厌氧菌）及药敏试验。

③ 怀疑宫腔感染时，进行宫腔分泌物培养及药敏试验，同时进行血培养及药敏试验。

④ B超对诊断输卵管卵巢脓肿、盆腔积脓有价值，可以在盆腔不同部位发现脓肿。

⑤ 为了明确诊断，或者是考虑手术治疗时，可进行腹腔镜检查或剖腹探查。通过剖腹探查或腹腔镜检查，可以直接采取感染部位的分泌物做细菌培养及药敏试验，这时的结果最准确，但临床应用有一定的局限性。

## 五、治疗

多采用综合性方法控制炎症，包括中药治疗、物理治疗、药物治疗和手术治疗，同时注意增强局部和全身的抵抗力。

## 六、观察要点

观察患者精神状态，有无焦虑、烦躁、失眠，注意腹痛程度、性质，了解白带、月经是否正常等。

## 七、护理要点

### （一）常规护理

① 疼痛时注意休息，防止受凉，必要时可遵医嘱给予镇静止痛药，以缓解症状。

② 保持生活规律，劳逸结合，若患者睡眠不佳，可在睡眠前用热水泡脚、饮热牛奶等，保持室内安静或在睡前进行按摩，必要时服用安眠药。

（二）专科护理

1. 预防护理

① 及时、彻底治疗急性盆腔炎，防止扩散、迁延转为慢性盆腔炎。

② 注意经期卫生、性生活卫生，减少感染机会。

③ 加强营养与锻炼，增强体质。

2. 心理护理　耐心讲解疾病的病因、发生发展和治疗，倾听患者诉说不适和烦恼，提供心理支持，减轻患者压力，增强治疗信心，鼓励按流程治疗。

3. 治疗护理

（1）指导　患者服用清热利湿、活血化瘀的中药，遵医嘱帮助患者以不同途径用药，如口服、保留灌肠和外敷等；灌肠后嘱患者俯卧休息 30 分钟以上。

（2）协助医师进行物理治疗，此法有利于炎症吸收和消退，可选用短波、超短波、微波、激光、离子透入（可加入各种药物如青霉素、链霉素等），或用食盐炒热放入袋中，热敷下腹部。

（3）盆腔炎性肿块体积大或经药物、物理治疗无效，可考虑手术切除病灶，做好术前准备，术中配合，术后护理。

（三）健康指导

加强卫生宣教，注意经期、孕期、产褥期及性生活的卫生；彻底治愈急性盆腔炎，防止转为慢性；坚持治疗；积极锻炼身体，提高机体抵抗能力；注意劳逸结合，避免长时间站立、行走和过度疲劳等。

# 第十三章 女性生殖系统肿瘤的护理

## 第一节 外 阴 癌

### 一、定义

外阴组织除皮肤、皮下组织及其附属器外，尚有黏液分泌腺（前庭大腺、尿道旁腺）、汗腺、勃起组织、中肾管残余，以及子宫圆韧带的组织，偶含有副乳腺组织，故外阴部肿瘤可有各种来源，有良性和恶性之分。

外阴恶性肿瘤包括许多不同组织结构的肿瘤，常见的为外阴鳞状上皮细胞癌（至少占外阴癌的95%），罕见的有恶性黑色素瘤（约占3%）、基底细胞癌、肉瘤、前庭大腺癌、汗腺癌等。

### 二、病因及发病机制

（1）人乳突瘤病毒（HPV）感染　外阴癌及癌前病变与HPV感染有关已为多数研究者公认，从组织学、免疫组化及核酸杂交技术等检测均已证实。以HPV16、18、13等亚型多见，HPV感染与恶性转化相关。

（2）外阴营养障碍疾病　包括外阴增生性营养障碍，外阴硬化性苔藓及混合性营养不良等。此类病变常与外阴原位癌及早期癌变共存。多数认为慢性外阴营养障碍发展为癌的危险为5%～10%，也有报道为14%。

（3）其他　性卫生不良、性传播性疾病、吸烟等均可能与外阴癌发病相关。

### 三、临床表现

1. 症状

（1）局部结节或肿块，常伴有疼痛或瘙痒　大多数患者在结节出现前，往往已有多年外阴瘙痒史、外阴白色病变、尖锐湿疣等表现。

（2）外阴溃疡　溃疡形成后继发感染，分泌物增加呈脓性或血性，且伴疼痛，久治不愈。

（3）疼痛　疼痛是因癌肿继发感染和（或）肿瘤向深部浸润压迫阴部神经所致。疼痛的程度与病变的深度、广度及发生部位有关。侵犯骨质则发生持续性疼痛，如转移肿大的腹股沟淋巴结压迫股静脉或阻塞下肢淋巴回流，可致下肢肿胀（水肿及淋巴性水肿）及疼痛。

2. 体征　约 2/3 患者病灶发生在大阴唇，1/3 发生在小阴唇、阴蒂或后联合等处。大多数见于外阴前半部和外侧，发生在会阴部和大阴唇内侧者较少。早期病灶为局部出现丘疹、结节或小溃疡，可能伴有外阴白色病变，晚期表现为典型的溃烂肿块或不规则的乳头样肿瘤，一侧或双侧腹股沟处淋巴结增大、质硬而固定。

### 四、辅助检查

（1）病理检查　取外阴病灶活检应去除表面坏死组织，以取靠近正常组织的病灶。如临床考虑黑色素瘤，尽可能在术中取活检，快速冰冻切片病理检查，一旦确诊立即手术。

（2）影像学检查　B 超、CT、MRI 检查可以了解晚期外阴癌灶与周围组织和脏器的受累情况，盆腔腹膜后淋巴结转移和其他远处转移情况，而制订正确治疗方案。

（3）膀胱镜、直肠镜检查　了解晚期外阴癌膀胱直肠是否侵犯和受累深度及范围。

### 五、治疗

外阴癌的处理以手术治疗为主，辅以放疗及化疗。近年来更强调个体化治疗，根据病情合理选择术式及辅助治疗，以提高疗效，减少手术创伤和术后并发症。

## 六、观察要点

观察切口有无渗血渗液、红肿热痛，注意局部皮肤的颜色、温度和湿度，有无皮肤或皮下组织坏死。阴道分泌物的颜色、性状、量和气味。注意患者的主诉，如疼痛。有阴道塞纱者于术后12～24小时取出。会阴消毒每天2次。按医嘱行会阴红外线治疗。按医嘱正确用药如抗生素、镇痛药等。

## 七、护理要点

### （一）常规护理

给患者提供安静、舒适的睡眠环境，保持空气流通，保持外阴清洁。指导患者病变部位涂凡士林软膏，保护局部组织，避免搔抓。指导患者术后缓解疼痛的方法。

### （二）专科护理

1. 术前护理

（1）协助检查　配合完成术前各项检查如心电图、B超、血液、尿液检测等。

（2）提供心理支持　讲解相关疾病知识，鼓励患者表达造成恐惧的因素，增强患者的信心、主动配合治疗，加强家属的沟通，给予患者精神支持。

（3）饮食护理　术前3天无渣半流质饮食，术前1天流质饮食，20时禁食，22时禁水；按医嘱口服肠道抗生素。下午3时口服药物清洁肠道，护士观察患者的排便情况，必要时清洁灌肠。

（4）治疗护理　术前3天阴道冲洗或1∶5000高锰酸钾坐浴每天2次。术晨阴道消毒，注意消毒阴道后穹窿部。

（5）皮肤护理　术前1天备皮，上起至耻骨联合上10cm，下至大腿上1/3，包括会阴部，动作要轻柔，防止损失局部病变组织。

2. 术后护理

① 术后注意患者生命体征的变化，做好护理记录。

② 根据麻醉方式采取平卧位或去枕平卧位，双腿外展屈膝，外阴根治术，采取平卧位，双腿外展屈膝，膝下垫软垫。

③ 待肛门排气后（或按医嘱）进食流质，外阴癌手术后 3～5 天，应摄入无渣饮食。

④ 留置尿管 5～7 天，保持尿管通畅。尿管拔除后，督促排尿，避免发生尿潴留，每 3 天更换尿袋 1 次。

⑤ 管道护理　保持引流管通畅，观察记录引流液的颜色、性质、量的变化。

⑥ 对于便秘者，术后 5 天遵医嘱酌情用大便软化剂，以减少或避免因大便引起的疼痛和切口出血。

⑦ 保持伤口创面清洁干燥，及时更换污染敷料，大小便后会阴擦洗。

（三）健康指导

① 注意外阴清洁卫生，每日用清水清洗外阴，勤换内裤，有外阴瘙痒时勿搔抓，应积极治疗。

② 外阴出现结节、溃疡或白色病变时，应及时就医。

③ 第 1～2 年，每 2～3 个月随访 1 次，第 3～5 年，每 4～6 个月 1 次，第 5 年以后每年 1 次。随访内容：每 3～6 个月检测肿瘤标志物，每 6～12 个月复查 X 线胸片、B 超 1 次。有条件者每年复查盆腹 CT/MRI 1 次，直至 5 年。可选择行宫颈或阴道细胞学检查和 HPV 检查，每年 1 次。

# 第二节　宫　颈　癌

## 一、定义

子宫颈癌是最常见的妇科恶性肿瘤之一，高发年龄为 50～55 岁。发病因素至今尚未完全明了，大量的临床资料表明，与早婚、早育、多产、性生活混乱等有关。目前主要采取手术、放疗、化疗综合治疗的方法。

## 二、病因及发病机制

宫颈癌与其他器官的癌一样，确切病因尚不清楚，多数学者认为是多种因素作用的结果，近来研究则认为病毒是重要的致癌因素。

（1）早婚、早孕及孕产次数多　多数流行病学家提供的资料显示，子宫颈癌发病率已婚者明显高于未婚妇女。早婚之所以发病率高，可能与青春期宫颈在生长发育阶段，精子作为核酸携带者，刺激宫颈组织化生、潜伏至癌变。早孕、多产易使宫颈裂伤、外翻、糜烂的机会增多，因而，使宫颈癌发生率增高。目前，我国宫颈癌的发病率不断下降，除早期诊断、早期治疗的影响以外，相当重要的因素是由于多年来提倡晚婚、晚育的婚育政策产生了积极作用。

（2）多个性伴侣或性混乱　Terris 等人报告 2 次或 2 次以上结婚者，宫颈癌发病率高于对照组 4 倍。可能由于频繁的性生活，促使了包皮垢的致癌作用，也有人认为精液可能是宫颈癌的致癌物质。

（3）病毒因素　国内外不少学者用免疫荧光抗体法，发现宫颈癌患者的宫颈脱落细胞中含有疱疹 Ⅱ 型病毒（HSV-2），还有人发现宫颈癌患者血清 HSV-2 抗体的阳性率达 80% 左右，而正常宫颈对照组仅 30%，通过对妇女感染 HSV-2 的随访，发现宫颈癌的发生率较对照组高 6 倍。病毒病因学说已受到极大重视。

（4）宫颈糜烂、裂伤、外翻　早期宫颈癌患者中，宫颈糜烂较对照组宫颈癌的发病率高出 7 倍多。动物实验证明，创伤修补过程中，受到致癌因素的作用，可在创伤部位发生癌瘤。分娩引起的宫颈裂伤及外翻，常合并慢性炎症，刺激宫颈上皮不典型增生，则可过渡到原位癌、浸润癌。

（5）包皮垢因素　包皮垢可能是病毒或其他致癌物质的携

带者。

（6）性激素因素　性激素是否影响宫颈癌的发生，至今仍存在着争论。雌激素能促进子宫及阴道组织的生长，刺激子宫颈上皮增生，已是公认的事实。同时，动物实验表明雌激素对甲基胆蒽等致癌物质诱发小鼠宫颈癌有促进作用。为此，有人提出雌激素与包皮垢是两个主要的致癌因素，宫颈创伤则是一个促癌因素，但在猿类尚未获得类似的结果。临床观察宫颈癌患者的雌激素含量升高不多，且不少宫颈癌发生在绝经后多年，也不支持上述论断。因此，性激素因素尚待探讨。

（7）其他　精神创伤、社会经济状况、不良卫生习惯、家族肿瘤史、吸烟、维生素 A 缺乏等远较对照组为多，这些因素都有可能与宫颈癌的发生有一定关系。

总之，宫颈癌的真正病因尚不十分清楚。目前，病毒病因学说及多因素的综合作用受到人们广泛重视，都认为物理性、化学性和病毒性致癌因素的作用，可能都是通过细胞癌基因激活或不适当表达，因而产生过量的转化蛋白而导致细胞癌变。近年的研究还表明，细胞癌变的发生常需要两类癌基因的协同作用。

### 三、临床表现

1. 症状　原位癌及早期浸润癌常无任何症状，多在普查中发现。主要症状的表现形式和程度多与子宫颈癌病变的早晚及病理类型有一定的关系。

（1）阴道出血　早期表现为性交后或双合诊后有少量出血（称为接触性出血）。以后则可能有经期间或绝经后少量不规则出血，晚期出血增多，当癌肿侵蚀大血管后，可引起致命的大量阴道出血。一般外生型癌出血较早，血量也多，内生型癌出血较晚。

（2）阴道排液　大多数宫颈癌患者有不同程度的阴道分泌物增多。初期为黏液性或水样，后混有血，晚期癌组织坏死脱落及继发感染，白带变混浊，如米汤样或大量脓性恶臭白带。

（3）疼痛　为晚期宫颈癌症状，可出现严重持续的腰骶部或坐骨神经疼痛、下肢肿胀和疼痛。

（4）泌尿系及直肠症状　癌肿压迫侵犯膀胱可引起尿频、血尿、排尿困难、膀胱阴道瘘。压迫输尿管至肾盂积水、肾盂肾炎、尿毒症等。累及直肠引起腹泻、便血、里急后重或粪瘘。

（5）恶病质　消瘦、贫血、发热等。

（6）远处转移　如肝、肺、骨等局部症状。

2.体征　原位癌和早期浸润癌，宫颈可光滑或糜烂，或为极小的结节样隆起，做双合诊后有少量阴道出血（或见指套上带血）。癌肿明显时呈溃疡型、菜花型和浸润型等。视诊注意阴道壁浸润范围。做三合诊时注意直肠阴道隔、宫颈旁及宫骶韧带等浸润程度。注意锁骨上及腹股沟淋巴结触诊。

## 四、辅助检查

（1）宫颈细胞学检查　在门诊中，对于年龄大于 30 岁的已婚妇女需要常规进行巴氏涂片检查，作为宫颈癌筛查的主要手段之一。宫颈细胞学检查从细胞学上分为 5 级：1 级，正常；2 级，炎症；3 级，可疑；4 级，可疑阳性；5 级，阳性。这种方法是目前使用时间最长、范围最广也是最简便的一种筛查方法，据统计其灵敏度约 87%，特异度约为 93%。3、4、5 级涂片者应当行阴道镜下活检，2 级者先按炎症处理后重复涂片检查。

（2）阴道镜检查　临床上对于宫颈细胞学检查为 3 级或 3 级以上，宫颈中度到重度糜烂的患者需要进行阴道镜检查，阴道镜不能直接诊断癌瘤，但可协助选择活检的部位进行宫颈活检。据统计，如能在阴道镜检查的协助下取活检，早期宫颈癌的诊断准确率可达到 98% 左右。但阴道镜检查不能代替刮片细胞学检查及活体组织检查，也不能发现宫颈管内病变。据统计，其灵敏度约为 81%，特异度约为 77%。

（3）HPV 的检测　鉴于 HPV 感染的特殊性和重要性，在传统的宫颈疾病筛查的方法上又引进了 HPV 检测，它大致包括

HPV 染色镜检、血清学检测和 HPV DNA 检测。目前第二代杂交捕获试验法已在我国大医院中应用，该技术灵敏度高、特异性好，对高危型 HPV 感染检测有助于宫颈病变的诊治和随访。

（4）子宫内膜分段诊刮　对于反复阴道少量流血、阴道接触性出血的患者需要进行子宫内膜的分段诊断性刮宫并送病理检查，特别要强调的是"分段"，即宫颈管内膜和宫腔内膜必须进行区分，以明确癌组织的原发部位。因为子宫颈癌可以是子宫内膜癌延伸所造成的。

（5）碘试验　是将碘溶液涂在宫颈和阴道壁上，观察其着色情况。正常宫颈阴道部和阴道鳞状上皮含丰富的糖原，可被碘溶液染为棕色或深赤褐色。若不染，为阳性，说明鳞状上皮不含糖原。瘢痕、囊肿、宫颈炎或宫颈癌等鳞状上皮不含或缺乏糖原，故本实验对癌无特异性。然而碘试验的主要目的是识别宫颈病变的危险区，以便确定活检部位，提高诊断率。

（6）氮激光肿瘤固有荧光诊断法　根据荧光素和肿瘤的亲和作用，利用人体内原有荧光，通过光导纤维传送激光激发病变部位，目测病灶组织与正常组织所发出的不同颜色加以诊断。见宫颈表面呈紫红色或紫色为阳性，提示有病变；出现蓝白色为阴性，提示无病变。

（7）宫颈和宫颈管活体组织检查　在宫颈刮片细胞学检查为3～4级以上涂片，但宫颈活检为阴性时，应在宫颈鳞-柱交界部的 6、9、12 点和 3 点处取四点活检，或在碘试验不着色区及可疑癌变部位取多处组织，并进行切片检查，或应用小刮匙搔刮宫颈管，将刮出物送病理检查。子宫颈癌以鳞状上皮细胞癌为主，占 90%～95%，腺癌仅占 5%～10%。通过组织病理检查，可以将宫颈癌的类型和程度区分开。

（8）宫颈锥切术　当宫颈刮片多次检查为阳性，而宫颈活检为阴性；或活检为原位癌，但不能排除浸润癌时，均应做宫颈锥切术。但现在有多种检查方法，尤其是阴道镜下宫颈活检的普遍使用，已经较少使用宫颈锥切术。

（9）其他检查　在确诊宫颈癌后，根据具体情况进行胸部 X 线摄片、膀胱镜、直肠镜等检查以确定临床分期。

## 五、治疗

应根据临床分期、年龄、全身情况结合医院医疗技术水平及设备条件综合考虑，制订治疗方案，选用适宜措施，重视个别对待及首次治疗。主要医疗方法为手术、放疗及化疗，亦可根据具体情况配合应用。

## 六、观察要点

（1）监测神志、生命体征　每半小时测量血压、脉搏、呼吸 1 次，共测量 4 次。稳定后改每小时监测 1 次，测 2～4 次平稳后停测，异常者监测至正常为止。视血氧监测情况，必要时予低流量吸氧。

（2）观察伤口有无渗血渗液，内出血　注意伤口有无渗血、引流管是否通畅，引流液的色、性质、量的变化，患者阴道流血情况，患者主诉及临床实验室指标。

（3）注意引流管是否通畅　尿管一般留置 14 天，观察尿量、颜色，每 3 天更换尿袋 1 次，术后每天早、晚用伤口创面消毒液消毒外阴。

（4）必要时使用镇痛药物　术后 24 小时内伤口疼痛最明显，对未留置镇痛泵的患者需根据其具体情况及时给予镇痛处理。

## 七、护理要点

### （一）常规护理

给予患者妇科腹部手术护理常规。

### （二）专科护理

1. 术前护理

（1）协助检查　按医嘱做好术前各项检查。

（2）饮食护理　术前 1 天流质饮食，晚上 8 时开始禁食、晚上 10 时禁饮。

（3）治疗护理

① 下午 3:00 口服药物灌肠，护士观察患者的排便情况，必要时清洁灌肠。

② 术晨用消毒液灌洗宫颈及阴道，开腹手术患者术前行阴道塞纱腹腔镜手术患者免。开腹患者术晨留置导尿管接床边引流尿袋，腹腔镜患者免。

（4）皮肤护理　检查手术范围皮肤情况，用液状石蜡清洁脐部，必要时协助患者进行全身清洁。

（5）心理护理　患者产生恐惧心理，因担心手术失败、预后产生恐惧和焦虑的心理。护士应建立良好的护患关系，运用沟通技巧对患者进行心理疏导采用保密性治疗和护理，不泄露患者的隐私并做好家属工作，向患者讲解有关手术的知识及手术前后的注意事项，使患者配合治疗和护理。

2. 术后护理

（1）体位　根据麻醉种类不同，采取不同的卧位。如硬膜外麻醉，头偏向一侧，去枕平卧 6 小时；全身麻醉者去枕平卧，专人看守至清醒，防止坠床或吸入呕吐物而发生窒息。

（2）饮食护理　一般术后第 1 天进食流质饮食（戒奶糖）。肛门已排气者，术后第 2 天半流饮食，第 3 天普食。

3. 潜在并发症的护理

（1）下肢静脉血栓

① 手术当天开始给患者穿弹力袜，白天穿，晚上脱下。

② 术后给患者抬高双下肢，鼓励患者多活动下肢及鼓励家属为患者按摩下肢。

③ 指导患者多饮水，防止血液过于黏稠。

④ 观察患者有无下肢肿胀、发热、疼痛，皮温增高，足背动脉搏动减弱等情况，必要时行下肢血管彩超检查，以诊断有无下肢静脉血栓。

（2）尿潴留

① 术后 3 天指导患者进行提肛运动。

② 术后留置尿管 14 天，观察患者拔除尿管后排尿情况。

③ 拔尿管后插尿管测残余尿。

④ 观察患者有无尿频、尿急、腹胀、腹痛、腰痛等尿潴留征象。

### （三）健康指导

1. 提供预防保健知识，宣传诱发宫颈癌的高危因素，积极治疗慢性宫颈炎，定期进行妇科普查，发现异常及时就诊。

2. 鼓励患者及家属参与出院计划的制订，以保证计划的实施。

3. 告知患者出院后如有阴道出血或分泌物增多等异常情况，应及时复诊。

4. 向患者及家属宣传随访的重要意义，告知术后随访时间及内容。

（1）随访时间 治疗后 2 年内每 3 个月复查 1 次，3～5 年内每 6 个月查 1 次，第 6 年开始每年复查 1 次。

（2）随访内容 包括盆腔检查、阴道刮片细胞学检查、胸部 X 线片及血常规等。

5. 根据患者的具体情况指导术后生活方式。

## 第三节 子宫肌瘤

### 一、定义

子宫肌瘤为最常见的妇科良性肿瘤，多见于 30～50 岁，根据肌瘤所在子宫肌壁的部位不同可分为壁间、浆膜下、黏膜下及阔韧带内肌瘤。确切病因尚不明了，大多认为与雌激素刺激，致使未成熟子宫平滑肌细胞增生而成。

### 二、病因及发病机制

子宫肌瘤的发生与雌激素有关，发生月经过多的机制如下。

① 宫腔增大导致子宫内膜表面积增大。

② 子宫肌层的节律性收缩因肌瘤的存在而受到阻碍，显著弯曲的螺旋动脉不能受到压缩而发生持久性严重出血。

③ 子宫内膜及肌层内静脉丛充血与扩张。

④ 子宫肌瘤并存子宫内膜增殖及息肉。

⑤ 突向宫腔的肌瘤对内膜有机械性压迫作用，阻断了正常的淋巴及静脉循环，致静脉窦在行经时大量开放。

⑥ 黏膜下肌瘤完全突出到宫腔形成较长的蒂，由于血供不足或继发感染，引起表面黏膜破坏，溃疡形成，可引起程度不等的不规则或持续性出血。

## 三、临床表现

1. 症状　大多数患者无明显症状，仅在妇科检查或因其他原因行妇科检查或手术时，偶然发现。子宫肌瘤的临床表现常与肌瘤的生长部位、大小、生长速度等有关。其主要症状如下。

（1）月经改变　为最常见的症状。表现为月经量多；经期延长；周期缩短。一旦肌瘤发生坏死、溃疡、感染时，则有持续性或不规则阴道出血。

（2）压迫症状　肌瘤压迫膀胱时出现尿频、排尿障碍、尿潴留等。压迫输尿管时导致肾盂积水；肌瘤压迫直肠时可致便秘、里急后重等。

（3）疼痛　肌瘤本身不引起疼痛。一般常见的症状是下腹坠胀、腰背酸痛等；浆膜下肌瘤发生蒂扭转时可出现急腹痛。肌瘤红色变性时，腹痛剧烈且伴发热。

（4）阴道分泌物增多　常见于较大的肌壁间肌瘤，由于子宫腔增大，腺体分泌增加而致白带增多。黏膜下肌瘤伴感染时，白带为炎性排液，量亦多，有时可呈血性。

（5）不孕　可能由于肌瘤压迫输卵管使之扭曲，子宫肌瘤可改变宫腔形态及肿瘤本身作为异物皆可妨碍孕卵着床等。

（6）腹部改变　腹部逐渐膨隆，甚至不对称。

（7）**贫血** 如肌瘤引起长期月经过多常导致继发性贫血，严重时全身乏力、脸色苍白、气短、心悸。

2. **体征** 与肌瘤的大小、位置、数目以及有无变性有关。

（1）**腹部检查** 如肌瘤较大可在腹部扪及质硬、不规则、结节状块物。

（2）**妇科检查** 如为肌壁间肌瘤则子宫异常增大，表面有不规则结节状突起，单个或多个。如为浆膜下肌瘤则有时可扪及质硬球状物与子宫有细蒂相连，可活动。如为黏膜下肌瘤时子宫多为均匀性增大，有时宫颈口扩张、在宫颈口内或脱出在阴道内见有黏膜下肌瘤，呈红色，表面光滑、质实，如果伴有感染，肌瘤表面可见溃疡或渗出液覆盖。

## 四、辅助检查

（1）**B超检查** 可显示子宫大小、宫腔内的情况、肌瘤的数目、大小、部位及退行性变性等。

（2）**子宫探测或诊刮** 可了解宫腔深度及形态。

（3）**子宫输卵管碘油造影** 可显示子宫大小、宫腔形态及肌瘤附着部位。

（4）**内窥镜检查** 宫腔镜可窥视子宫腔内的黏膜下肌瘤。腹腔镜可直视子宫外形及肌瘤情况。

（5）**病理检查** 镜检有呈漩涡状排列的平滑肌与纤维组织交叉组成，细胞大小均匀，胞核染色较深。

## 五、治疗

根据患者年龄、有无生育要求、症状、子宫肌瘤的部位、大小、数目，选择合适的治疗方案。可采取保守治疗和手术治疗。

1. **保守治疗**

（1）**随访** 每3～6个月随访1次。适用于子宫肌瘤体积小、无症状、近绝经期妇女。

（2）**药物治疗** 常用促性腺激素释放激素激动剂或米非司

酮。适用于症状轻、近绝经年龄或全身情况不宜手术者。

2. 手术治疗

（1）子宫肌瘤切除术　希望保留生育功能的患者，可经腹或腹腔镜下切除子宫肌瘤，黏膜下肌瘤可经阴道或宫腔镜下切除。

（2）子宫切除术　不要求保留生育功能或有恶变可能的患者，可行子宫切除术。

## 六、观察要点

① 对出血多的患者，严密监测患者面色、生命体征，了解其有无头晕、眼花、乏力等症状；正确评估并记录患者阴道出血量，观察出血时间、颜色、性状及有无异味。

② 注意观察患者阴道分泌物的性质、量、颜色、气味。

③ 注意观察患者有无腹痛，腹痛的部位、程度及性质，当患者出现剧烈腹痛时，及时通知医师，必要时做好急诊手术准备。

④ 告知患者定期妇科检查及 B 超检查，以监测肌瘤的生长情况。

## 七、护理要点

（一）常规护理

患者应注意休息，避免劳累，保证充足睡眠。加强营养，尤其是贫血的患者应从饮食中补充营养物质，多食含蛋白质、铁丰富的食物，如动物肝脏、瘦肉、蛋类、海带、紫菜、菠菜、豆类、黑木耳、藕粉、枣。保持外阴清洁，防止感染。

（二）专科护理

1. 心理护理　给患者及家属讲解有关疾病的知识，使患者确信子宫肌瘤为良性肿瘤，不是恶性肿瘤的先兆。让患者及家属了解手术的必要性，纠正错误认识，使其消除顾虑。

2. 药物治疗护理　①雄激素：可对抗雌激素，使子宫内膜萎缩，并能促进子宫收缩，减少出血。常用丙酸睾酮 25mg，肌内注射，出血期每日 1 次，连用 3 日，以后每 5 日 1 次；也可用甲基睾丸素 5mg 舌下含服，每日 2 次，连续 20 日为 1 个疗程。注意每月总剂量不超过 300mg，以免引起男性化。②促性腺激素释放激素类似物（GnRH-a）：如亮丙瑞林，能降低雌激素水平，使肌瘤缩小或消失。用药超过 6 个月，可因雌激素下降而导致围绝经期综合征表现，如出现潮热、急躁、阴道干涩等，应避免长期用药。③抗孕激素药物：如米非司酮，与孕激素竞争受体，拮抗孕激素。每日 12.5mg 口服，连服 3 个月。不宜长期服用，避免抗糖皮质激素作用。④按医嘱给予止血药和子宫收缩剂止血，对贫血者遵医嘱补充铁剂。对应用激素治疗的患者，应讲明药物作用原理、剂量、用药方法、可能出现的不良反应及应对措施，告之服药过程中不能擅自增减药量，以免出现撤药性出血或男性化。

3. **手术治疗的护理**　协助选择手术方式。

（1）**肌瘤切除术**　适用于 35 岁以下有生育要求、希望保留子宫者。可经腹或经腹腔镜下切除肌瘤；黏膜下肌瘤可经阴道或宫腔镜切除。术后复发率为 50%，约 1/3 的患者需再次手术。

（2）**子宫切除术**　适用于肌瘤较大、症状明显、不需保留生育功能或怀疑有恶变者，有子宫全切术或子宫次全切术。根据不同的手术方式，做好不同的术前、术后护理，术后尤其应注意阴道残端出血情况的观察及护理。

（3）**阴道手术后的特殊护理**　保持外阴清洁，每日外阴擦洗 2 次，大小便后随时擦洗；伤口处可用红外线照射，保持伤口干燥，促进血液循环，有利于创面的愈合；阴道内填塞的止血纱布需在术后 24 小时内取出，注意清点纱布数量，并观察有无出血；术后 5 天内为少渣半流质饮食，每日服用肠道抗生素；术后第 5 天口服石蜡油，软化大便，保持大便通畅。

**（三）健康指导**

① 子宫肌瘤<5cm，无明显症状或近绝经期者应遵医嘱定期复查。

② 向接受药物治疗的患者讲明药物名称、使用目的、剂量、方法，可能的不良反应及应对措施。

③ 指导贫血患者进食高蛋白、含铁高、富含维生素饮食。

④ 告知患者术后 1 个月返院复查内容、具体时间、地点及联系人等。

⑤ 日常活动的恢复需复查后遵医嘱进行。

# 第四节　子宫内膜癌

## 一、定义

子宫内膜上皮发生的癌称为子宫内膜癌，又称宫体癌。它是妇女常见的恶性肿瘤。子宫内膜癌的发生率，原来约占女性生殖器官恶性肿瘤的第三位，但近年来有上升趋势。绝大多数的子宫内膜癌为腺癌，是老年妇女易发的疾病。75％以上的病例发生在 50 岁以上的妇女，40 岁以下的妇女较少见。

## 二、病因及发病机制

子宫内膜癌的确切病因仍不清楚，可能与下列因素有关：

（1）雌激素对子宫内膜的长期持续刺激　与无排卵性功血、多囊卵巢综合征、功能性卵巢肿瘤、绝经后长期服用雌激素而无孕酮拮抗有关。

（2）与子宫内膜增生过长有关　国际妇科病理学协会（ISGP，1987）将子宫内膜增生过长分为单纯型、复杂型与不典型增生过长。单纯型增生过长发展为子宫内膜癌约为 1％；复杂型增生过长约为 3％；而不典型增生过长发展为子宫内膜癌约为 30％。

（3）体质因素　内膜癌易发生在肥胖、高血压、糖尿病、未婚、少产的妇女。这些因素是内膜癌高危因素。

（4）绝经后延　绝经后延妇女发生内膜癌的危险性增加 4 倍。内膜癌患者绝经年龄比一般妇女平均晚 6 年。

（5）**遗传因素** 约 20％内膜癌患者有家族史。内膜癌患者近亲有家族肿瘤史者比宫颈癌患者高 2 倍。

## 三、临床表现

1. **症状** 子宫内膜癌发展缓慢，有时 1～2 年内病变仍可局限于子宫腔内，其转移途径可通过直接蔓延、淋巴转移、血行转移（较少见）。极早期患者可无明显症状，仅在普查或其他原因作检查时偶然发现，一旦出现症状则多表现为：

（1）**阴道出血** 常为不规则阴道出血，量一般不多，大量出血者少见。在绝经后的患者可表现为持续或间歇性出血，在尚未绝经的患者可表现为月经量增多，经期延长或经间期出血。

（2）**阴道排液** 少数患者表现为白带增多，早期往往为浆液性或浆液血性白带，晚期合并感染时可出现脓性或脓血性排液，并有恶臭。

（3）**疼痛** 到了晚期，当癌瘤浸润周围组织或压迫神经时可出现下腹及腰骶部疼痛，并向上肢及足部放射。当癌瘤侵犯宫颈、堵塞宫颈管，导致宫腔积脓时，可表现为下腹胀痛及痉挛样疼痛。

（4）**全身症状** 晚期患者常伴有全身症状，表现为贫血、消瘦、恶病质、发热及全身衰竭等。

2. **体征** 早期患者作妇科检查时无明显异常。当疾病逐渐发展，可发现子宫增大，质稍软，偶尔在晚期病例可见癌组织自子宫颈口内脱出，质脆，触之易出血。如合并宫腔积脓时，子宫明显增大，极软。晚期时癌灶向周围浸润，子宫固定，在宫旁或盆腔内扪及不规则结节状块物。

## 四、辅助检查

（1）**细胞学检查** 子宫内膜癌的阴道细胞学检查诊断率比宫颈癌低，其原因为：①柱状上皮细胞不经常脱落；②脱落细胞通过颈管到达阴道时往往已溶解、变性，不易辨认；③有时颈管狭窄闭锁，脱落细胞难于达到阴道。为了提高阳性诊断率，不少学者对采取标本的部位、方法进行了改进，加上诊断技术水平的提高，子宫内膜癌的阳性诊断率也大大提高。对子宫内膜癌的细胞学检查，取自宫腔标本可大大提高阳性率。

（2）B超检查 子宫超声检查对子宫内膜癌在宫腔大小、位置、肌层浸润程度、肿瘤是否穿破子宫浆膜或是否累及宫颈管等有一定意义，其诊断符合率达 79.3%～81.82%。B超检查对患者无创伤性及放射性损害，是子宫内膜癌的常规检查之一。尤其在了解肌层浸润及临床分期方面，有重要的参考价值。

（3）诊断性刮宫 刮宫检查为确诊不可缺少的方法。不仅要明确是否为癌，还应明确癌的生长部位。如果为宫颈腺癌误诊为子宫内膜癌，而按一般子宫切除处理；子宫内膜癌而误做子宫颈腺癌处理显然不妥，但镜检并不能区别子宫颈腺癌或子宫内膜癌。因此需要做分段诊刮：先用小刮匙刮取宫颈管内组织，再进入宫腔刮取子宫两侧角及宫体前后壁组织，分别瓶装标明，进行病理检查。子宫内膜活检的准确率为 87%～100%，优点在于组织学检查可以明确诊断，缺点是盲目取材或取材不足，特别在绝经后患者往往取材不足。因此，目前逐渐倾向于宫腔镜观察下直接取活检。

（4）宫腔镜检查 宫腔镜下既可观察癌肿部位、大小、界限是局限性或弥散性、是外生型或内生型，及宫颈管是否受累等；又对可疑病变行活检，有助于发现较小的或早期病变。宫腔镜检查诊断内膜癌的准确性为 94%，子宫内膜上皮癌为 92%。如果采用直接活检则准确率高达 100%。宫腔镜检查时注意防止出血、感染、穿孔等并发症。

（5）腹膜后淋巴造影 可明确盆腔及主动脉旁淋巴结是否转移，以利于决定治疗方案。在Ⅰ、Ⅱ期子宫内膜癌，盆腔淋巴结阳性率分别为 10.6% 和 36.5%。

（6）CT 与 MRI CT 对内膜癌诊断有一定价值，CT 扫描图像清晰，对肿瘤大小、范围，CT 可准确测出，子宫壁肿瘤局限者 83%能确定病变阶段。CT 还可确定子宫肿瘤向周围结缔组织、盆腔与腹主动脉旁淋巴结及盆壁、腹膜的转移。尤其对肥胖妇女的检查优于超声检查。MRI 是三维扫描，优于 CT 的二维扫描，对 Ⅰa 期内膜癌可描出。MRI 诊断总的准确率为88%，它能准确判断肌层受侵犯程度（放疗后不准），从而较准确估计肿瘤分期。对盆腔较小转移灶及淋巴结转移，MRI 诊断尚不理想。

CT 与 MRI 在内膜癌诊断方面独具一定特点，但诊断准确率并不比 B 超高，而且费用均较昂贵，增加患者经济负担，一般而言，通过细胞学、B 超检查，而后行诊断性刮宫病理检查，绝大多数患者可得到明确诊断。

## 五、治疗

手术治疗是子宫内膜癌的首选治疗方法。早期患者以手术为主，按病理分期的结果及存在的复发高危因素选择辅助治疗。晚期则采用手术、放疗、化疗和孕激素治疗等综合治疗。

（1）手术治疗　根据癌症的不同分期选择不同的手术方式。

Ⅰ期　筋膜外全子宫切除术及双侧附件切除术。

Ⅱ期　改良根治性子宫切除术及双侧附件切除术，同时行盆腔及腹主动脉旁淋巴结清扫术。

Ⅲ期、Ⅳ期　肿瘤细胞减灭手术。

（2）放疗　放疗是治疗子宫内膜癌的有效方法之一，有腔内照射及体外照射两种。多选择手术与放疗结合的综合治疗。

（3）化疗　晚期或复发子宫内膜癌的综合治疗措施之一。

（4）孕激素治疗　对不能手术或放射治疗的晚期或转移复发癌患者，可用孕激素治疗。也用于治疗子宫内膜不典型增生和极早期要求保留生育功能的子宫内膜癌患者。

## 六、观察要点

注意观察患者阴道出血及排液量，出现恶病质应观察并记录液体出入量。术后注意监测体温、血常规、伤口感染征象。用羊肠线缝合阴道残端，术后 6～7 日可能因羊肠线吸收导致感染或便秘，腹压增加导致残端出血，需密切观察并记录出血情况，减少患者活动。

## 七、护理要点

### （一）常规护理

指导患者进食高蛋白、富含维生素等含营养素全面、丰富的食物，增强机体抗病能力，出现恶病质时，应加强观察，记录出入量，按医嘱补液。阴道排液多，应取半卧位，注意会阴部卫生，每日冲洗外阴 1～2 次，便器床旁隔离消毒，防止交叉感染。

### （二）专科护理

1. 心理护理　鼓励患者及家属说出疑虑，提供针对性指导，增强治疗信心。

2. 手术治疗护理　给予妇科腹部手术护理常规及宫颈癌护理常规，同时执行以下护理措施：术后 6～7 日阴道残端缝合线吸收或感染可致残端出血，须密切观察并记录出血情况，嘱患者卧床休息，减少活动。

3. 药物治疗护理

（1）孕激素治疗

① 对晚期或复发癌患者、不能手术切除、年轻、癌变早期、要求保留生育功能的患者，可采用孕激素（醋酸甲羟孕酮、己酸孕酮、甲羟孕酮）治疗。

② 因孕激素用药剂量大，至少用 10～12 周才能评价疗效，需告知患者耐心配合治疗。

③ 应告知患者药物名称、口服用药的时间、剂量及不良反应。

④ 注意观察药物不良反应，主要表现为水钠潴留、水肿、药物性肝炎等，停药后逐渐好转。

（2）抗雌激素制剂治疗

① 抗雌激素制剂（他莫昔芬，TMX）治疗子宫内膜癌，其适应证与孕激素治疗相同。

② 应告知患者药物名称、口服用药的时间、剂量及不良反应。

③ 注意观察药物不良反应，表现为潮热、畏寒、急躁等类似围绝经期综合征的症状；骨髓抑制表现为白细胞、血小板计数下降；其他不良反应可有头晕、恶心、呕吐、不规则阴道少量出血、闭经等。

4. 化疗护理　晚期不能手术或治疗后复发者可考虑使用化疗。

5. 盆腔放疗护理

① 放疗前应灌肠并留置导尿管，以保证肠道、膀胱空虚状态，避免放射性损伤。

② 在腔内放置放射源期间，需保证患者绝对卧床，应教会患者在床上运动肢体的方法，以避免发生长期卧床并发症。

③ 在取出放射源后，鼓励患者渐进性下床活动及逐渐恢复生活自理。

（三）健康指导

（1）普及防癌教育，增强自我保健知识，定期进行防癌检查。

（2）对高危人群进行随诊、检查。

（3）严格掌握雌激素的用药指征，加强对用药人群的监护和随访，定期监测子宫内膜。

（4）围绝经期及绝经后的妇女有阴道不规则出血应及时就诊，警惕子宫内膜癌可能。

（5）做好出院指导，告知定期随访，及时确定有无复发。

① 随访时间：术后 2 年内，每 3～6 个月随访 1 次，术后 3～5 年，每 6～12 个月随访 1 次。

② 随访内容：盆腔检查、阴道细胞学涂片检查、胸片。期

别晚者，可进行 CA$_{125}$ 检查，根据不同情况选用 CT、MRI 等。

③ 患者出院随访时，确定恢复性生活的时间及体力活动的程度。

# 第五节　卵　巢　肿　瘤

## 一、定义

卵巢肿瘤组织来源众多，可发生于任何年龄，多见于生育期妇女，是妇科常见肿瘤，占女性生殖器肿瘤的 32％，并有逐年上升的趋势。卵巢恶性肿瘤的病死率高居妇科恶性肿瘤首位，成为妇科恶性肿瘤中威胁最大的疾病。卵巢恶性肿瘤的转移特点是：往往外观局限的肿瘤，在腹膜、大网膜、腹膜后淋巴结、横膈等部位已有亚临床转移。其转移途径主要通过直接蔓延及腹腔种植，淋巴道也是重要转移途径。

## 二、病因及发病机制

近几十年来，肿瘤的流行病学研究有了很大的发展，但人们对肿瘤的认识尚未达到彻底理解的境界，对肿瘤的病因与发生机制一直在探索。有以下几种学说。

（1）内分泌因素　卵巢是妇女体内担负生殖功能的主要内分泌器官。它一方面自身分泌激素，一方面又受到激素的控制和调节，因此内分泌因素和卵巢肿瘤特别是卵巢癌发病有一定关系。有人证实内分泌失去平衡可以发生肿瘤，经统计低孕产次妇女易患卵巢癌，又进一步提出高促性腺激素学说，即卵巢不能分泌足够的雌孕激素，因此不能有效地反馈抑制垂体促性腺激素的分泌。垂体促性腺激素对卵巢的过度刺激，可能会造成卵巢上皮的异常增生，进而产生卵巢癌。还有学者提出持续排卵学说。认为每次排卵对于卵巢表面上皮来说都是一次损伤。在反复的修复过程中，上皮细胞的增生可能出现异常，如增生过度或包涵体的形成，而上皮的增生异常和包涵体的形成，是卵巢癌发生的基础。

（2）个体因素 有人统计从年龄来分类，良性卵巢肿瘤以30岁为高峰，恶性者以50岁为高峰。≤19岁时卵巢肿瘤中生殖细胞肿瘤占87%，上皮性肿瘤者只占3%；到绝经后，上皮性肿瘤占69%，生殖细胞癌占15%。可见年龄因素颇有影响。

（3）盆腔污染学说和化学致癌物质因素 妇女盆腔组织通过输卵管与外界相通，致使环境中的致癌物质通过输卵管进入并污染盆腔组织，刺激卵巢表面上皮增生，进而诱发肿瘤。一般认为癌肿的发生有80%～90%是直接或间接与环境有关，而环境因素中80%是化学性的，亚硝酸、煤焦油、烷化剂、铬等的致癌作用已经肯定。而低锌、低钾也易致卵巢癌。

（4）病毒因素 肿瘤增生性生长与病毒疾病的增生性生长有类似之处。有人发现在原发乳腺癌的鼠乳汁中有一种特殊滤过性物质，能传播癌肿。也有人提出黄曲霉素衍生物可致卵巢癌。其他病毒如人免疫缺陷病毒（HIV）、人巨细胞病毒（HCMV）、风疹病毒、亲绒毛病毒皆可致癌；而流行性腮腺炎病毒对卵巢组织具有特殊的亲和力，故认为卵巢癌与腮腺炎病毒感染有一定关系，但也有人提出病毒感染可减少卵巢癌的发生，认为此防癌作用是由于病毒促使卵巢早衰。

（5）遗传与免疫因素 卵巢癌的家族高发倾向已得到证实。

## 三、临床表现

1. 症状 卵巢良性肿瘤早期并无症状，往往在妇科检查时被偶然发现，或待肿瘤达一定大小或发生意外（并发症）时才被患者觉察。卵巢恶性肿瘤早期亦可无症状，但因其生长迅速，易早期扩散，短期内便可出现症状。卵巢肿瘤的临床表现，可因肿瘤的性质、大小、发生时期、有无继发变性或并发症而不同，其一般性的临床表现如下。

（1）下腹不适感 常为卵巢良、恶性肿瘤的最初症状，有时为下腹或盆腔下坠感，可能为肿瘤转移时牵扯其蒂及骨盆漏斗韧带所致。消化不良、恶心及上腹隐约不适等亦可为卵巢恶性肿瘤的常见症状，但常被忽视。

（2）腹部肿物　卵巢良性肿瘤多从下腹侧向上生长，呈球形，多可移动。卵巢恶性肿瘤即使早期也能出现腹水。因此，腹部可出现肿块或无肿块，但均可有腹部膨胀的现象。

（3）压迫症状　巨大的卵巢良性肿瘤以及恶性肿瘤时大量腹水均可引起压迫症状。如压迫横膈引起呼吸困难、心悸；如腹腔内压增加，影响下肢静脉回流可引起腹壁及两下肢水肿；如固定于盆腔的恶性肿瘤压迫髂静脉，往往引起一侧下肢水肿；膀胱受压时可引起尿频、排尿困难、尿潴留；若肿瘤向腹膜后生长，可压迫输尿管，引起其狭窄、肾盂积水；压迫直肠引起下坠感及大便不畅等。

（4）疼痛　良性卵巢肿瘤如无并发症，极少疼痛。出现腹痛尤其突然发生者，多系卵巢肿瘤蒂扭转所致，偶为肿瘤破裂、出血及（或）感染。恶性肿瘤由于浸润，压迫邻近脏器，可引起腹痛、腰痛、腿痛等。

（5）月经紊乱及内分泌症状　如性早熟、月经紊乱、不孕、绝经后出血，甚或男性化的表现。

2. 体征

（1）全身检查　应注意幼女有无性早熟、第二性征是否明显、有无多毛、喉结突出、乳房发育情况或乳腺萎缩现象。检查锁骨上淋巴结以及是否有腹腔积液和胸腔积液。

（2）妇科检查　如摸到肿块位于子宫一侧或双侧，光滑，可活动，囊性，边界清楚，无压痛，多属良性。恶性者肿块质硬、固定、表面结节感，子宫直肠窝易触及转移性不规则结节，常双侧发生。

（3）并发症　卵巢良、恶性肿瘤均可发生并发症。

① 蒂扭转：急性蒂扭转的典型症状是突然发生一侧下腹剧痛，常伴恶心、呕吐甚至休克。妇科检查可触及张力较大肿块，压痛以瘤蒂处最剧，并有肌紧张。

② 破裂：症状可轻可重。轻者仅感轻度腹痛，重者引起剧

烈腹痛、恶心、呕吐，甚至内出血、腹膜炎及休克。妇科检查发现腹部压痛、腹肌紧张，或有腹水征，原有肿块摸不到或仅能摸到缩小瘪塌的肿块。

③ 感染：表现为腹膜炎征象，如高热、腹痛、肿块压痛、腹肌紧张及白细胞计数升高。

④ 恶变：如出现腹腔积液、消瘦，则病情已届晚期。

## 四、辅助检查

1. 实验室检查　目前尚无一种肿瘤标志物为某一肿瘤特有，各种类型卵巢肿瘤可具有相对较特殊的标志物。

（1）CA$_{125}$　一般认为，血清 CA$_{125}$ 正常值为 35U/ml。80%的非黏液性卵巢上皮癌患者 CA$_{125}$ 水平高于正常值，且在临床诊断出卵巢癌前 10 个月血清 CA$_{125}$ 已上升。90% 以上患者血清 CA$_{125}$ 水平的高低与病情缓解或恶化相一致，可用于疾病监测，敏感性高。但是血清 CA$_{125}$ 不是卵巢癌的特异标志物，其他来源于体腔上皮的妇科恶性肿瘤 CA$_{125}$ 也可以升高，在月经期、正常妊娠早期以及妇科某些良性疾病如子宫内膜异位症、子宫肌瘤血清 CA$_{125}$ 也升高。

（2）甲胎蛋白（AFP）　血清正常值为 20～25ng/ml。AFP对卵巢内胚窦瘤有特异性价值，敏感性为 57%，特异性为 78%，持续监测可估计预后和早期发现复发。对未成熟畸胎瘤、混合性无性细胞瘤中含卵黄囊成分者有协助诊断意义。

（3）绒毛膜促性腺激素（hCG）　对于原发性卵巢绒癌有特异性，恶性生殖细胞肿瘤常为混合型，hCG 亦升高。连续监测hCG/AFP 在卵黄囊瘤和绒毛膜癌肿瘤患者是有效的监测指标，若治疗有效，hCG/AFP 可平行下降，一般 AFP 下降较缓慢。

（4）癌胚抗原（CEA）　原发性黏液性卵巢癌及胃肠道卵巢转移癌均可升高，对卵巢癌的敏感性为 25%～50%，但特异性不强。

（5）性激素　颗粒细胞瘤、卵泡膜细胞瘤产生较高水平雌激素，浆液性、黏液性或勃勒纳瘤有时也分泌一定量的雌激素。

（6）胎盘碱性磷酸酶　45%～58%卵巢癌的细胞含胎盘碱性磷酸酶，其中囊液的含量高于腹腔积液，腹腔积液的含量又高于血清。胎盘碱性磷酸酶不如 $CA_{125}$ 敏感，但特异性较高，在非孕期的妇女，如血清中发现此酶，即可高度怀疑肿瘤的存在。在卵巢癌发生转移时，此酶的阳性率很高。

（7）乳酸脱氢酶（LDH）　是无性细胞瘤的较有特征性的标志物。

2. 特殊检查

（1）B超检查　可了解肿物的大小、位置、囊性或实性，有无腹水。明确肿物与子宫的关系。

（2）X线检查　腹部X线平片，如畸胎瘤常可见到牙齿或骨骼的影像。有的浆液性腺瘤可显示砂粒体影像。盆腔充气造影可了解肿瘤的大小与位置。

（3）细胞学检查　卵巢肿瘤合并腹腔积液，取腹腔积液的沉积物，如检出瘤细胞则可做出诊断。

（4）腹腔镜检查　通过腹腔镜在直视下了解肿物的形态、性质，并可取活检确定诊断。

## 五、治疗

1. 卵巢良性肿瘤　一旦明确诊断，应进行手术治疗。根据患者年龄、生育要求及对侧卵巢情况决定手术范围。

① 怀疑为卵巢瘤样病变且直径小于5cm者，可进行短期随访观察。

② 双侧良性卵巢肿瘤者可行肿瘤剥除术。

③ 年轻卵巢肿瘤患者、单侧良性卵巢肿瘤者可行患侧卵巢剥除术或患侧卵巢切除术。

④ 老年卵巢肿瘤患者可行单侧附件切除术或子宫全切及双侧附件切除术。

手术中切下的卵巢肿瘤标本应剖开观察，判断其性质，怀疑恶性时需进一步做病理检查确诊。

2. 卵巢恶性肿瘤　治疗原则是手术为主、辅以化疗和放疗等综合治疗措施。疾病预后与分期、病理类型及分级、年龄等有关。手术病理分期越早，预后越好；残存肿瘤越少，预后越好。

3. 卵巢肿瘤并发症

（1）蒂扭转　一经确诊，应立即手术。

（2）破裂　疑卵巢肿瘤破裂时应立即进行剖腹探查手术，彻底清洗盆腹腔，收集清洗液并行涂片细胞学检查，切除的标本送病理学检查。

（3）感染　抗感染治疗后手术。

（4）恶变　怀疑恶变时应尽早手术。

## 六、观察要点

1. 术前

① 压迫症状如腹胀、便秘、尿频等。

② 不规则阴道出血。

③ 消瘦、严重贫血等恶病质表现。

④ 高血压、糖尿病、心脏病等内科合并症。

⑤ 突然下腹疼痛、恶心、呕吐、发热等，必要时立即做好急救及手术准备。

2. 术后

（1）监测神志、生命体征　每半小时测量血压、脉搏、呼吸1次，共测量4次。稳定后改每小时监测1次，测2～4次平稳后停测，异常者监测至正常为止。视血氧监测情况，必要时予低流量吸氧。

（2）观察伤口有无渗血渗液，内出血　注意伤口有无渗血、引流管是否通畅，引流液的色、性质、量的变化，患者阴道出血情况，患者主诉及临床实验室指标。

（3）注意引流管是否通畅　观察尿量、颜色，每3天更换尿袋1次，术后每天早、晚用伤口创面消毒液消毒外阴。

（4）必要时使用镇痛药物　术后24h内伤口疼痛最明显，对未留置镇痛泵的患者需根据其具体情况及时给予镇痛处理。

## 七、护理要点

### （一）常规护理

提供安静、舒适、整洁的环境，避免各种刺激。鼓励进食高蛋白、高热量、富含维生素、易消化的食物，必要时静脉补充营养，如输血、白蛋白、氨基酸等。若卵巢肿瘤过大或伴有大量腹腔积液时，指导采取舒适的体位（如侧卧位、半卧位），并提供优质生活护理。

### （二）专科护理

1. 心理护理

（1）了解患者疑虑与需求，并耐心解答。对患者得知病情后的情绪反应表示理解、同情，鼓励其表达、宣泄自己的感受。

（2）鼓励家属照顾患者，增强家庭的支持作用。

2. 术前护理　给予妇科腹部手术护理常规和宫颈癌护理常规，同时执行以下护理措施。

（1）协助检查治疗。

（2）向患者及家属介绍手术经过、检查项目、护理操作目的、方法，以取得配合。

（3）腹腔穿刺放液者的护理

① 备齐腹腔穿刺用物。

② 操作过程中严密观察记录患者生命征变化，观察患者有无头晕、恶心、心悸、虚弱感等反应。记录腹腔积液性质及量。

③ 一次放液不宜＞3000ml。

④ 放液速度宜慢，后用腹带包扎，发现不良反应立即报告医师。

（4）保证手术能够按时实施的护理

① 评估患者血糖变化，控制血糖＜8mmol/L。

② 评估患者血压和心脏功能，保护肝肾功能。

③ 术前 3 日开始肠道准备,给予少渣、半流质饮食,遵医嘱给予肠道抑菌剂和导泻剂。术前 1 日晚清洁灌肠,保证肠道清洁。

④ 巨大肿瘤或大量腹腔积液者应备沙袋术后加压腹部,预防腹压骤降腹腔充血,出现虚脱。

⑤ 将化疗药物带入手术室,以备术中置于腹腔。

⑥ 术日晨访视患者,监测生命体征,评估肠道准备情况,安慰鼓励患者。

3. 术后护理

① 卧位与活动:术后平卧 6 小时,头偏向一侧,根据麻醉情况和病情及时改为半卧位,鼓励患者活动肢体。

② 保持输液通畅,做好用药观察及宣教。

③ 氧气吸入:遵医嘱给予持续低流量吸氧。

④ 了解手术、麻醉方式及患者术中生命体征状况、出血量等,以指导术后护理。

⑤ 观察生命体征、心电监护、血氧饱和度监测情况。

(三) 健康指导

1. 宣传卵巢癌的高危因素,加强高蛋白、富含维生素 A 的饮食摄入,避免高胆固醇饮食,高危妇女预防性口服避孕药。

2. 30 岁以上的妇女,每 1～2 年进行 1 次妇科检查。

3. 高危人群每半年接受 1 次妇科检查。

4. 卵巢非赘生性肿瘤直径＜5cm 者,定期复查,并详细记录;卵巢实性肿瘤或肿瘤直径＞5cm 者,及时手术切除。

5. 盆腔肿块诊断不清或治疗无效者,宜及早行腹腔镜探查或剖腹探查。

6. 卵巢恶性肿瘤者常辅以化疗,护理人员应讲明重要意义,督促、协助患者克服困难,完成治疗计划,以提高疗效。

7. 凡乳腺癌、子宫内膜癌、胃肠癌等患者,术后随访中定期接受妇科检查。

8. 做好出院指导,告知定期随访,及时确定有无复发。

（1）卵巢良性肿瘤者：术后1个月常规复查。

（2）卵巢恶性肿瘤易复发，需长期随访。①随访时间：术后1年内，每月1次；术后第2年，每3个月1次；术后第3年，每6个月1次；3年以上者，每年1次。②随访内容：临床症状、体征、全身及盆腔检查；B超检查，必要时做CT或MRI检查；肿瘤标志物测定；对可产生性激素的肿瘤检测雌激素、孕激素及雄激素。

# 第六节 葡 萄 胎

## 一、定义

葡萄胎亦称水泡状胎块，是指妊娠后胎盘绒毛滋养细胞异常增生，终末绒毛转变成水泡，水泡间相连成串，形如葡萄而得名。葡萄胎分为完全性和部分性两类，其中大多数为完全性葡萄胎，且具较高的恶变率；少数为部分性葡萄胎，恶变罕见。两类葡萄胎从发病原因至临床病程均不相同。

## 二、病因及发病机制

确切原因尚不十分清楚。但孕卵本身的缺陷可能是最主要的原因，其他如脱膜变性，以致发生胚胎营养障碍，或是卵巢功能衰竭，发生卵巢激素功能紊乱。凡此种种说法，均待进一步探明。但临床曾见有多次妊娠发生葡萄胎史，同时也有在葡萄胎以前与以后均为正常妊娠者。因此有人认为可能与精子一时未能生长成熟或胎卵本身的病理变化有关。

## 三、临床表现

1. 症状

（1）闭经（停经） 100%的患者有停经史，停经4～37周，平均为12周。

（2）阴道流血 为不规则阴道流血，多为间断性少量流血，也可突然大量流血。部分出血可蓄积于子宫内，从而使闭经时间延长。

（3）腹痛　一般在阴道流血之前，常有隐隐阵发性腹痛，是由子宫阵发性收缩及子宫胀大所致，一般不剧烈。

（4）子宫异常增大　子宫增大与停经月份不符者占半数以上，是葡萄胎的又一症状特点。

（5）早孕剧吐，中孕出现水肿、高血压、蛋白尿，甚至抽搐。

（6）发现下腹双侧包块　为双侧卵巢黄素囊肿，一般不产生症状，偶有急性扭转而致急腹痛。

（7）贫血与感染　反复出血或突然大出血而未及时治疗者常呈不同程度的贫血。反复的阴道流血，宫颈口开放，贫血患者抵抗力低，阴道内细胞乘机而入，造成感染。

2. 体征　作妇科检查时发现子宫大而软，下段较宽，子宫大小与停经月份不符。子宫大于 5 个月者尚触不到胎体，听不到胎心，无胎动感。卵巢黄素囊肿可因子宫过大而不易触及。

## 四、辅助检查

1. 实验室检查

（1）绒毛膜促性腺激素（hCG）测定　葡萄胎时血 β-hCG 异常升高，在 100000U/L 以上，且持续不降，但在孕 12 周左右，即在正常妊娠血 β-hCG 处于峰值时，需根据动态变化或结合超声检查做出诊断。

（2）胎盘催乳素（HPL）检测　HPL 存在于细胞胞浆内，正常妊娠孕 5 周即可检出，34 周浓度上升维持平稳，产后即消失。葡萄胎患者 HPL 水平比相应月份的正常妊娠者低 10～100 倍。HPL 半衰期短，局部病变去除后，HPL 很快消失，有活动病灶时血中可测出 β-hCG，但 HPL 则不能检出。

2. 特殊检查

（1）超声诊断　超声检查对患者安全无创伤，可重复检查，配合 hCG 测定可提高早期诊断率。对于完全性葡萄胎，其诊断准确率可达 90% 以上。其超声图像表现为子宫增大，多数大于孕周，无妊娠囊或胎心搏动。宫腔内充满不均质密集状或短条状回声，呈"落雪状"，若水泡较大而形成大小不等的回声区，则呈"蜂窝状"。子宫壁薄，但回声连续，无局灶性透声区。常可测到两侧或一侧卵巢囊肿，多房，囊壁薄，内见部分纤维分隔。彩色多普勒超声检查可见子宫动脉血流丰富，但子宫肌层内无血流或仅稀疏"星点状"血流信号。对于部分性葡萄胎，超声诊断也较敏感，符合率也高。临床上在胎块排出前不易发现部分性葡萄胎，其超声图像表现为子宫增大或无增大，宫腔内含有水泡样结构及一部分正常胎盘组织，并可见胎儿或羊膜腔等。胎儿常合并畸形，有胎儿者宫腔内可见水泡样胎块，同时有一完整胎盘及胎儿。

（2）多普勒胎心测定　葡萄胎仅能听到子宫血流杂音，无胎心音。

（3）组织病理学诊断　完全性葡萄胎可见水泡状物占满整个宫腔，无胎儿及附属物或胎儿痕迹。镜下见滋养细胞增生，间质水肿和间质内胎原性血管消失。部分性葡萄胎仅部分绒毛变为水泡，常合并有胚胎或胎儿组织。镜下见部分绒毛水肿，轮廓不规则，滋养细胞增生程度较轻，且常限于合体滋养细胞，间质内可见胎原性血管及其中的有核红细胞。此外还可见胚胎和胎膜组织结构。

## 五、治疗

（1）清宫　葡萄胎一经临床诊断，应及时清宫。但清宫前首先仔细做全身检查，注意有无休克、子痫前期、甲状腺功能亢进、水电解质紊乱及贫血等。必要时先对症治疗，稳定病情。子宫小于妊娠 12 周可以 1 次刮净，子宫大于妊娠 12 周或术中感到一次刮净有困难时，可于 1 周后行第 2 次清宫。

（2）卵巢黄素化囊肿的处理　因囊肿在葡萄胎清宫后会自行

消退，一般不需处理。

（3）预防性化疗　葡萄胎是否需要预防性化疗存在争议。常规应用会使约 80％的葡萄胎患者接受不必要的化疗，所以一般不常规推荐。

（4）子宫切除术　单纯子宫切除只能去除葡萄胎侵入子宫肌层局部的危险，而不能预防子宫外转移的发生，所以不做常规处理。

## 六、观察要点

① 注意观察腹痛及阴道出血情况，发现阴道排出物内有水泡状组织，应立即送检并保留卫生巾、纸垫。

② 出血过多时，密切观察血压、脉搏、呼吸等生命征，通知医师并协助处理。

③ 卵巢黄素化囊肿发生急性扭转时，协助医师进行 B 超或腹腔镜下穿刺吸液。

## 七、护理要点

（一）常规护理

（1）休息与活动　确诊后卧床休息。保持外阴清洁。

（2）饮食护理　饮食以高蛋白、富含维生素、易消化的食物为宜。

（二）专科护理

（1）心理护理

① 评估患者，确定其主要的心理问题。

② 鼓励患者表达哀伤情绪，讲解有关葡萄胎的相关知识。

（2）做好清宫治疗配合

① 配血，用大号留置针建立静脉通路，备大号吸管、缩宫素、抢救药品及物品，协助患者排空膀胱。

② 术中严密观察患者反应，注意有无面色苍白、出冷汗及口唇发绀等表现，并及时测量脉搏、血压，有异常及时通知医师。

③ 刮出物送病检。

④ 子宫大于妊娠 12 周或一次刮净有困难者，可于 1 周后再次清宫。

（3）对随诊困难、有高危因素者可遵医嘱进行预防性化疗；对于年龄＞40 岁，子宫增大迅速、无生育要求、有高危因素者可行子宫切除术，并做好相应的护理。

（4）对妊娠合并高血压疾病者做好相应的护理。

（5）进行术后随访指导。

**（三）健康指导**

（1）向患者及家属讲解监测 hCG 的意义，使其了解系统治疗和随访是治疗该疾病的关键。

（2）告知患者进高蛋白、富含维生素、易消化饮食，适当活动，保证睡眠充足。

（3）保持外阴清洁，每次清宫手术后禁止性生活 1 个月。

（4）严格避孕 1 年，首选避孕套，避免选用宫内节育器及药物避孕方法；宫内节育器易混淆子宫出血的原因，避孕药物可能促进滋养细胞生长。

（5）术后随访

① hCG 测定：葡萄胎清宫术后每周测定 1 次，至连续 3 次正常后，每月检查 1 次，至少持续半年，此后每半年 1 次，共随访 2 年。

② 每次随访时除必须进行 hCG 测定外，应注意月经是否规律，有无异常阴道出血，有无咳嗽、咯血及转移灶症状，并做妇科检查。

③ 定期或必要时做盆腔 B 超、胸部 X 线摄片或 CT 检查。


# 第七节　侵蚀性葡萄胎

## 一、定义

侵蚀性葡萄胎指葡萄胎组织侵入子宫肌层局部，少数转移至子宫外，因具恶性肿瘤行为而命名，但恶性程度一般不高，预后较好。

## 二、病因及发病机制

侵蚀性葡萄胎来自良性葡萄胎，多数在葡萄胎清除后 6 个月内发生。侵蚀性葡萄胎的绒毛可侵入子宫肌层或血管或两者皆有，起初为局部蔓延，水泡样组织侵入子宫肌层深部，有时完全穿透子宫壁，并扩展进入阔韧带或腹腔，半数病例随血运转移至远处，主要部位是肺和阴道。

## 三、临床表现

1. 症状

（1）阴道流血　葡萄胎清除后出现不规则阴道流血，量多少不定。

（2）转移灶症状　肺转移时，咳嗽、痰中带血丝；病灶穿破子宫时，腹腔内大出血，表现为腹痛、休克；脑转移时可致头痛、呕吐、晕厥、抽搐、偏瘫甚至昏迷死亡；肝脾转移时，可致黄疸；泌尿道转移时，可发生血尿；消化道转移时，有呕血、便血等；阴道、宫颈转移时，当结节溃破可致大量出血。

（3）腹痛　黄素化囊肿扭转时可致腹痛。

2. 体征　妇科检查发现子宫略大而软，或形状不规则。阴道、宫颈有转移时表现为紫蓝色结节。

## 四、辅助检查

1. 血 hCG 变化　葡萄胎排出后，每周测定 1 次血 hCG，最好测定血 β-hCG。如 hCG 值下降后又回升，或持续在较高水平，或术后 8～12 周仍未恢复至正常，即可考虑侵蚀性葡萄胎的诊断。

2. 盆腔 B 超检查　显示子宫壁有局灶性或弥漫性强光点或光团与暗区相间的蜂窝样病灶。特别是阴式彩色 B 超，对判断病灶大小及侵犯的程度、发现病灶区异常血流、观察治疗后的变化，均具有重要价值。

3. 刮宫　主要用于排除残存葡萄胎。如刮宫后血 hCG 降至正常，则可证实为残存葡萄胎，若血 hCG 下降，甚至上升，则可考虑为侵蚀性葡萄胎。

4. X 线检查　主要用于肺转移的诊断，可拍摄胸部正位片，必要时应加摄侧位片，以了解肺部有无转移及其病灶大小及部位。如普通胸片显示阴性，有条件的应做胸部 CT，较普通 X 线胸片更易发现病灶。其他如子宫、骨骼、胃肠道、泌尿系、心脏等的病灶或转移也可采用相应的 X 线检查技术，如子宫碘油造影、盆腔动脉造影等。

5. 病理学检查

（1）肉眼形态　主要为葡萄胎组织侵入子宫肌层或其他部位所引起的各种表现。宫腔内可以找到原发病灶，但有时也可因完全脱落而消失。子宫肌壁内可见大小不等、深浅不同的浸润病灶，如侵蚀已达浆膜面，可在子宫表面发现蓝紫色结节；如侵蚀更深，则可穿透浆膜侵入两侧宫旁和阔韧带，甚至侵犯周围器官。病灶内可见不同程度的出血和坏死。侵蚀性葡萄胎最常见的转移部位为肺，其次为阴道转移（可于阴道发现蓝紫色结节），脑及骨髓转移较少见。

（2）镜下形态　与葡萄胎相似，滋养细胞有不同程度的增生，可见绒毛结构、出血、坏死等。转移灶镜下所见与子宫原发病灶基本相似，但有时也与原发灶不一致，如原发灶为侵蚀性葡萄胎，而转移灶为绒癌，只要任何部位病灶中仍可见绒毛，则仍应诊断为侵蚀性葡萄胎。

## 五、治疗

采用以化疗为主，手术和放疗为辅的综合治疗。

## 六、观察要点

① 严密观察腹痛及阴道出血情况，记录出血量，观察血压、

脉搏、呼吸并及时做好手术准备。

②认真观察转移灶症状，发现异常，立即通知医师并配合处理。

### 七、护理要点

#### （一）常规护理

病房应空气流通、清洁、安静舒适，帮助患者保持外阴清洁，每天用温开水擦洗外阴1～2次，勤换消毒会阴垫。卧床休息，鼓励患者进高蛋白、富含维生素、易消化食物，对不能进食或进食不足者，应遵医嘱静脉补充营养。足够营养、休息和睡眠是保证治疗效果的前提。

#### （二）专科护理

1. **化疗护理**　首选治疗措施。目前常用的一线药物有甲氨蝶呤（MTX）、氟尿嘧啶（5-FU）、放线菌素D（Act D）或国产更生霉素（KSM）、长春新碱（VCR）等，低危患者首选单一药物化疗，高危患者首选联合化疗。

2. **手术护理**　无生育要求、病变在子宫、化疗无效者可切除子宫。做好相应术前准备和手术后护理。

3. **转移灶的护理**

（1）**肺转移**　①卧床休息，遵医嘱积极化疗；②呼吸困难者予半卧位并吸氧；③大咯血者取头低侧卧位以保持呼吸道畅通，叩击患者背部，排出积血，防止窒息。

（2）**阴道转移**　①密切观察阴道有无破溃出血，避免不必要的阴道检查，以防损伤结节表面黏膜。②病灶破溃出血时，用无菌长纱条填塞阴道压迫止血，纱条须在24～48 h内取出。出血量多时，密切观察生命体征，做好输血、输液准备，配合医师积极抢救。③限制走动。

（3）**脑转移**　①严密观察生命体征与病情变化，记录液体出入量，预防各种并发症的发生。②昏迷、偏瘫者按相应的护理常规进行护理。③配合医师实施各项诊疗措施。

### （三）健康指导

（1）鼓励患者进食高蛋白、富含维生素、易消化的饮食。

（2）注意休息，有转移者应卧床休息，保持外阴清洁。

（3）告知患者及家属节制性生活，随访期间应严格避孕，采用避孕套避孕法。

（4）强调出院后严密随访，警惕复发的重要性，使其能自觉遵从医嘱。

① 随访时间：第 1 年内每月随访 1 次，1 年后每 3 个月随访 1 次，持续至 3 年后改为每年随访 1 次至 5 年，此后第 2 年随访 1 次；复发病例再治愈者需终身随访。

② 随访内容：包括出院健康状况、恢复工作时间、月经、婚育情况、重复血 hCG 和胸片检查。

③ 对保留生育功能已妊娠或生育者建立特殊记录，对已生育者其女儿应随母亲一起进行随访。

# 第八节　绒毛膜癌

## 一、定义

绒毛膜癌为一种高度恶性肿瘤，早期就可通过血行转移至全身，破坏组织及器官，引起出血坏死。

## 二、病因及发病机制

绒毛膜癌多发生在育龄妇女，其中 50％ 继发于葡萄胎，少数发生于足月产、流产及异位妊娠后，也可发生于绝经以后。

绒毛膜癌多发生在子宫，但也有子宫内未发现原发病灶而只有转移灶出现，子宫绒毛膜癌可形成单个或多个宫壁肿瘤，呈深红、紫或棕褐色，直径 2～10cm，为出血坏死组织，肿瘤可突入宫腔，入侵宫壁或突出于浆膜层，质脆，极易出血，宫旁静脉中往往发现癌栓，卵巢可形成多囊性黄素囊肿。

### 三、临床表现

1. 症状

（1）阴道流血  葡萄胎排出后，或产后、流产后阴道不规则流血是绒毛膜癌最常见的症状。流血量多少不定，量多者可致休克。由于反复流血，多数患者表现为严重贫血及（或）感染。

（2）假孕症状  乳头、外阴色素加深，伴有闭经、乳房增大等症状。

（3）腹部包块  患者发现的下腹包块往往是增大的子宫或阔韧带内形成血肿，或增大的黄素囊肿。

（4）腹痛  是由于癌组织侵蚀子宫壁或子宫腔积血所致，也可因癌组织穿破子宫或内脏转移所致。

（5）转移灶表现  最常见的是肺、阴道、脑、肝、消化道等部位的转移。临床症状与侵蚀性葡萄胎基本相同，但绒毛膜癌肿瘤生长快，转移早而广泛，并发症多，病死率高。

2. 体征  作妇科检查时，发现子宫复旧不全，大且软，外形可不规则，一侧凸或结节状，有时可查到黄素化囊肿，阴道有转移结节时呈紫蓝色。

### 四、辅助检查

1. 实验室检查  hCG 测定是诊断绒癌的重要手段，一般来说，葡萄胎清产后 84～100 日血 $\beta$-hCG 降至正常值，人工流产和自然流产后分别仅为 30 日和 19 日；足月妊娠分娩后为 12 日，而异位妊娠术后为 8～9 日。若超过上述时间，hCG 仍持续在高值并有上升趋势或曾经一度下降后又上升，排除妊娠物残留可能后，结合临床情况可诊断绒毛膜癌（绒癌）。当疑有脑转移时，可做脑脊液及血浆的 hCG 测定。脑脊液的含量与血中含量相比，若超过 1:20，则说明有 hCG 直接分泌入脑脊液，有脑转移可能。

2. 特殊检查

（1）超声诊断  B 超显示子宫正常大小或不同程度增大。子宫腔病变与良性葡萄胎大致相同，主要区别是子宫肌层有大小不等、疏密不均光点（或光斑）回声反射和液性暗区。病变累及子宫浆膜层或宫旁则子宫边界不清或形成肿块，子宫穿破者可见腹腔片状不规则液性暗区。侵蚀性葡萄胎和绒癌的声像图难以区分，最后以临床或病理诊断为依据。彩色多普勒超声主要显示丰富的血流信号和低阻力型血流频谱。

（2）诊断性刮宫 是一个重要的诊断方法。如果病灶凸出于宫腔，则可得阳性结果。若病灶在肌层内，则可能会得到假阴性结果。若刮出物组织病理学检查有成团的滋养细胞伴增生与分化不良及坏死组织，则对诊断恶变有帮助。若刮出物为良性的妊娠残留物，刮宫后血清 β-hCG 下降，症状消除，可排除恶变。诊断性刮宫不能了解滋养细胞侵蚀肌层的情况，且有穿孔、促进肿瘤扩散的危险，需轻柔谨慎操作。

（3）X 线胸片检查 是诊断肺转移的重要检查方法。肺转移最初 X 线征为肺纹理增粗，以后发展为云片状或小结节状阴影，典型表现为棉絮状或团块状阴影。转移灶以右侧肺及中下部较为多见。

（4）CT 检查和 MRI 检查 对诊断盆腔肿瘤及其他脏器转移瘤具有极高价值。在肺转移患者中，X 线摄片未见明显异常时，CT 检查即可发现极早期的病灶。

（5）子宫造影检查 以碘油注入宫腔后摄片，若滋养细胞肿瘤局限于子宫，则 X 线摄片上可有下列几种变化：①宫腔充盈缺损，此由于病灶凸向宫腔所致，但需注意排除葡萄胎后的组织残留，或流产、足月产后的胎盘残留；②若病变在肌层内，且与宫腔相通，X 线摄片上可见造影剂由宫腔进入病灶，部位及大小均可显示；③碘油进入血管，此表示宫腔表面被肿瘤组织破坏，碘油通过静脉溢出。

（6）盆腔动脉造影 有助于子宫肌层内及宫旁组织内病灶的诊断，还可协助决定手术范围，判断化疗效果，但不能鉴别病变是绒毛膜癌还是其他滋养细胞疾病。造影片上表现为：①患者子宫动脉延长，屈曲且增粗，子宫壁血管丰富，病灶部位出现多血管区；②弓形动脉不经过子宫肌壁血管网，而直接和肌壁间血窦相通；③肌壁血窦中有时可见圆形或半圆形和边缘锐利的充盈缺损，但一般不常见；④静脉期提前出现；⑤病变区造影剂排空延迟；⑥病变向子宫外发展而成宫旁转移时，可见子宫范围外有多血管区或血窦造成的阴影；⑦若转移至阴道，在阴道上端也有同样表现。

（7）腹腔镜检查　滋养细胞肿瘤疑有盆腔、腹腔内脏器转移时，可行腹腔镜检查，可清晰见到肿瘤的大小、累及的部位和有无内出血等，并可行摄片及活组织检查。

## 五、治疗

采用化疗为主，手术和放疗为辅的综合治疗方法。

## 六、观察要点

应严密观察患者腹痛情况，腹泻次数、量及性质，正确留取大便标本并及时送检。

## 七、护理要点

### （一）常规护理

病房应空气流通、清洁、安静舒适，帮助患者保持外阴清洁，每天用温开水擦洗外阴 1～2 次，勤换消毒会阴垫。卧床休息，鼓励患者进高蛋白、富含维生素、易消化食物，对不能进食或进食不足者，应遵医嘱静脉补充营养。足够营养、休息和睡眠是保证治疗效果的前提。协助患者做好各项化验检查。

### （二）专科护理

1. 测体质量　宜在清晨空腹、排空大小便后，穿贴身衣裤测量。

2. 遵医嘱准确给药

① 熟悉化疗药物的药理作用、不良反应。

② 严格执行查对制度，正确溶解和稀释药物。

③ 化疗药物应现用现配，药液一般常温下放置不超过 1 小时。

④ 严格掌握用药时间、剂量、浓度、给药途径、用药方法，准时、准量，按医嘱对药物的排序给药。

⑤ 严格调节滴速。

⑥ 使用放线菌素 D、顺铂（顺氯氨铂）时要避光。

⑦ 应用两种以上化疗药物时，中间要用引导液间隔 10～30 分钟。

3. 保护静脉

① 从远端静脉开始，有计划地穿刺。

② 用药前先注入少量生理盐水，确定针头在静脉内，静脉滴注顺畅后再注入化疗药物。

③ 发现药物外渗应立即停止输注，对刺激性较强的药物，立即给予局部冷敷，遵医嘱作进一步处理。

④ 化疗结束前用生理盐水冲管，以降低穿刺部位拔针后药液残留浓度，保护血管。

4. 造血功能障碍的护理

（1）保持环境清洁、定期消毒病室及限制陪探视人员。

（2）严格执行消毒隔离制度与无菌技术操作规则。

（3）化疗期间应定期复查血常规，当白细胞 $< 4.0 \times 10^9/L$ 时应停止用药；白细胞 $< 3.0 \times 10^9/L$ 时，减少外出，避免感染；白细胞 $< 2.0 \times 10^9/L$ 时，遵医嘱进行输血、升白细胞药物治疗，限制探视，实行保护性隔离。

（4）指导患者注意个人卫生，尤其注意饮食卫生，增加蛋白质、维生素等营养物质摄入。

（5）血小板降低时的护理

① 保持病室温度、湿度适宜。

② 嘱患者适当休息，避免剧烈活动，防止出血。

③ 观察患者有无牙龈出血、鼻出血、皮下淤血或阴道活动性出血，警惕颅内出血的发生。

④ 实施护理操作时动作轻柔，穿刺完毕适度按压穿刺点至不出血为止。

⑤ 遵医嘱给予新鲜血小板少量多次输入。

**5. 肝功能损害的护理**　注意患者皮肤、黏膜有无黄染，定期化验肝功能，异常时遵医嘱治疗。

**6. 肾功能损害的护理**　准确记录出入液量，嘱患者多喝水，遵医嘱查尿常规。

**7. 口腔溃疡患者的护理**

① 用软毛牙刷刷牙。

② 进食前后用消毒溶液漱口。

③ 鼓励患者进食温凉的流质食物或软食，避免进食刺激类、坚果类和油炸类食物。

④ 在进食前 15 分钟用丁卡因溶液涂敷溃疡面，以减少进食疼痛。

⑤ 进食漱口后，可用锡类散或冰硼散等局部涂抹。

### （三）健康指导

（1）向患者及家属讲解化疗的目的、疗程及并发症。

（2）告知患者化疗时和化疗后 2 周内是化疗反应较重的阶段，当出现口腔溃疡或恶心、呕吐等消化道症状时，要坚持少量多餐、进食清淡易消化食物，避免进食油腻、硬、甜的食物。

（3）根据患者的口味和喜好提供高蛋白、富含维生素饮食，保证营养需求及液体摄入。

（4）保持口腔清洁，进食前后漱口，用软毛牙刷刷牙。

（5）牙龈出血时，可用纱布绕指清洁牙齿。

（6）白细胞过低时引起机体免疫力下降，易发生感染，应指导患者保持自身清洁卫生。

（7）在自觉乏力、头晕时，要以卧床休息为主，尽量避免去公共场所，如需外出应注意保暖、戴口罩，并有家属陪伴。

（8）如白细胞<$10×10^9$/L 时，需进行保护性隔离。

# 第十四章 子宫内膜异位症

## 一、定义

子宫内膜异位症（EMT）是指具有生长功能的子宫内膜组织出现在子宫以外的身体其他部位。本病多发生在 30～40 岁的妇女，20 岁前后发病者并不少见，但未有月经初潮前发病者。异位子宫内膜可以侵犯全身任何部位，但绝大多数位于盆腔内，其中卵巢和宫骶韧带为最常见被侵犯部位。异位的子宫内膜组织侵及卵巢皮质，在卵巢皮质内生长并随月经周期激素的变化反复出血，使囊内液呈黑色、柏油样、巧克力色，故又名"巧克力囊肿"。子宫内膜异位症表现为"良性形态、恶性行为"，是一种始于细胞水平而终止于盆腔疼痛和不孕为特点的持续性病变，是妇科常见疾病之一。

## 二、病因及发病机制

（1）子宫内膜种植学说　月经期脱落的内膜经输卵管而进入盆腔，在盆腔腹膜上种植生长，此种情况多见于子宫颈狭窄、阴道闭锁、人工流产术后，或经期行盆腔检查时挤压子宫等。

（2）体腔上皮化生学说　盆腔腹膜经反复经血回流、慢性炎症刺激等作用而转化为子宫内膜，形成异位内膜。

（3）淋巴及静脉播散学说　肺、皮肤等处可见异位内膜生长，故认为可能是内膜碎片通过淋巴或静脉播散的结果。

（4）免疫发病学说　免疫机制在子宫内膜异位症的发生、发展各环节起重要作用。近年来研究表明，免疫异常对异位内膜的种植、粘附、增生具有直接或间接作用。表现为免疫监视、具有免疫杀伤功能的细胞如 NK 细胞、巨噬细胞等细胞毒作用减弱，黏附分子协同促进异位内膜的移植、定位，免疫活性细胞释放的细胞因子促进异位内膜存活、增殖。

## 三、临床表现

（1）痛经　患者常有痛经，并呈进行性加剧趋势。一般多在月经前1～2日开始出现下腹及腰骶部胀痛，月经第1日最严重，以后逐渐减轻，直至月经干净后缓解。当病变累及子宫骶韧带或阴道直肠隔时，疼痛可向臀部、肛门、会阴及大腿内侧放射。疼痛严重程度与病变程度并不完全呈正比，部分患者病变虽较严重但无痛经与腹痛。子宫骶韧带附近的病灶即使较小，也常有明显的痛经；而较大的卵巢内膜异位囊肿，却可以毫无症状。27％～40％患者无痛经，因而痛经并非是诊断子宫内膜异位症的惟一证据。

（2）月经失调　患者常有经量增多，经期延长或周期紊乱，少数患者还可出现月经量减少。

（3）不孕　子宫内膜异位症与不孕呈高度相关。在异位症病例中不孕的发生率为30％～40％，而不孕症患者中30％～50％患子宫内膜异位症。异位症引起不孕的原因可能与子宫内膜异位症致盆腔解剖结构破坏、盆腔内微环境改变、卵巢功能异常等有关。

（4）性交痛　病灶位于子宫直肠陷凹、子宫骶韧带或阴道直肠隔，或有极度后倾固定的子宫时，性交可引起疼痛。一般于月经前性交痛更为明显。

（5）急性腹痛　卵巢巧克力囊肿的囊壁如果发生破裂，致使巧克力样内容物流入腹腔，刺激腹膜，可引起剧烈腹痛，并可伴有恶心、呕吐、肛门坠胀等症状。

（6）盆腔以外部位病灶的异常出血　如气管内膜异位病灶会导致月经时少量咯血或大咯血；肺胸膜病灶可引起月经期气胸、胸腔积血。输尿管膀胱内的内膜异位症可导致月经期血尿；如输尿管内病灶增大还可以阻塞管道，引起肾盂积血、积液等并发症；

直肠内病灶致周期性便血。手术后腹壁瘢痕异位症可出现周期性瘢痕处疼痛和逐渐增大的肿块。

## 四、辅助检查

1. 实验室检查

（1）$CA_{125}$　子宫内膜异位症患者血清 $CA_{125}$ 浓度升高，但一般不超过 200U/ml。血清 $CA_{125}$ 浓度与子宫内膜异位症的临床程度呈正相关，故 $CA_{125}$ 测定可以监测内膜异位病变活动情况。若药物或手术治疗有效，$CA_{125}$ 值下降，复发时又升高。

（2）抗子宫内膜抗体　抗子宫内膜抗体是子宫内膜异位症的标志抗体，其产生与异位子宫内膜的刺激及机体免疫内环境失衡有关。患者经达那唑及 GnRH-a 治疗后，血清中抗子宫内膜抗体会明显降低，故测定抗子宫内膜抗体有助于子宫内膜异位症的诊断与疗效观察。

2. 特殊检查

（1）超声检查　可了解子宫大小形态。子宫腺肌症患者子宫均匀增大，肌壁间有散在不规则无回声区，内膜线偏移。卵巢子宫内膜异位囊肿见囊内呈密集光点，可见贴壁光块，囊壁较厚，囊肿与子宫关系密切。

（2）腹腔镜　腹腔镜是目前诊断子宫内膜异位症的最佳方法，特别是对盆腔检查和 B 超均无阳性发现的不孕或腹痛患者是惟一手段，腹腔镜下可以进行活检确诊，还可以治疗子宫内膜异位症，如电凝异位病灶、囊肿的穿刺冲洗、囊肿的剥除和切除。子宫内膜异位症的腹腔镜下表现：局部内膜异位症病灶早期为红色病变，继而发展为棕色病变、黑色病变。当成为纤维化时成为白色病变。镜下可见盆腔腹膜充血、腹膜窗样结构、白色斑块、水泡样病变，出血病灶、腹膜皱缩、瘢痕形成、紫色或褐色病灶、囊肿形成和盆腔广泛粘连等。腹腔镜的不足之处是无法发现微小病灶，且不能反复施行。腹腔镜检查的最佳时间是经后即进行，可明显提高子宫内膜异位症的检出率。

（3）子宫输卵管造影（HSG） HSG 对子宫内膜异位症的诊断价值在于了解病变的程度，特别是对宫腔的影响和输卵管通畅度的影响，子宫内膜异位症的 HSG 影像图特征：子宫不规则增大，宫体边缘有小囊状阴影；子宫内树枝状或火炬状阴影，宫体和宫底的两侧缘有毛刷状改变；双侧输卵管可受压，也可因粘连而增宽；造影剂在盆腔内弥散不均匀。

（4）CT 或 MRI 检查 CT 扫描其病灶多表现为边界轮廓不清，密度不均匀，如有出血者可表现为高密度。卵巢子宫内膜异位囊肿，MRI 信号呈多样性特征，囊内形成方层状结构，囊肿边缘锐利。可根据 T1 加权像显示高信号，T2 加权像部分显示高低混杂信号诊断卵巢子宫内膜囊肿。

## 五、治疗

子宫内膜异位症的治疗方案，因病情的轻重、患者的年龄和生育情况而有所不同。如病情较重，或表现为重的痛经，或盆腔检查发现有肯定的内膜异位结节，就必须采取药物或手术治疗。

## 六、观察要点

术后严密观察患者的生命体征，给予低流量吸氧，保持输液管、导尿管通畅，鼓励患者早活动。第一次起床活动后应有家属或护士搀扶，注意观察患者脸色、脉搏，防止直立性低血压。

## 七、护理要点

### （一）常规护理

① 给予心理支持，关心和理解患者的不良情绪反应，支持家属与患者沟通，理解和支持患者，减轻患者心理压力（因不孕）。多与患者交流，给患者家属提出问题的机会，并适当解释指导患者面对问题、正确处理问题，协助患者建立自我理念，接受并配合治疗，以达到康复的目的。

② 在使用激素治疗期间，应向患者介绍服药方法、用药量、注意事项及可能出现的反应（如恶心、食欲缺乏、乏力、闭经或

体质量增加等），使其做好充分的心理准备。同时，说明该病只要坚持按医嘱用药或采取必要的手术可改善症状，鼓励患者树立信心，解除思想顾虑，积极配合治疗，提高疗效。

③ 注意观察患者病情，如出现急性腹痛，要注意是否为异位囊肿破裂征象，应及时通知医师，并做好剖腹探查手术的各项准备工作。

(二) 专科护理

1. 术前护理

(1) 做好心理护理，解除紧张、恐惧心理。

(2) 阅读病历，做好术前评估，了解病情及手术内容。

(3) 完善各项化验检查：血尿常规、心电图、胸部 X 线片、乙肝五项、肝肾功能、血型、Rh 因子、HIV 等；了解患者各项化验检查是否正常，尤其是出凝血时间及活动度。

(4) 术前 1 日遵医嘱配血。

(5) 根据术中情况拟定使用药物，术前遵医嘱做药物过敏试验，阳性反应者告知医师，并在病历上做明显标记。

(6) 皮肤准备　术前 1 日备皮。剔净阴毛，注意勿损伤皮肤，腹部体毛重者应剔除，轻者无需备皮，脐窝部用络合碘棉签浸润 5~10 分钟，致使其污垢软化，清除干净。

(7) 阴道准备　术前 1 日用生理盐水溶液冲洗阴道，早晚各 1 次；全子宫切除患者术前 3 日开始阴道冲洗，每日 1 次，有炎症者遵医嘱阴道上药。

(8) 肠道准备　在术前 1 日进行。①口服 50％硫酸镁 40ml 或甘油灌肠剂 110ml 肛用，年老体弱者一般用甘油灌肠法；②术前晚 8 时禁食，晚 10 时禁水。

(9) 术前测量生命体征，观察患者有无异常变化。有发热、上呼吸道感染、月经来潮等，应及时通知医师。

(10) 指导患者术前进行淋浴、剪指甲，准备好卫生巾、卫生纸。

(11) 遵医嘱术前晚 8 时给予患者口服地西泮 5mg，以助睡眠。

(12) 术日晨告知患者取下义齿、发卡、手表、钱物及贵重物品，交给家属妥善保管。

(13) 术日晨遵医嘱准备好手术用物、用药。术前半小时留置尿管，遵医嘱肌内注射术前针。

2. 术后护理

(1) 准备麻醉床及各种物品，如血压计、听诊器、弯盘、吸氧装置等。

(2) 接患者后了解术后诊断、手术情况。

(3) 密切监测患者生命体征变化，注意有无内出血及伤口渗血，全子宫切除术后患者应注意阴道引流量及颜色。

(4) 观察阴道出血情况，必要时保留会阴垫，遵医嘱予以止血剂。

(5) 保持静脉通路通畅，注意调节滴速，手术当日严格记录出入量。

(6) 保持尿管通畅，勿弯曲，注意尿液的性质、量，发现异常及时与医师联系。

(7) 协助患者翻身或肢体活动。注意患者有无恶心、呕吐。及时倾倒呕吐物并协助其漱口，必要时遵医嘱予以镇吐剂。

(8) 腹腔镜术后伤口疼痛一般较轻，个别不能耐受者可适当应用镇痛剂。

(9) 注意患者呼吸情况，遵医嘱给予吸氧，随时倾听患者主诉。

(10) 子宫切除一般于次日拔除尿管，拔除后 4~6 小时仍未排尿并觉膀胱胀者，需及时采取相应措施，必要时遵医嘱置尿管，解除尿潴留。

(11) 遵医嘱予以预防性抗生素，防止感染。

(12) 保持外阴清洁，每日用 0.25% 络合碘溶液冲洗外阴 2 次，勤换护垫及内裤，防逆行感染。

(13) 腹腔镜灌注药液的患者遵医嘱卧床休息 24 小时，避免发生外阴水肿。

（14）术后鼓励并协助患者早下地，避免腹胀、静脉血栓的形成及盆腔粘连，讲解腹腔镜术时行人工气腹可能造成腹胀，使患者理解，解除顾虑。

（15）二氧化碳气腹可引起双肋部及肩部疼痛，多可自行缓解，必要时可用镇痛剂。

（16）术后1日半流食，术后2日普食。告知患者在排气前及排气不畅时，禁食产气食物。

（17）气管插管所致咽部疼痛及痰液较多者，可嘱患者多饮水或遵医嘱给予雾化吸入及相应药物。

（18）出院前向患者做相应的专科及个体指导，定期随诊，有生育要求者在医师指导下受孕。

### （三）健康指导

子宫内膜异位症的治疗是一个有计划、长期的过程。出院前应为患者制订详细的出院后治疗计划。包括药物服用方法、休息、饮食、复查计划。嘱咐患者工作生活中，注意保持良好的心态、劳逸结合，加强营养，以提高机体的免疫力，促进机体尽快康复。

# 第十五章　女性生殖内分泌疾病的护理

## 第一节　功能失调性子宫出血

### 一、定义

功能失调性子宫出血简称功血（DUB），是调节生殖的神经内分泌功能失常引起的异常子宫出血，而全身及内外生殖器官无器质性病变存在。功血可发生于月经初潮至绝经间的任何年龄。常表现为月经周期长短不一、经期延长、经量过多或不规则阴道出血。可分为排卵型和无排卵型两类。

### 二、病因及发病机制

功能失调性子宫出血是由于内分泌失调引起的异常性子宫出血，不伴有生殖器官器质性疾病和全身性疾病。

正常月经周期依赖于下丘脑-垂体-卵巢轴的相互调节和制约。任何机体内外因素，如精神过度紧张，环境、气候的改变，以及营养代谢失常等，都可通过大脑皮质，干扰下丘脑-垂体-卵巢轴系统的完整性，而导致子宫异常出血。

青春期功血主要是由于中枢成熟缺陷，下丘脑发育不成熟，对垂体分泌卵泡刺激素（FSH）和促黄体生成素（LH）失去控制，垂体对雌激素正反馈刺激缺乏反应，在月经中期不能形成LH高峰，卵巢不能排卵，导致月经紊乱。围绝经期功血是由于卵巢衰退，失去性激素对丘脑下部和垂体的正常反馈作用，垂体分泌FSH和LH增加，而前者高于后者，缺乏中期LH高峰，卵泡不能排卵，产生无排卵性功血。

生育年龄功血较少见，主要由于子宫对性激素或卵巢对促性腺激素的反应异常，虽有排卵，但 LH 相对不足，造成黄体发育不全或功能障碍，如黄体过早退化而导致有排卵型出血。

### 三、临床表现

1. 症状　常表现出月经周期无正常规律，经量过多，经期延长，甚至不规则阴道流血等。

（1）无排卵型功血　临床表现为无规律性子宫出血，月经来潮的日期也无法预知，经期长短不一，从 1～2 日到 10 多日，甚至可达 1 个月以上，经量多少不定，从淋漓不断至大量出血。由于出血过多，患者自觉乏力、呼吸困难等。

（2）有排卵型功血　这些妇女都有排卵功能，其中可分为排卵型月经过多、黄体功能不全、子宫内膜脱落不全和排卵期出血等类型。排卵型月经过多主要表现为月经过多，周期正常。黄体功能不全表现为月经周期缩短，月经频发。患者不易受孕或易流产。子宫内膜脱落不全表现为月经间隔时间正常，但经期延长，长达 9～10 日，流血量多。排卵期出血在月经中期有少量阴道流血，伴或不伴腹痛。

2. 体征

（1）一般检查　注意精神和营养状态，是否有贫血或其他病态。

（2）腹部检查　触诊时检查有无胀痛或块物。

（3）妇科检查　以排除器质性病灶为主。

外阴：裂伤、赘生物、炎症特别接近阴道口处均有可能出血。不可忽视对肛门的检查，因为此部位的出血很可能被某些患者误认为是阴道出血。

阴道：用窥器查宫颈和阴道壁、穹窿，是否有局部病灶出血等。用双合诊和三合诊作阴道检查以明确子宫大小、质地、位置和活动性，了解双侧附件的质地、卵巢大小和活动性。功血患者，盆腔检查有无明显病灶。

未婚的妇女，一般只检查外阴及肛查，若经治疗无效或病史明显地提示有器质性病灶，则应征得家长的同意后进行阴道检查。

### 四、辅助检查

（1）**基础体温测定** 利用孕激素的中枢致热作用，将每日清晨醒后测得的体温绘制成曲线图。根据图形特点判断卵巢有无排卵及黄体功能。如基础体温呈双相型提示有排卵，即在排卵前体温降低，排卵后体温上升 0.3～0.5℃，持续 10～14 日，月经前 1～2 日体温下降。无排卵周期，基础体温始终处于较低水平，呈单相型，据排卵后体温上升的幅度及持续天数还可作为判断黄体功能的参考。

（2）**子宫颈黏液检查** 子宫颈黏液的量和质都受到卵巢性激素的影响，在雌激素影响下，黏液量增多、质稀薄透明、拉丝度长、干燥后镜检可见典型羊齿状结晶，羊齿状结晶越明显越粗提示雌激素水平越高。排卵后在孕激素影响下，黏液量少、质稠、混浊、拉丝度短、结晶呈排列成行的椭圆体。临床上可借以了解卵巢功能。判断有无排卵及雌激素水平。有上述正常周期性变化时提示卵巢功能良好；羊齿状结晶持续存在表示无排卵；无结晶或极少结晶，表示卵巢功能低落。

（3）**阴道脱落细胞涂片检查** 阴道上皮细胞的成熟程度与体内雌激素水平呈正比。成熟过程的特点表现为表层细胞增多、细胞核致密、胞浆嗜酸性红染。因此从阴道细胞的形态、各层细胞的比例、致密核细胞和嗜酸性细胞的多少，可以反映出体内雌激素水平的高低。结合月经周期多次涂片做连续观察可以动态的反映月经周期中雌激素水平的升降，间接地反映了卵巢功能。临床常用阴道涂片法检查，从阴道侧壁上 1/3 处用刮板轻轻刮取上皮细胞，均匀地涂于玻片上，置 95% 乙醇中固定后，即可染色、镜检。

临床上常用下列指数代表体内雌激素水平：①阴道上皮细胞

成熟指数（MI），计算底层、中层、表层细胞在总细胞数中所占的百分率；②致密核细胞指数（KI），即鳞状上皮细胞中表层致密核细胞的百分率；③嗜酸性细胞指数（EI），即鳞状上皮细胞中红染的表层细胞的百分率；④角化指数（CI），即鳞状上皮细胞中表层嗜酸性致密核细胞的百分率。

正常成年妇女涂片上无底层细胞出现。通常以 CI 代表雌激素水平。CI<20% 表示雌激素轻度影响，见于早期卵泡期；CI 在 20%～60% 为雌激素中度影响，相当于卵泡中期或排卵前期雌激素水平；CI>60% 提示雌激素水平过高，如无排卵型功血涂片多见中、高度雌激素影响，每周 1～2 次连续检查亦无周期性变化。有排卵型功血月经周期的中期涂片可见雌激素高度影响并有周期性变化。其他如闭经、卵巢早衰、过期妊娠、胎盘功能减退等均可用以辅助诊断。

（4）诊断性刮宫：适用于已婚妇女，刮取子宫内膜行病理检查，可了解卵巢功能及内膜情况，以明确诊断。刮宫时间的选择，如为止血排除内膜恶性病变，可随时刮宫；为了解有无排卵，可于月经来潮 6 小时内刮宫；为了解黄体功能应在经前期刮宫，如果怀疑黄体萎缩不全，应在月经第 5 日刮宫。

## 五、治疗

（1）一般治疗　患者体质往往较差，呈贫血貌，应加强营养，改善全身情况，可补充铁剂、维生素 C 和蛋白质，贫血严重者尚需输血。出血期间避免过度疲劳和剧烈运动，保证充分的休息。流血时间长者给予抗生素预防感染，适当应用凝血药物以减少出血量。

（2）药物治疗　内分泌治疗极有效，但对不同年龄的患者应采取不同方法。青春期少女以止血、调整周围、促使卵巢排卵为主进行治疗；围绝经期妇女止血后以调整周期、减少经量为原则。使用性激素治疗时应周密计划，制订合理方案，尽可能使用最低有效剂量，并做严密观察，以免性激素应用不当而引起出血。

## 六、观察要点

① 测量出血、脉搏、呼吸。

② 准确记录出血量和颜色。

③ 了解血红蛋白和出凝血时间等实验室检查结果。

## 七、护理要点

### (一) 常规护理

（1）休息与活动　注意休息，防止跌倒。

（2）饮食　高蛋白、高热量、富含维生素及富含矿物质、钙的饮食。

（3）保持外阴清洁　每天清洗外阴 1~2 次。

### (二) 专科护理

（1）维持正常血容量

① 观察记录生命体征、出入液量，保留会阴垫及内裤，准确评估出血量。

② 出血量多者，嘱卧床休息，避免劳累及剧烈活动。

③ 严重贫血者，遵医嘱配血、输血。

（2）预防感染

① 严密观察体温、脉搏、子宫体有无压痛等。

② 监测白细胞计数及分类。

③ 做好会阴清洁护理。

④ 有感染征象及时通知医师，遵医嘱给予抗生素治疗。

（3）遵医嘱使用性激素

① 按时按量服用药物；若出现不规则阴道出血，应及时就诊。

② 告知患者，药物减量应严格遵医嘱进行。

（4）加强心理护理

① 耐心倾听患者诉说，了解患者真实感受。

② 向患者适度解释病情及提供相关信息。

### (三) 健康指导

① 针对患者年龄、对疾病的认知程度，讲解该年龄段功血

发病机制、治疗方案。

② 向患者强调擅自停药或非正规用药的不良反应，使其能自觉遵从医嘱。

③ 告知患者及家属，若治疗期间出现不规则阴道出血，应及时通知医师或立即就诊。

④ 告知患者保留浸血的卫生巾及内裤等，便于正确评估出血量，为及时补充体液和血液提供依据。

⑤ 对严重出血的患者应强调不单独起床、活动，以防发生晕倒、坠床。

⑥ 补充营养，增加铁的摄入。

⑦ 鼓励患者与医师、护理人员保持联络，按时复诊。

# 第二节 闭 经

## 一、定义

闭经是妇科疾病中常见症状，是指月经停止至少 6 个月。闭经本身不是一种疾病，而是由许多原因造成的症状，且经常是某些疾病的组成症状之一。

根据闭经发生的原因，分为两大类：一类是生理性闭经，即妇女因某种生理原因而出现一定时期的月经不来潮，例如初潮前、妊娠期、产后哺乳期、绝经后等。另一类是病理性闭经，是指因某些病理性原因而使妇女月经不来潮。闭经又可分为原发性和继发性两类：原发性闭经指凡妇女年满 13 岁或超过 15 岁第二性征已发育仍无月经来潮者。继发性闭经指凡妇女曾已有规则月经来潮，但以后因某种病理性原因而月经停止 6 个月以上者。本节主要叙述病理性闭经。

## 二、病因及发病机制

月经是有规律的周期性的子宫出血。在大脑皮质的控制下，下丘脑的持续性中枢在整个月经周期中合成和分泌促性腺激素释放激素（GnRH），周期性中枢在月经中期大量释放 GnRH，经门脉循环传至垂体，刺激前叶释放卵泡刺激素（FSH）、促黄体生成素（LH）。在月经中期，排卵前 FSH、LH 先后出现高峰。FSH 刺激卵泡生长发育，在少量 LH 协同作用下使卵泡分泌雌激素，LH 在一定量的 FSH 共同作用下，使成熟的卵泡排卵，形成黄体并分泌孕激素和雌激素。

在雌激素作用下，子宫内膜呈增殖期变化，排卵后的孕激素，使增殖期子宫内膜转变为分泌期子宫内膜。黄体分泌大量孕激素及雌激素，通过负反馈，抑制下丘脑的两个中枢，使 LH、FSH 分泌减少，黄体因而萎缩，孕激素和雌激素随之下降，子宫内膜失去雌孕激素的支持而坏死、脱落、出血，即月经来潮。雌、孕激素的下降，解除了对下丘脑两个中枢的抑制，又开始分泌 GnRH，使垂体又分泌 FSH、LH，致新的卵泡发育，分泌雌激素，使子宫内膜修复、增殖，转入新的月经周期。

大脑皮质-下丘脑-垂体-卵巢-子宫内膜之间的调控，维持月经周期的轮转，5 个环节中的任何 1 个环节发生障碍，将导致闭经。闭经根据病变发生部位，分为 4 区：①下生殖道与子宫病变属第 1 区；②卵巢病变属第 2 区；③垂体病变属第 3 区；④下丘脑与中枢神经病变属第 4 区。

发生闭经的原因：

第 1 区：①隐经；②子宫阴道发育不全；③睾丸女性化（完全雄激素不敏感综合征）；④男性化两性畸形（部分性雄激素不敏感综合征）；⑤先天性肾上腺皮质增生症（肾上腺生殖综合征）；⑥宫腔粘连（Asherman 综合征）；⑦子宫内膜结核。

第 2 区：①性腺发育不全（Turner 综合征）；②单纯性腺发育不全；③卵巢功能早衰；④卵巢不敏感综合征；⑤卵巢损坏；⑥卵巢男性化肿瘤；⑦多囊卵巢综合征。

第 3 区：①垂体功能减退症（Sheehan 综合征）；②高泌乳素血症；③空蝶鞍综合征；④原发性垂体促性腺激素缺乏症。

第 4 区：①精神性闭经；②精神性厌食；③全身消耗性疾

病；④药物抑制综合征；⑤肥胖、营养不良症。

## 三、临床表现

1. 症状 闭经是主要的症状。

2. 体征

（1）全身检查 注意发育、营养、胖瘦及智力等情况；测体质量及身高；注意四肢、躯干的比例；检查第二性征发育程度；检查毛发多少及分布；检查乳房发育，轻挤乳房，观察有无泌乳。

（2）妇科检查 注意有无生殖道先天性畸形，外生殖器发育情况，阴蒂是否肥大，子宫及卵巢是否增大，子宫附件处有无包块或结节等。

## 四、辅助检查

1. 诊断性刮宫 适用于已婚妇女，用以了解颈管或宫腔有无粘连、宫腔深度及宽度。刮取子宫内膜送病理检查以了解内膜对卵巢激素的反应，排除子宫内膜结核等。

2. 子宫、输卵管碘油造影 了解子宫腔大小与形态、输卵管形态及通畅情况，有助于诊断子宫、输卵管结核、子宫畸形、宫腔粘连等病变。

3. 内镜检查 宫腔镜可观察子宫腔及其内膜，取内膜组织做病理检查。腹腔镜检查可直接观察子宫、输卵管、卵巢形态，及盆腔、腹腔病灶，并可取活组织检查，有助于诊断卵巢功能早衰、发育不良、肿瘤及多囊卵巢综合征。

4. 卵巢功能检查

（1）基础体温测定 基础体温呈双相型，提示卵巢内有排卵和黄体形成，卵巢功能正常。

（2）阴道脱落细胞涂片检查 脱落细胞出现周期性改变提示卵巢有排卵，观察表层、中层、底层细胞的百分比，表层细胞百分率越高提示雌激素水平越高。

（3）宫颈黏液结晶检查　根据涂片上羊齿状结晶及椭圆体的周期变化，判断卵巢功能。

（4）血激素水平测定　测定雌激素及孕激素的含量及周期性变化。

5. **垂体功能检查**　雌激素试验阳性提示患者体内雌激素水平低落，为确定发病原因在卵巢、垂体或下丘脑，需做以下检查。

（1）血 FSH、LH 放射免疫测定　FSH、LH 均低于正常水平表示垂体功能减退，病变可能在垂体或下丘脑。如高于正常水平提示卵巢功能不足。

（2）垂体兴奋试验　当患者 FSH 与 LH 含量均低时，应进行垂体兴奋试验，以区别病变在垂体，或在下丘脑。用 LH-RH $50\mu g$ 溶于生理盐水 5ml，静脉推注，于注射前及注射后 15、30、60、120 分钟取血 2ml，用放射免疫法测定血中 LH 含量变化，一般于注射后 15～30 分钟 LH 值高于注射前的 2～4 倍，提示垂体功能正常，闭经原因在下丘脑。如不升高或升高很少则为垂体性闭经。

（3）蝶鞍检查　疑有垂体肿瘤可进行蝶鞍 X 线摄片或多向断层摄片，有助于诊断垂体肿瘤。

6. **药物试验**

（1）孕激素试验　黄体酮 20mg 肌内注射，1 次/d，共 5 日，停药后 1 周内出现撤药性出血者为阳性，说明子宫内膜已受到一定水平雌激素的影响，对孕激素反应功能正常。

（2）雌激素试验　如孕激素试验阴性，可做雌激素试验。口服己烯雌酚 1mg/d，连服 20 日，最后 10 日加用醋酸甲羟孕酮，每日口服 10mg。停药后 1 周内出现撤药性出血为阳性，提示子宫内膜对雌激素有反应，闭经是由于缺乏雌激素，病变部位在卵巢、垂体或下丘脑。无撤药性出血者为阴性，可诊断子宫性闭经。

7. **其他检查**　包括染色体检查、甲状腺功能检查、肾上腺功能检查、B超检查等。

## 五、治疗

（1）全身治疗　女性生殖器官是整体的一部分，闭经的发生与神经内分泌的调控有关，因此，全身体质性治疗和心理学治疗在闭经中占重要地位。

（2）病因治疗　闭经若由器质性病变引起，应针对病因治疗。

（3）激素治疗　通过对闭经患者的检查诊断步骤，即可确定为正常、高或低促性腺激素性闭经，据此给予不同的治疗方案。

## 六、观察要点

观察患者的生命体征、用药前后的反应等。使用性激素治疗者，要遵医嘱按时、按量服用雌激素、孕激素。服用中药者，虚证患者宜温服，阴虚血燥患者宜凉服。服药期间忌浓茶、生冷油腻之品。服药后注意休息，不宜马上做剧烈运动，以免引起呕吐。

## 七、护理要点

### （一）常规护理

① 宜居住在空气新鲜，整洁安静，避免强烈的噪声刺激。

② 适当进行体育锻炼，增强体质。

③ 供给患者足够的营养。

④ 注意个人卫生，保持外阴清洁，防止感染。

### （二）专科护理

（1）纠正全身健康情况　包括：①增加营养，调配及增加维生素丰富食物；②避免精神紧张，消除不良刺激；③保持情绪稳定，对精神、神经不稳定者，可酌情使用自主神经阻断剂或精神安定剂。

（2）病因治疗　找到引起闭经的器质性疾病给予恰当治疗。

例如结核性子宫内膜炎者即给予抗结核治疗。

（3）激素治疗 对先天性卵巢发育不良，或卵巢功能受损或破坏以致早衰者可用性激素替代疗法。一般应用性激素人工周期疗法。包括：①小剂量雌激素周期治疗；②雌、孕激素序贯疗法；③雌、孕激素合并治疗；④诱发排卵，常用克罗米芬、黄体生成激素释放激素（LHRH 或 GnRH）、hCG 和小剂量雌激素-孕激素序贯疗法。指导患者正确合理用药，向患者讲解性激素治疗的作用，具体用药方法、剂量及不良反应，帮助患者了解药物的撤退性出血。指导患者严格按医嘱准时服药，不能随意增量、减量或停药，并注意观察使用性激素后的不良反应。

（4）情感支持 一些侵入性的检查操作会对人的整体感产生威胁，使患者有恐惧感，护士应给予情感上的支持。建立信任的护患关系，仔细耐心解说病情，消除心理压力，利于治疗。鼓励患者说出自己的感受及对疾病看法，并随时帮助患者澄清错误观念。

（5）降低焦虑水平 评估患者的焦虑水平（程度）按低度、中度、重度和极重度分级；提供安全舒适的环境，与患者进行沟通交流；解释疾病可能的发生发展，进行知识宣教；指导应用放松疗法。

（三）健康指导

① 告知患者闭经的发生、疗效与个体精神状态关系密切，指导患者保持良好精神状态，克服不良情绪影响。

② 指导患者家属理解闭经治疗的复杂性和患者情绪变化，细微体贴患者。

③ 告知患者闭经与营养的关系，改变饮食习惯，配合诊疗方案。

④ 向患者强调擅自停药或非正规用药的不良结果，使其能自觉遵从医嘱。

⑤ 鼓励患者与医师、护理人员保持联络，按时复诊。

# 第三节 痛 经

## 一、定义

痛经是指月经周期伴有痉挛性腹痛的症状。痛经可分为原发性与继发性两种。原发性痛经是月经时腹痛不伴有盆腔病理情况，常见于初潮后 6～12 个月内，排卵周期初建立时。如果初潮时已有排卵，就可能在初潮时发生痛经。继发性痛经常发生在月经初潮后 2 年，常并发一些妇科疾病如子宫内膜异位症、子宫肌腺病、子宫内膜息肉、盆腔充血。本文仅叙述原发性痛经。

## 二、病因及发病机制

### （一）原发性痛经

（1）前列腺素（PG）因素　经研究发现痛经患者宫腔压力升高，收缩频率增多、收缩不协调及节律紊乱，并导致子宫血流量减少和缺氧而致患者剧痛。当给患者静脉注射 $\beta_2$ 受体兴奋剂——间羟舒喘宁 250mg，子宫收缩消失，局部血流显著改善，疼痛完全缓解。由此可见原发性痛经是由子宫收缩过强引起肌层缺血所致。

（2）甾体激素因素　原发性痛经多发生在有排卵月经周期，说明原发性痛经与排卵后甾体激素的释放有关。而内膜中 PG 的含量也呈周期性变化，$PGF_{2\alpha}$ 的浓度从内膜增殖期到分泌期逐渐升高，月经期达峰值。青春期少女无排卵，无痛经，其时 PG 含量仅为排卵周期的 1/5；口服避孕药后，月经血中 PG 量降到正常水平以下等现象，提示卵巢甾体激素不平衡可影响内膜中 PG 的合成而致痛经。

（3）血管加压素（AVP）因素　已知含精氨酸的血管加压素，能引起未孕妇女子宫强烈收缩，局部血流量显著下降，AVP 血浆浓度及子宫对其的反应性，随月经周期而异。在月经开始时最为敏感。原发性痛经患者月经周期第 1 天血浆 AVP 浓度明显升高，而且应用脱氨乙基缩宫素竞争性抑制 AVP 对子宫的作用，可使原发性痛经症状明显缓解。因此 AVP 亦可能是原发性痛经的一个重要因素。

（4）精神因素　痛经常发生在心理发育不够成熟、有神经质性格的妇女。有些女孩对月经生理认识不足，每到经期将临即感恐惧不安。学习、工作紧张或环境突然改变以及不愉快心情等不良刺激均可通过下丘脑-垂体-卵巢轴导致体内激素改变引起痛经。但近年来研究，痛经发生很难归咎于精神因素，而精神因素对身体任何部位的急、慢性疼痛均可产生一定影响，它对原发性痛经的作用并无更多独特之处，因此这一因素已不被重视。

**（二）继发性痛经**

多发生在月经初潮若干年以后的育龄妇女。子宫内膜异位症、子宫腺肌病、子宫肌瘤、盆腔静脉淤血综合征、子宫畸形等均可引起继发性痛经。

### 三、临床表现

（1）症状

① 下腹痛是主要的症状，多数位于下腹中线或放射至腰骶部、外阴与肛门，少数人的疼痛可引向大腿内侧。按压下腹部或湿热敷腹部时疼痛可稍缓解。

② 面色苍白、恶心、呕吐和腹泻。

③ 头晕、乏力，严重者出冷汗、全身无力、四肢厥冷甚至虚脱。

（2）体征　妇科检查无特殊异常发现。

### 四、辅助检查

1. 盆腔超声检查　原发性痛经患者盆腔 B 超检查无异常情况发生。继发性痛经患者盆腔 B 超检查可发现子宫畸形、子宫均匀增大或不规则增大、盆腔包块等病变。

2. 特殊检查

（1）宫腔镜 宫腔镜检查可以发现黏膜下子宫肌瘤及双子宫、双角子宫、纵隔子宫等子宫畸形。

（2）腹腔镜 腹腔镜检查可明确盆腔有无内膜异位病变、炎症和粘连等情况。

（3）CT 和 MRI 可以了解盆腔包块的大小、部位、边界及质地。

## 五、治疗

（1）一般治疗 重视精神心理治疗，阐明月经时轻度不适是生理反应。疼痛不能忍受时可做非麻醉性镇痛治疗，适当应用镇痛、镇静、解痉药。

（2）前列腺素合成酶抑制药 可抑制环氧合酶系统而减少PG 的产生。

## 六、观察要点

注意观察患者疼痛的部位、性质、程度、时间及经血的量、色、质的变化，以便采取相应的护理措施。如患者出血最多或有组织物排出，要留取标本检查。

## 七、护理要点

### （一）常规护理

经期疼痛明显时应多卧床休息，避免剧烈运动，注意经期卫生。

### （二）专科护理

1. 心理护理 消除患者对疼痛的恐惧心理，安定情绪，避免急躁、忧郁，保持心情愉快，为患者讲解有关痛经的生理知识。

2. 对症护理

① 腹部热敷和进食热饮料，有助于缓解疼痛。

② 疼痛剧烈者，要注意观察患者的面色、脉搏、血压及出

汗等情况，如患者出现面色苍白，出冷汗，脉搏细弱，血压下降，应立即取平卧位，给予保暖，及时报告医师并协助急救。

③ 增加营养，如多补充蛋白质、维生素、铁剂等，忌食辛辣、生冷、酸涩等刺激性食物。疼痛伴有呕吐者，可给予生姜红糖茶热服。

3. 治疗护理

（1）治疗原则　以对症治疗为主。疼痛难忍时可使用镇痛、镇静、解痉药。口服避孕药物有治疗痛经的作用。未婚少女可行雌激素、孕激素序贯疗法减轻症状。

（2）治疗配合　疼痛不能忍受时，可按医嘱给解痉止痛药，如阿托品等。如每次月经期都习惯性服用止痛药，应防止药物依赖性和成瘾性。痛经妇女可按医嘱给予口服避孕药和前列腺素合成酶抑制剂（如布洛芬）。观察用药后的反应。

（三）健康指导

① 劳逸结合，生活规律，保证营养和睡眠。

② 注意经期卫生，经期禁止性生活。

## 第四节　围绝经期综合征

### 一、定义

绝经是每位妇女生命进程中必然发生的生理过程。绝经提示卵巢功能衰退，生殖能力终止。卵巢功能衰退呈渐进性，人们一直用"更年期"来形容这一渐进的变更时期。由于更年期定义含糊，1994 年 WHO 提出废弃"更年期"，推荐采用"围绝经期"一词。围绝经期指从接近绝经出现与绝经有关的内分泌、生物学和临床特征起至绝经 1 年内的期间。即绝经过渡期至绝经后 1 年。绝经指月经完全停止 1 年以上。我国城市妇女的平均绝经年龄为 49.5 岁，农村妇女为 47.5 岁。

### 二、病因及发病机制

绝经过渡期卵巢内卵泡数目急剧减少，卵巢功能开始衰退，卵巢激素的分泌也相应减少，因此而引起妇女全身内分泌环境变化，进而出现一系列临床特征。

## 三、临床表现

（1）月经紊乱　绝经前半数以上妇女出现月经紊乱，多为月经周期不规则，持续时间长及月经量增加，系无排卵性周期引起，致生育力低下。

（2）潮热　为围绝经期最常见症状。症状典型，面部和颈部皮肤阵阵发红。

（3）骨质疏松　绝经后妇女骨质吸收速度快于骨质生成，促使骨质丢失变为疏松。

（4）精神神经症状　注意力不集中，情绪波动大。

## 四、辅助检查

（1）卵泡刺激素（FSH）测定　绝经过渡期血 FSH＞10U/L，提示卵巢储备功能下降。FSH＞40U/L 提示卵巢功能衰竭。

（2）氯米芬兴奋试验　月经第 5 天起服用氯米芬，50mg/d，共 5 天，停药第 1 天测定血 FSH，如 FSH＞12U/L，提示卵巢储备功能下降。

## 五、治疗

（1）一般治疗　围绝经期精神症状可因神经类型不稳定或精神状态不健全而加剧，故应进行心理治疗。必要时可选用适量的镇静药以助睡眠。为预防骨质疏松，老年妇女应坚持体格锻炼，增加日晒时间，摄入足量蛋白质及含钙丰富食物，并补充钙剂。

（2）激素替代治疗　有适应证且无禁忌证时选用。

（3）非激素类药物　包括钙剂、维生素 D、中药等。

## 六、观察要点

（1）月经紊乱　月经周期，月经量。

（2）注意患者主诉　头痛、眩晕、烦躁、心悸、恶心、失眠等。

（3）其他　排尿情况、血压和骨质疏松。

## 七、护理要点

### （一）常规护理

指导合理饮食，摄取低脂、低盐、高蛋白、富含维生素、富含铁和钙的饮食，多进食豆制品、瘦肉、鱼、虾、蛋、奶、芝麻等。适量补充维生素 D 和钙剂，避免烟酒，少饮茶、咖啡等。合理安排工作与休息劳逸结合，加强锻炼，多在阳光下活动；注意个人卫生。

### （二）专科护理

（1）心理护理　建立良好的护患关系，关心并理解患者的不适，鼓励患者表达自己的心理感受，通过语言、表情、态度、行为等去影响患者的认识、情绪和行为，让患者及其家属知道围绝经期是女性一生必经的生理阶段，缓解患者心理压力，使其保持乐观情绪。鼓励患者培养广泛的兴趣，多参与社会活动，转移注意力，以缓解或消除不良情绪。

（2）指导用药　帮助患者了解用药目的、适应证、禁忌证、药物剂量、用药时间及可能出现的反应等。雌激素剂量过大时可引起乳房胀痛、白带增多、阴道流血、头痛、水肿或色素沉着等；孕激素不良反应包括抑郁、易怒、乳腺痛和水肿；雄激素有发生高血脂、动脉粥样硬化、血栓栓塞性疾病的危险，大剂量应用可致体质量增加、多毛及痤疮，口服用药时可能影响肝功能。对长期使用性激素者指导其定期随访。用药期间子宫不规则出血应随时就诊。

### （三）健康指导

① 正确认识围绝经期，保持良好的情绪和心理状态。

② 摄入足量蛋白质及含钙丰富的食物。

③ 适当体育活动，如散步、打球等。

④ 定期复查。

# 第十六章  不孕症

## 一、定义

凡育龄夫妇未采取任何避孕措施，同居 2 年而未能受孕称为不孕症。根据不孕的原因可分为：①相对不孕：指夫妇一方某种因素阻碍受孕或使生育能力降低，导致暂时性不孕，如该因素得到纠正，仍有受孕可能；②绝对不孕：是指夫妇一方有先天或后天解剖生理方面的缺陷，无法纠正而不能受孕者。不孕症又可分为：①原发不孕：即从未有过妊娠；②继发不孕：指以前有过妊娠，而后 2 年内又不孕者。

## 二、病因及发病机制

妊娠必须具备如下的一些条件：正常精液含有正常的精子；卵巢的卵泡能发育成熟，含有正常的卵子，按期从卵巢排出，进入输卵管；经过性交，精子穿过子宫颈黏液达子宫腔，上行入输卵管，在壶腹部与卵子相遇，结合而成受精卵；受精卵向内运行，进入子宫腔；子宫内膜准备成"前蜕膜"状，以接受受精卵着床。

由于女方、男方或双方的某一或某些因素，破坏了上述的一个或多个受孕的必备条件，即导致不孕。主要原因有：

1. 内分泌原因  约占女性不孕症的 40%。

（1）多囊卵巢综合征  由于 3-β-醇甾脱氢酶缺乏，使脱氢表雄酮堆积；同时芳香化酶不足，雄烯二酮过量并转化为睾酮。患者血雄激素水平升高，反馈抑制卵泡刺激素（FSH）的分泌；同时垂体对 GnRH 的反应敏感性增加，致促黄体生成素（LH）浓度较高，使 LH/FSH 比值增高，卵泡发育，但不成熟，不排卵。

（2）高泌乳素（PRL）血症　血中高 PRL 反馈作用于下丘脑，使多巴胺神经元分泌增加，因而抑制下丘脑 GnRH 的分泌，从而抑制 FSH 及 LH 的释放，低 FSH 使卵泡发育不成熟，LH 高峰不能出现，故无排卵。血高 PRL 作用于卵巢，降低它对垂体 GnRH 的反应，合成雌、孕激素减少，可出现黄体功能不足。

（3）黄体功能不全　排卵后黄体形成不全、过早衰退和分泌孕酮不足，使子宫内膜转变成分泌相延迟或不全，则受精卵不能正常着床，引起不孕或孕早期流产。

（4）无排卵性子宫出血　见于无排卵性功能失调性子宫出血、高睾酮血症、黄素化未破裂卵泡综合征等。

以上按发生率高低排列，约共占内分泌病因的 80%。

（5）正常和低促性腺激素性闭经　促性腺激素有免疫学活性而无生物学活性时，放射免疫测定血 FSH 和 LH 正常，但仍闭经。低促性腺激素闭经，除常见于高泌乳素血症外，还见于：①全身性疾病如肺结核、贫血、营养不良、体重过低等，影响下丘脑-垂体功能而闭经；②下丘脑-垂体-卵巢轴不成熟，血 FSH 和 LH 均低，闭经或月经稀少；③肥胖生殖无能综合征（Frolich 综合征），促性腺激素低。肥胖者多脂肪，脂肪组织将雄烯二酮转化为雌酮、雌二醇。过量的雌激素不适合卵泡生长发育而不排卵；④Kallman 综合征，促性腺激素低下，性征呈幼稚型，原发闭经，伴嗅觉丧失；⑤精神性厌食，促性腺激素低下，闭经，厌食，体重下降。

（6）高促性腺激素性闭经　40 岁前，促性腺激素达到绝经期的高水平。①卵巢早衰：卵巢无卵泡，如出生后即出现，则无性发育，呈原发性闭经；如在青春期后卵泡耗竭，则出现继发性闭经；②卵巢不敏感综合征：卵巢尚有许多始基卵泡，第二性征发育尚好，但子宫内膜萎缩，为原发性闭经。

2. 输卵管原因　约占女性不孕症的 30%。

（1）输卵管炎　包括化脓性、结核性和淋菌性输卵管炎。

① 化脓性输卵管炎：常见于产后、流产后、宫腔手术或异物残留后感染，邻近器官炎症，如阑尾炎、亦可累及输卵管。

② 结核性输卵管炎：发病大多在青春期，引起原发性不孕。

③ 淋菌性输卵管炎：性交传染，起初为下生殖道感染，如治疗不及时、不彻底，即上行经宫颈、子宫内膜，转成急性输卵管炎。

（2）输卵管发育不良　肌壁菲薄、纤细，不利于受精卵的运送，易发生输卵管妊娠。输卵管峡部缺损，先天性输卵管迂迤扭曲或呈螺旋状，均不利于精子、卵子或孕卵通过。输卵管息肉亦可阻塞管腔。但均较少见。

3. 子宫内膜异位症　约占女性不孕症的 10%。子宫内膜异位症引起不孕的原因是多方面的。即使是隐匿性子宫内膜异位症（无症状，无体征）也可致不孕。

（1）粘连　异位的子宫内膜在卵巢激素作用下呈周期性出血，刺激腹膜，发生粘连，如子宫直肠陷凹粘连、封闭，子宫向后移位、固定，卵巢子宫内膜异位症（巧克力囊肿）及周围粘连，影响输卵管的蠕动、摄取卵子，少数可致输卵管闭塞。

（2）卵巢功能异常　一是不排卵。见于：①异位于卵巢的子宫内膜病灶，损害了卵巢实质；②卵泡细胞的 LH 受体减少；③子宫内膜异位症患者中，黄素化未破裂卵泡综合征的发生率高达 75%；④约有半数患者合并高泌乳素血症。二是黄体功能不全。约占子宫内膜异位症的 40%，黄体期 ≤10 日，孕酮低，影响受孕，也增加自然流产率。

（3）前列腺素过多　异位的子宫内膜产生前列腺素量大，过量的前列腺素抑制卵泡的成熟，使黄体功能不足，还可引起输卵管痉挛、蠕动异常。

（4）腹腔积液形成：正常人腹腔积液不足 10ml，子宫内膜异位症患者的腹腔积液可达 10～20ml，影响输卵管蠕动，增强子宫收缩，影响孕卵着床。腹腔积液中巨噬细胞增多，对精子和卵有直接细胞毒作用和吞噬作用。腹腔积液中前列腺素亦增加。

（5）自身免疫　患者血清抗卵巢抗体和抗子宫内膜抗体明显增加。前者影响排卵，后者则影响孕卵着床。

4. 卵巢原因

（1）Turner 综合征　染色体核型为 45，XO；或 45，XO/46，XX；或 45，XO/47，XXX。卵巢为条索状纤维组织，无始基卵泡，原发性闭径。

（2）单纯性腺发育不全　染色体核型为 46，XX。低雌激素，高促性腺激素。

（3）睾丸女性化综合征　染色体核型为 46，XY。性腺为睾丸组织，表现女性及女性第二性征，而"阴道"呈盲端，绝对不孕。

（4）真两性畸形　染色体核型为 46，XX；46，XY；或 46，XX/46，XY。性腺有卵巢和睾丸组织并存，绝对不孕。

（5）卵巢炎　有卵巢实质炎、卵巢周围炎、卵巢结核、卵巢脓肿等。因破坏卵巢实质而无排卵，或因周围粘连妨碍卵子的排出，或使输卵管无从摄取卵子。

（6）卵巢肿瘤　双侧卵巢肿瘤如破坏卵巢实质，则无排卵。卵巢间质细胞瘤，多见于生育期年轻妇女，瘤细胞分泌雄激素，成为高睾酮血症而不孕。

5. 子宫原因

（1）先天性无子宫　因 Muller 管发育不全所致，原发性闭经，绝对不孕。

（2）子宫畸形　两侧 Muller 管完全未融合，发育成双子宫。两侧 Muller 管发育不对称，一侧成单角子宫，另一侧成始基子宫或残角子宫。两侧 Muller 管部分融合，形成双角子宫。两侧 Muller 管完全融合，但纵隔完全或部分未消失，称完全性纵隔子宫或部分性纵隔子宫。畸形子宫多引起重复性流产、早产。有些畸形子宫可致不孕。

（3）子宫发育不良　有的报道子宫发育不良占女性不孕症的

20%，以子宫腔长度与颈管长度比例 1∶1 为常见，与卵巢激素不足有关。

（4）子宫内膜炎、子宫内膜结核　炎性渗出物有杀精子的作用；结核时子宫内膜被破坏，变为结核性肉芽组织，以后透明变性，孕卵不能着床。

（5）子宫内膜息肉　影响孕卵着床，或息肉堵塞输卵管。

（6）子宫肌瘤　位于子宫底部两角者，压迫输卵管间质部，可致闭塞；黏膜下子宫肌瘤可妨碍孕卵着床。

（7）子宫内粘连　又称 Asherman 综合征，即子宫内壁粘连，使宫腔全部或部分闭塞，从而影响精子上行或孕卵着床。

（8）子宫位置异常　子宫极度前屈，往往伴有子宫发育不良。重度子宫后倾后屈，使子宫颈口向上，难与射入后穹窿的精液接触，影响精子进入子宫颈口。

6. 宫颈原因

（1）先天异常　宫颈管狭窄和闭塞，双宫颈、宫颈中隔，往往阻碍精子的通过。宫颈发育不良，致宫颈腺体分泌功能不足。

（2）宫颈息肉、宫颈肌瘤　堵塞子宫颈管，妨碍精子上行。

（3）慢性宫颈炎　以化脓性细菌引起的慢性宫颈炎常见，带菌脓性液体可杀精子或减弱其活力。炎症使精液黏稠，不利于精子通过。大量的白细胞有吞噬精子的作用。

（4）宫颈黏液异常　排卵期宫颈黏液＜0.03ml。为黏液分泌过少，见于宫颈发育不良、雌激素水平过低、宫颈手术后等。排卵期宫颈黏液≥0.7ml，为黏液分泌过多，见于宫颈肥大、雌激素水平过高、盆腔淤血等。

7. 外阴-阴道原因

（1）处女膜闭锁（无孔处女膜）　膜的内外两面都是鳞状上皮。因不能正常性交而不孕。

（2）阴道闭锁　先天性者即阴道横隔，隔的内面是柱状上皮。后天性者多因炎症、肿瘤、创伤或使用腐蚀药后，引起粘连而闭锁。

（3）**先天性无阴道** 胚胎期 Muller 管发育不良引起，常伴有无子宫或重度子宫发育不良，原发性闭经，无生育希望。

（4）**外阴阴道炎** 滴虫能吞噬精子，大量白细胞亦可吞噬精子。炎症时的排液可稀释性交射入的精液，不利于精子穿透宫颈黏液上行。

8. **免疫原因** 女性生殖道的创伤、炎症及出血等，于性生活后即对精液、精子抗原发生免疫反应，产生抗精子抗体，叫同种免疫反应。抗体使精子凝集、制动，达不到受精部位；抗体能促进吞噬细胞吞噬精子；抗体可抑制精子附于卵膜上，或破坏精子膜，如减少顶体酶，致其功能低下，无力穿透冠状细胞层和透明带，不能受精。

女性的自身免疫，即不孕妇女血清中存在抗透明带抗体。抗体遮盖了位于透明带上的精子受体，使精子识别不了自己的受体，也就无从与卵子结合；透明带抗体可以稳定透明带表面结构，因而能抵抗精子顶体酶对透明带的溶解作用，使精子不能穿过透明带；如已受精，因透明带结构稳定，致胚泡被封固在透明带以内而无法着床。

### 三、临床表现

（1）**症状** 不孕是主要症状。

（2）**体征** 男方体检一般在泌尿科进行，注意检查生殖器官有无发育异常或炎症，注意有无内分泌疾病的可能。女方检查应注意一般发育和营养情况，尤其是第二性征发育情况，注意检查有无肺部疾病和甲状腺状态。妇科检查应注意内、外生殖器的发育，有无畸形、炎症或包块等。

### 四、辅助检查

（1）**卵巢功能检查** 包括排卵监测及黄体功能状态。方法有B型超声监测卵泡发育、基础体温测定、阴道脱落细胞涂片检查、宫颈黏液结晶检查、月经来潮前子宫内膜活组织检查、女性激素测定（如血孕酮＞5ng/ml 提示排卵，中黄体期血孕酮＜10ng/ml 认为黄体功能不足等）。

（2）输卵管通畅试验　常用方法有输卵管通液术、子宫输卵管碘油造影及 B 型超声下输卵管过氧化氢溶液通液术。输卵管通液术除可检查输卵管是否通畅外，还可分离轻度管腔粘连，有一定治疗作用，但准确性差。子宫输卵管造影可明确阻塞部位和有无子宫畸形及黏膜下肌瘤、子宫内膜或输卵管结核等病变。

（3）宫腔镜检查　了解宫腔内膜情况，能发现宫腔粘连、黏膜下肌瘤、内膜息肉、子宫畸形等。

（4）腹腔镜检查　用于上述检查均未见异常者，可做腹腔镜进一步了解盆腔情况，直接观察子宫、输卵管、卵巢有无病变或粘连，并可结合输卵管通美蓝液，于直视下确定输卵管是否通畅，必要时在病变处取活检。约有 20% 患者通过腹腔镜可以发现术前未能诊断的病变。另外，对卵巢表面、盆腔腹膜等处的子宫内膜异位症可以做电凝破坏，锐性分离附件周围粘连。

（5）性交后精子穿透力试验　夫妇双方经上述检查未发现异常时进行此试验。应选择在预测的排卵期进行。在试验前 3 日禁止性交，避免阴道用药或冲洗。受试者在性交后 2～8 小时内就诊检查。先取阴道后穹窿液检查有无活动精子，若有精子证明性交成功。再取宫颈黏液，若宫颈黏液拉丝长，放在玻片干燥后形成典型的羊齿植物叶状结晶，表明试验时间选择恰当。用聚乙烯细导管吸取宫颈管黏液，涂于玻片上检查。若每高倍视野有 20 个活动精子为正常。若宫颈管有炎症，黏液黏稠并有白细胞时，不宜做此试验。若精子穿过黏液能力差或精子不活动，应疑有免疫问题。

（6）宫颈黏液、精液相合试验　试验选在预测的排卵期进行。取一滴宫颈黏液和一滴液化的精液放于玻片上，两者相距 2～3mm，轻晃玻片使两滴液体相互接近，在光镜下观察精子的穿透能力。若精子能穿过黏液并继续向前运行，提示精子活动力和宫颈黏液性状均正常，表明宫颈黏液中无抗精子抗体。

## 五、治疗

1. 一般处理　改变不良生活习惯，锻炼身体，增强体质，改善营养不良状况，有利于不孕患者恢复生育能力。解除焦虑，学会预测排卵期。进行性生活和受孕知识宣传教育，排卵后卵子寿命不足 24 小时，精子在酸性阴道内只能生存 8 小时，而进入宫腔后可维持 2～3 日，故每月只有在排卵前 2～3 日或在排卵后 24 小时内性交才能受孕，所以选择合适的性交日期可增加受孕机会。性交次数应适度，子宫后位者性交时应抬高臀部。

2. 病因治疗

(1) 治疗器质性疾病　对生殖器炎症、畸形、肿瘤等，应积极治疗。对于宫腔粘连者，可予以诊断性刮宫，分离粘连，使用宫内避孕器并用雌激素促使子宫内膜生长；对子宫发育不良者，给予雌激素，促进其发育；对宫颈狭窄者，行宫颈扩张术。

(2) 诱发排卵　对无排卵者，可采用药物诱发排卵。

① 氯米芬：为首选的促排卵药。适用于体内有一定雌激素水平者。于月经周期第 5 日起，口服 50～100mg，连续 5 日。可能于停药后 7～9 日出现排卵。一般连续应用 3 个周期。服药期间须注意有无卵巢增大情况。有卵巢肿瘤者禁用。

② 绒毛膜促性腺激素 (hCG)：具有类似 LH 的作用，在卵泡发育到接近成熟时给药，可促进排卵。常与氯米芬合用。于氯米芬 (CC) 停药后 7 日使用 hCG 2000～5000U 肌注。

③ 人类绝经期促性腺激素 (HMG)：每支含 FSH 及 LH 各 75U，能促进卵泡发育成熟。从月经周期第 6 日开始，肌注 HMG 每日 1 支，共 7 日。用药期间密切观察宫颈黏液，测定雌激素水平，用 B 型超声监测卵泡发育，一旦卵泡成熟即停用 HMG，停药后 24～36 小时加用 hCG 5000～10000 U (HMG/hCG 法)。

④ 雌激素：小剂量雌激素周期疗法，对雌激素水平低下的患者可采用。从月经周期第 6 日开始，每晚服己烯雌酚 0.125～

0.25mg，共 20 日，连用 3～6 个周期。短期大量雌激素冲击疗法，可使 LH 分泌增多而诱发排卵，适用于体内有一定雌激素水平的妇女。于月经周期第 8～11 口服己烯雌酚 20mg，在 24 小时内分次服完；苯甲酸雌二醇 10mg 肌注，连用 3 个周期。

⑤ 溴隐亭：能抑制垂体分泌泌乳素，适用于无排卵伴高泌乳素血症者。从月经周期第 5 日起，每日 2.5mg，共服 22 日，可用 3 个周期，服药期间测基础体温观察有无排卵。

（3）促进或补充黄体分泌功能　于基础体温上升 1～3 日（月经周期第 15 日）开始，肌注 hCG 1000～2000U，每周 2～3 次，或于月经周期第 20 日开始，肌注黄体酮每日 10～20mg，共 5 日。

（4）改善宫颈黏液　于月经周期 5～15 日，用己烯雌酚 0.1～0.2mg 口服，每日 1 次，可使宫颈黏液变稀薄，利于精子穿过。

（5）输卵管阻塞的治疗　输卵管轻度粘连，经通液可能使其张开。或直接向宫腔内注射药物，根据病情选用抗生素、氢化可的松 25mg、透明质酸酶 1500U。也可用糜蛋白酶 5mg，溶于 20ml 生理盐水中，在 13.3～20kPa（100～150mmHg）压力下以 1ml/min 速度缓慢注入宫腔。于月经干净后 3 日起每 3 日 1 次（或每周 1 次），至排卵前，可连用 2～3 个周期。输卵管伞端闭锁，可造造口术或阻塞部位切除吻合术。

（6）免疫性不孕的治疗　对精子凝集试验和制动试验阳性者，先使用避孕套避孕 1 年，再停用避孕套，可受孕。

（7）人工授精　用人工方法将精液注入女性生殖道以取代性交途径使妇女妊娠的一种方法。根据精液来源不同又分为丈夫精液人工授精和供精者人工授精两种。

（8）体外授精与胚泡移植：体外授精与胚泡移植即试管婴儿。从妇女体内取出卵子，放入试管内培养一段时间，与精子受精后，待受精卵发育成 8～16 个细胞胚泡时。再移植到妇女宫内着床，发育成胎儿。主要适用于输卵管性不孕，要求年龄在 40

岁以下；卵巢具有排卵功能；子宫正常能接受胚胎着床及胎儿发育成长。男方精子正常能与卵子结合等。由于方法复杂，需特殊条件，成功率低，尚不能列为常规方法之中。

## 六、护理要点

### (一) 常规护理

(1) 增强体质、增进健康　对体弱多病者，要注意体育锻炼，增强体质，有利于不孕症患者恢复生育能力。

(2) 矫正营养状况　避免过度肥胖、过度消瘦，补充足够的维生素以维持正常的新陈代谢功能。

(3) 戒除饮酒和过量吸烟的习惯　以利于不孕患者生育力的恢复。

(4) 保持精神愉快　努力消除一切可能存在的精神困扰，帮助夫妇间互相沟通。

(5) 进行性生活和受孕知识的教育　①指导掌握预测排卵的方法，利用排卵前后最易受孕的日期，合理安排性生活，以达到计划生育（理想的受孕时期）的目的；②指导双方的性生活和谐，有正常的规律性，性交次数以每周2次为宜；③子宫后位者性交时应抬高臀部；④避免过度粗暴的性行为引起情绪紧张、阴道痉挛、外阴与前庭黏膜擦伤所致的疼痛或因此而对性生活所产生的厌恶感。

(6) 帮助妇女树立自信心　向患者指出生育不是女性人生的惟一目标。

(7) 内分泌治疗　①对黄体功能失调患者可用替代疗法或用hCG刺激黄体发育；②对无排卵的患者可用卵巢激素、克罗米芬、促性腺激素、促黄体生成与释放激素诱发排卵；③对甲状腺功能低下患者或过度肥胖者可给甲状腺素。

(8) 发育情况异常的处理　无孔处女膜或处女膜肥厚或阴道横隔者可以手术治疗；轻度子宫发育不全者可用小量雌激素、人工周期、假孕疗法治疗。

（9）生殖器局部疾病的处理　对于生殖器官炎症（阴道炎、宫颈炎、盆腔炎等）、肿瘤（如子宫肌瘤）患者给予相应处理。

（10）人工授精　可用丈夫精液或用供精者精液。

（11）体外授精和胚泡移植　俗称"试管婴儿"。此法适用于因女方输卵管阻塞以致不孕的夫妇。

（二）健康指导

① 改变不良的生活习惯。生活中影响女性生殖健康的因素很多，包括：嗜烟成瘾，烟草中含有一种引发卵巢衰竭的毒素，过多吸烟有不育以及过早绝经的危险，工作压力过大引起的月经不调，过度减肥引起的月经紊乱，多次人工流产，不洁的性生活引起的输卵管堵塞，睡眠不足、酗酒、生活无规律等。

② 应多吃富含蛋白质、维生素 A、维生素 D、维生素 C、维生素 E、锌、硒的食物，如鱼、牡蛎、肝脏、大豆、糙米等，少吃咸鱼腊肉等腌制食品，不可过度肥胖或过度消瘦。

③ 注意经期卫生，经期禁止性生活。

## 第十七章　生殖器官发育异常及损伤的护理

### 第一节　先天性无阴道

#### 一、定义

先天性无阴道为双侧副中肾会合后未能向尾端伸展形成管道所致，多数伴无子宫或只有始基子宫，但极少数也可有发育正常的子宫。半数伴泌尿系畸形。一般均有正常的卵巢功能，第二性征发育也正常。

#### 二、病因及发病机制

治疗原则是重建阴道。应根据子宫发育情况来决定治疗时机。如子宫发育正常，可在青春期月经初潮后尽早手术治疗，以免经血潴留；如子宫发育明显不良、无子宫内膜、不出现月经，则以结婚前治疗为宜。

（1）一般治疗　拟手术治疗者应收住入院，完善检查和术前准备。

（2）手术治疗　目前有许多种人工阴道成形术，包括游离皮瓣阴道成形术、乙状结肠阴道成形术、外阴阴道成形术、腹膜阴道成形术、外阴前庭黏膜阴道成形术等。一般认为比较好的阴道成形术为乙状结肠阴道成形术和外阴前庭黏膜阴道成形术。对于有发育正常子宫的患者，初潮前即应行人工阴道成形术，并同时引流宫腔内积血。

（3）其他治疗　非手术治疗可采用机械扩张法，以由小到大的阴道模型局部加压扩张，使阴道逐渐加深。此方法适用于阴道口部位皮肤薄、弹性好，或者有浅沟或较短阴道（2～3cm）者。

### 三、临床表现

① 先天性无阴道几乎均合并无子宫或仅有痕迹子宫，卵巢一般均正常。

② 青春期后一直无月经，或婚后性生活困难而就诊。

③ 第二性征发育正常。

④ 无阴道口或仅在阴道外口处见一浅凹陷窝，或有 2cm 短浅阴道盲端。

⑤ 极少数先天性无阴道者仍有发育正常的子宫，至青春期因宫腔积血出现周期性腹痛，直肠腹部联合诊可扪及增大子宫。

### 四、辅助检查

（1）实验室检查 染色体核型检查多数为 46，XX，若为 46，XY，则为完全雄激素不敏感综合征。

（2）基础体温 呈双相型，说明卵巢功能正常。

（3）B超 合并无子宫者，仅显示双侧卵巢征象。有子宫无阴道者，宫颈显示不清，宫腔扩张有液性暗区，无阴道气线。泌尿系统检查往往发现肾缺如、肾反转、肾盂积水、肾盂畸形等。

（4）腹腔镜检查 可在直视下观察子宫卵巢发育情况，根据镜检结果不同决定手术方式，应作为常规检查手段。

（5）肾盂造影 可显示泌尿系统各种畸形，有助于诊断。

### 五、治疗

本病是胚胎在发育期间受到内在或外界因素阻扰，亦可能由于基因突变（可能有家庭史）引起副中肾管发育异常所致。以正常女性染色体核型，全身生长及女性第二性征发育正常，外阴正常，阴道缺失，子宫发育（仅有双角残余），输卵管细小，卵巢发育及功能正常常为特征的 Rokitansky-Kustner-Hauser 综合征患者为最多见。睾丸女性化（雄激素不敏感综合征）患者较为少见。很少数为真性两性畸形或性腺发育不全者。

## 六、护理要点

### (一) 一般护理

① 做好心理疏导工作，要理解同情患者，为患者提供交流机会，使其能从其他患者处认识自我，减少绝望。

② 与家属多沟通，改变家属态度，使其能与患者协同面对现实，共同用最恰当的方法解决问题，要促使家属和患者充分认识并发挥患者自己的其他才能，从中提高对自己的认识而改变患者今后的生活。

### (二) 手术护理

1. 术前护理

① 羊膜法应在术前 24 小时内准备好羊膜（羊膜存于无菌罐内，内放复方氯化钠 500ml＋庆大霉素 16 万 U）。

② 腹膜法应腹部备皮。

③ 结肠法术前应清洁灌肠。

2. 术后护理

① 术后患者留置尿管 72 小时，保持尿管通畅，观察其色、性质、量。

② 预防感染：术后用 0.25％络合碘溶液冲洗会阴部，每日 2 次，患者排便后用同样的方法清洗，以保持会阴清洁。

③ 术后 5～7 日放置阴道模具，注意观察阴道模具位置，特别是在患者排便以后防止外滑，如有外滑及时请医师更换模具。

④ 出院前教会患者阴道模具的消毒、置放方法，嘱患者每日冲洗阴道，未婚者需持续放置模具，直至结婚，已婚者待伤口完全愈合后方可行性生活。

⑤ 嘱患者备好阴道冲洗筒及卫生巾。

⑥ 注意患者有无压迫症状。

### (三) 健康指导

① 定期复查。教会患者及家属正确操作更换阴道模型。更

换前消毒并清洁阴道、外阴、防止感染。更换时动作要轻柔，以免损伤阴道壁。经期停止使用模型。

② 已婚者经复查伤口完全愈合后，才能开始性生活。

③ 告诫家属及患者坚持治疗的重要性，手术成功与否与出院后模型的更换有直接关系。同时家属一定要调解和帮助患者，使患者树立信心，达到身心健康的目的。

# 第二节 子宫脱垂

## 一、定义

子宫从正常位置沿阴道下降，子宫颈外口达坐骨棘水平以下，甚至子宫全部脱出阴道口外，称为子宫脱垂。常伴发阴道前、后壁膨出。其发病常与多产、产伤、卵巢功能减退，以及长期腹内压增高有关。

## 二、病因及发病机制

**1. 盆底组织薄弱，韧带过度松弛**

（1）产伤　子宫脱垂虽可见未婚妇女，但绝大多数与分娩有关。女性生殖器官由盆底肌肉和筋膜、提肛肌及子宫各韧带支持，包括宫颈主韧带、耻骨尿道韧带及子宫骶骨韧带等。盆底的骨骼肌、平滑肌及其致密的结缔组织，多数以会阴中心体为中心，构成一个坚固的盆底，在分娩时极度扩张。在急产、难产，以及分娩时宫口未开全，而过早的向下屏气用力，均可使子宫支持组织过度伸展或撕裂，尤其是提肛肌。产时过度推压子宫底，或产程延长，过分保护会阴，可使韧带伸张受伤，肌肉过度伸展、肌纤维断裂，均导致子宫脱垂的发生。多数产妇随着产后休息而促使子宫复旧，在数周内恢复正常。产后早期进行适当活动和运动，有利于盆底肌肉张力的恢复，但产褥期过早体力劳动或久站、休息不好、营养不良等，均可影响盆底正常功能的恢复，而导致子宫脱垂。

（2）卵巢功能衰退　老年妇女或哺乳时间过久的妇女，卵巢功能衰退，雌激素水平低落，或因某些原因切除卵巢、盆腔放射治疗，使卵巢功能衰退，均可导致生殖器官萎缩，组织弹性消失，支持组织退行性变、薄弱、松弛，而发生子宫脱垂。

（3）先天性发育异常　先天性发育不良，生殖器官及盆底的支持组织薄弱，松弛无力，造成子宫脱垂。

（4）体质因素　营养不良、体质衰弱、肌肉松弛及子宫结构不良，均是发生子宫脱垂的因素。

2. 腹腔内压力增加

① 产褥期产妇喜仰卧位，久之，子宫易成后位，子宫轴与阴道轴方向一致，如长期从事站立劳动，腹压持续增大，压迫子宫，子宫即沿阴道方向下降而致脱垂。或产后蹲位劳动，如洗尿布，亦可使腹压增加，促使子宫脱垂。

② 慢性支气管炎、慢性咳嗽、便秘，以及腹盆腔肿瘤、腹腔积液等，增加腹腔内压力，可促使子宫脱垂的发生。

### 三、临床表现

1. 症状　子宫脱垂症状的轻重视子宫脱垂的程度及伴发周围脏器的膨出情况而定。通常轻度脱垂者可无症状或症状较轻，重度脱垂者则症状显著。

（1）阴道内脱出块物　轻度子宫脱垂指宫颈位于阴道内，病情进展于久站、久蹲或大便用力后子宫脱出外阴口或阴道壁膨出于外阴口，经平卧休息后能自动回纳。膨出物随时间的进展越来越大，且不能自行回缩，需用手还纳。如果局部组织因血流淤滞而致水肿、肥大，严重时发生机械性障碍而使脱出物不能回纳。脱出外阴的子宫、阴道壁使行走时极感不适，少数严重者还可使患者无法行动而终日卧床。

（2）下坠感及腰背酸痛　脱垂程度越重，下坠感也越剧烈，而且可有上腹部不适甚至恶心。

（3）分泌物　阴道分泌物增加。

（4）泌尿系统症状 子宫脱垂常伴有膀胱膨出，故可发生排尿困难、尿潴留、残余尿。排尿困难者膀胱内经常有残余尿，易引起膀胱感染而发生尿频、尿痛、尿急等症状。久而久之，感染向上蔓延，最终将损害肾脏，形成肾盂肾炎、肾盂输尿管积水，表现为肾区疼痛、腰痛等。

（5）直肠症状 轻度直肠膨出者常不引起症状，重度直肠膨出者可有下坠感、腰酸、便秘、肠胀气或大便困难等症状。

2. 体征

（1）全身检查可有营养不良、体质虚弱。

（2）行妇科检查时，嘱患者向下屏气用力，于腹压增加时检查子宫脱垂的程度。

Ⅰ度轻：子宫颈距离处女膜缘少于 4cm，但未达到处女膜缘。

Ⅰ度重：子宫颈已达处女膜缘，但未超过该缘，于阴道口可见到子宫颈。

Ⅱ度轻：子宫颈已脱出阴道口外，但宫体仍在阴道内。

Ⅱ度重：子宫颈及部分宫体已脱出于阴道口外。

Ⅲ度：子宫颈及子宫体全部脱出于阴道口外。

（3）阴道前后壁膨出。

（4）张力性尿失禁的检查与分类。让患者屏气或咳嗽，同时注意有无尿液自尿道口流出，如有，再用食、中指压迫尿道两侧重复上述动作，无尿溢出，表示有张力性尿失禁。尿失禁分类法如下。

Ⅰ级：休息情况下用力屏气时发生尿失禁。

Ⅱ级：行走、登高或突然改变体位时发生尿失禁。

Ⅲ级：卧床时有尿失禁。

## 四、辅助检查

（1）实验室检查 有尿潴留患者行尿常规检查；拟手术患者行术前常规检查。

（2）特殊检查　B超检查了解子宫、附件、膀胱情况，有张力性尿失禁才行尿动力学检查。对老年患者除常规术前检查外，还应行心肺功能检查及糖耐量检查。

### 五、治疗

对症治疗，使患者不适症状减轻、缓解、消失。尽量使患者恢复或改善排尿功能，同时使患者治疗后对夫妻性生活方式满意。

### 六、观察要点

术后严密监测患者的生命体征，观察切口是否有出血，输液滴注时间是否正常；严密监测尿管是否通畅。

### 七、护理要点

#### （一）常规护理

（1）加强营养　增强体质，帮助患者选择食物，使其摄入相当量的碳水化合物、脂肪、蛋白质、维生素、矿物质、电解质以及微量元素以维持正常的新陈代谢功能。

（2）防止便秘　从心理上和生理上帮助患者建立正常的排便形态。如摄入足够的液体、高纤维素食物（如粗粮、粗纤维蔬菜包括芹菜和韭菜）等。

（3）肛提肌锻炼　适合不严重的患者，利用盆底有关肌肉的运动锻炼，增加其张力，最终达到功能恢复。具体方法：用力一收一缩肛门，每次连续进行10分钟左右，每日数次，第一次锻炼应在起床前进行。有压力性尿失禁者，每次排尿时，有意识地停顿排尿动作数次，并使之形成习惯，对加强肛提肌的张力，甚为有益。注意事项：治疗期间及治疗结束后3个月内，应注意休息及避免重体力劳动和不适当的家务劳动体位（如蹲位）。

#### （二）专科护理

（1）非手术治疗　以子宫托治疗为主，这种治疗简便、安全、有效、经济。一般适用于Ⅰ度重、Ⅱ度轻的子宫脱垂，体弱或因其他疾病不能耐受手术者。其他的非手术治疗有中药口服、肌内注射（如宫旁注射中药治疗）、局部熏洗等。

（2）手术治疗　适应证为保守治疗无效者，或Ⅱ度重、Ⅲ度子宫脱垂，应根据患者的年龄、生育要求及全身健康情况选择适当的手术方式。常用的手术方式有：①阴道前、后壁修补术加缩短主韧带及子宫颈部分切除术；②阴道子宫全切除及阴道前、后壁修补术；③阴道前、后壁修补术；④阴道纵隔形成术。

**（三）健康指导**

（1）生活指导　加强营养，增强体质，注意适当的休息。

（2）开展计划生育宣传　提倡晚婚、晚孕，避免多产、频产。

（3）加强孕期保健　定期行产前检查，纠正贫血，增加营养，及时发现、及时纠正异常胎位，预防发生滞产、难产。加强孕期劳动保护的教育，尤其是妊娠晚期，体质弱，有妊娠合并症者宜适当休息。即使一般情况好，妊娠期也应避免不适当的体力劳动。

（4）普及产褥期保健及有关预防子宫脱垂的知识　产褥期保健中最重要的是休息、营养及避免重体力劳动。产褥期无特殊情况者可早下地活动，但不宜过多的体力劳动，也应避免久站、久坐与久蹲，有便秘、腹泻、咳嗽等情况应及时处理。产后恶露逾期不止者宜用宫缩剂，促进子宫复旧，满42日后应行妇科检查，了解子宫复旧及有无后倾等情况，以便及时发现，及时处理。

（5）加强妇女五期保护　包括经期、孕期、哺乳期、产褥期和围绝经期。如产褥期提倡母乳喂养，围绝经期应适龄退休，加强老年人的体育锻炼（如体操、太极拳等）。

（6）普及卫生知识，积极防治慢性病　如培养个人卫生习惯，预防疾病。每日定时排便，及时排尿，避免直肠、膀胱经常处于充盈状态，防止子宫后倾。积极防治慢性疾病包括咳嗽、贫血和营养不良等。

(7) 教会患者自放自取及如何清洁子宫托

① 放托者，晨起放入，晚睡前取出，洗净后晾干次晨再用。老年人不能每天放取者，至少 2～3 日取一次。初放托者，每隔 1、3、6 个月复查一次，以后无不适则 1 年复查一次。放置时间久后，盆底肌肉、筋膜张力得以恢复，托宜更换小一号。

② 放托前宜先排尿、排便，放时注意托的位置要求。放入后屏气增加腹压，如有脱落者宜改换大一号托，大小便时用手扶之，以防脱落。

③ 放托感干涩者可蘸清水或润滑油。

④ 放托后可因托刺激而白带增多，可以每晚行高锰酸钾坐浴。有血性白带者及时就医，排除异常情况。有炎症或溃疡时，应暂停上托，局部给予消炎治疗。

⑤ 月经期及妊娠 3 个月后应停止使用子宫托。

⑥ 消毒处理。一般情况可用肥皂、清水洗净，或用 1：5000 高锰酸钾溶液浸泡 10 分钟，不需要煮沸消毒。

# 第三节 尿 瘘

## 一、定义

尿瘘是指生殖器与泌尿系统之间形成异常通道。产伤是尿瘘的主要原因，此外妇科手术损伤、晚期癌或膀胱结核侵蚀膀胱或尿道、阴道内放置腐蚀性药物、外伤、结石、过量的腔内放射治疗，均可引起尿瘘。尿瘘可因位置的不同而分为膀胱阴道瘘、尿道阴道瘘、膀胱尿道阴道瘘、膀胱宫颈瘘、膀胱宫颈阴道瘘、输尿管阴道瘘、膀胱子宫瘘 7 种。

## 二、病因及发病机制

（1）产伤 主要由于滞产、胎头长时间压迫导致组织坏死。一般在分娩 1 周内形成大小不等的瘘孔，亦可因难产、阴道手术造成膀胱损伤。子宫破裂可并发膀胱损伤，或剖宫产手术切口撕裂延长累及膀胱，手术中疏忽，未予处理而形成尿瘘。

（2）妇科手术损伤 经腹或阴道进入盆腔的妇科手术。遇严重盆腔炎症粘连，或生殖器官肿瘤（子宫、卵巢或阔韧带内肿瘤）、子宫脱垂等使盆腔邻近器官的解剖关系变异，则在施行全子宫切除或广泛性子宫切除术，损伤输尿管或膀胱，损伤未被发现或虽发现修补愈合不佳，而形成输尿管阴道瘘或膀胱阴道瘘。子宫颈癌根治手术时，游离输尿管、损伤其外鞘，也可致输尿管壁缺血、坏死，尤其在术后、腹膜后有感染的情况下，更易造成输尿管阴道瘘。瘘多发生在输尿管远侧端，或接近输尿管膀胱结合部。可能有几个瘘孔沿阴道断端与阴道腔相通，且无例外地有输尿管狭窄。

（3）癌肿侵蚀或放射治疗损伤 子宫颈癌晚期自阴道穹窿向膀胱侵蚀，可形成膀胱阴道瘘。可能在诊断癌症时已出现，或在放射治疗后，肿瘤组织坏死、皱缩、瘢痕形成后出现。瘘管一般位于膀胱三角区或紧靠其上方，亦可伴有输尿管梗阻。子宫颈癌放射治疗后，其周围的组织发生持久反应，产生闭塞性末梢血管炎，引起瘢痕形成、组织固定及血液供应减少。尤其较大肿块放射量较大时，瘘管形成的危险性增加。放射治疗结束至瘘管发生平均 18 个月，亦有间隔几年的报道。因此，有些癌症虽获得根治，但瘘管发生的危险性仍持续存在。

（4）其他 阴道内放置腐蚀性药物（如治疗阴道炎）使局部组织被腐蚀坏死、溃烂，最终形成瘘。阴道内长期放置子宫托、嵌顿、组织受压缺血、坏死而致尿瘘。

### 三、临床表现

1. 症状

（1）漏尿 为尿瘘的主要症状。患者尿液不断经阴道流出，无法控制。

（2）外阴瘙痒及烧灼痛 严重者影响日常行动，可因尿液长期刺激所致。

（3）闭经　在生育年龄的患者约半数有闭经症状，原因不明，可能与精神创伤有关。

（4）精神抑郁　由于尿液淋漓，尿臭，患者多离群索居。夜间床褥潮湿，影响睡眠，以致精神不振。同时因性生活障碍也可影响患者精神状况。

（5）性交困难　多因阴道瘢痕狭窄而致。

（6）泌尿系统症状　如尿急、尿频、尿痛等泌尿道感染症状。

2. 体征

（1）一般检查　注意精神状态、有无贫血、发热。

（2）妇科检查　嘱患者不排尿，行膀胱截石位或胸膝卧位检查。外阴因尿液浸渍，多有皮炎。用单叶阴道拉钩提拉阴道后壁，可清楚显露阴道前壁瘘孔。此时应详细检查瘘孔部位、大小、性质、数目、瘘孔周围瘢痕情况等。如瘘孔小或部位高不易被发现时，可嘱患者咳嗽或作深呼吸，往往可见尿液及气泡自瘘孔溢出，仍难辨出瘘孔者应行有关辅助检查。用探针或金属导尿管，轻柔地探查尿道是否通畅或闭锁。无闭锁者，探针可从瘘孔处伸入或用手指触及。探针检查有时可触碰到膀胱内结石。

## 四、辅助检查

（1）亚甲蓝试验　用稀释亚甲蓝液 200ml 注入膀胱，观察蓝染尿液从阴道流出的孔道。如注入亚甲蓝后从阴道流出的仍为清亮尿液，说明阴道的尿液来自膀胱以上部位，可以初步诊断为一侧输尿管阴道瘘；如蓝染尿液从宫颈外口流出，则诊断为膀胱宫颈瘘。

（2）靛胭脂试验　如亚甲蓝试验瘘孔流出的为清亮尿液，可行靛胭脂试验确定输尿管阴道瘘的存在，静脉注射靛胭脂 5ml，5~7 分钟后可见蓝色尿液自瘘孔流出。

（3）膀胱镜检查　可了解膀胱内的情况，明确膀胱瘘孔位置、数目、大小、瘘孔与输尿管口和尿道内口的关系等。

（4）肾盂输尿管造影　输尿管阴道瘘经上述检查仍不能确诊

者，或需进一步了解双肾功能情况。可行肾盂输尿管造影。

（5）B超检查　有助于肾盂、输尿管积水的诊断。

## 五、治疗

需要手术治疗，但是对于结核、癌肿所致者，应该先针对病因进行治疗。

## 六、观察要点

观察患者尿液流出位置，漏尿时的伴随症状，对已手术的患者，注意观察术后的愈合情况。

## 七、护理要点

### （一）常规护理

指导患者保持外阴部清洁、干燥，鼓励患者多饮水。由于漏尿，很多患者为了减少排尿，往往自己限制饮水量，造成对皮肤刺激更大的酸性尿液，而多饮水可达到稀释尿液，减少对皮肤的刺激作用，还能起到自身冲洗膀胱的目的。护理人员应向患者解释限制饮水的危害，指导患者每日饮水不少于3000ml。

### （二）专科护理

1. 心理护理　关心体贴患者，理解患者因疾病所导致的不良心理反应和痛苦，耐心讲解尿瘘相关知识，回答患者所提出的各种问题，消除其思想顾虑。

2. 治疗护理

（1）术前护理　除按外阴、阴道手术术前常规准备外，有外阴湿疹、溃疡者，需治疗待痊愈后再行手术。老年妇女或闭经者，术前1周给予雌激素口服，促使阴道上皮增生，有利于术后伤口的愈合。有尿路感染者应先遵医嘱控制感染后，再行手术。

（2）术后护理　术后护理是手术能否成功的关键，除按外阴、阴道手术术后常规护理外，还应注意：①术后体位，应根据患者瘘孔位置决定，原则上是使瘘孔处于高位，减少尿液浸渍感染。瘘孔在侧面者可采取健侧卧位；膀胱阴道瘘若瘘孔在后底部，应采取俯卧位；由于患者手术后俯卧位会压迫伤口，而又难以保持一种姿势时，多采用侧卧位与平卧位交替进行。②尿管护理，术后保留尿管或耻骨上膀胱造瘘 10～14 日，注意固定尿管，保持引流通畅，发现阻塞及时处理。尿管拔除后协助患者每 1～2 小时排尿 1 次，以后逐步延长排尿时间。③术后遵医嘱给予抗生素，每日补液 2500～3000ml，鼓励患者多饮水，稀释尿液，防止发生血尿或尿液浓缩沉积过多形成结石。④术后加强盆底肌锻炼，预防咳嗽和便秘等使腹压增加的因素。

（三）健康指导

① 做好宣传，教会患者外阴清洁的方法，并定期检查。

② 出院时应观察有无尿失禁、尿潴留等异常情况，一般不做阴道检查。

③ 术后 3 个月内禁止性生活，以免引起缝合口裂开和感染。

④ 如再次妊娠，应加强妊娠期保健，嘱临产前住院，及早行剖宫产结束分娩。

⑤ 术前口服雌激素药物者，术后遵医嘱继续口服 1 个月。

# 第四节 粪　　瘘

## 一、定义

粪瘘指生殖道与肠道间的异常通道，常见为直肠阴道瘘。产伤为本病最主要原因，其次会阴手术损伤、异物的直接穿透伤及晚期生殖道癌瘤浸润均可造成本病的发生。根据瘘孔在阴道位置，将其分为低位、中位和高位瘘。

## 二、病因及发病机制

多因难产时胎头滞留在阴道内，阴道后壁及直肠受压，使局部组织缺血、坏死、脱落而形成瘘；会阴Ⅲ度裂伤未缝合，缝合后未愈合，或会阴切开缝合时，缝线穿透直肠黏膜而未被发现，感染后形成直肠阴道瘘。

## 三、临床表现

（1）症状

① 大便及气体不自主地由阴道排出，腹泻时尤甚。

② 若瘘孔小且部位高时，大便可积于阴道中。

③ 外阴皮炎。

（2）体征　妇科检查见大的瘘孔可在阴道窥诊时见到或触诊时证实。小的瘘孔往往在阴道后壁见到一鲜肉芽组织，插入子宫探针，另一手手指伸入肛门，手指与探针相遇。

## 四、辅助检查

亚甲蓝试验：瘘孔较小，可用反探针检查或用无菌干纱布塞入阴道后自肛门注入稀释美蓝溶液，纱布染成蓝色即可确诊。

## 五、治疗

需要手术治疗，但是对于结核、癌肿所致者，应该先针对病因进行治疗。

## 六、观察要点

观察患者粪便排出位置，伴随症状，对已手术的患者，注意观察术后的愈合情况。

## 七、护理要点

（一）常规护理

指导患者保持外阴部清洁、干燥、鼓励患者多饮水。护理人员应该积极向患者解释产生粪瘘的原因及治疗方法以解除患者的心理压力。

（二）专科护理

（1）做好心理护理　关心体贴患者，理解患者因疾病所导致的不良心理反应和痛苦，耐心讲解粪瘘相关知识，回答患者所提出的各种问题，消除其思想顾虑。

（2）术前准备

① 按妇科腹部、阴部手术前护理。

② 加强外阴护理。术前 1 周 1∶5000 高锰酸钾水坐浴，每日 2 次，每次 20～30 分钟，保持外阴及肛周清洁干燥。外阴及肛周有皮炎时，可上药治疗。

③ 术前 3 天肠道准备，甲硝唑每日服 1.0g，环丙沙星 0.2g，每日 3 次，进无渣半流食 3 日，高热量流质饮食 2 日，术前禁食 1 日。

④ 术前 1 日晨番泻叶 3g 茶饮，晚灌肠 1 次，术日晨清洁灌肠及阴道冲洗 1 次。

⑤ 备皮范围：外阴、肛周及大腿内下 1/3 处。

（3）术后护理

① 同尿瘘。

② 患者取半卧位。

③ 术后进无渣流食，排气后改无渣半流食。

④ 保留尿管 5～7 日，保持局部清洁。敷料浸湿及时更换，会阴护理每日 2 次。术后服复方樟脑酊 2ml 或鸦片酊 1ml，每日 3 次，共 7 日，控制大便。7 日后番泻叶茶饮或石蜡油 30ml 顿服。软化大便，术后 1～2 个月内不能有干大便。

⑤ 给予广谱抗生素预防和控制感染。

（三）健康指导

① 做好健康宣教，教会患者外阴清洁的方法，并定期复查。

② 出院时观察是否有粪瘘。

③ 术后 3 个月禁止性生活，以免引起缝合口裂开和感染。

④ 再次妊娠，应加强妊娠保健，嘱患者临产前住院，及早行剖宫产结束分娩。

# 第四篇
# 常用药物

# 第十八章　妇产科用药

## 第一节　雌激素类药物及激素替代药

### 己烯雌酚

**【药理作用】**

本品为人工合成的非甾体雌激素，口服作用为雌二醇的2～3倍。主要作用有：促使女性器官及副性征正常发育；促使子宫内膜增生和阴道上皮角化；减轻妇女围绝经期或妇科手术后因性腺功能不足而产生的全身性紊乱；增强子宫收缩，提高子宫对缩宫素的敏感性；小剂量刺激而大剂量抑制腺垂体促性腺激素及催乳激素的分泌；对抗雄性激素作用。

**【适应证】**

① 补充体内雌激素不足，如萎缩性阴道炎、女性性腺发育不良、绝经期综合征、老年性外阴干枯症及阴道炎、卵巢切除后、原发性卵巢缺如。

② 乳腺癌、绝经后及男性晚期乳腺癌、不能进行手术治疗者。

③ 不能手术治疗的前列腺癌晚期患者。

④ 预防产后泌乳、退（或回）乳。

**【用法及用量】**

（1）治疗卵巢功能不全或垂体功能异常引起的闭经　口服宜小剂量，每日量不超过0.25mg。

（2）用于人工月经周期　口服每日0.25mg，连服20日，待有月经后再用同法治疗，共3个周期。

（3）用于月经周期延长及子宫发育不全　口服每日 0.1～0.2mg，持续半年，经期停服。

（4）治疗功能性子宫出血　每晚服 0.5～1mg，持续 20 日。

（5）用于绝经期综合征　口服每日 0.25mg，症状控制后改为每日 0.1mg（如同时每日舌下含服甲基睾丸素 5～10mg，效果更好）。

（6）老年性阴道炎　阴道塞药，每晚塞入 1～2 片（0.2mg），共用 7 日，可使阴道上皮增生，并加强局部的抗菌作用。

（7）配合手术用于前列腺癌　6～10mg/日，分 3 次服，连用 2～3 个月。

（8）用于因子宫发育不良及子宫颈分泌物黏稠所致不育症　以小剂量促使宫颈黏液稀薄，精子易透入，于月经后口服 0.1mg/日，共 15 日，1 个疗程为 3～6 个月。

（9）用于稽留流产（妊娠 7 个月以内死胎，经 2 个月或以上仍未娩出）　口服每次 5mg，每日 3 次，5～7 日为 1 个疗程，停药 5 日。如无效可重复 1 个疗程。

（10）退乳　口服每次 5mg，每日 2～3 次，连服 3 日；或肌注每日 1 次，每次 4mg，连用 3～5 日，同时紧束双乳，少进液体。

（11）用于补充体内雌激素不足　每日 0.25～0.5mg，21 天后停药 1 周，周期性服用，一般可用 3 个周期（自月经第 5 天开始服药）。

（12）用于乳腺癌　每日 15mg，6 周内无改善则停药。

（13）用于前列腺癌　开始时每日 1～3mg，依据病情递增而后递减；维持量每日 1mg，连用 2～3 个月。

【不良反应】

① 可有不规则的阴道流血、子宫肥大、尿频或尿痛。

② 有时可引发血栓症以及心功能异常。

③ 有时引起肝功能异常、高脂血症、钠潴留。

④ 引起恶心、呕吐、厌食症状和头痛、头晕等精神症状。

⑤ 少数患者有心前区疼痛、性欲增强。

⑥ 长期大量应用可诱发生殖系统恶性肿瘤。孕期用药有致胎儿先天缺陷危险。

⑦ 妊娠期使用可使后代发生性器官发育异常及生殖功能缺陷，如女性的宫颈及子宫异常、不孕症和流产率增加；男性则出现附睾囊肿、睾丸萎缩，并影响精子的总数及活动力。

【禁忌证】

① 孕妇禁用（可能引起第二代女性阴道腺病及腺癌发生率升高，男性生殖道异常及精子异常发生率增加）。

② 哺乳期妇女禁用。

③ 与雌激素有关的肿瘤患者及未确诊的阴道不规则流血患者禁用。

④ 有垂体肿瘤，血栓栓塞性疾病或有既往史，心血管疾病包括高血压、冠状血管病变、瓣膜病变、血栓源性心律失常禁用。

【注意事项】

（1）下列患者慎用：心功能不全、癫痫、糖尿病、肝肾功能障碍、精神抑郁等。

（2）长期使用应定期检查血压、肝功能、阴道脱落细胞，每年1次宫颈防癌刮片。

（3）诊断干扰：①减低美替拉酮试验。②增加去甲肾上腺素导致的血小板凝集试验。③BSP试验滞留增加。

（4）老年患者易引起钠潴留和高血钾症，应慎用。

（5）应按指定方法服药，中途停药可导致子宫出血。

（6）口服反应较重时可加服维生素 $B_6$ 或改用注射剂。

## 苯甲雌二醇

【药理作用】

本品为合成甾体类雌激素。可使子宫内膜增生、增强子宫平滑肌收缩，促使乳腺发育增生。大剂量抑制催乳素释放，对抗雄激素作用，并能增加钙在骨中沉着。促进和调节女性生殖器官和副性征的正常发育。雌二醇是育龄妇女体内卵巢分泌的受体水平活性最高的雌激素。绝经后，卵巢功能衰竭，雌二醇的生成几乎停止，从而引起血管功能障碍，体温调节不稳定，临床表现为潮热、出汗、睡眠障碍、泌尿生殖系统萎缩及骨质疏松等症状。

【适应证】

适用于与绝经有关症状的对症治疗，如潮热、多汗、阴道干燥等。

① 补充雌激素不足，如萎缩性阴道炎、女性性腺功能不良、外阴干枯症、绝经期血管舒缩症状、卵巢切除、原发卵巢衰竭等。

② 闭经、月经异常、功能性子宫出血、子宫发育不良。

【用法及用量】

(1) 用于绝经期综合征　肌注每次 1～2mg，每周 2～3 次。

(2) 子宫发育不良　每次 1～2mg，每 2～3 日肌注 1 次。

(3) 功能性子宫出血　每日肌注 1～2mg，至血净后酌情减量，后期择日用黄体酮撤退。

(4) 退奶　每日肌注 2mg，不超过 3 天后减量或改小量口服药至生效。

【不良反应】

可有恶心、头痛、乳房胀痛，偶有血栓症、皮疹、水钠潴留等。

【禁忌证】

① 对本品过敏者、患有血栓栓塞性疾病（静脉炎、肺栓塞等）及肝肾疾病患者禁用。

② 与雌激素有关的肿瘤患者（如乳腺癌、阴道癌、子宫颈癌、卵巢癌患者）禁用，晚期前列腺癌禁用。

③ 孕妇及哺乳期妇女禁用，用于回奶时需停止哺乳。

④ 儿童用药易引起早熟，应禁用。

**【注意事项】**

① 用药期间定期进行妇科检查。

② 注射前充分摇匀，或加热摇匀。

③ 与孕激素类药物合用，能抑制排卵。

④ 子宫肌瘤、心脏病、癫痫、糖尿病及高血压患者慎用。

⑤ 如果遗漏用药，请勿加倍使用剂量来弥补遗漏的剂量。

## 尼尔雌醇

**【药理作用】**

本品为雌激素类药，为雌三醇的衍生物。具有口服长效和强效的优点。在雌三醇第三位碳原子上引入环戊醚基后，增加了亲脂性，有利于肠道吸收，并储存在脂肪组织中而起长效作用。可选择性的作用于阴道和子宫颈管，对子宫体和子宫内膜影响很小，有较强的雌激素分化作用。适用于围绝经期妇女的雌激素替代疗法。以原药、炔雌三醇和雌三醇三种形式从尿中排泄。大剂量动物实验证实无致畸、致突变作用，不影响肝脏功能。口服雌激素活性是炔雌醚的 3 倍，是目前临床雌激素类药物中雌激素活性最强的药物。本品尚能升高白细胞，改善放疗辐射后造血功能，具有减轻淋巴细胞溶酶体膜及染色体损伤的作用。

**【适应证】**

① 临床用于雌激素缺乏引起的围绝经期综合征的激素治疗，如潮热、出汗、头痛、目眩、疲劳、烦躁易怒、神经过敏、外阴干燥、老年性阴道炎等。

② 取节育器前用药。

③ 治疗急性放射病。

**【用法及用量】**

(1) 围绝经期妇女激素替代治疗 口服：每次 5mg，每月 1 次；或每次 2mg，每 2 周 1 次。症状改善后维持量为每次 1～2mg，每月 2 次，3 个月为 1 个疗程。有子宫者，每 3～6 个月给予孕激素 10～14 天，孕激素停用后可产生撤药性子宫出血。

(2) 取节育器前用药 绝经妇女取环前 7 天，口服 4mg，7

天后取环。

（3）治疗急性放射病　可于照射后 1 天内尽早口服 20mg；照射前预防和照射后结合治疗时，可于照射前 2 天至照射前即刻服用 20mg，照射后 1 天内再服用 10mg。

【不良反应】

① 轻度胃肠道反应，表现为恶心、呕吐、腹胀。其他可有头痛、头晕。

② 突破性出血。

③ 乳房胀痛，白带增多。

④ 偶有肝功能损害。

【禁忌证】

① 雌激素依赖性疾病（如乳腺癌、子宫内膜癌、宫颈癌、较大子宫肌瘤等）病史者禁用。

② 孕妇及哺乳期妇女禁用。

③ 再生障碍性贫血患者禁用。

④ 血栓栓塞性疾病患者禁用。

⑤ 高血压患者禁用。

⑥ 子宫内膜异位症患者禁用。

⑦ 原因不明的阴道出血者禁用。

⑧ 严重肝、肾功能不全患者禁用。

【注意事项】

① 本品的雌激素活性虽较低，但仍有使子宫内膜增生的危险，故应每 2 个月给予孕激素 10 日以抑制雌激素的内膜增生作用，一般孕激素停用后可产生撤药性子宫出血。

② 如使用者已切除子宫，则不需加用孕激素。

③ 应在医师严密观察下用药及随访。

④ 哮喘、糖尿病、甲状腺病及心、肝、肾疾病患者慎用。

⑤ 治疗前应做全面检查，长期用药妇女至少每年体检 1 次，包括血压、乳腺、腹腔与盆腔器官、宫颈细胞学检查。

## 戊酸雌二醇

**【药理作用】**

本品为长效雌二醇衍生物。是长效避孕药的组成部分。用于月经失调、激素替代治疗。具有雌激素的药理作用，能促进和调节女性生殖器官和副性征的正常发育，参与卵巢轴功能的调节。外用对扁平疣有良效。

**【适应证】**

① 补充雌激素不足，如萎缩性阴道炎、女性性腺功能不全、外阴干枯症、绝经期血管舒缩症状、卵巢切除及原发卵巢衰竭等。

② 晚期前列腺癌。

③ 与孕激素合用作避孕药。

**【用法及用量】**

1. 青春期用药 口服。

（1）雌激素缺乏 1～2mg/天，服21天，后10天加用安宫黄体酮6～10mg/天。

（2）功能失调性子宫出血 2～4mg，8小时用药1次，血止后3天减量，以后每隔3天减量1/3直至维持量1mg，至血止后20天。

（3）调整周期 1～2mg/天，服20～22天，后10天加服安宫黄体酮6～10mg/天。

2. 生育期用药

（1）卵巢功能减退或下丘脑闭经 每日1～2mg，服21日，后10日每日加服安宫黄体酮6～10mg。

（2）回奶 每次3mg，每日3次，连服5～7日。

（3）子宫内膜异位症治疗时的"反添加"治疗 每日2mg，服20～22日，后10日每日加服炔诺酮1mg。

3. 围绝经期及绝经后

（1）有子宫者 周期序贯疗法：每日1～2mg，服21日，后10日每日加服安宫黄体酮6～10mg，再停药7日；连续联合疗法：每日 1～2mg 加安宫黄体酮 2mg。

（2）子宫已切除者　每日 1～2mg。

（3）绝经后泌尿系统感染及萎缩性阴道炎　可连续用药 2～3 周。

【不良反应】

少数病例可有乳房胀感、胃部不适、恶心、头痛、体重和性欲改变、不规则阴道出血。

【禁忌证】

① 严重的肝功能异常、黄疸、妊娠期间持续瘙痒史、Dubin-Johnson 综合征、Rotor 综合征、曾患或正患肝脏肿瘤患者禁用。

② 曾患或正患血栓栓塞性疾病（如脑卒中、心肌梗死）、镰刀状红细胞性贫血症患者禁用。

③ 患有或疑有子宫或乳房的激素依赖性肿瘤、子宫内膜异位症患者禁用。

④ 严重糖尿病、脂肪代谢先天性异常、有耳硬化症病史等患者禁用。

⑤ 妊娠期妇女禁用。

【注意事项】

① 开始治疗前，应进行全面彻底的内科及妇科检查，包括乳房检查及宫颈的细胞涂片等。

② 出现以下情况应立即停药：第 1 次发生偏头痛或频繁发作少见的严重头痛、突发性感觉障碍（如视觉或听觉障碍）、血栓性静脉炎或血栓栓塞性疾病的早期症状（如异常的下肢痛或水肿、不明原因的呼吸或咳嗽时的刺痛感）、胸部疼痛及紧缩感、黄疸、肝炎、全身瘙痒、癫痫发作次数增加、血压显著增高。

③ 用药过程中如发生子宫出血，须咨询医师以弄清病因。

④ 糖尿病、高血压、静脉曲张、耳硬化症、多发性硬化、癫痫、卟啉病、手足抽搐、小舞蹈病以及有静脉炎病史的患者，须在临床严密监护下用药。

⑤ 围绝经期长期的非对抗性雌激素治疗，可能增加子宫内膜癌的发病率，故子宫内膜增生应避免行非对抗性的雌激素治疗，而应额外给予孕激素类药物，病人应遵从医嘱，并定期妇科复查。

⑥ 手术前（提前 6 周）及肢体固定术（如事故后）时应停用本品。

⑦ 每日 1mg，宜饭后用水吞服，遵医嘱可酌情增减，按周期序贯疗法，每经过 21 日的治疗后，须停药至少 1 周。

## 结合雌激素

【药理作用】

结合雌激素是从妊马尿中提取的一种水溶性天然结合型雌激素，也可合成制备，其中含 $50\% \sim 65\%$ 雌酮硫酸钠和 $20\% \sim 35\%$ 孕烯雌酮硫酸钠。它还含有 $17\alpha$-二氢马烯雌酮硫酸钠、$17\alpha$-雌二醇硫酸钠和 $17\beta$-二氢马烯雌酮硫酸钠等。减轻由于雌激素缺乏引起的绝经期症状及骨质疏松症，治疗由于雌激素失调所致的异常子宫出血、萎缩性阴道炎及某些癌症。妊娠分类：X 级。作用与雌酮、雌二醇相同，口服有效、不易被肝脏灭活，不良反应小。尚有较好的止血作用，能促使血管周围酸性黏多糖增加，进而增强毛细血管和小血管壁弹性；同时使凝血酶原、第 V 凝血因子等增加，可控制毛细血管出血及手术出血等。

【适应证】

① 治疗中重度与绝经相关的血管舒缩症状。

② 治疗外阴和阴道萎缩。

③ 治疗因性腺功能减退、去势或原发性卵巢功能衰退所致的雌激素低下症。

④ 治疗某些转移性乳腺癌（只能减轻症状）。

⑤ 治疗晚期雄激素依赖性前列腺癌（只能减轻症状）。

⑥ 预防骨质疏松（由于应用雌激素有一定风险，所以必须选择有骨质疏松危险倾向的病人）。

⑦ 结合雌激素软膏适用于治疗萎缩性阴道炎、性感不快和

外阴干皱。

⑧ 注射用结合雌激素特别适用于紧急状况下快速治疗功能障碍性子宫出血，部分患者用药数小时即止血。

**【用法及用量】**

1. 治疗中重度血管舒缩症和（或）与绝经相关的外阴及阴道萎缩，必须选择控制症状的最小剂量，用药尽量不要持续。

（1）血管舒缩症　每日 0.625mg。

（2）外阴和阴道萎缩　每天 0.3～1.25mg，或更多，根据病人个体反应而定。治疗可不中断地进行，或根据病人的个体情况采用周期方案（例如 25 日用药，5 日停药）进行适当治疗。

2. 治疗因性腺功能减退、去势或原发性卵巢功能衰竭所致的女性雌激素过少女性性腺功能减退　口服，每日 0.3～0.625mg，周期性服用。

3. 女性性腺功能低下或月经失调

（1）治疗女性性腺功能低下　口服，0.3～0.625mg/天，依症状严重程度及患者反应调整剂量，周期服用。

（2）序贯法人工周期　口服，第 1～28 天 0.625mg/天，第 15～18 天加用安宫黄体酮 10mg/天；联合法：第 1～28 天 0.625mg/天和安宫黄体酮 2mg/天。

（3）功能性子宫出血止血　2.5mg，4 小时口服用药 1 次，12 小时后可止血，以后 1.25mg/天，口服 21 天，最后 7 天加用安宫黄体酮 10mg/天。

4. 晚期雄激素依赖性前列腺癌　口服：1.25～2.5mg，每日 3 次。

5. 转移性乳腺癌　口服：10mg，每日 3 次，1 个疗程至少 3 个月。

6. 治疗萎缩性阴道炎、性感不快及障碍或外阴干皱　严重萎缩性阴道炎患者应首先接受短期口服治疗（每天 1.25mg，10 天左右），以便使阴道黏膜能够适应软膏涂敷。阴道软膏治疗应使用最低有效剂量。每日 2～4g，涂于阴道内或局部表面，根据症状严重程度予以调整。药物使用应呈周期性（如连续使用 3 周，然后停药 1 周）。

【不良反应】

（1）泌尿生殖系统　阴道出血形式改变、异常撤退性出血、出血改变，突破性出血，点状出血，子宫平滑肌瘤体积增大；阴道念珠菌病；宫颈分泌物量的改变。

（2）内分泌与新陈代谢系统　乳房肿胀，血糖增高，糖耐量降低；在男性可出现女性型乳房，性能力减退和女性化。

（3）胃肠道反应　恶心，呕吐；腹绞痛，腹胀；胆汁淤积性黄疸；胆囊疾病发生率增加；胰腺炎。

（4）中枢神经系统　头痛、性欲增长或减退，忧郁压抑，神经过敏，头晕，疲劳以及急躁易怒。

（5）皮肤　停药后黄褐斑或黑斑病持续存在；多形红斑；红斑结节；红斑疹；头发脱落；妇女多毛症。

（6）心血管　静脉血栓栓塞；肺栓塞。容易患高血压症者血压可能会增高，偏头痛可能会加重。

（7）中枢神经系统　头痛，偏头痛，头晕，精神抑郁，舞蹈病。

（8）其他　体重增加或减轻，糖耐量下降，卟啉病加重；水肿；眼角膜弯曲度变陡；对隐形眼镜耐受性下降。

【禁忌证】

下列患者不能应用雌激素：

① 活动性肝脏功能障碍或疾病患者（尤其是阻塞性肝病患者）；有乳腺癌或子宫内膜癌病史的患者（除非在特殊情况下）；以及子宫内膜增生患者（除非同时使用孕激素药物）。

② 未确诊的异常生殖器出血。

③ 有脑血管意外史、冠状动脉血栓形成史或偏头痛的患者。

④ 曾患有或正在罹患血栓性静脉炎和血管栓塞性疾病的患者。

⑤ 曾因使用雌激素而导致血栓性静脉炎和血管栓塞性疾病

的患者。

⑥ 曾因眼血管病而导致半失明或全失明或者复视的患者。

⑦ 可能已妊娠的患者。

⑧ 对本品过敏者。

【注意事项】

① 患者在使用之前，必须做全身健康检查，包括测定血压，乳房和盆腔器官检查，以及宫颈细胞学检查。应进行 B 超子宫内膜测定。除外盆腔与乳腺病变，子宫有无肌瘤、有无内膜异位症或肿块，乳腺有无异常分泌及肿块。治疗开始之后的 6 个月内，应做 1 次随访检查。以后每年做 1 次包括上述检查的随访。

② 应用激素治疗要权衡利弊，绝经早期开始，收益会更大。

③ 用药期间，根据症状的改变情况，患者可自行调节最适合的剂量与使用方法。

④ 进行可能增加血栓栓塞性疾病危险的手术前 4 周或长期不活动时，应停止使用雌激素。

⑤ 对功能失调性子宫出血的治疗，应严格遵医嘱服药，血止后不能停药，完成整个治疗过程。

⑥ 哺乳期应用本品可能降低乳汁中蛋白质的含量并能减少乳汁分泌。

⑦ 自软膏底部轻柔的挤压，使足够的软膏进入给药器管口，并达到处方要求的剂量。将给药器轻柔的插入阴道深处后，向下推动活塞至原位。

⑧ 给药器清洁方法：将活塞从圆管内取出，用软性肥皂和温水洗净备用，不可用热水或煮沸。

⑨ 应用时间长或用量过大会导致下生殖道分泌物增加以及子宫内膜增生。应定期随访。

⑩ 软膏剂有可能与避孕器具上的乳液橡胶（如阴道隔膜和避孕套）起反应。

⑪ 软膏可能导致阴茎避孕套失败，不推荐同时使用本品与阴茎避孕套。

## 结合雌激素/甲羟孕酮

【药理作用】

本品为天然雌激素类及黄体酮衍生物（结合雌激素及醋酸甲羟孕酮），为激素替代治疗药物。

【适应证】

适用于有子宫的妇女。缓解中重度的绝经期症状；预防骨质疏松；治疗与绝经相关的外阴和阴道萎缩（阴道内或阴道周围瘙痒、灼热或干燥感，排尿困难或排尿时灼热）。

【用法及用量】

1. 倍美盈　栗色片仅含结合雌激素 0.625mg；淡蓝色片含结合雌激素 0.625mg 和醋酸甲羟孕酮 5mg。从第 1 日到第 14 日，口服栗色片每日 1 片。从第 15 日到第 28 日，口服淡蓝色片每日 1 片。

2. 倍美安　每片片剂含结合雌激素 0.625mg，醋酸甲羟孕酮 2.5mg。口服，每日 1 片。

【不良反应】

(1) 泌尿生殖系统　阴道出血的形式改变和异常停药性出血、突发性大量出血、少量阴道出血、子宫颈分泌物量的改变、经前紧张综合征样症状、膀胱炎样综合征、子宫平滑肌瘤增大、阴道念珠菌病、闭经、子宫颈糜烂变化。

(2) 乳房　压痛、增大、溢乳。

(3) 胃肠道　恶心、胆汁淤积性黄疸、食欲改变、呕吐、下腹部痉挛、饱胀、胆囊疾病的发病率上升、胰腺炎。

(4) 皮肤　多形性红斑、结节性红斑、出血性皮疹、头发脱落、多毛症、瘙痒、荨麻疹、全身性皮疹、痒或不痒的皮疹（过敏性）、痤疮，当药物停用后，褐黄斑或黑斑病可持续存在。

(5) 心血管系统　易感个体可出现血压改变、血栓性静脉炎、肺栓塞、脑血栓形成和栓塞。

(6) 中枢神经系统　头痛、眩晕、精神压抑、神经紧张、偏头痛、舞蹈病、失眠、嗜睡。

（7）眼　视网膜血栓形成和视神经炎，角膜曲率变陡、难以放置角膜接触镜（隐形眼镜）。

（8）其他　体重增加或减轻、水肿、性欲改变、疲乏、背部疼痛、碳水化合物耐量减低、卟啉病加重、发热、过敏样反应、过敏反应。

【禁忌证】

① 已知或怀疑妊娠，包括用于过期流产或作为妊娠诊断性试验者禁用。

② 乳腺癌患者禁用。

③ 患雌激素依赖性患者禁用。

④ 哺乳妇女禁用。

⑤ 诊断未明的异常阴道出血者禁用。

⑥ 患血栓性静脉炎、血栓栓塞性疾病或有脑卒中病史者禁用。

⑦ 肝功能不全或肝脏疾病者禁用。

⑧ 对本品成分过敏的患者禁用。

【注意事项】

① 糖尿病病人用雌/孕激素治疗时应严密观察。

② 摄入较大剂量雌激素作替代疗法，或低剂量而长时间用药者，尤其是使用超过 10 年的妇女，会一定程度上增加乳腺癌发生的危险性。对于使用激素疗法的妇女应定期进行自我乳房检查，并定期进行乳房 X 线检查。

③ 患乳腺癌和骨癌的病人服用雌激素会导致严重的高血钙症。如发现这种情况，应停药并采取相应措施来降低血钙水平。

④ 绝经后妇女接受雌激素，因个体对雌激素的特异性反应，偶尔发现血压升高。

⑤ 绝经后使用雌激素并不会增加脑卒中的危险性。但使用雌激素时应定期测血压。行雌激素疗法的患者，单独服用雌激素，或是同时服用雌孕激素，血栓性静脉炎和（或）血栓栓塞性疾病发病率有上升的危险。对有血栓疾病危险因素的患者如突然

出现部分或全部视觉丧失，或出现突发性眼球突出、复视或偏头痛，应中断用药并进行有关的检查。

## 替　勃　龙

【药理作用】

替勃龙为 7-甲基异炔诺酮，是新型甾体化合物，激素替代治疗类药物。能够抑制绝经后妇女的促性腺激素水平和抑制生育期妇女排卵。可重建脑内啡肽正常水平，抑制促性腺激素过度分泌，抑制绝经后妇女骨丢失。临床上主要用于自然或外科手术引起的绝经。当围绝经期妇女卵巢功能丧失后，本品能稳定下丘脑垂体系统，对中枢产生雌激素、孕激素和弱雄激素的作用，对绝经期妇女能促进雌激素分泌，而对生育期妇女则能抑制排卵。本品适用于绝经期后所引起的多种症状，特别是骨质疏松症，能抑制绝经妇女的骨丢失，其作用可能与其能明显减低骨的重吸收有关。本品对阴道的作用在于减少性交疼痛和阴道炎的易感性。对围绝经期综合征，尤其对血管舒缩功能不稳定的症状如潮热、出汗、头痛等能起缓解作用。此外，尚有增进性欲和稳定情绪作用，可能与本品提高血浆内啡肽水平有关。替勃龙是一种具有弱雌激素样和孕激素样活性及雄激素样作用的药物，它具有独特的药理学作用，提供雌激素作用但无需同时使用孕激素。

【适应证】

适用于围绝经期综合征妇女及骨质疏松的防治。

【用法及用量】

治疗绝经有关症状和预防骨质疏松。口服，每次 2.5mg，每日 1 次，在数周内有关症状可得到缓解，最少连续治疗 3 个月方能达到最好的疗效。

【不良反应】

① 可出现阴道出血或点滴样出血、腹痛、腹胀、乳房胀痛、生殖器瘙痒和阴道炎，这些不良反应的发生率是 1% ～10%。

② 肾功能障碍、癫痫、偏头痛及有这些病史者，用本品可引起体液潴留。

③ 偶见头痛、眩晕、体重增加、胃肠道不适、阴道出血、面部汗毛增生、胫骨前水肿等不良反应。

【禁忌证】

① 禁用于已知或怀疑有性激素依赖性肿瘤（包括乳腺癌和子宫内膜癌）患者。

② 禁用于心血管疾病、静脉血栓病史的患者。

③ 禁用于不明原因阴道出血、严重肝脏疾病患者。

④ 禁用于妊娠及哺乳期妇女。

⑤ 禁用于对乳糖或该产品组分过敏的患者。

【注意事项】

① 漏服药物在常规服药的 12 小时内可补服，如超过 12 小时，不再补服，直接服用常规服用的下一次药物。

② 大剂量可以引起阴道出血，应定期补充孕激素，如 3 个月可服用 10 天。

③ 缺乏锻炼的妇女较爱锻炼的妇女从替勃龙获取的益处更多，锻炼可以帮助增加骨密度，患者应建立和维持一个锻炼计划。

④ 接受择期手术，前 4 周应中断替勃龙治疗。

⑤ 肝脏疾病患者应用要慎重，出现不正常肝功能或黄疸，应立即终止治疗。

⑥ 服用替勃龙可导致水钠潴留，对体液状态变化敏感的患者应适当监测体液状态。

### 戊酸雌二醇/环丙孕酮

【药理作用】

本品为复方制剂戊酸雌二醇片/雌二醇环丙孕酮片复合包装，戊酸雌二醇片为白色糖衣片，具有雌激素的药理作用；雌二醇环丙孕酮片为浅橙红色糖衣片，具有很强的抗雄激素作用，也有孕激素活性。本品能迅速缓解因雌激素缺乏而引起的围绝经期症状，对皮肤和黏膜退化（尤其是泌尿生殖道的黏膜）有明显改善作用，并对因雌激素缺乏而引起的骨质疏松有预防作用。

【适应证】

① 激素替代治疗，用于绝经期综合征，泌尿生殖道和皮肤退化，绝经期情绪低落，良性妇科肿瘤，卵巢切除术后的激素不足症状。

② 在与孕激素联合使用建立人工月经周期中用于补充雌激素缺乏：血管舒缩性疾病（潮热），生殖泌尿道营养性疾病（外阴阴道萎缩，性交困难，尿失禁）以及精神性疾病（睡眠障碍，衰弱）。

③ 预防原发性或继发性雌激素缺乏所造成的骨质丢失。

【用法及用量】

口服给药。戊酸雌二醇片/雌二醇环丙孕酮片复合包装将按照下面的治疗方案给药：

① 每日 1 片，无间断的服用 21 天：11 片白片，10 片浅橙红色片。之后，停用 7 天。

② 治疗可以从任何一天开始。然而，当从其他的序贯激素替代治疗转换到戊酸雌二醇片/雌二醇环丙孕酮片复合包装时，建议在出血后开始服药，即一个新的序贯激素替代疗法从这一天开始。

③ 预防绝经后骨质疏松，治疗的疗程为若干年。

【不良反应】

① 可能偶有乳房发胀、非月经期出血、恶心、胃部不适及体重和性欲改变。个体病例有水肿、头痛、情绪低落的表现。

② 围绝经期长期单独使用雌激素能增加子宫内膜过度增生和子宫癌的发生率，但这一危险性可通过加用孕激素而有效地避免。

③ 少数良性或极少数恶性肝脏肿瘤患者服用本品后，可能产生危及生命的腹腔出血。

【禁忌证】

① 妊娠和哺乳期妇女。

② 未确诊的阴道出血。

③ 确诊或可疑乳腺癌。

④ 已知或可疑受性激素影响的癌前病变或恶性肿瘤。

⑤ 现有或既往有肝脏肿瘤病史（良性或恶性）。

⑥ 重度肝脏疾病。

⑦ 急性动脉血栓栓塞性疾病（如心肌梗死、脑卒中）。

⑧ 活动性深静脉血栓形成，血栓栓塞性疾病，或有记录的这些疾病的病史。

⑨ 重度高三酰甘油血症。

⑩ 对本品中的任何成分过敏。

⑪ 引起栓塞的心脏病患者不应使用本品。

【注意事项】

① 如果患者忘记服药，应该在 24 小时内补服用，以避免发生撤退性出血。如果出现间断性出血，继续服药以避免出现更严重的出血。如果持续出血，或出血在若干个连续周期重复出现，或者在戊酸雌二醇片/雌二醇环丙孕酮片复合包装长期治疗后首次出现出血，有必要进行全面的妇科检查以排除任何器质性原因。

② 应定期（每 6 个月）进行利弊权衡评估，以便及时调整或停止给药。

③ 继发性闭经治疗前，应排除产生催乳素的垂体瘤的可能。

④ 如用药过程中出现下列症状应立即停药：偏头痛或频繁发作的严重头痛；突发的感觉障碍（如视觉或听觉异常）；血栓性静脉炎或出现血栓栓塞性疾病的早期征兆（如下肢疼痛、肿胀严重、无明显诱发的呼吸或咳嗽时刺痛）；胸痛或胸闷；出现黄疸、全身瘙痒、癫痫发作增多及血压明显升高。

⑤ 糖尿病、高血压、静脉曲张、耳硬化症、多发性硬化症、癫痫、血卟啉病、手足抽搐、小舞蹈病、有静脉炎病史患者需慎用。

## 雌 二 醇

【药理作用】

本品是体内主要由卵巢成熟滤泡分泌的一种天然雌激素，能促进和调节女性性器官及副性征的正常发育，维持生育力以及对物质代谢有重要影响。人体雌二醇作为雌激素的主要成分之一，其生物活性最强。雌二醇能够促进子宫肌层增厚、内膜与腺体增生。增强子宫平滑肌的收缩，促进阴道上皮细胞成熟、增生、角化，增加细胞糖原含量，糖原经阴道杆菌分解为乳酸，使阴道分泌物呈酸性，可抑制细菌生长。促使乳腺导管发育增生，但较大剂量能抑制腺垂体催乳素的释放，从而减少乳汁分泌。雌二醇具有抗雄激素作用。可降低血中胆固醇，并能增加钙在骨中的沉着。

【适应证】

① 用于补充雌激素不足，如治疗萎缩性阴道炎、萎缩性尿道炎、女性性腺功能不良、围绝经期综合征、缓解卵巢切除或原发卵巢衰竭、非癌性疾病放射性去势后雌激素不足的症状。

② 用于垂体或卵巢内分泌失调引起的闭经、月经异常、功能性子宫出血、子宫发育不良。

③ 预防骨质疏松。

④ 治疗晚期转移性乳腺癌。

⑤ 用于前列腺增生、晚期前列腺癌，可明显改善晚期前列腺癌症状。

⑥ 用作避孕药，与孕激素类药合用可抑制排卵。

⑦ 用于退乳。

⑧ 治疗痤疮，男性可用于较重的病例，女性可选用雌-孕激素复合制剂。

【用法及用量】

1. **雌激素替代治疗** 肌内注射，每次 0.5～1.5mg，每周 2～3 次，平均替代治疗剂量为每日 0.2～0.5mg。

2. 用于功能性子宫出血 每日肌内注射 4～6mg，待血止后逐渐减量至每日或隔日 1mg，连用 3 周，继用黄体酮。

3. 用于退奶 在乳房未胀前，每日肌内注射 1 次 4mg，连用 3～5 日。外用：贴片，每次于脐下贴 1 张，历时 3 日。

4. 人工月经周期 于出血第 5 日起每日肌内注射 1mg，第 16 日起，每日加黄体酮 10mg 肌注，两药同时用完，下次出血第 5 日再重复疗程，一般 2～3 个周期。

5. 围绝经期

(1) 外用凝胶剂 用于已绝经妇女，外涂于双臂、前臂和肩部，每日 2.5g，早、晚各 1 次，连用 24 日，自第 13 日开始口服黄体酮每日 100mg，连用 12 日，休息 1 周，再重复治疗；用于尚未绝经的妇女，于月经周期的 6 日开始每日 2.5g 涂于皮肤，连用 25 日，后 13 日开始加服黄体酮每日 100mg。

(2) 缓释片 用于未绝经期，每次 2mg，每日 1 次，连用 25 日，停药 5～6 日，再重复疗程；用于绝经期，每次 2mg，每日 1 次，连用 21 日，周期第 14～25 日，每日加服普美孕酮 0.125～0.5mg。

【不良反应】

① 月经过多、痛经、增大纤维肌瘤、子宫内膜增殖性囊肿。

② 乳房增大分泌增多。

③ 恶心、呕吐、痛性肠痉挛、胆汁淤积性黄疸、结肠炎。

④ 皮肤褐斑、多形红斑、局部皮炎。

⑤ 头痛、周期性偏头痛、眩晕、精神抑制、舞蹈病。

⑥ 降低碳水化合物的耐受性及高血钙症。

【禁忌证】

① 对本品过敏。

② 哺乳期妇女及儿童。

③ 严重肝功能异常、黄疸、Dubin-Johnson 综合征、Rotor 综合征、子宫或乳腺的激素依赖性肿瘤、子宫内膜异位症、肝脏肿瘤、血栓栓塞性疾病、镰刀状红细胞性贫血症、严重糖尿病、耳硬化症、先天性脂肪代谢异常患者及孕妇禁用。

【注意事项】

① 用药前及用药期间应详细进行内科体检和妇科检查，包括乳房检查、腹部盆腔器官检查、宫颈细胞涂片等。

② 子宫内膜增生患者应避免进行对抗性的雌激素治疗，否则可能会增加子宫内膜癌的发病率。

③ 术前 6 周或肢体固定术时应停用本品。

④ 糖尿病、高血压、静脉曲张、癫痫、多发性硬化、卟啉病、小舞蹈病等患者，服用雌二醇时应行严密临床监护。

⑤ 凝胶剂不可口服，禁用于乳房、外阴和阴道黏膜。

⑥ 乳腺囊性纤维化、既往乳腺癌家族史、严重高血压、心脑血管病或心肾功能不全、哮喘、癫痫、偏头痛、抑郁症、皮肤过敏患者慎用。

## 雌 三 醇

**【药理作用】**

本品为雌二醇的代谢物，口服后雌激素的活性约为雌酮的 6 倍，但弱于雌二醇。对阴道和子宫颈管具有选择性的作用，对子宫体和子宫内膜无影响。能促进阴道黏膜血管新生和阴道上皮损伤愈合，同时增强子宫颈细胞功能，增加宫颈弹性和柔软性。对下丘脑和垂体有反馈性抑制作用，但不抑制排卵，仅对黄体能产生明显影响。具有作用迅速的特点，能够短期内升高外周血白细胞，对放疗、化疗引起的白细胞减少有效。

**【适应证】**

临床用于治疗子宫颈炎，尤适用于绝经期综合征、老年性阴道炎。亦可用作中期引产及人工流产的辅助药物。还用于前列腺肥大、前列腺癌等。本品尚具有迅速升高外周血白细胞的作用，一般在用药后 1～3 日开始生效，但作用维持时间较短。对化疗或放疗引起的白细胞减少有效，还能降低血管的通透性和脆性。可用于多种出血的治疗，对月经过多、扁桃体或子宫切除术后均有快速止血作用。

**【用法及用量】**

(1) 子宫颈炎、老年性阴道炎　用鱼肝油混悬剂或滑石粉剂，局部涂搽或喷粉每日 1 次，10 次为 1 个疗程。

(2) 围绝经期综合征　1mg 口服，每日 1 次，每月连用14～

21 日为 1 个疗程，可连用 2～3 个疗程。

（3）早期人工流产和中期引产、子宫颈水肿或软化不良、宫口开全不良　肌注 1～2 次，每次 10mg。

（4）人工流产、装取节育环、绝育术、口服避孕药后出血及其他月经过多症　经前 1 周或经期中口服，每次 5mg，每日 1～2 次，每月经周期总量 30mg。如病情较急，需迅速止血或减少出血量时，每日肌注 1 次 10mg，用药 1～2 日。

（5）前列腺肥大症　口服每次 2mg，每日 3 次，连用 3 周左右；或肌注隔日 1 次 10mg，用药 3～5 次，直至症状缓解为止。

（6）扁桃体摘除和子宫切除等出血　术前 2 日，每日肌注 10mg。

（7）胃肠道肿瘤等癌性出血　每日肌注 10mg，用药 2～3 日。

（8）化疗或放疗所致白细胞骤降　肌注 1 次 10mg，每周 2～3 次，每月总量不宜超过 30mg（女）或 60mg（男）。

【不良反应】

可有暂时性乳房肿胀或硬块、月经紊乱等，停药后会自行消退和恢复。口服时偶见食欲缺乏、恶心、呕吐、下腹痛等。其他不良反应参见雌二醇。

【禁忌证】

乳腺癌或生殖道恶性肿瘤、子宫内膜癌、不明原因的阴道流血、血栓性静脉炎、血栓栓塞性疾病禁用。

【注意事项】

（1）宫颈糜烂患者应做宫颈细胞涂片等癌症筛除检查。

（2）有变态反应者应立即停药。

（3）未成年患者不宜使用。

（4）按规定方法治疗无效时，不宜增加剂量或延长使用时间。

（5）心脏、肝脏及肾脏疾病、高血压、糖尿病、癫痫、偏头痛、子宫内膜异位症、乳房纤维囊肿、高脂血症、卟啉病、耳硬化症等患者慎用。

## 炔 雌 醇

**【药理作用】**

本品为半合成强效雌激素，其活性为雌二醇的 7～8 倍，己烯雌酚的 20 倍。小剂量用药能促进下丘脑-垂体-卵巢轴腺体细胞内激素受体的合成而提高其功能。与孕激素配伍对抑制排卵有协同作用，可增强避孕效果，减少突破性出血，为口服避孕药中最常用的雌激素。

**【适应证】**

主要用于月经紊乱、子宫功能性出血、绝经期综合征、子宫发育不全、前列腺癌等。与多种孕激素并用组成女用短效口服避孕药。

**【用法及用量】**

口服：闭经、围绝经期综合征，每次 0.02～0.05mg，每日 1～3 次。前列腺癌，每次 0.05～0.5mg，每日 3～6 次。

**【不良反应】**

可有恶心、呕吐、头痛、乳房胀痛、白带增多等。偶见血压升高、凝血障碍。少见肝功能异常，糖耐量降低，体重增加。大剂量用药时可刺激骨质溶解致高钙血症。

**【禁忌证】**

肝脏或肾脏病患者、乳腺癌、卵巢癌患者禁用，其他可参见雌二醇。

## 炔 雌 醚

**【药理作用】**

本品为作用较强的合成口服长效雌激素，活性为炔雌醇的 4 倍，具有较大的雌激素效应。作用可维持 1 个月以上。可促使引导上皮细胞成熟，是宫颈黏膜变稀薄，抑制排卵及产后泌乳，并作用于子宫内膜。在与孕激素组合的复合口服避孕片中，本品作为长效雌激素，起主要的抗生育作用；孕激素与其配伍，既对抑制排卵有协同作用，又可防止子宫内膜增生，使其转化为分泌期状态，然后脱落。

【适应证】

① 用于绝经期综合征、退乳等。

② 与孕激素合用可作为口服长效避孕药。

【用法及用量】

绝经期综合征：口服，每日 0.025mg，或每周 1 次，每次 0.1～0.2mg；退乳，于分娩后 6 小时内 1 次口服 4mg，必要时隔 4～6 日再服 4mg；对已哺乳者，每次 4mg，2 日后重复 1 次。

【不良反应】

头痛、眩晕、视物模糊、恶心、呕吐、乳房胀痛、白带增多等。作为女用长效口服避孕药成分，不良反应似炔雌醇。由于用量较大，反应程度较重、较长。

【禁忌证】

肝、肾病患者禁用。

【注意事项】

① 为了避免或减轻不良反应，可以在午后服药，如夜班工作者则在下班时餐后服药，可以利用睡眠抑制胃肠道反应。停用时，应口服短效避孕药 1～2 个周期，以防月经紊乱。

② 长效口服避孕药对月经周期、经期、月经量影响不大，一般不需处理。如连续闭经 2 个周期，首先应排除妊娠。

### 氯烯雌醚

【药理作用】

本品为非甾体雌激素药物。活性约为己烯雌酚的 1/10。能调节垂体前叶释放促性腺激素，但引起垂体前叶和肾上腺皮质功能亢进的作用较弱，作用温和，耐受性良好，长期服用不易引起垂体肿大和肾上腺增生。

【适应证】

女性围绝经期综合征、手术后因雌激素缺乏所引起的症状、青春期功能失调性子宫出血、女性性腺功能不全的雌激素替代治疗及前列腺增生。

【用法及用量】

① 女性围绝经期综合征及手术后雌激素缺乏所引起的症状　口服：每日 4～12mg，20～22 日为 1 个疗程。停药 5～6 日后，再开始另 1 个疗程。症状改善后，剂量可逐渐减少。

② 青春期功能失调性子宫出血　口服：每日 20～80mg，分 2～3 次服用，止血后，酌情递减，每日维持量为 8mg。

③ 女性性腺功能不全　口服：每日 8～12mg，酌情增减。

④ 前列腺增生　口服：每日 12～24mg，4～8 周为 1 个疗程，必要时可延长或遵医嘱。

【不良反应】

头痛、恶心、呕吐、腹痛、乳房胀痛、胃部不适、胃纳减少、水潴留、下肢水肿。

【禁忌证】

孕妇、乳腺癌、高钙血症及诊断未明的妇科出血者禁用。

【注意事项】

① 有血栓史患者慎用。

② 饭后服用，可降低恶心程度。

# 第二节　促性腺激素释放激素类似药或增强剂

## 戈舍瑞林

【药理作用】

本品为促性腺激素释放激素类似物，治疗子宫内膜异位症、子宫肌瘤、真性性早熟、月经过多及辅助生育技术。妊娠分类：X 级。是促黄体生成素释放激素的一种类似物，长期使用戈舍瑞林抑制脑垂体促黄体生成素的合成，从而引起男性血清睾丸酮和女性血清雌二醇的下降，停药后这一作用可逆，在接受戈舍瑞林治疗的早期阶段，一些女性可出现不同程度的阴道出血，持续时间和出血量各有不同。这种现象为雌激素水平下降所导致并可自动停止。男性病人在第一次注射此药后 21 天左右血清睾丸酮浓度下降至去势水平，并在以后的治疗中维持此浓度，这可使大多数病人的前列腺肿瘤消退，症状有所改善。女性患者在初次给药后 21 天左右血清中雌二醇浓度受到抑制，并在以后每 28 天的治疗中维持在绝经后水平。这种抑制与激素依赖性的乳腺癌、子宫肌瘤和子宫内膜异位症相关。可导致子宫内膜变薄及多数病人闭经。戈舍瑞林和铁剂伍用可使贫血的子宫肌瘤患者产生闭经并改善血红蛋白浓度及相关的血液学参数。戈舍瑞林和铁制剂配伍用与单独铁剂疗法相比较，前者血红蛋白浓度的增高较后者多。在用下丘脑促黄体释放激素（LHRH）类似物治疗期间产生停经且停止治疗后未恢复月经的患者很少见。

**【适应证】**

子宫内膜异位症、子宫肌瘤、真性性早熟、月经过多及辅助生育技术。还可用于可用激素治疗的前列腺癌、绝经前期及绝经期妇女的乳腺癌。

**【用法及用量】**

（1）子宫内膜异位症　在腹前壁皮下注射本品 3.6mg 植入剂，每 28 天用药 1 次，用药不超过 6 个月，当出现低雌激素症状时，可用反添加治疗。

（2）子宫肌瘤的辅助治疗　术前用药可方便腹腔手术，减少肌瘤剥出时的出血，同时也可为经阴道、腹腔镜及宫腔镜手术创造条件。一般治疗 12～24 周，用药方法同子宫内膜异位症。

（3）月经过多　在子宫内膜消融术前用本品 3.6mg 治疗，可降低子宫内膜的血管密度，减少子宫内膜生长，术后继续用本品治疗有助于瘢痕形成，减少术后出血，进一步抑制内膜的生长。一般术前 4～6 周用药 1 次，开始治疗后的第 6～8 周手术。手术当日可再用 1 次。

（4）真性性早熟　本品 3.6mg 每月注射 1 次，至少用 18 个月，直到正常的青春期年龄（10 岁以上）。6 岁前治疗，最终成人身高可增加 2%～4%，6 岁以后方开始治疗，最终成人身高未改变。

（5）辅助生育　在开始刺激 2～3 周前，患者仍在口服避孕药期间，单独使用本品 3.6mg 植入剂。使用后 14～21 天，给予人绝经期促性腺激素（HMG）（4 支/天，至少 5 天），初级卵泡直径达到 20mm 时，给予人绒毛膜促性腺激素（hCG），注射后 35～37 小时，获取卵子。

（6）可用激素治疗的前列腺癌及可用激素治疗的绝经前期及**绝经期妇女的乳腺癌**　皮下注射，长效制剂，每 4 周 1 次 3.6mg（腹壁）。

【不良反应】

① 过敏反应发生率很低，有引起关节痛的报道。有报道出现皮疹，多为轻度，不需中断治疗即可恢复。

② 血压的变化，服用戈舍瑞林的病人，发生低血压或高血压反应的病例已偶见报道。这种变化通常很短暂，继续治疗或停止治疗后均可恢复，很少需要停药及其他药物治疗。

③ 偶然出现的局部反应包括在注射位置上有轻度淤血。

④ 男性病人不良反应包括潮红和性欲下降，少有必需中断治疗，偶见乳房肿胀和触痛，给药初期前列腺癌病人可能有骨骼疼痛暂时性加重，应对症处理。尿道梗阻和脊髓压迫的个别病例也曾有报道。

⑤ 女性病人不良反应有潮红、多汗及性欲下降，无需中止治疗；也曾观察到头痛，情绪变化如抑郁、阴道干燥及乳房大小的变化。治疗初期乳腺癌病人会有症状的加剧，应按症状进行处理。

⑥ 子宫肌瘤患者可见肌瘤退行性变性。

⑦ 可引起子宫颈阻抗增加，因而可导致扩宫困难。

⑧ 在治疗初期，有骨转移的乳腺癌患者很少发展为高钙血症。

⑨ 妇女使用可能引起骨密度丢失，对已知有骨代谢异常的妇女使用时应注意。

⑩ 药物过量：人体尚无超剂量用药的试验。动物实验表明

使用超剂量的戈舍瑞林时除对性激素浓度和生殖道的预想的作用外无其他影响，如发生超量使用的情况，应对症处理。

【禁忌证】

（1）禁用于对本品过敏者。

（2）禁用于妊娠及哺乳期妇女。

【注意事项】

（1）严格在医师指导下用药。

（2）用药期限不超过 6 个月。

（3）用药期间应采用非激素类（如避孕套）的避孕方法，直到治疗后月经恢复为止。

（4）治疗子宫内膜异位症及子宫肌瘤往往不具根治作用，停药后复发。

（5）由于戈舍瑞林的安全性及有效性在儿童中尚未论证，故儿童病人不推荐使用戈舍瑞林。

（6）对有发展为尿道阻塞或脊髓压迫危险的男性病人，戈舍瑞林应慎用，而且在治疗的第 1 个月期间应密切监护病人，如果因尿道梗阻而引起脊髓压迫或肾脏损伤并恶化，则应给予适当治疗。

# 第三节　孕激素类药

## 黄　体　酮

【药理作用】

黄体酮是由卵巢黄体分泌的一种天然孕激素，介入排卵性月经周期，使基于雌激素作用的增生期子宫内膜转为分泌期内膜；维持妊娠的继续；促进乳腺的发育；降低妊娠子宫的兴奋性，抑制其活动。在体内对雌激素激发过的子宫内膜有显著形态学影响，为维持妊娠所必需。其药理作用是在月经周期后期，使子宫黏膜内腺体生长，子宫充血，内膜增厚，为受精卵植入做好准备。受精卵植入后则使之产生胎盘，减少妊娠子宫的兴奋性，抑制其活动，使胎儿安全生长。与雌激素共同作用，促使乳房充分发育，为产乳做准备。可使子宫颈口闭合，黏液减少变稠，使精子不易穿透。大剂量时通过对下丘脑的负反馈作用，抑制垂体促性腺激素的分泌，从而抑制排卵。

【适应证】

① 先兆和习惯性流产、原发性痛经、功能性子宫出血或血崩症、子宫内膜异位症、子宫内膜增生过长和子宫内膜癌、闭经的治疗。

② 作为宫内节育器内的缓释孕激素药物。

【用法及用量】

1. 口服给药　每日 200～300mg，每日 1～2 次。每次剂量不得超过 200mg，服药时间最好远隔进餐时间。

2. 肌内注射

（1）习惯性流产　肌注每次 10～20mg，每日 1 次或每周2～3 次，一直用到妊娠第 4 个月。

（2）痛经　在月经之前 6～8 日每日注射 5～10mg，共 4～6日，疗程可重复若干次。对子宫发育不全所致的痛经，可与雌激素配合使用。

（3）功能性出血　肌注：黄体酮每日 10～20mg，共 5～7天，停药后使子宫内膜脱落彻底，亦称药物性刮宫。

（4）闭经　如已有雌激素影响，每日 10～20mg，肌注，连用3～5 天。如雌激素低下，按人工周期，先补充雌激素 21 天，从第 12～14 天起加用黄体酮每日 10mg，共 8～10 天，两种药物同时停用。

（5）子宫内膜癌　黄体酮 400mg，每周服 3 次，连服 3 周，或黄体酮 40mg/天，连服 5 日后改为每周服 2 次，总量可达3.6g；如病情好转则改为每月服黄体酮 400～1000mg，长期维持治疗至肿瘤完全消退。

3. 阴道给药　每次不超过 200mg，置于阴道深处。

【不良反应】

① 偶见恶心、呕吐。大剂量可致水钠潴留。

② 孕期用药可致女胎男性化。

③ 头痛、头晕、恶心、胃肠道不适、水肿、痤疮、黄褐斑、皮疹、嗜睡或失眠、精神抑郁、乳房胀痛、月经周期改变或不规则出血。

④ 长期应用可引起肝功能异常、缺血性心脏病发生率上升。

【禁忌证】

① 心血管疾病和高血压。

② 血栓性疾病（如血栓性静脉炎、脑梗死等）及有血栓性疾病史（治疗晚期肿瘤除外）。

③ 糖尿病。

④ 肾功能损伤。

⑤ 肝功能损伤或肝脏疾病。

⑥ 胆囊疾病。

⑦ 哮喘。

⑧ 偏头痛。

⑨ 未明确诊断的阴道出血。

⑩ 癫痫。

⑪ 已知或可疑的乳房或生殖器官恶性肿瘤。

⑫ 稽留流产。

⑬ 对本品及花生油过敏者。

【注意事项】

① 对精神抑郁者，一旦发现病情加重，应立即停药。

② 密切注意突破性出血及阴道不规则出血。

③ 大多数妇女的流产是由卵子发育不全造成的，不应盲目应用于保胎。

④ 水肿、有肾脏疾病患者慎用。

## 炔 诺 酮

【药理作用】

本品为口服孕激素，是 19-去甲基睾酮的衍生物，其孕激素作用为炔孕酮的 5 倍，有轻度雄激素和雌激素活性。能抑制下丘脑促黄体释放激素（LHRH）的分泌，并作用于垂体前叶，降低其对 LHRH 的敏感性，从而阻断促性腺激素的释放，产生抑制排卵的作用。主要与炔雌醇合用，作为短效口服避孕药。较大剂量单独应用时，能使宫颈黏液稠度增加，防止精子穿透受精。同时抑制子宫内膜腺体生长发育，影响孕卵着床，可作为速效探亲避孕药。

【适应证】

① 避孕。

② 治疗功能性子宫出血、女性不孕症、痛经、闭经、子宫内膜异位症、子宫内膜增生过度等。

【用法及用量】

（1）用作短效口服避孕药　从月经周期第 5 日开始服药，每日 1 片，晚饭后服用为宜（上夜班者早饭后服），不间断连服 22 日，服完等月经来后的第 5 日继续服药。

（2）用作探亲避孕药　探亲避孕丸，于同居当晚开始服用，每晚 1 丸（5mg），同居 10 日之内，必须连服 10 丸；同居半个月，连服 14 丸；超过半月者，服完 14 丸后接着改服短效口服避孕药，直至探亲期结束。

（3）治疗功能性子宫出血　每 8 小时服 1 片炔诺酮片（2.5mg）（紧急情况下每 3 小时服药 1 次，待流血明显减少后改为 8 小时 1 次），然后逐渐减量，直至维持量每日 1 次 1 片，再连服 20 日；也可在流血停止后，每日加服炔雌醇 0.05mg 或己烯雌酚 1mg，共 20 日。

（4）不孕症　口服炔诺酮 2.5mg 和炔雌醇 0.05mg，每日 1 次，连服 20 日，共 3 个周期。

（5）痛经、子宫内膜异位症　于月经第 5～7 日开始，每日口服 1 次 2.5mg，连服 20 日。

【不良反应】

① 恶心、呕吐、食欲缺乏、头晕、乏力、疲倦、嗜睡等类早孕反应，乳房肿胀、闭经、不规则出血、皮疹、痤疮、多毛、

肝功能损害等。

② 偶见过敏反应。

③ 可见血糖升高。

【禁忌证】

① 对本品过敏。

② 心血管疾病（尤其是高血压）。

③ 血栓性疾病（如血栓性静脉炎、脑梗死等）及有血栓性疾病史（治疗晚期肿瘤除外）。

④ 糖尿病、哮喘、癫痫、偏头痛。

⑤ 肝、肾功能不全。

⑥ 未明确诊断的阴道出血。

⑦ 乳房肿块，或已知或可疑的乳房或生殖器官恶性肿瘤（晚期肿瘤除外）。

【注意事项】

① 吸烟妇女服避孕药时，心血管疾病并发症较不吸烟者多。

② 漏服或迟服药物，避孕会失败，故每日必须定时服药。如漏服应在 24 小时内补服 1 次。

③ 哺乳妇女服药后，可能乳汁减少，故应禁服。

④ 人工流产者应在每次月经第 5 日开始用药，服药期间可能发生突破性出血，一般会有经量减少、经期偏短现象，不必处理。

⑤ 服药 22 日后，一般过 3～4 日即来月经，若第 7 日仍未来月经，应开始服用下 1 个月的药物。若连续发生 2～3 个月闭经，应予停药，或加服炔雌醇。

⑥ 子宫肌瘤、高血压患者慎用。

### 醋酸甲地孕酮

【药理作用】

本品为高效孕激素，作用机制与甲羟孕酮相似，口服本品孕激素作用约为黄体酮的 75 倍，注射剂约为 50 倍。无雌激素和雄激素活性。具有显著的抑制排卵作用，能影响宫颈黏液稠度和子宫内膜的正常发育，从而阻止精子穿透，使孕卵不易着床。本品对子宫内膜癌及乳腺癌的抗癌机制尚不明了。

【适应证】

① 主要用于避孕、痛经、闭经、功能性子宫出血、子宫内膜异位症。

② 用于晚期乳腺癌和子宫内膜癌的姑息性治疗，对肾癌、前列腺癌和卵巢癌也有一定疗效，可改善晚期肿瘤患者的食欲、恶病质。

【用法及用量】

(1) 用作短效口服避孕药　从月经周期第 5 日起，每日口服 1 片复方甲地孕酮片，连服 22 日为 1 个周期，停药后 2～4 日来月经；然后于第 5 日继续服下 1 个月的药。

(2) 用作探亲避孕药　在探亲当日中午口服 1 片甲地孕酮探亲避孕片 1 号，当日晚上加服 1 片（以后每日晚上服 1 片，直至探亲结束），次日再服 1 片。

(3) 治疗功能性子宫出血　口服甲地孕酮片，每 8 小时 1 次 2mg（严重情况下，每 3 小时 1 次，待流血明显减少后再改为 8 小时 1 次），然后将剂量每 3 日递减 1 次，直至维持量每日 4mg，连服 20 日，流血停止后，每日加服炔雌醇 0.05mg 或己烯雌酚 1mg，共 20 日。

(4) 闭经　口服每次 1 片甲地孕酮片和炔雌醇 0.05mg，共 20 日，连服 3 个月。

(5) 痛经和子宫内膜增生过度　于月经第 5～7 开始，每日口服 1 片甲地孕酮片，共 20 日。

(6) 子宫内膜异位症　甲地孕酮片，每次 1 片，每日 2 次，共 7 日，然后每日 3 次，每次 1 片，共 7 日；再后每日 2 次，每次 2 片，共 7 日。最后每日 20mg，共 6 周。

(7) 子宫内膜腺癌　口服每日 4mg，逐渐增至每日 30mg，共 6 周，或每日 2 次，每次 4mg，共 20 日。

(8) 乳腺癌　口服，每日 1 次 160mg，连续 2 个月为 1 个疗程。

**【不良反应】**

① 应用甲地孕酮治疗癌症时，易发生体重增加、食欲增加、水肿、恶心、呕吐、腹泻、便秘、胃肠道综合征、难治性呃逆、子宫痉挛、类库欣综合征等不良反应。

② 少数患者可出现高血压、血栓栓塞、心肌梗死、脑卒中、血栓静脉炎、肺栓塞、头痛、呼吸困难、药物性肝炎、双眼白内障、阴道出血、月经失调、皮疹、血小板减少、男性阳痿等。

**【禁忌证】**

① 严重血栓栓塞性疾病，血栓栓塞性静脉炎。

② 严重肝肾功能损害，胆囊疾病，因骨转移产生的高钙血症。

③ 糖尿病，高血压，心血管疾病。

④ 哮喘，癫痫，偏头痛。

⑤ 未明确诊断的阴道出血，子宫肌瘤。

⑥ 对本品过敏者。

**【注意事项】**

① 禁用于妊娠诊断试验。

② 接受本品治疗的患者应进行常规的密切监测，包括乳腺、盆腔、宫颈细胞学、肝功能等。

③ 长期使用本品应按 28 日周期计算用药日期。

④ 停药 7 日仍未行经时，可开始服下一周期药。连服 2 个周期仍未行经者，应查明闭经原因，排除妊娠。

⑤ 出现下列症状时应停药：怀疑妊娠、血栓栓塞性疾病、视觉障碍、不明原因的头痛或偏头痛、高血压、肝功能异常、精神抑郁、缺血性心脏病等。

⑥ 一般在睡前服，类早孕的不良反应可减轻。

⑦ 每日服用避孕药的时间应相同，以免血药浓度波动大，影响避孕效果。

⑧ 注射剂临用时应将药液充分摇匀，并抽尽后注射，以防

剂量不足而影响避孕效果，注射时应臀部深处肌内注射。

## 甲 羟 孕 酮

### 【药理作用】

甲羟孕酮为作用较强的孕激素，是黄体酮的衍生物。无雌激素活性，口服和注射均有效。适量本品可抑制垂体分泌促性腺激素，继而抑制卵泡的成熟，抑制育龄妇女的排卵功能。可用于改善绝经妇女的血管舒缩症状。孕激素的活性在皮下注射时为黄体酮的 20～30 倍，口服时为炔孕酮 10～15 倍。肌内注射有长效作用。其主要作用为促进子宫内膜增殖分泌，完成受孕准备，有保护胎体作用。能增加宫颈黏液稠度和抑制排卵等。用于激素失衡引起的功能性出血、闭经、子宫内膜异位症。绝经期激素替代治疗中加用本品以对抗雌激素对子宫内膜的增殖作用。大剂量具有抗肿瘤作用，主要通过细胞内的雌激素受体，抵消雌激素促进肿瘤细胞生长的效应，用于子宫内膜癌辅助疗法。还可通过增强 $E_2$ 脱氢酶的活性从而降低细胞内雌激素的水平，诱导肝脏 $5\alpha$ 还原酶使雄激素不能转变为雌激素等。大剂量注射有避孕作用。

### 【适应证】

用于痛经、功能性闭经、功能性子宫出血、先兆流产或习惯性流产、子宫内膜异位症及对激素敏感的肿瘤如乳腺癌、子宫内膜癌、前列腺癌和肾上腺癌等的姑息治疗等。大剂量可用作长效避孕药。

### 【用法及用量】

（1）先兆流产　口服，每次 4～8mg，每日 2～3 次。对习惯性流产，开始 3 个月每日 10mg，第 4～4.5 个月后每日 20mg，最后减量停药。

（2）痛经　口服，月经周期第 6 日开始，每日 1 次，每次 2～4mg，连服 20 日；或用于月经第 1 日开始，每日 3 次，连服 3 日。

（3）功能性闭经　口服，每日 4～8mg，连用 5～10 日。

（4）子宫内膜异位症　口服，从 6～8mg/日开始，逐渐加量至每日 20～30mg，连用 6～8 周。

（5）功能性出血、闭经　口服，每日 4～10mg，共 7～10 天，周期性用药。

（6）激素替代治疗　在用雌激素的基础上，加服本品 12～14 天，每日 4.0～8.0mg。

（7）内膜癌辅助治疗　口服，每周 400～1000mg，或用注射剂。

（8）避孕　月经来潮第 2～7 日内，肌内注射 150mg，1 次可避孕 3 个月，以后每 3 个月肌内注射 1 次。

【不良反应】

① 乳房痛、溢乳、闭经、子宫颈糜烂或宫颈分泌改变。

② 中枢神经系统症状，如紧张、失眠、嗜睡、疲倦、抑郁、眩晕等。

③ 类皮质激素反应，如体重增加、头痛、情绪改变、手颤、出汗、夜间小腿痉挛、体液潴留、阻塞性黄疸等。

④ 过敏性和类过敏性反应，荨麻疹、瘙痒、红疹、多毛、脱发等。

⑤ 部分妇女有不规则出血等反应。

⑥ 偶有恶心、呕吐及头痛等不良反应。

⑦ 有一定雄激素作用，妊娠期久用可导致女性胎儿男性化。

【禁忌证】

① 肝脏或肾脏功能不全、血栓性静脉炎、血栓栓塞禁用。

② 高钙血症禁用。

③ 过期流产、子宫出血、孕妇禁用。

④ 凝血功能障碍禁用。

⑤ 对本品过敏者禁用。

【注意事项】

① 服用大剂量（0.5g 以上）时，取坐位或立位，饮足量水。必要时可将药片分为 2 次服。

② 肌内注射应用长的粗针头做深部注射，可减少局部无菌

性脓肿或炎性浸润的发生。

③ 注射剂只能单独使用，用前必须摇匀，不得与其他药品混合。

④ 使用本品的患者如需做子宫内膜或子宫颈组织病理检查时，应告诉病理检验师。

⑤ 心脏病、糖尿病、抑郁症、偏头痛、哮喘、癫痫、肝病、肾炎患者慎用。

## 孕三烯酮

**【药理作用】**

本品为中等强度孕激素，具有较强的抗孕激素和抗雌激素活性，亦有很弱的雌激素和雄激素作用。动物实验表明其能抑制孕激素分泌，也具有黄体酮对子宫内膜的作用，使子宫内膜及异位病灶细胞失活、退化，从而导致异位病灶萎缩，其抗生育作用可能是抑制排卵及抑制子宫内膜发育、改变宫颈黏液性质，影响卵子运行速度及拮抗内膜孕酮受体，从而干扰孕卵着床。用于子宫内膜异位症。

**【适应证】**

临床用作探亲避孕或事后避孕。对早期妊娠，如与前列腺素并用，可提高引产成功率。治疗子宫内膜异位症。

**【用法及用量】**

(1) 用于子宫内膜异位症　一般为每次 2.5mg，每周 2 次，第 1 次于月经第 1 天服用，3 天后服用第 2 次，以后每周相同时间服用。

(2) 探亲避孕　探亲当天服 3mg，以后每次房事时服 1.5mg。

(3) 事后避孕　从月经第 5～7 天开始服药，每周 2 次（间隔 3～4 天），每次 2.5mg；如每个周期服药 8 次以上，则避孕成功率高。

(4) 抗早孕　中止孕期为 49 日内的妊娠。每日 9mg（分2～3 次服），连服 4 天。停药后 2 天于阴道后穹窿处放置卡前列素

（15-甲基前列腺素 2α）薄膜，每次 2mg，每 2.5 小时 1 次，共 4 次，经 2.5 小时后肌内注射 1.5～2mg 卡前列素，为 1 个疗程，如无组织物排出，隔 1 天后重复疗程。

【不良反应】

① 头痛，头晕，乏力，胃部不适，痤疮，体重增加。

② 月经周期缩短或延长、闭经、经量减少、不规则出血。

【禁忌证】

① 孕期、哺乳期妇女禁用。

② 严重的心力衰竭、肝或肾功能不全禁用。

③ 既往使用雌激素或孕激素治疗时发生代谢或血管疾病者禁用。

【注意事项】

服药期间定期检查肝功能。氨基转移酶轻度升高者，服用保肝药，可继续治疗。如氨基转移酶明显升高且服保肝药也无效时则应停用孕三烯酮。

### 羟 孕 酮

【药理作用】

本品为长效孕激素，其孕激素活性为黄体酮的 7 倍，无雌激素活性。

【适应证】

与戊酸雌二醇配伍可作注射用长效避孕药，单用时可治疗习惯性流产、子宫内膜异位症、功能性子宫出血、月经不调等。

【用法及用量】

复方己酸孕酮注射液：深部肌注，于月经来潮第 5 日注射 2 支，以后每月 1 次，于月经来潮后 10～12 日注射 1 支。若月经周期短，在第 10 日注射，即在排卵前 2～3 日内注射，并按月注射，避孕效果较好。如出现经期延长或缩短及长期出血不止，处理方法需遵医嘱。

【不良反应】

恶心、呕吐、头晕、乏力、乳胀、疲乏等反应，一般较轻，不需处理。可有乳房肿块、变态反应等。

【禁忌证】

急慢性肝炎、肾炎及乳房肿块者禁用。高血压、子宫肌瘤患者慎用。

【注意事项】

① 注射液若有固体析出，可在热水中温热溶化后摇匀再用。

② 为保证避孕成功，减少月经改变的不良反应，应按时用药，做深部肌内注射。

③ 用药中如乳房出现肿块、过敏反应，应立即停药。

④ 注射后，维持约 14 日后月经来潮；如注射后闭经，可隔28 日再注射 1 次；如闭经达 2 月，应停止注射，等待月经来潮。闭经期间要采用其他方法避孕，待月经来潮后再按第 1 次用法，重新开始注射。

## 氯地孕酮

【药理作用】

本品为口服强效和长效孕激素，无雌激素和雄激素活性。主要作用为抑制排卵，抗排卵作用为炔诺酮的 18.4 倍，与长效雌激素炔雌醚配伍组成复方炔雌醚片可作为长效口服避孕，服药 1次，可避孕 25 天。如增加炔诺孕酮组成新的"三合一炔雌醚片"，临床效果较好。

【适应证】

长效口服避孕。

【用法及用量】

(1) 复方炔雌醚片　于月经周期第 5 日口服 1 片，以后每隔25 日服 1 片。

(2) 三合一炔雌醚片　于月经周期第 5 日口服 1 片，隔 5 日加服 1 片，以后每月按第 1 次用药日期服药。

【不良反应】

恶心、呕吐、头晕、乏力、食欲减退、白带增多、乳房胀痛、月经量增多或短暂闭经、高血压、糖代谢异常。

【禁忌证】

肝肾疾病、子宫肌瘤、乳房肿块、哺乳期妇女、高血压、糖尿病患者禁用。

【注意事项】

① 出现下列症状时应停药：怀疑妊娠、血栓栓塞性疾病、视觉障碍、不明原因的头痛或偏头痛、高血压、肝功能异常、精神抑郁、缺血性心脏病等。

② 服药期限，以连续 3～5 年为宜，停药观察数月，体检正常者可继续服药。

③ 如服药 2 个周期，月经未来潮者，应停药并排除妊娠的可能性。

④ 严格按规定方法服药，漏服者不仅可发生突破性出血，还可导致避孕失败。

⑤ 由于本品类早孕的不良反应发生时间一般在服药后 8～12 小时，因此将服药时间定在午饭后，使反应高潮恰在熟睡中，使之反应减轻。

## 炔诺孕酮

【药理作用】

本品为口服强效孕激素，其孕激素作用为炔诺酮的 5～10 倍，并有雄激素、雌激素、抗雌激素的活性。抗排卵作用较炔诺酮强，还能改变宫颈黏液稠度，抑制子宫内膜发育等作用。

【适应证】

临床主要与炔雌醇组成复方制剂作为短效口服避孕药，也可通过剂型改变用作长效避孕药。还可用于治疗痛经、月经不调。

【用法及用量】

（1）口服　短效避孕（复方炔诺孕酮 1 号），从月经第 5 日，每日服 1 片（丸），连服 22 日，服完后 3～4 日即来月经，并于月经的第 5 日再服下一个月的药。

（2）探亲避孕（炔诺孕酮探亲避孕片）　于探亲当晚始服用，每日 1 片，服法同炔诺酮；事后避孕（复方炔诺孕酮事后避孕片），房事后 72 小时内服 2 片，12 小时后再服 2 片。

**【不良反应】**

恶心、呕吐、头晕、乏力、嗜睡等类早孕反应及不规则出血、乳房胀、皮疹、痤疮、体重增加、高密度脂蛋白降低。

**【禁忌证】**

肝肾病患者禁用。

**【注意事项】**

① 不能漏服，否则避孕会失败；如发生漏服，应在 24 小时内补服。

② 如发生突破性出血，可加服炔雌醇每日 0.005～0.015mg。

③ 服药 22 日后，如 7 日不来月经，应即开始下 1 个周期用药。

④ 子宫肌瘤、高血压患者慎用。

### 左炔诺孕酮

**【药理作用】**

本品为消旋炔诺孕酮的光学活性部分，其活性比炔诺孕酮强 1 倍，故使用剂量可减少一半，是目前应用较广泛的一种口服避孕药。兼有雄激素和抗雌激素作用。主要作用于下丘脑和垂体，可使月经中期的促卵泡生成激素（FSH）和促黄体生成激素（LH）水平高峰降低或消失，抑制排卵。埋植术植入后，血浆雌二醇水平仍可周期上升，但孕酮一直保持在排卵前水平，提示卵泡虽可成熟，但缺乏 LH 的月经中期高峰。在植入的 5 年中，约有 50% 的周期无排卵发生，其余周期可能有排卵，但也显示有黄体功能不全。避孕环系统所释放的甾体药物经阴道黏膜吸收直达靶器官，可避免因口服经肝脏代谢，减少不良反应。左炔诺孕酮可使子宫内膜变薄，分泌功能不良，改变宫颈黏液理化性质、不利于孕卵着床。用于紧急避孕时，可通过延迟或抑制排卵及影响子宫内膜正常发育，使之与受精卵的发育不同步，干扰着床，受精卵变性并停止发育，达到避免妊娠的目的。失败率约为 2%。本品为口服避孕药类非处方药。

【适应证】

与炔雌醇联合用于女性短效避孕。与炔雌醚并用为长效女用口服避孕药。单用为探亲避孕药和紧急避孕药，用于无防护性同房及避孕意外失败者采取的紧急措施。亦可用于治疗月经病等。

【用法及用量】

（1）短效避孕（复方左炔诺孕酮）　从月经第 5 日口服，每日 1 片，连服 22 日，最好在晚饭后或临睡时服用。服完后下次月经第 5 日继续服药。

（2）紧急避孕　于避孕失败或无防护性同房后 72 小时内服用左炔诺孕酮（0.75mg/片）一片，12 小后再服 1 片。

【不良反应】

可有恶心、呕吐、头痛、乳房胀痛、痤疮、体重增加、抑郁、突破性出血、闭经等。

【禁忌证】

① 对本品过敏者禁用。

② 孕妇及哺乳期妇女禁用。

③ 乳腺癌、生殖器官癌、肝功能异常或近期有肝病或黄疸史、静脉血栓病、脑血管意外、高血压、心血管病、糖尿病、高脂血症、精神抑郁患者以及 40 岁以上妇女禁用。

④ 本品性状发生改变时禁止使用。

【注意事项】

（1）短效避孕

① 不能漏服，否则避孕会失败。如发生漏服应在 24 小时内补服。

② 如发生突破性出血，可加服炔雌醇每日 0.005～0.01mg。

③ 服药 22 日后，如 7 日内不来月经，应即开始服下周期用药。

④ 子宫肌瘤、高血压患者及有肝肾病史者慎用。

（2）紧急避孕

① 极少数人服药后可有恶心、呕吐等不良反应，一般症状

较轻，不需特别处理。如在服药后 2 小时内发生呕吐，应马上补服 1 片。如在服药时少量进食，会有效地减轻或避免恶心呕吐。

② 服药到下次月经前应避免同房或务必使用避孕套，以防止用药后发生的妊娠。

③ 服用紧急避孕药，可能使下次月经提前或延期，预期月经 1 周后如月经仍未来潮，应及时去医院检查，以排除妊娠。

④ 紧急避孕是一种临时补救措施，服后至下次月经前应采取可靠的避孕措施。不宜经常使用，故应尽快落实常规避孕方法。

⑤ 本品是用于避孕失误的紧急补救避孕药，不是引产药。

⑥ 本品不宜作为常规避孕药。

### 去 氧 孕 烯

**【药理作用】**

本品为口服强效孕激素，无雄激素和雌激素活性。实验证明，其孕激素活性较炔诺酮强 18 倍，较炔诺孕酮强 1 倍。最大特点是无雄激素作用，还可升高高密度脂蛋白（HDL）含量，抗雌激素活性亦强于炔诺酮和左炔诺孕酮。具有显著的排卵抑制作用，尚能改变子宫颈黏液稠度，抑制子宫内膜发育等。本品及其 3-酮代谢物与子宫内膜孕酮受体的亲和力高于黄体酮和炔诺酮。临床用作避孕药效果可靠，周期控制好，不降低 HDL，有利于脂质代谢，不增加体重，无雄性征等不良反应。

**【适应证】**

主要与炔雌醇合用于短效避孕。

**【用法及用量】**

口服复方去氧孕烯片，从月经第 1 日开始，每日 1 片，连服 21 日，然后停药 7 日，第 29 日开始下一周期用药。分娩后服药可在首次月经复潮的第 1 日开始，如有需要可在分娩后即开始服药，但在服药的头 14 日内应采用其他辅助避孕措施。自然流产或人工流产后应立即开始服药，但无须采取其他辅助避孕措施。

【不良反应】

本品一般都能很好耐受。偶见有月经间期出血、闭经、胃肠道不适、头痛、乏力、抑郁及乳房胀感等。

【禁忌证】

① 妊娠及哺乳期妇女禁用。

② 心、脑血管疾病；血栓栓塞、血栓性静脉炎等；重度高血压禁用。

③ 严重肝功能障碍；胆汁淤积性黄疸或有甾体激素所致的黄疸史；Rotor 综合征；患有或疑有雌激素依赖性肿瘤；脂肪代谢障碍及有卟啉病、肝硬化病史者禁用。

④ 大量吸烟者（尤其是 35 岁以上的妇女）禁用。

⑤ 乳腺癌、子宫癌病人禁用。

【注意事项】

① 初次出现偏头痛或经常出现异常剧烈头痛、急性视力障碍、高血压、血栓形成初期症状。

② 手术前 6 周及发现黄疸或已妊娠者，应立即停药。

③ 本品可减低糖耐量，糖尿病病人应增加胰岛素或其他降糖药的剂量。

④ 在漏服 1 片以上或服药后 4 小时内发生腹泻和（或）呕吐等胃肠道功能紊乱，同时服用其他药物的情况下，避孕的可靠性降低；如无撤退性出血出现，且尚未发生上述任一情况，应立即停药，在重新服药之前，应确保未妊娠。

## 诺 孕 酯

【药理作用】

诺孕酯（NGM）是左旋 18-甲基炔诺酮的衍生物，属于第三代新型的孕激素避孕药，由美国 Ortho 公司和欧洲 CilagAG 公司研制，为强效孕激素，活性较甲基炔诺酮稍强，抑制排卵作用显著。无雄激素和雌激素活性，但有抗雌激素作用。

【适应证】

临床与炔雌醇组成复合片或三相片，用作短效口服避孕药。

【用法及用量】

口服：从月经第 5 日，每日 1 片，连服 21 日；三相片，从月经第 5 日，依次为 6 日、5 日、11 日，按不同含量的片剂服用，每日 1 片。

【不良反应】

头痛、恶心、乳胀、体重增加等。

【禁忌证】

血栓病史，心脏、肝脏、肾脏疾病及孕妇和哺乳期妇女禁用。

## 奎 孕 醇

【药理作用】

本品为较强的孕激素，作用与炔诺酮相同。孕激素活性比炔诺酮强 2 倍，并有弱雌激素活性。具有抗排卵作用和抗着床作用，主要能影响卵子运行速度和抑制子宫内膜的发育，使卵子运动与内膜发育不同步，从而阻碍孕卵着床。

【适应证】

① 女性用避孕药。

② 与甲地孕酮配伍组成甲醚抗孕膜，为一种新型的复合孕激素事后避孕药，口服有效，也可舌下含化，从口腔黏膜吸收。

③ 单用大剂量也可作为女用长效避孕药，女性服药不受月经周期限制，任何一天服用均可产生避孕效果。

用法及用量

① 事后避孕、探亲避孕或一般避孕（甲醚抗孕膜或丸），夫妻常住一起者，口服：于月经第 6～7 日先含 1 片（或口服 1 丸），以后每次房事时含 1 片（或口服 1 丸），如隔 3～4 日无房事者，亦需含 1 片（或口服 1 丸）。

② 探亲避孕，于探亲当日中午或傍晚先含 1 片（或口服 1 丸），以后每次房事时口含 1 片（或口服 1 丸）。

③ 长效避孕，于月经周期的任意每日，口服每次 80mg，每 2 周 1 次。

【不良反应】

不规则出血、闭经、头痛、头晕、恶心、乏力、胃肠道不适、抑郁、痤疮、水肿、乳胀。

【禁忌证】

肝、肾病及高血压患者禁用。

【注意事项】

不规则出血发生在月经第 12～16 日为最多，但血量不多，一般 3 日左右干净。可加服炔雌醇 0.0125mg，每日 1～2 次，连服 3 日，亦可止血。

## 环 丙 孕 酮

【药理作用】

环丙孕酮是 17-羟孕酮类衍生物，具有很强的抗雄激素作用，也有孕激素活性。能抑制垂体促性腺激素的分泌，使体内睾酮水平下降。对男性抑制精子生成，明显减少精子数和活动度，降低精液的生化组成及精子穿透宫颈黏液的能力，且都是可逆的。实验证明，本品具有双重抗雄激素作用，外周作用可在靶细胞水平竞争结合雄激素受体，抑制雄激素活性；中枢作用可通过对下丘脑-垂体轴负反馈，抑制促性腺激素（LH）分泌，使睾酮水平降低，降低性欲及性功能，减低精子生成量及其活性，这些作用在停药后可消失。对于雄激素过多的女性，本品可减轻多毛症、雄激素依赖性脱发，抑制皮脂腺、卵巢功能。

【适应证】

治疗男性性欲亢进、男性性变态、女性多毛症、痤疮、性早熟、前列腺癌等。

【用法及用量】

（1）口服　每次 50mg，每日 2 次。必要时可增至每日 200mg 或 300mg（分 2 次服），直至生效，然后逐渐降至维持剂量。

（2）外用　痤疮可外用 1% 乳膏，每日 2 次，连用 12 周。

【不良反应】

① 抑制垂体促肾上腺皮质激素的分泌，干扰类固醇激素的

合成及代谢，影响类固醇球蛋白的活性。

② 体内大量蓄积后可导致闭经和不规律的子宫出血。

③ 可有恶心、失重、静脉曲张、乳房增大、疲倦、头痛、头晕、抑郁症、体毛减少、男子女性乳房化、男子乳房发育、精子生成减少、男性不育、肝脏损伤。

【禁忌证】

肝脏病、严重抑郁症、未发育青年、孕妇、有血栓病史者禁用。

【注意事项】

对慢性乙醇中毒者无效，服药期间宜忌酒。

# 第四节　子宫收缩药

## 缩　宫　素

【药理作用】

本品为多肽类激素，子宫收缩药。缩宫素与子宫平滑肌的相应受体结合，引起妊娠子宫节律性收缩，频率和强度增加；对非妊娠子宫则无此作用。但人工合成品不含加压素，故无升压作用。它还能刺激兴奋乳腺平滑肌，使乳腺导管收缩，促使乳汁从乳房排出，但并不增加乳汁分泌量，仅能促进排乳。

【适应证】

用于引产、催产、产后及流产后因宫缩无力或缩复不良引起的子宫出血；滴鼻可促使排乳；检测胎盘储备功能（缩宫素激惹试验）。

【用法及用量】

（1）引产或催产　静脉滴注，每次 2.5～5U，加入 5% 葡萄糖注射液 500ml 稀释后缓慢静脉滴注（8～10 滴/分钟），根据宫缩和胎儿情况随时调节，如滴注太快，可使子宫收缩强直，而致胎死宫内，胎盘早期剥离或子宫破裂。一般最多不超过 40 滴/分钟。在生理范围内。如果子宫对这样的浓度不敏感，每 30 分钟增加 1 次剂量。

(2) 防治产后出血　每次 5～10U 肌内注射，或 10～20U 加于 5％葡萄糖注射液中静脉滴注，胎儿娩出时即用药，静脉滴注可持续使用。

(3) 子宫出血　肌内注射，每次 5～10U，极量，每次 20U。

(4) 缩宫素激惹试验（OCT）　这是一种通过胎儿一过性缺氧的负荷能力来判断胎儿的反应性，并测定胎儿的储备能力的方法，也是用来判断胎盘功能的一种试验，可预告胎儿的安危。试验剂量同引产。

【不良反应】

① 偶有恶心、呕吐、心率加快或心律失常。

② 大剂量应用时可引起高血压或水潴留。

③ 产程中若滴注过快，可使子宫强直收缩，导致胎盘缺血早期剥离、胎儿窘迫甚至死亡，严重者子宫破裂。

④ 子宫收缩的增强对胎儿还可引起窦性心动过缓或心律不齐、中枢神经系统地损害。

⑤ 新生儿黄疸的发生率可能有所增加。

【禁忌证】

骨盆过窄，产道受阻，明显头盆不称及胎位异常，有剖宫产史，子宫肌瘤剔除术史者及脐带先露或脱垂、前置胎盘、胎儿窘迫、宫缩过强、子宫收缩乏力长期用药无效、产前出血（包括胎盘早剥）、多胎妊娠、子宫过大（包括羊水过多）、严重的妊娠高血压综合征等禁用。

【注意事项】

(1) 用于催产时必须指征明确，以免产妇和胎儿发生危险。

(2) 用药前及用药时需检查和监护：

① 子宫收缩的频率、持续时间及强度。

② 孕妇脉搏及血压。

③ 胎儿心率。

④ 静止期子宫肌张力。

⑤ 胎儿成熟度。

⑥ 骨盆大小及胎先露下降情况。

⑦ 出入液量的平衡（尤其是长时间使用者）。

（3）下列情况应慎用：臀位、心脏病、临界性头盆不称、曾有宫腔内感染史、宫颈曾经手术治疗、宫颈癌、早产、胎头未衔接、孕妇年龄已超过 35 岁者，用药时应警惕胎儿异常及子宫破裂的可能。

## 麦 角 新 碱

【药理作用】

本品为子宫收缩药。对子宫平滑肌有高度选择性，可直接作用于子宫平滑肌，作用强而持久。其作用的强弱与子宫的生理状态和用药剂量有关。妊娠子宫较未妊娠子宫敏感，成熟子宫较未成熟子宫敏感，对临产前的子宫或分娩后的子宫最为敏感。它与缩宫素作用的不同点主要是，不仅对子宫底而且对子宫颈部也有很强的收缩作用，剂量稍大即产生强直性收缩，故不适用于催产和引产；但由于子宫肌强直性收缩，机械压迫肌纤维中的血管，而达到阻止出血。

【适应证】

① 主要用于产后或流产后预防和治疗由于子宫收缩无力或缩复不良所致子宫出血。

② 用于产后子宫复原不全。

【用法及用量】

① 肌内或静脉注射每次 0.2mg，必要时可 2～4 小时重复注射 1 次，最多 5 次。

② 静脉注射时需稀释后缓慢注入，至少 1 分钟或用 25％葡萄糖注射液 20ml 稀释。极量 1 次 0.5mg，每日 1mg。

③ 子宫壁注射，剖宫产时直接注射于子宫肌层 0.2mg；产后或流产后为了止血可在子宫颈注射 0.2mg，注射子宫颈左右两侧。

④ 口服，每次 0.2～0.5mg，每日 1～2 次。

**【不良反应】**

① 由于产后或流产后子宫出血的用药时间较短，药物的某些不良反应较其他麦角生物碱少见。但静脉给药时，可出现头痛、头晕、耳鸣、腹痛、恶心、呕吐、胸痛、心悸、呼吸困难、心率过缓；也有可能突然发生严重高血压，在用氯丙嗪后可有所改善甚至消失。

② 如使用不当，可能发生麦角中毒，表现为持久腹泻、手足下肢皮肤苍白的发冷、心跳弱、持续呕吐、惊厥。

**【禁忌证】**

① 胎儿娩出前使用本品可能发生子宫强直性收缩，以致胎儿缺氧或颅内出血。

② 胎盘未剥离娩出前使用可使胎盘嵌留宫腔内，禁用。

③ 以往对本品有过敏史的患者禁用。

**【注意事项】**

① 与其他麦角制剂有交叉过敏反应，患者不能耐受其他麦角制剂，同样也不能耐受本品。

② 本品能经乳汁排出，又有可能抑制泌乳，在婴儿可出现麦角样毒性反应，虽临床上尚未发现严重危害，但哺乳期妇女应用时应权衡利弊。

③ 用量不得过大和时间过长，超量时可发生麦角样中毒及麦角性坏疽。

④ 下列情况应慎用：脓毒血症、肝肾功能损害的患者慎用；冠心病、二尖瓣狭窄等心脏病患者血管痉挛时可造成心肌梗死；严重的高血压，包括妊娠期高血压疾病；低血钙；可能加重闭塞性周围血管病；肾功能损害；脓毒症。

### 卡 前 列 素

**【药理作用】**

卡前列素是地诺前列腺素（$PGF2\alpha$）的15-甲基衍生物，比较稳定，作用与 $PGF2\alpha$ 相似，本品对子宫平滑肌的兴奋作用比 $PGF2\alpha$ 强 $20\sim100$ 倍，作用较持久，具有软化和扩张宫颈、刺激子宫收缩的作用。

【适应证】

① 临床用于抗早孕、扩宫颈及中期引产。如与丙酸睾酮或孕三烯酮等合用，可提高抗早孕成功率。

② 适用于妊娠期为13～20周的流产。

③ 适用于常规处理方法无效的子宫收缩迟缓引起的产后出血现象。

【用法及用量】

（1）阴道给药用于抗早孕

① 先口服孕三烯酮每日9mg（分3次服），共4天，停药48小时后阴道后穹窿放置卡前列素薄膜，每2.5小时1张（2mg），共4次，或放置1粒卡前列素栓剂（8mg），8小时后如无流产，再肌注卡前列素2mg。

② 先肌注丙酸睾酮每日1次100mg，共3天，第4天阴道后穹窿放置卡前列素海绵块1块（6mg），8小时后如无流产，再肌注卡前列素2mg。若无效，2天后重复1个疗程。放置卡前列素后需卧床休息2～3小时，收集所有阴道排出物。

③ 天花粉过敏试验呈阴性者，肌内注射天花粉试探剂量0.2mg，经2小时如无反应，则肌内注射5mg。2天后开始给予卡前列素阴道薄膜或栓剂，然后再肌注，用法同上。

（2）中期妊娠引产 于阴道后穹窿处放置栓剂1粒（8mg）。

（3）扩宫颈 于人工流产术前1天晚上在阴道后穹窿处放置本品栓剂1粒（8mg）。

（4）流产 针剂：起始剂量1ml本品（含相当于卡前列素250$\mu$g）深部肌内注射，此后依据子宫反应，间隔1.5～3.5小时再次注射250$\mu$g。总剂量不得超过12mg，且不建议连续使用超过2天以上。

（5）产后出血 经麦角新碱治疗无效者，可肌内注射本品1次2mg，每1.5小时1次，最多5次，视病情而定。

【不良反应】

不良反应发生率和严重程度与剂量相关，还与给药途径有关，静脉途径不良反应发生率较高。

① 常见的有恶心、呕吐、腹痛、腹泻、面部潮红、寒战、头痛等。静脉滴注有局部组织刺激。羊膜腔内给药少数人可引起局部感染。

② 偶有呼吸困难和肺水肿，肺心病患者用药时应监测动脉氧含量。

【禁忌证】

① 急性盆腔炎的患者。

② 有活动性心、肺、肾、肝疾病的患者。

③ 对本品过敏者。

④ 本品不得静脉注射给药，亦不能用于诱导分娩。

【注意事项】

① 卡前列素可引起血压升高和支气管痉挛，哮喘、癫痫、贫血、肝病、糖尿病和心血管疾病患者慎用。

② 用药期间务必要有医护人员观察孕妇全身情况及宫缩。

③ 遵医嘱用药。

### 地诺前列酮

【药理作用】

本品为为天然前列腺素（PG）。妊娠分类：C。对各期妊娠子宫均有收缩作用，但各期妊娠子宫对 $PGE_2$ 的敏感性不一致，足月子宫反应最敏感。$PGE_2$ 所致强烈子宫收缩，影响胎盘血液供应和胎盘功能而发生流产。收缩子宫平滑肌的机制可能与前列腺素使子宫平滑肌内游离钙释放增加有关。$PGE_2$ 不同于缩宫素，它对各期妊娠子宫均有收缩作用，且比较温和。对子宫颈有软化及扩张作用，可用于人工流产手术前扩张宫颈。这可能是由于前列腺素刺激宫颈纤维细胞，使胶原纤维排列改变所致。可使支气管平滑肌舒张，对下丘脑体温调节中枢有升温作用，用药后体温可升高 $1\sim2℃$。

【适应证】

促使子宫颈成熟、软化和扩张。足月妊娠引产、中期妊娠引产、治疗性流产。

【用法及用量】

1. 促使子宫颈成熟、软化和扩张　足月需引产的孕妇，将含本品 0.5mg 的凝胶 3g 通过导管徐徐推入子宫颈，不要超过子宫颈内口。

2. 足月妊娠引产、中期妊娠引产、治疗性流产　可采用静脉滴注 5μg/分。

（1）静脉滴注　2mg 本品与碳酸氢钠 1mg 及生理盐水 10ml 混合后，加入 5% 葡萄糖溶液 500ml 中静脉滴注。足月妊娠的滴速为 1μg/分，中期妊娠为 4~8μg/分。

（2）宫腔内羊膜腔外注射　0.2mg，每 2 小时 1 次。给药 3 小时后视宫缩情况加用缩宫素，加速产程进展。

（3）阴道后穹窿内注入凝胶剂　剂量为 1mg 本品。如果需要，6 小时后可再给 1mg，总剂量不超过 1mg。

（4）用手指将阴道栓剂送入阴道后穹窿深处　可借助少量水质润滑剂。不需借助窥器或检查床。将栓剂旋转 90℃，使其横置于阴道后穹窿深处。栓剂放置完毕后，可用剪刀将终止带剪短，阴道外留有 2~3cm 终止带；或者将终止带卷起，塞入阴道口内。需要取出药物时，只需牵拉栓剂的终止带。不需为清除药物作用冲洗阴道，药物作用于取出栓剂 90 秒钟消失。

【不良反应】

宫缩过强、恶心、呕吐、腹泻、头痛、心率过速、发热、视物模糊及偶见浅静脉炎，停药后常自行消失。

【禁忌证】

① 对前列腺素过敏禁用。

② 有分娩困难和（或）做过剖宫产手术者、明显头盆不称、胎儿窘迫、妊娠期不明原因阴道出血禁用。

③ 支气管哮喘、溃疡性结肠炎、镰刀型细胞性贫血、青光眼患者禁用。

④ 严重心脏病、慢性支气管炎、严重肝肾功能损害、慢性

活动性结肠炎的患者慎用或禁用。

【注意事项】

阴道内给药时，患者应保持仰卧姿势 10～15 分钟，以减少凝胶流出。

## 垂体后叶素

【药理作用】

本品为无色澄明或几乎澄明的液体。为动物脑垂体后叶提取的水溶性成分，内含缩宫素和抗利尿素（加压素）。对平滑肌有强烈收缩作用，尤以对血管及子宫肌层作用更强，由于剂量不同，可引起子宫节律收缩至强直收缩。对于肠道及膀胱亦能增加张力而使其收缩。作用较麦角新碱快，但持续时间短（约 0.5 小时），故常与麦角新碱合用，效应可维持 1 小时以上。此外，垂体后叶素尚能抑制排尿。由于含加压素，有升高血压的作用，现产科已少用。

【适应证】

① 用于肺、支气管出血（如咯血）、消化道出血（呕血、便血），食管及胃底静脉曲张破裂出血和尿崩症等。

② 用于产科催产及产后收缩子宫、止血等。

③ 对于腹腔手术后肠道麻痹等亦有功效。

④ 对尿崩症有减少排尿量的作用。

【用法及用量】

（1）一般应用　肌注：每次 5～10U。

（2）引产或催产　静脉滴注。

① 每次 2.5～5U，用氯化钠注射液稀释至每毫升中含有 0.01U。静脉滴注开始时每分钟不超过 0.001～0.002U，每 15～30 分钟增加 0.001～0.002U，至达到宫缩与正常分娩相似，最快每分钟不超过 0.02U，通常为每分钟 0.002～0.005U。

② 控制产后出血　每分钟静脉滴注 0.02～0.04U，胎盘排出后可肌内注射 5～10U。产后子宫出血：每次 3～6U。

（3）肺出血　可静脉注射或静脉滴注，静脉滴注加生理盐水或 5％葡萄糖 500ml 稀释后缓慢滴注，静脉注射加 5％葡萄糖液 20ml 稀释缓慢注射。极量为每次 20U。大量肺咯血，静脉注射 10U。

（4）产后出血　必须在胎儿和胎盘均已娩出后再肌注 10U，如作预防性应用，可在胎儿前肩娩出后立即静脉注射 10U。

（5）对临产阵缩弛缓不正常者　偶亦用于催生，但须慎用，以 5％葡萄糖液 500ml 稀释后缓慢滴注，并严密观察。

【不良反应】

可有面色苍白、出汗、心悸、胸闷、腹痛、过敏性休克等，出现上述症状应立即停药。

【禁忌证】

① 对患有肾脏炎、心肌炎、血管硬化、高血压、冠状动脉疾病、心力衰竭、肺源性心脏病患者禁用。

② 在子宫颈尚未完全扩大时亦不宜采用本品。

③ 凡胎位不正、骨盆过狭、产道阻碍、双胎、羊水过多、子宫膨胀过度等均禁用本品引产。

【注意事项】

用于催产时必须明确指征，在密切监视下进行。

## 第五节　子宫松弛药

### 利　托　君

【药理作用】

本品为 $\beta_2$ 肾上腺素受体激动剂。妊娠分类：B。可激动子宫平滑肌中的 $\beta_2$ 受体，抑制子宫平滑肌的收缩，减少子宫的活动而延长妊娠期。同时由于本品可使腺苷酸环化酶的活性增强（cAMP 增多）而产生保胎作用。

【适应证】

预防妊娠 20 周以后的早产，治疗先兆早产。本品用于子宫颈开口大于 4cm 或开全 80％以上时的有效性和安全性尚未确立。

【用法及用量】

① 将每支含 50mg 的盐酸利托君 3 支（150mg）稀释在 500ml 的 5％葡萄糖液内，配成 0.3mg/ml 的溶液，静脉滴注起始用量为 0.05mg/分（0.17ml/分或 10 滴/分），以后每隔 10 分钟增加滴数 10 滴/分，直到出现需要的效果或孕妇心跳达 130 次/分，通常有效剂量为 0.15～0.35mg/分（0.50～1.17ml/分或 30～70 滴/分）。剂量调整时应严密监测宫缩情况、孕妇心率、血压和胎儿心率，根据反应调整。用药通常持续到宫缩停止后 12～24 小时。12 小时滴注最大剂量大约进入液体量为 840ml。

② 如以后又出现先兆早产症状，可重复用药。

③ 在静脉滴注结束前 30 分钟给予本品片剂 10mg，2 小时口服 1 次，24 小时后改为 4～6 小时服 10～20mg，但不超过 120mg/天。对于轻度患者，可直接口服给药，10～20mg，4～6 小时 1 次。

【不良反应】

① 80％～100％用药者出现与剂量有关的孕妇和胎儿心率增快，孕妇血压升高。静脉滴注每分钟限于 0.35mg，孕妇和胎儿心率增快分别平均为 130 次/分和 164 次/分。

② 孕妇收缩压平均增高 12mmHg，舒张压下降 23mmHg。

③ 1/3 用药者出现心悸。

④ 10％～15％出现震颤、恶心、呕吐、头晕或出现红斑。

⑤ 5％～10％出现神经过敏、紧张不安、情绪沮丧、烦躁、焦虑或全身不适。

⑥ 1％～3％出现胸痛或胸部发紧。

⑦ 1％～2％心律不齐。

⑧ 其他罕见的不良反应有：过敏性休克、皮疹、心脏杂音、上腹部压迫感、肠绞痛、腹胀、便秘、腹泻、呼吸困难、换气过度、溶血性黄疸、尿糖、乳酸性酸中毒、出汗、寒战、瞌睡和衰弱感、肝功能损害。

⑨ 用药时间 2～3 周的病人有报道白细胞减少和（或）中性

粒细胞减少，停止治疗后能恢复正常。

⑩ 极个别因肺水肿死亡。

【禁忌证】

① 本品禁用于妊娠不足 20 周和分娩期的孕妇。

② 产前出血需立即结束妊娠者。

③ 子痫或严重先兆子痫。

④ 死胎。

⑤ 绒毛膜羊膜炎。

⑥ 有心脏病。

⑦ 肺高压。

⑧ 甲状腺功能亢进。

⑨ 未控制的糖尿病。

⑩ 心律不齐伴有心动过速或洋地黄中毒。

⑪ 未控制高血压。

⑫ 嗜铬细胞瘤。

⑬ 支气管哮喘。

【注意事项】

（1）必须在有抢救条件的医院住院用药，应在熟悉本品可能发生的不良反应和正确处理的医师密切观察下使用。

（2）严格观察水分出入量，避免摄入液体过多。

（3）如孕妇心率持久超过 140 次/分，为肺水肿先兆，应停止用药。一旦发生肺水肿，应积极常规处理。

（4）如胎膜早破，在推迟分娩和可能发生绒毛膜羊膜炎之间要权衡利弊后再用药。

（5）给药时注意：①药液变色、出现沉淀或颗粒不能用于静脉注射。②一旦诊断确定并除外禁忌证后应立即用药。③药物制备后应立即使用，不得超过 48 小时。④给药期间应保持左侧卧位以减少高血压的危险。⑤为准确调节静脉滴注速度（按每分钟滴数计算），需用可控的点滴装置，其静脉滴注微型药室（60滴/ml）提供方便的计算用药量。⑥药物稀释液应尽量避免用含氯化钠的液体，减少发生肺水肿危险。⑦用药过程中应严密监测宫缩情况、孕妇心率、血压和胎儿心率。⑧如用药过程中需静脉给其他药，则从"三通"给药，不能影响利托君的滴注速度。

## 硫 酸 镁

**【药理作用】**

镁离子可抑制中枢神经的活动，抑制运动神经-肌肉接头乙酰胆碱的释放，阻断神经肌肉联接处的传导，降低或解除肌肉收缩，同时对血管平滑肌有舒张作用，使痉挛的外周血管扩张，降低血压，因而对子痫有预防和治疗作用，对子宫平滑肌收缩也有抑制作用，可用于治疗早产。药物过量，急性镁中毒时可引起呼吸抑制，可很快达到致死的呼吸麻痹，此时应即刻停药，进行人工呼吸，并缓慢注射钙剂解救。

**【适应证】**

可作为抗惊厥药。常用于妊娠高血压综合征。降低血压，治疗先兆子痫和子痫，也用于治疗早产。

**【用法及用量】**

① 治疗中重度妊娠高血压综合征、先兆子痫和子痫，首次剂量为 2.5～4g，用 25% 葡萄糖注射液 20ml 稀释后，5 分钟内缓慢静脉注射，以后每小时 1～2g 静脉滴注维持。24 小时总量为 30g，根据膝腱反射、呼吸次数和尿量监测。

② 治疗早产与治疗妊娠高血压综合征用药剂量和方法相似，首次负荷量为 4g；用 25% 葡萄糖注射液 20ml 稀释后 5 分钟内缓慢静脉注射，以后用 25% 硫酸镁注射液 60ml，加于 5% 葡萄糖注射液 1000ml 中静脉滴注，速度为每小时 2g，直到宫缩停止后 2 小时，以后口服 β 肾上腺受体激动药维持。

③ 治疗小儿惊厥，肌注或静脉用药：每次 0.1～0.15g/kg，以 5%～10% 葡萄糖注射液将本品稀释成 1% 溶液静脉滴注，或稀释成 5% 溶液缓慢静脉注射。25% 溶液可做深层肌注。

**【不良反应】**

① 静脉注射硫酸镁常引起潮红、出汗、口干等症状，快速

静脉注射时可引起恶心、呕吐、心悸、头晕，个别出现眼球震颤，减慢注射速度症状可消失。

② 肾功能不全，用药剂量大，可发生血镁积聚，血镁浓度达 5mmol/L 时，可出现肌肉兴奋性受抑制，感觉反应迟钝，膝腱反射消失，呼吸开始受抑制，血镁浓度达 6mmol/L 时可发生呼吸停止和心律失常，心脏传导阻滞，浓度进一步升高，可使心跳停止。

③ 连续使用硫酸镁可引起便秘，部分病人可出现麻痹性肠梗阻，停药后好转。

④ 极少数血钙降低，出现低钙血症。

⑤ 镁离子可自由透过胎盘，造成新生儿高血镁症，表现为肌张力低，吸吮力差，不活跃，哭声不响亮等，少数有呼吸抑制现象。

⑥ 少数孕妇出现肺水肿。

【禁忌证】

① 心脏传导系统阻滞或严重肾功能衰竭及对本品过敏者禁用。

② 保胎治疗时，不宜与肾上腺素、β 受体激动药，如利托君同时使用，否则容易引起心血管的不良反应。

【注意事项】

① 应用硫酸镁注射液前须查肾功能，如肾功能不全应慎用，用药量应减少。

② 有心肌损害、心脏传导阻滞时应慎用或不用。

③ 每次用药前和用药过程中，定时做膝腱反射检查，测定呼吸次数，观察排尿量，抽血查血镁浓度至出现膝腱反射明显减弱或消失，或呼吸次数每分钟少于 14～16 次，每小时尿量少于 25～30ml 或 24 小时少于 600ml，应及时停药。

④ 用药过程中突然出现胸闷、胸痛、呼吸急促，应及时听诊，必要时胸部 X 线摄片，以便及早发现肺水肿。

⑤ 如出现急性镁中毒现象，可用钙剂静脉注射解救，常用

的为 10％葡萄糖酸钙注射液 10ml 缓慢注射。

⑥ 老年患者尤其年龄在 60 岁以上者慎用本品。

## 沙 丁 胺 醇

【药理作用】

本品为保胎药。它有降低子宫肌对刺激的应激性，使子宫松弛，抑制子宫收缩，利于妊娠，防止先兆流产。

【适应证】

用于需延长妊娠期限的保胎者；或需抑制宫缩，改善胎盘血流灌注，如胎儿生长受限。

【用法及用量】

口服 2.4～4.8mg，每日 3～4 次，通常首次剂量 4.8mg，宫缩完全抑制后停药。

【不良反应】

① 常见肌肉震颤，亦可见恶心、心率加快或心律失常。

② 偶见有头晕、头痛、目眩、口舌发干、心烦、高血压、失眠、呕吐、颜面潮红等。

③ 过量应用可能引起低血钾症，从而导致心律失常。

【禁忌证】

① 子痫、先兆子痫、宫内感染、死胎、产前出血、脐带受压等患者禁用。

② 对本品及其他肾上腺素受体激动剂过敏者禁用。

【注意事项】

① 服药后心率可增加，若感心悸不适，可遵医嘱适当减量或停药。

② 高血压，冠状动脉供血不足，心血管功能不全，糖尿病、甲状腺功能亢进等患者慎用。

## 间 苯 三 酚

【药理作用】

本品为无色或几乎无色的澄明液体。能直接作用于胃肠道和泌尿生殖道的平滑肌，是亲肌性、非阿托品、非罂粟碱类平滑肌解痉药。与其他平滑肌解痉药相比，其特点是不具有抗胆碱作用，在解除平滑肌痉挛的同时，不会产生一系列抗胆碱样不良反应，不会引起低血压、心率加快、心律失常等症状，对心血管功能无影响。动物药理实验显示，它只作用于痉挛平滑肌，对正常平滑肌影响很小。各种毒性实验结果证明，本品注射液是非常安全的药物。亚急性毒性和慢性长期毒性实验表明，该药对动物生长、重要器官的宏观和微观组织学、血液和生化指数无不良影响，特殊毒性实验研究表明，本品无致畸、致突变（致癌）性，所有实验结果显示本品无任何毒性，用药极为安全。

【适应证】

① 消化系统和胆道功能障碍引起的急性痉挛性疼痛。

② 急性痉挛性尿道、膀胱、肾绞痛。

③ 在妇产科有广泛的应用范围，可缓解妇科痉挛性疼痛；妊娠期间子宫收缩的辅助治疗；尤其在产程中可缓解宫颈痉挛、水肿，加快宫颈扩张，缩短产程，可协调宫缩，对子宫的生理收缩的节律和强度无影响。

【用法及用量】

（1）注射剂（40mg/4ml）　肌内或静脉注射每次 1～2 安瓿，每日 1～3 安瓿。静脉滴注每日剂量可达 5 安瓿，于 5% 或 10% 的葡萄糖注射溶液滴注。

（2）片剂（80mg/片）　成人每次口服 2 片，每日 2～3 次。严重痉挛可反复服药。可将冻干片溶于小杯水中饮服，或舌下含服以能得到更快的效果。

【不良反应】

极少有过敏反应，例如皮疹、荨麻疹。

【禁忌证】

① 对本品过敏者禁用。

② 妊娠及哺乳期妇女慎用。

# 第六节　促性激素类药

## 氯米芬

### 【药理作用】

本品为三苯乙烯的衍生物，为非激素类药。其化学结构有顺式和反式两种异构体。临床应用为两种异构体的混合物，具有较强的抗雌激素作用和较弱的雌激素活性。能与内源性雌激素竞争在雌激素靶细胞内与雌激素受体结合，抑制雌激素受体的补充，因而靶细胞对雌激素不敏感。作用于下丘脑促性腺激素释放激素神经元，雌激素受体下降，阻断雌激素对下丘脑的负反馈抑制，促性腺激素释放激素分泌增加，进而促进垂体促黄体生成素（LH）及卵泡刺激素（FSH）的分泌，卵巢内卵泡得以生长发育及成熟。同时伴有雌激素分泌增多并达到排卵前的高峰，在 LH 峰出现后卵泡将进一步成熟并破裂排出卵子。低剂量能促进垂体前叶分泌促性腺激素，从而诱发排卵。高剂量则明显抑制垂体促性腺激素的释放，对男性则有促进精子生成的作用，对少精症有效。一般在服药后 7 日左右排卵，3 周后自然行经。

### 【适应证】

主要用于治疗避孕药引起的闭经。对黄体功能不全、多囊卵巢、无排卵型出血、功能性闭经、月经紊乱、不孕症、乳腺囊性增大、泌乳综合征等也有一定的疗效。也可用于治疗精子缺乏的男性不孕症和乳腺癌。

### 【用法及用量】

（1）有月经者　自经期第 5 日开始每日 1 次 50mg，连服 5 日。

（2）无月经者　任意 1 日开始，每日 1 次 50mg，连服 5 日。一般在服药后 7 日左右排卵，3 周后自然行经。连服 3 个周期为 1 个疗程。治疗中有宫颈黏液不正常者，于排卵前补充小剂量雌激素。

（3）闭经病人　可先用黄体酮（肌注每日 1 次 20mg）或人工周期（己烯雌酚每日 1 次 1mg，连服 20 日，以后每日加黄体酮 10mg 肌注，每日 1 次）催经，在撤退性出血第 5 天开始服用本品。每日剂量不宜超过 100mg。

（4）用于男性不育症　每日 1 次 25mg，连服 25 日为 1 个疗程。停药 5 日后，重复服用，直至精子数达到正常标准，一般 3～12 个月疗效较好。

【不良反应】

① 可有面部潮红、恶心、头晕、失眠、乏力、乳房胀痛、腹胀、皮疹、肝功能障碍、神经过敏、脱发等不良反应，停药可消失。

② 剂量过大，可引起卵巢增大甚至形成囊肿，但巨大卵巢囊肿及卵巢过度刺激综合征罕见。

③ 多胎妊娠率高。

④ 流产率高。

⑤ 视物模糊和闪烁盲点与剂量有关，停药可逆转。

【禁忌证】

① 肝病、肾病、卵巢囊肿及其他妇科肿瘤患者禁用；子宫不正常者慎用。

② 对男性无精子病人，除睾丸活检证明尚有精子发生外，一律不得使用。

③ 服药后有严重过敏反应者应停用。

④ 视觉异常者禁忌。

⑤ 妊娠禁用。

【注意事项】

① 每次服药前均应去医院检查，若发现卵巢异常增大、囊肿，并有胸腹水等过度刺激表现时，应停药，禁止性交及体育活动并住院治疗。

② 治疗男性不育症时，服药前必须进行精液检查、内分泌检查以及睾丸活检，以确定不育原因主要在于精子数量减少；用

药期间要定期检查精液常规、卵泡刺激素和睾酮水平；服药后一般经 2～3 个月始能生效。用药原则是低剂量、长疗程，要注意大剂量会抑制精子的发生。

③ 服药期间出现视觉变化，如视物模糊、黑点及闪点时应停药，并最好不再用氯米芬。

## 绒 促 性 素

### 【药理作用】

本品由初孕妇尿中提取，绒膜促性素是胎盘滋养层细胞分泌的一种促性腺激素。药理作用主要与黄体生成素（LH）相似，而卵泡刺激素（FSH）作用甚微。对雌性能促使卵泡成熟及排卵，并使破裂卵泡转变为黄体，促使其分泌孕激素。对雄性则具有促间质细胞激素（ICSH）的作用，能促进曲细精管功能，特别是睾丸间质细胞的活动，使其产生雄激素，促使性器官和副性征发育、成熟，促使睾丸下降，并促进精子生成。

### 【适应证】

用于不孕不育症、黄体功能不足、功能性子宫出血、隐睾症、男性性腺功能减退症、先兆流产或习惯性流产等。

### 【用法及用量】

（1）用于无排卵性不育症　于经期第 10 日起，每日肌注 1 次 500～1000U，连续 5 日。

（2）用于黄体功能不足　于经期第 15～17 日（基础体温上升 3 日后），每日肌注 500～1000U，连用 5 日。

（3）功能性子宫出血　每日肌注 300～1500U，连用 3～5 日。

（4）10 岁以下隐睾症　每次肌注 500～1000U；10～14 岁，每次肌注 1500U，每周 2～3 次，连用 4～8 周。

（5）用于男性性功能减退症　每次肌注 4000U，每周 3 次。

（6）先兆流产或习惯性流产　每日或隔日 1 次肌注 3000～5000U，共 5～10 次。

【不良反应】

① 注射部位疼痛。

② 头痛、乏力、抑郁、易怒及烦躁。

③ 罕见皮疹及过敏反应。

④ 大剂量偶尔可引起男性病人出现体液潴留，男子女性型乳房及性早熟。

【禁忌证】

① 生殖系统有炎症疾病、激素性活动型性腺癌、无性腺（先天性或手术后）病人禁用。

② 雄激素依赖性肿瘤，如男性的前列腺癌和乳腺癌。

【注意事项】

① 本品溶液极不稳定，而且不耐热，配成后 4 日之内用完为宜。

② 注射前需做过敏试验。

③ 本品不宜长期应用，以免产生抗体和抑制垂体促性腺功能。

④ 如连用 8 周尚不见效，应即停药；若性欲早熟或亢进，也应停用。

## 尿 促 性 素

【药理作用】

本品由绝经期妇女尿中提取制得。主要具有卵泡刺激素（FSH）的作用，而促黄体生成素（LH）作用甚微。对女性能促进卵泡的发育和成熟，促使卵泡分泌雌激素，使子宫内膜增生。其后加用绒促性素，能增强促排卵作用。对男性则能促使睾丸曲细精管发育，促进造精细胞分裂和精子成熟。

【适应证】

① 用于氯米芬或溴隐亭等诱发排卵无效的病例。

② 用于原发性或继发性闭经、男性精子缺乏症以及卵巢功能试验等。

【用法及用量】

（1）肌注　开始每日 75～150U，连用 7～12 日，至雌激素水平增高后，再肌注绒促性素（每日 1 次 1000U，连用 5 日，或 1 次 3000U），经 12 小时即排卵。

（2）用于精子缺乏症 每周 200～1200U（分 3 次注射），总量 3200～19200U。

【不良反应】

① 过量可致卵巢刺激过度综合征、卵巢增大、卵巢囊肿破裂、多胎妊娠及流产等。个别可有腹腔积液、胸膜渗出、动脉血栓形成、发热等。

② 还可引起少尿、低血压和血液凝固性过高等。

【禁忌证】

① 妊娠、卵巢功能不全（尿中促性腺激素水平高）、多囊泡性卵巢禁用。

② 颅内病变（包括垂体肿瘤）、甲状腺或肾上腺皮质功能减退等病人禁用。

③ 对本品过敏禁用。

【注意事项】

① 若每日尿排泄雌激素＞10μg 或雌三醇＞50μg 时，应停用绒促性素，故在治疗中要检查卵巢过度兴奋综合征的表现。如发生卵巢过度兴奋综合征，病人必须住院，以便严密观察。

② 如有卵巢明显增大，要避免性交，以免增加卵巢囊肿破裂的机会。

## 第七节 促子宫颈成熟药

### 普拉睾酮

【药理作用】

本品为一种天然的，且作用微弱的雄激素。可促进宫颈组织型纤维芽细胞增生和平滑肌细胞增大，在脱氢表雄酮和雌二醇共同作用下使颈管组织血管通透性增加，水分增多，同时细胞基质酸性黏多糖增加。激素又增强组织胶元蛋白酶活性，促使胶元纤维分解，使纤维间隙扩大，以及组织纤维断裂，最终导致宫颈管组织软化，伸展性增强，宫口松弛。

【适应证】

用于妊娠 37 周以上宫颈未成熟妇女，以促进妊娠末期宫颈成熟不全（宫颈软化、扩张、消退不全）的成熟。常作为引产前的促宫颈成熟剂。

【用法及用量】

静脉注射：用于妊娠 37、38 周至分娩，每次 100～200mg，用注射用水或 5％ 葡萄糖液溶解为 100mg/10ml 浓度，缓慢静脉注射，注射时间不少于 1 分钟，每日 1 次，每周 2～3 次，根据情况可用 1～14 次。

【不良反应】

极少数（约 0.1％）孕妇用药后出现眩晕、耳鸣、恶心、呕吐、腹泻、皮疹、手肿、手指麻木等症状。

【禁忌证】

妊娠初期禁用。妊娠未足月，无需引产指征者禁用。

【注意事项】

① 本品必须在医师指导下使用。

② 本品为硫酸盐，不可用生理盐水溶解，应采用注射用水或 5％ 葡萄糖注射液溶解，须充分震荡使其完全溶解后方可使用，且须立即使用。必要时可用 30～40℃ 温水加热溶解。

③ 本品宜在阵痛诱发剂和阵痛促进剂前列腺素、缩宫素给药前使用。

④ 胎儿发育迟缓及经产道分娩生产有困难的孕妇应慎用。

⑤ 心功能不全、肝肾功能损害者慎用。

## 第八节　阴道炎局部用药

### 硝呋太尔/制霉菌素

【药理作用】

成分：硝呋太尔 500mg＋制霉菌素 20 万 U。硝呋太尔对导致妇女生殖系统感染的细菌、原虫和真菌等发挥强烈、有效的杀灭作用，而却很少产生急、慢性不良反应。可用于各种单一和混合妇科阴道感染。无需病原学诊断即可治疗宫颈炎、阴道炎。治疗妇科混合感染，无需联合用药。保护乳酸杆菌，促进阴道酸性环境恢复，有效减少复发。外用治疗，局部药物浓度高，疗效更好。不被人体吸收，无全身不良反应，安全性高。孕妇可安全使用。

【适应证】

治疗由细菌、滴虫、真菌引起的外阴、阴道感染和白带增多。

【用法及用量】

如阴道给药，于晚上临睡前清洗外阴后，将本品 1 粒放入阴道后穹窿处，每日 1 次，连用 6 天，建议使用 2 个疗程。外阴同时有感染，可用 2～3g 油膏涂于外阴和肛门周围。

【不良反应】

轻度外阴灼热、阴道干涩和恶心。

【禁忌证】

对硝呋太尔或制霉菌素过敏者禁用。

【注意事项】

① 为获得良好疗效，请尽量将阴道片置入阴道深部，第 2 天清晨应进行阴道清洗。

② 为防止阴道片拆碎，请小心拿放，并用剪刀沿线剪开包装材料。

③ 治疗期间应避免性生活。

④ 使用硝呋太尔治疗期间请勿饮用乙醇饮料，乙醇会引起不适或恶心，但这种反应会自行消失。

## 环丙沙星

【药理作用】

本品为合成的第三代喹诺酮类抗菌药物，具广谱抗菌作用，尤其对需氧革兰阴性杆菌的抗菌活性高，对下列细菌在体外具良好抗菌作用：肠杆菌科的大部分细菌，包括枸橼酸杆菌属、阴沟及产气肠杆菌等肠杆菌属、大肠埃希菌、克雷伯菌属、变形杆菌属、沙门菌属、志贺菌属、弧菌属、耶尔森菌等。常对多重耐药菌也具有抗菌活性。对青霉素耐药的淋病奈瑟菌、产酶流感杆菌和莫拉菌属均具有高度抗菌活性。对铜绿假单胞菌等假单胞菌属的大多数菌株具抗菌作用。本品对甲氧西林敏感葡萄球菌具抗菌活性，对肺炎链球菌、溶血性链球菌和粪肠球菌仅具中等抗菌活性。对沙眼衣原体、支原体、军团菌具良好抗微生物作用，对结核杆菌和非典型分枝杆菌也有抗菌活性。对厌氧菌的抗菌活性差。环丙沙星为杀菌剂，通过作用于细菌 DNA 螺旋酶的 A 亚单位，抑制 DNA 的合成和复制而导致细菌死亡。

【适应证】

用于敏感菌引起的细菌性阴道炎。

【用法及用量】

阴道给药，每日 1 次，于每晚临睡前清洁外阴后，将本品 0.1g 放入阴道后穹窿处，连用 7 日。

【不良反应】

① 个别患者可出现过敏反应及局部刺激反应等，表现为刺激、阴道瘙痒、红肿等。

② 本品在婴幼儿及 18 岁以下青少年的安全性尚未确立。但本品用于数种幼龄动物时，可致关节病变。

③ 动物实验未证实喹诺酮类药物有致畸作用，但对孕妇用药所做研究尚无明确结论。哺乳期妇女应用本品时应暂停哺乳。

【禁忌证】

① 对本品及其他喹诺酮类药过敏的患者。

② 本品可引起未成年动物关节病变，故孕妇禁用。

③ 18 岁以下患者禁用。

【注意事项】

① 使用过程中若出现过敏反应或有明显刺激反应产生时，应立即停药。

② 长期大量使用经黏膜吸收后，也可产生与全身用药相似的不良反应。因此肝、肾功能减退者应慎用。

③ 老年患者常有肾功能减退，因本品部分经肾排出，需减量应用。

## 替 硝 唑

【药理作用】

本品为硝基咪唑衍生物，非处方药药品。具有抗厌氧菌及抗原虫感染的作用，其体内外抗厌氧菌及原虫的活性较甲硝唑高，起效时间快，且不良反应比甲硝唑低。对滴虫和大多数厌氧菌有抑制或杀灭作用。

【适应证】

用于滴虫性阴道炎。

【用法及用量】

阴道给药。将本品置于阴道后穹窿部，每晚1片，连用7日为1个疗程。

【不良反应】

不良反应低，个别可出现：恶心、呕吐、胃部不适等，偶见阴道局部灼热感、皮疹、荨麻疹、潮红、瘙痒等。偶有头痛、眩晕。

【禁忌证】

妊娠头3个月内妇女及哺乳期妇女禁用。慢性乙醇中毒者禁用。

【注意事项】

① 用药期间避免房事或使用避孕套。

② 无性生活史的女性应在医师指导下使用。

③ 使用本品时应避开月经期。

④ 给药时应洗净双手或戴手套或指套。

⑤ 肝肾功能不全者慎用。

⑥ 用药期间注意个人卫生，防止重复感染。

⑦ 本品仅供阴道给药，切忌口服。

⑧ 用药期间不宜饮酒。

⑨ 如出现过敏反应、局部疼痛、头痛、眩晕等不良反应，应停药就医。

## 克　霉　唑

**【药理作用】**

本品为咪唑类广谱抗真菌药，对多种真菌尤其是白色念珠菌具有较好抗菌作用，亦能杀灭阴道滴虫，对革兰阴性细菌及阳性菌也有效。其作用机制是抑制真菌细胞膜的合成，以及影响其代谢过程。妊娠分类：B。

**【适应证】**

用于念珠菌性阴道炎。

**【用法及用量】**

阴道给药。睡前1片，1片即为1个疗程。将药片置于阴道深处。一般用药1次即可，必要时可在4天后进行第2次治疗。

**【不良反应】**

偶见局部刺激，如瘙痒或烧灼感。

**【禁忌证】**

对本品过敏者禁用，过敏体质者慎用。

**【注意事项】**

① 孕妇、哺乳期妇女及无性生活史的女性应在医师指导下使用。

② 使用本品时应避开月经期。

③ 用药部位如有烧灼感、红肿等情况应停药，并将局部药物洗净，必要时向医师咨询。

④ 用药期间注意个人卫生，防止重复感染，使用避孕套或避免房事。

⑤ 给药时应洗净双手或戴指套或手套。

⑥ 本品仅供阴道治疗，切忌口服。

⑦ 如与其他药物同时外用可能会发生药物相互作用，详情请咨询医师或药师。

# 制 霉 菌 素

**【药理作用】**

本品为多烯类。制霉菌素是从链丝菌或金黄色放线菌的培养液中提取的四烯族抗真菌药。难溶于水。抗真菌原理为制霉菌素与真菌细胞膜上的固醇部分相结合，因而改变细胞膜的渗透性，使细胞内钾和其他成分漏出，菌体被破坏而达到抗菌作用。本品具有广谱抗真菌作用，对念珠菌最敏感，对隐球菌、曲菌、毛霉菌、小孢子菌和滴虫也有抑制作用。其抑菌最低浓度为 $1.56 \sim 3.12 \, \mu g/ml$，低浓度有抑菌，高浓度有杀菌作用。妊娠分类：B。

**【适应证】**

用于念珠菌性外阴阴道病。

**【用法及用量】**

外用。每次 1 片，每日 1～2 次，疗程一般为 2 周。患者洗净手及外阴部，采取平卧体位，将药片送入阴道深处，月经期治疗不受影响。

**【不良反应】**

偶有过敏反应，灼烧感及发痒。

**【禁忌证】**

有制霉菌素过敏史者禁用。过敏体质者慎用。

**【注意事项】**

① 用药 1 个疗程后，症状未缓解，应咨询医师或药师。

② 本品仅供阴道给药，切忌口服。

③ 用药部位如有烧灼感、红肿等情况应停药，并将局部药物洗净，必要时向医师咨询。

④ 孕妇及哺乳期妇女请在医师指导下使用。

⑤ 无性生活史的女性应在医师指导下使用。

⑥ 用药期间注意个人卫生，防止重复感染，使用避孕套或避免房事。

⑦ 给药时应洗净双手或戴指套或手套。

## 重组人干扰素 α-2a

**【药理作用】**

本品具有广谱抗病毒作用，其抗病毒机制主要通过干扰素同靶细胞表面干扰素受体结合，诱导靶细胞内 2-5（A）合成酶、蛋白激酶 PKR、MX 蛋白等多种抗病毒蛋白，阻止病毒蛋白质的合成、抑制病毒核酸的复制和转录而实现。干扰素还具有多重免疫调节作用，可提高巨噬细胞的吞噬活性和增强淋巴细胞对靶细胞的特异性细胞毒等，促进和维护机体的免疫监视、免疫防护和免疫自稳功能。

**【适应证】**

用于治疗阴道病毒性感染引起的慢性宫颈炎、宫颈糜烂、阴道炎，预防宫颈癌，尖锐湿疣和生殖器疱疹。

**【用法及用量】**

将栓剂置于阴道后穹窿，每次 1 枚，隔日 1 次，睡前使用。6～10 次为 1 个疗程或遵医嘱。

**【不良反应】**

极少数病人初次用药后出现轻微腰腹酸痛，偶见一过性低热，外阴、阴道不适，可自行消失，不影响治疗。

**【禁忌证】**

儿童、孕妇禁用。

**【注意事项】**

① 用药期间禁止坐浴和性生活，经期停止用药。如环境温度过高，栓体变软（不影响疗效），请先置于 4℃冰箱或冷水中3～5 分钟，撕开塑料包装取出使用。

② 哺乳期妇女正常使用。

③ 本品为小剂量局部给药，一般不会造成药物过量所带来的副反应。对于极个别不遵医嘱用药造成药物过量的患者，应立即停止用药。

④ 不良反应的急性症状是暂时和自限性的，也可用退热净、阿司匹林、吲哚美辛或抗组胺药物使之缓解。

## 结合雌激素

【药理作用】

本品为白色软膏，外用。

【适应证】

倍美力阴道软膏适用于治疗萎缩性阴道炎、性感不快和外阴干皱。

【用法及用量】

严重萎缩性阴道炎患者应首先接受短期口服治疗（每天1.25mg，10天左右），以便使阴道黏膜能够适应软膏涂敷。阴道软膏治疗应使用最低有效剂量，并定期评估雌激素治疗的需要。已经接受口服治疗的患者，鉴于阴道可能吸收软膏，因此可以减少口服剂量。萎缩程度的变化与药物吸收量有直接关系，因此应作为药物剂量调整的依据。每天2～4g，涂于阴道内或局部表面，根据症状严重程度予以调整。药物使用应呈周期性（如连续使用3周，然后停药1周）。

【不良反应】

(1) 胃肠系统　恶心（厌食、呕吐、腹部痉挛、气胀），胆汁淤积性黄疸以及体重增加。

(2) 泌尿生殖系统　水钠潴留，突破性出血，点状出血，撤药性出血，子宫颈黏液增多，子宫内膜增生，子宫内膜异位再发（类似膀胱炎综合征）。

(3) 内分泌与新陈代谢系统　乳房肿胀，血糖增高，耐糖量降低；在男性可出现女性型乳房，性能力减退和女性化。

(4) 中枢神经系统　头痛、性欲增长或减退，忧郁压抑，神经过敏，头晕，疲劳以及急躁易怒。

(5) 皮肤过敏　皮疹，褐黄斑，头皮脱发，突然出血，瘙痒，结节性红斑与多形红斑，皮肤色素沉着。

(6) 心血管　容易患高血压症者血压可能会增高，偏头痛可能会加重。

【禁忌证】

① 活动性肝脏功能障碍或疾病患者（尤其是阻塞性肝病患

者）禁用。

② 有乳腺癌或子宫内膜癌病史的患者（除非在特殊情况下）禁用。

③ 子宫内膜增生患者（除非同时使用孕激素药物）禁用。

④ 下列几种患者不可使用结合雌激素：尚未确诊的阴道出血患者；有脑血管意外史、冠状动脉血栓形成史或有传统性偏头痛的患者；血栓性静脉炎和血管栓塞性疾病史的患者；曾因眼血管病而导致半失明或全失明或者复视的患者；可能已妊娠的患者。

【注意事项】

本品有可能与某些预防性病传染或避孕器具上的乳液橡胶（如阴道隔膜和避孕套）发生反应。使用剂量过大可能导致恶心、呕吐、腹部痉挛、头痛、头晕与全身不适等症状。若有发生，应停止使用和对症治疗。

## 地 瑞 舒 林

【药理作用】

本品为高效防腐药，具有杀灭病原微生物，清除变性、坏死组织，促进创面愈合、止血，维持酸性环境，减轻炎性反应等作用。

【适应证】

（1）妇科　用于治疗宫颈糜烂、宫颈炎、各类阴道感染（如细菌、滴虫和真菌引起的白带增多）、外阴瘙痒、使用子宫托造成的压迫性溃疡。

（2）外科与皮肤科　用于皮肤伤口与病变的局部治疗，能够加速坏死组织的脱落，止血和促进愈合过程。

（3）耳鼻喉科　用于治疗口腔黏膜和齿龈的炎症；口腔溃疡及扁桃体切除后的止血。

【用法及用量】

（1）阴道栓外用　隔日 1 粒。如果采用地瑞舒林浓缩液病灶烧灼，则于 2 次烧灼间隔日放入 1 粒栓剂。为了使用方便，患者最好取仰卧位，先将栓剂用水浸湿，然后插入阴道深部。通常以晚间睡前用药为宜。

（2）宫颈糜烂　1∶80～1∶100 稀释的浓缩液行阴道冲洗，然后将浸有浓缩液的长棉签伸入宫颈管，转动 1～2 分钟后取出。将浸有浓缩液的棉片贴于糜烂面，至黏膜变白，通常每周 1～2 次。2 次用药间隔：隔日上阴道栓剂 1 枚，上栓剂前用 1∶80～1∶100 稀释的浓缩液冲洗阴道。

（3）尖锐湿疣　将浸有浓缩液的棉片直接贴于疣体，一般 5～10 分钟，到疣体变白。最后应在根部加压涂擦。每日 1 次，直到疣体完全胶落。

（4）阴道炎　隔日上栓剂 1 枚，置于阴道深部。用前先用 1∶80～1∶100 稀释的浓缩液冲洗阴道。

（5）外科与皮肤科　为了终止伤口出血，可将浸有浓缩液的纱布块压在出血部位 1～2 分钟，止血后最好擦干残留药液。治疗局部烧伤、压疮和肢体溃疡也可采用同样方法，以使其坏死组织易于脱落。

【不良反应】

① 用药后偶有局部刺激症状（如烧灼感或疼痛），通常可耐受，并会很快消失。

② 当治疗口腔病变时。请注意其高酸性可能损伤牙釉质。

【禁忌证】

① 妊娠尤其是最后 3 个月禁用。

② 哺乳期妇女。

【注意事项】

① 本品为外用药，切忌内服。

② 本品应避免与眼睛接触。

③ 本品会加速和增强修复过程，如果用药后出现坏死组织从病灶处脱落，有时甚至是大片脱落，无需惊恐。

④ 经期停止治疗；治疗期间避免性生活。不要使用刺激性肥皂清洗患处。

⑤ 配合使用卫生带，防止污染衣物和被褥，棉织物及皮革与该药液接触后，须在制剂未干前立即用水洗净。

⑥ 阴道栓剂上的斑点是其基质产生的自然现象，不影响药物的使用及疗效，也不影响其耐受性。

⑦ 妊娠期间，特别是妊娠晚期，应避免使用。

## 益 康 唑

【药理作用】

本品为吡咯类抗真菌药，为咪康唑的去氯衍生物。对念珠菌属、着色真菌属、球孢子菌属、组织胞浆菌属、孢子丝菌属等均具抗菌作用，对毛发癣菌等亦具抗菌活性。而对曲霉、申克孢子丝菌、某些暗色孢科、毛霉菌等作用差。作用机制为通过干扰细胞色素 P450 的活性，从而抑制真菌细胞膜主要固醇类-麦角固醇的生物合成，损伤真菌细胞膜并改变其通透性，以致重要的细胞内物质外漏。本品可抑制真菌的三酰甘油和磷脂的生物合成，抑制氧化酶和过氧化酶的活性，引起细胞内过氧化氢积聚导致细胞亚微结构变性和细胞坏死。对白色念珠菌则可抑制其自芽孢转变为侵袭性菌丝的过程。

【适应证】

本品适用于阴道念珠菌病的治疗。

【用法及用量】

置阴道内每晚 1 次，每次 50mg，疗程 15 日；或每次 150mg，疗程 3 日。

【不良反应】

个别患者出现局部刺激，偶见过敏反应。

【禁忌证】

对本品过敏者禁用。

【注意事项】

① 用药期间禁止性交。

② 由于本品局部应用后甚少吸收入血，若哺乳期妇女短期小面积涂用可继续哺乳。

# 咪 康 唑

**【药理作用】**

本品为人工合成的苯乙基咪唑衍生物，为广谱抗真菌药，对皮肤真菌、念珠菌、酵母菌及其他藻类、子囊菌、隐球菌等具有抑制和杀灭作用，同时对革兰阳性球菌和杆菌也有很强的抗菌力。其作用机制是抑制真菌细胞膜的合成，以及影响其代谢过程。作用于菌体细胞膜，改变其通透性，阻止营养物摄取，导致其死亡。

**【适应证】**

局部治疗念珠菌性外阴阴道病和革兰阳性细菌引起的双重感染。

**【用法及用量】**

阴道给药，清洗外阴后将栓剂置于阴道深处。每晚1次，每次1枚。连续7天为1个疗程。也可采用三日疗法：第1日晚1枚，随后3日早晚各1枚。即使症状迅速消失，也要完成治疗疗程，在月经期应持续使用。

**【不良反应】**

偶见过敏反应，多数较轻微。常见的不良反应是局部刺激、瘙痒和灼热感，尤其在治疗开始时。盆腔痉挛、荨麻疹、皮肤丘疹也有发生。

**【禁忌证】**

对本品过敏者禁用。

**【注意事项】**

① 孕妇及哺乳期妇女慎用。

② 无性生活史的女性应在医师指导下使用。

③ 用药期间注意个人卫生，防止重复感染，避免房事。

④ 给药时应洗净双手或戴指套或手套。

⑤ 用药部位如有烧灼感、瘙痒、红肿等情况应停药，并将局部药物洗净，必要时向医师咨询。

⑥ 如正在使用其他药品，使用本品前请咨询医师或药师。

⑦ 注意卫生，控制感染及重复感染因素，配偶若有感染也

应同时进行适当治疗。

⑧ 过敏体质者慎用。

# 第九节　其他激素类药物

## 他莫昔芬

【药理作用】

本品为合成的抗雌激素药。是雌激素的部分激动剂，具有雌激素样作用，但强度仅为雌二醇的 1/2。它与雌激素竞争结合靶细胞的雌激素受体，这种药物受体复合物可转位入细胞胞核内，阻止染色体基因活化，从而抑制肿瘤细胞生长。临床证明本品对乳腺癌组织雌激素受体水平高的患者疗效高，而对雌激素受体水平低下者疗效差。对女性患者，本品可显示微弱的雌激素样作用，亦抑制催乳素的分泌。国外将本品列为绝经期后妇女晚期乳腺癌姑息疗法的一线药物，其疗效略优于同类激素，而不良反应则明显较低。

【适应证】

用于治疗晚期、复发性乳腺癌和卵巢癌以及其他妇科肿瘤。

【用法及用量】

① 口服：每天 2 次，每次 10～20mg，疗程 3～6 个月。

② 预防乳腺癌复发治疗：20mg/天。

③ 进展期乳腺癌治疗：20～40mg/天。

【不良反应】

① 偶见胃肠道反应，如恶心、呕吐、腹泻等。

② 个别病例可有暂时性白细胞减少和血小板减少。

③ 月经失调、阴道出血、颜面潮红、脱发、皮疹、头痛、眩晕、体重增加、水肿、骨痛、肿瘤处疼痛。

④ 长期大量使用可出现视力障碍。

⑤ 偶有会阴部瘙痒、白带增多。

⑥ 有时可引起高钙血症，1～2 周内发生。

⑦ 子宫内膜可出现异常增生，甚至子宫内膜癌。

⑧ 肝功能不全、胆汁淤积，偶有水钠潴留。

【禁忌证】

① 对胎儿有影响，妊娠妇女禁用。哺乳期妇女禁用。

② 血象和肝肾功能异常者应慎用。

【注意事项】

（1）服药期间应定期做眼科检查。

（2）治疗期间定期检测肝功能、血生化。

（3）用药中出现异常阴道出血，应立即就诊进行全面检查，若出现视力改变，亦应立即随诊。

## 达 那 唑

【药理作用】

本品为合成雄激素，有弱雄激素活性，兼有蛋白同化作用和抗孕激素作用，但无孕激素和雌激素活性。是促性腺激素抑制药，可以抑制垂体-卵巢轴。由于抑制了垂体促性腺激素，故卵泡刺激素（FSH）和促黄体生成素（LH）的释放均减少。能直接抑制卵巢的甾体激素的生成，作用于子宫内膜细胞的雌激素受体部位，有抑制雌激素的效能，使子宫正常的和异常的内膜萎缩和不活动，导致不排卵及闭经，可持续达 $6\sim8$ 个月。治疗纤维性乳腺病，可使结节消失，减轻疼痛和触痛，可能发生月经失调或闭经。治疗遗传性血管性水肿时，增加血清的 C1 脂酶抑制物的水平，导致补体系统的 C4 血清内的浓度升高。

【适应证】

① 主要用于治疗子宫内膜异位症。

② 用于治疗纤维性乳腺炎、男性乳房发育、乳腺痛、痛经、腹痛等，可使肿块消失、软化或缩小，使疼痛消失或减轻。

③ 用于治疗性早熟、原发性血小板减少性紫癜、血友病、遗传性血管性水肿、系统性红斑狼疮等。

④ 用于子宫内膜异位症的治疗。

⑤ 用于治疗纤维囊性乳腺病、自发性血小板减少性紫癜、

遗传性血管性水肿、系统性红斑狼疮、青春期性早熟。

【用法及用量】

(1) 用于子宫内膜异位症 从月经周期第1~3日开始服用，每次200mg，每日2次，总量1日不超过800mg，连续3个月为1个疗程。

(2) 纤维性乳腺炎 每日100~400mg，分2次服，连用3~6个月。

(3) 男性乳房发育 每日200~600mg。

(4) 性早熟 每日200~400mg。

(5) 血小板减少性紫癜 每次200mg，每日2~4次。

(6) 血友病 每日600mg，连用14日。

(7) 遗传性血管水肿 开始每日600mg，分3次服，6~12周后逐日减少100~200mg，直至能控制症状的发作。

(8) 红斑狼疮 每日400~600mg。

【不良反应】

(1) 较多见的不良反应 闭经，突破性子宫出血，并可有乳房缩小、音哑、毛发增多；可出现痤疮、皮肤或毛发的油脂增多、下肢水肿或体重增多，症状与药量有关，是雄激素效应的表现。

(2) 较少见的不良反应 血尿、鼻衄、牙龈出血、白内障(视物逐渐模糊)、肝功能异常、颅内压增高(表现为严重头痛、视力减退、复视、呕吐)、白细胞增多症、急性胰腺炎、多发性神经炎等。

(3) 罕见的不良反应 女性阴蒂增大、男性睾丸缩小；肝脏功能损害严重时男女均可出现巩膜或皮肤黄染。

(4) 以下反应如果持续出现需引起注意 由于雌激素效能低下，可使妇女有阴道灼热、干枯及瘙痒，或阴道出血；可出现皮肤发红、情绪或精神状态的改变、神经质或多汗；有时可出现肌痉挛性疼痛，属于肌肉中毒症状。

(5) 服药期间对一些诊断性试验有影响 如糖耐量试验、甲状腺功能试验、血清总 $T_4$ 可降低而血清 $T_3$ 则可增加。

（6）其他 出现男性化症状，应停止治疗。

【禁忌证】

① 血栓栓塞性疾病患者、心肝肾疾病患者、异常性生殖器出血、癫痫患者、卟啉病患者禁用。

② 孕妇、哺乳期妇女禁用。用药中妊娠者应终止妊娠。

【注意事项】

① 治疗期间，乳腺结节仍然存在或扩展，要考虑癌的可能。

② 对不明原因的男性乳房发育，在手术前可考虑先用本品治疗。

③ 对青春期性早熟，能使病人月经停止、乳房发育退化；由于有增加骨生长的刺激作用，较其他治疗性早熟的药物无明显优点，仅限于对其他药物治疗无效的重度病人使用。

④ 治疗期间注意肝功能检查。

⑤ 男性用药时，需检查精液量、黏度、精子数和活动力，每 3～4 月检查 1 次，特别是青年患者。

⑥ 应采取工具避孕，防止妊娠；一旦发生妊娠，立即停药并终止妊娠。

⑦ 使用本品时应注意有无心脏功能损害、肾脏功能损害、生殖器官出血及肝脏功能损害，对男性应注意睾丸大小。

⑧ 一般老年患者生理功能低下，应减量服用（如每日 100～200mg）。

⑨ 偏头痛、糖尿病患者慎用。

## 溴 隐 亭

【药理作用】

本品为多肽类麦角生物碱，选择性地激动多巴胺（D）受体。妊娠分类：C 级。一般剂量时激动 $D_2$ 受体，发挥抗震颤麻痹作用；小剂量时激动突触前膜 $D_3$ 受体，使多巴胺释放减少，可用于治疗 Huntington 舞蹈病。它可激动垂体细胞的多巴胺受体，使垂体催乳激素及生长激素释放减少，可制止生理性泌乳及伴随的闭经或不排卵。

【适应证】

① 临床用于治疗帕金森病，治疗与催乳素有关的生殖系统功能异常，如闭经、溢乳症、经前综合征、产褥期乳腺炎、纤维囊性乳腺瘤、男性阳痿或性欲减退。

② 可用于垂体腺瘤、肢端肥大症等。

【用法及用量】

（1）乳溢或催乳激素引起的闭经、月经病和低生育力　开始每次 0.125mg，每日 2～3 次，如剂量不足，可逐渐增至每次 0.25mg，每日 2～3 次，饭后服用。连续治疗至泌乳停止。对于闭经、功能性月经病和低生育力者，治疗要持续到月经恢复正常。如果需要，治疗可延续至几个周期，以防复发。

（2）抑制泌乳　每次 0.25mg，每日 2 次，早晚与食物共服，连续用药 14 日。应在分娩后服用。停药后，偶有少量的乳汁分泌 2～3 日，以同样剂量继续服用数日后就可停止。

（3）分娩后的乳房充血　轻者可口服每次 0.25mg，必要时 12 小时后可重复 1 次。

（4）催乳激素引起的雄性激素低下症　每日 5～10mg。

（5）肢端肥大症　开始每日 2.5mg，经 7～14 日后根据临床反应每日可逐渐增至 10～20mg，分 4 次与食物同服。

（6）震颤麻痹　开始每次 1.25mg，每日 2 次，2 周内逐渐增加剂量，从 14～28 日每日增加 2.5mg，以找到最佳疗效的最小剂量。

（7）月经前症状　月经周期第 14 日开始 1.25mg，每日 1 次，然后每天增加 1.25mg 直至 2.5mg，每日 2 次，并连续服用至月经来潮。

（8）男性性功能低下　1.25mg，每日 2～3 次，逐渐增加至 5～10mg/日。

（9）泌乳素瘤　1.25mg，每日 2～3 次，逐渐增加至 2.5mg 至数片每日 1 次。

　（10）产后初期乳腺炎　2.5mg，每日 2 次，共 14 日。

　（11）良性乳房疾病　1.25mg，每日 2～3 次，逐渐增加至
2～3 片/日。

【不良反应】

① 恶心，呕吐，头痛，眩晕，疲倦，腹痛，呕吐等。

② 可出现低血压，多动症，运动障碍症状。

③ 极少数病例出现便秘、嗜睡，偶见精神症状。

不良反应发生率约为 68%。连续用药后可减轻，与食物同
服也可减轻。约有 3%需中止用药。

【禁忌证】

① 对麦角生物碱过敏者和心脏病、周围血管性疾病、妇女
妊娠期禁用。

② 肢端肥大伴有溃疡病或出血史者禁用。

【注意事项】

① 治疗闭经或乳溢时，不宜久用。

② 治疗不育症时宜先除外垂体肿瘤。

③ 治疗期间可以妊娠，如需避孕，可使用不含雌激素的避
孕药或其他措施。

④ 消化道溃疡患者、精神障碍或有严重心血管病史者慎用。

# 第十九章　计划生育用药

## 第一节　口服短效避孕药

### 孕二烯酮/炔雌醇

【药理作用】

孕二烯酮为第三代孕激素，是左炔诺孕酮的衍生物，为迄今孕激素作用最强而使用剂量最低的一种避孕药。其孕激素活性为左旋甲炔孕酮的 2 倍，并无雄激素和雌激素活性，有抗雌激素作用。临床与炔雌醇组成复合片或三相片用作短效口服避孕药。由于其避孕效果可靠、周期控制好，对脂代谢能产生有利影响，提高 HDL，故为目前最为理想的一种口服避孕药。

【适应证】

女性口服避孕。

【用法及用量】

为了获得最大避孕效能，必须按规定每日服用本品，2 次服药间隔不超过 24 小时，每天在同一时间服药，最好在上床时服用。

（1）第 1 个周期　在月经周期的第 1 天，即出经血的第 1 天，应从药盒中取出粉红色药板，按照相应的星期天数服用其中白色的活性药片。随后，根据包装上标记的箭头方向，每天服用 1 片白色活性药片，直到粉红色药板上的 21 片药片全部服完。此后，按照盒上标记的箭头所示，在以后的 7 天里每日服用 1 片红色无活性药片。

（2）随后的周期　下一个及所有后继的疗程，在上一周期的药片服完后的次日开始服用，无论当时是否仍有撤退性阴道出血。这样，每一个服药期如同第1个周期一样，在某期的同一天开始，总是先服白色的药片。如果按如上所述开始服用药片，服药的当天（服药期的第1天）即生效。

【不良反应】

① 最常见的不良反应是恶心与呕吐，两种症状随着继续用药，发生率会下降。少见的是胃肠道症状（胃肠道痉挛、疼痛、饱胀）、阴道突发性大出血、阴道滴血、月经经血量改变、痛经，以及在服药后出现的闭经、水肿、皮肤出现持续的色素沉着。乳房胀痛（压痛、肿胀以及分泌）、体重增加或减轻、子宫颈发生糜烂和分泌的改变。

② 产后服用可能使乳汁分泌减少。

③ 对实验室检查的影响：凝血酶原和凝血因子 Ⅶ、Ⅷ、Ⅸ 和 Ⅹ 水平可增高，抗凝血酶水平下降，加强去甲肾上腺素诱导的血小板聚集。使甲状腺结合球蛋白（TBG）水平增高，导致循环中的总甲状腺素水平增加，树脂摄取游离 $T_3$ 水平下降，游离 $T_4$ 水平无变化。用中性磷酸碱活性诊断早孕时，可出现假阳性反应。

【禁忌证】

① 血栓性静脉炎、血栓栓塞性疾病病史以及存在这类疾病易感因素或原发疾病时（如凝血系统障碍并具有血栓形成和某种心脏病，例如瓣膜性心脏病）禁用。

② 患有或曾有脑血管或冠状动脉病变禁用。

③ 确诊或疑患乳腺癌或子宫内膜癌禁用。

④ 诊断未明的阴道出血禁用。

⑤ 严重的肝功能不全，存在胆汁淤积性黄疸；妊娠瘙痒症；肝脏肿瘤、慢性特发性黄疸（Dubin-Johnson 综合征，又名先天性非溶血性黄疸直接胆红素增高Ⅰ型）、先天性非溶血性黄疸直接胆红素增高Ⅱ型（Rotor 综合征）禁用。

⑥ 有在妊娠时耳硬化症加重的病史禁用。

⑦ 并发血管改变的糖尿病、脂肪代谢异常、镰状红细胞性贫血禁用。

【注意事项】

① 本品可引起情绪抑郁，如果抑郁症复发且程度严重时，应停药。

② 本品可引起一定程度的体液潴留。患有心功能不全、肾功能不全或支气管哮喘可因使用口服避孕药而引起的体液潴留而加重。

③ 本品可降低血清叶酸的水平，在停药后不久妊娠发生叶酸缺乏并发症的机会大。因此，如果妇女在停止服药后不久妊娠时，需要补充叶酸。

④ 用药妇女应警惕外阴/阴道念珠菌病的发生和复发，发生时必须进行合适的治疗。

⑤ 雌激素可使骨骺提前关闭。青春期少女在规则月经建立之前最好不用此类药物，慎重对待直至骨骼发育完全。

⑥ 服药的妇女不得吸烟。可能与一些疾病的发生有关，包括血栓栓塞、脑卒中、心肌梗死、肺梗死和深静脉血栓形成。

⑦ 定期测定血压，血压明显升高时立即停用。

⑧ 偏头痛发作或加重，或出现其他持续严重的头痛者应停用，并进行全面的检查。

⑨ 糖代谢和脂肪代谢：糖耐量降低。对胰岛素或口服降糖药的需求可能增加或减少。在已引起血管改变的严重的糖尿病，禁忌口服避孕药。在临床前期糖尿病和糖尿病病人在用药前及用药 6 个月期间检查尿糖水平。口服避孕药对存在脂代谢障碍的妇女作用尚不明确。不应口服避孕药。

⑩ 用药过程中未明确诊断的阴道持续或复发性出血，应采用合适的诊断措施以排除妊娠或恶性肿瘤。

⑪ 进行与血栓栓塞相关的择期外科手术至少 6 周前，以及与大创伤有关的长期卧床者，应停止使用。

⑫ 如果出现不能解释的突发性的部分或完全的视力减退、

突发的突眼、复视或偏头痛，应停用药物进行有关检查。如果检查发现视乳头水肿或视网膜血管损伤，应停止用药。

⑬ 停用本品后，第一次自发性排卵的时间可能推迟。因此，建议准备妊娠的妇女，采用其他避孕措施直到来第 1 个月经，这样妊娠后估评预产期就会更正确。

### 复方醋酸环丙孕酮

**【药理作用】**

本品所含的醋酸环丙孕酮为氯地孕酮衍生物，为一强效孕激素，孕激素活性明显高于左炔诺孕酮，具有抗雌激素活性。其最大特点是具有较强的抗雄激素活性，能与睾酮竞争受体，阻断睾酮的作用，同时还可抑制合成雄激素所需要的酶，降低血中睾酮水平。对血脂代谢及动脉粥样硬化指数无不良影响。无雌激素和雄激素活性。抑制下丘脑-垂体，使卵泡刺激激素（FSH）、促黄体生成素（LH）降低，从而抑制排卵，起到避孕作用。含有的炔雌醇为较强的雌激素，其活性为雌二醇的 7～8 倍，为己烯雌酚的 20 倍。二者配伍，恒定的作用于子宫内膜，周期性服用可产生周期性撤退性出血。用于治疗高雄激素性闭经、多毛、痤疮。

**【适应证】**

① 口服避孕药。正确服用时（没有漏服），妊娠的概率非常小。

② 用于治疗妇女雄激素依赖性疾病，例如痤疮，特别是明显的类型和伴有皮脂溢、炎症或形成结节（丘疹脓泡性痤疮、结节囊肿性痤疮）的痤疮、妇女雄激素性脱发、轻型多毛症以及多囊卵巢综合征患者的高雄性激素症状。

**【用法及用量】**

必须按照包装所指方向每天约在同一时间用少量液体送服。每日 1 片，连服 21 天。停药 7 天后开始下一盒药，其间通常发生撤退性出血。通常在该周期最后一片药服完后 2～3 天开始出血，而在开始下一盒药时出血尚未结束。

**【不良反应】**

① 乳房触痛、疼痛、分泌；阴道分泌物改变。

② 头痛；偏头痛。

③ 情绪抑郁；性欲改变。

④ 不耐受隐形眼镜。

⑤ 恶心；呕吐；体液潴留；体重变化。

⑥ 各种皮肤疾病；过敏反应。

⑦ 肝功能异常；血清三酰甘油升高。

【禁忌证】

① 本品不能用于下列情况：血栓形成（静脉或动脉）或有血栓形成的病史（如：深静脉血栓形成，肺栓塞、心肌梗死、脑血管意外），存在血栓形成的前驱症状或曾有相关病史（如：短暂性脑缺血发作、心绞痛），累及血管的糖尿病存在静脉或动脉血栓形成的严重或多重危险因素。严重的肝脏疾病，肝脏肿瘤（良性或恶性）史，生殖器官或乳腺存在受性甾体激素影响的恶性肿瘤、未确诊的阴道出血，对复方醋酸环丙孕酮片的成分过敏。

② 禁用于妊娠期。如果服用复方醋酸环丙孕酮片期间发生妊娠，应立即停药。

③ 不能用于儿童，亦不能用于男性。

【注意事项】

（1）在分娩后或中期妊娠流产后 21～28 天开始服药。如果开始较晚，在服药的最初 7 天内加用屏障法。已经发生性行为，在开始服药前，除外妊娠，或等到第一次月经来潮时再服用。

（2）漏服药的处理：如果使用者忘记服药的时间在 12 小时以内，对避孕的保护作用不会降低。一旦想起，就必须立即补服，同时仍应在常规时间服用下一片药物。如果忘记服药的时间超过 12 小时，避孕保护可能降低。漏服药的处理可遵循以下两项基本原则：①停止服药不能超过 7 天。②需要不间断地连服 7 天，以保持对下丘脑-垂体-卵巢轴的适当抑制。

## 第二节　紧急避孕药

### 米 非 司 酮

【药理作用】

本品为新型抗孕激素，无孕激素、雌激素、雄激素及抗雌激素活性，与孕酮受体及糖皮质激素受体结合，对子宫内膜孕酮受体的亲和力比黄体酮强 5 倍。具有终止早孕、抗着床、诱导月经及促进宫颈成熟及软化和扩张宫颈的作用。米非司酮能明显增高妊娠子宫对前列腺素的敏感性。小剂量米非司酮序贯合并前列腺素类药物，可得到满意的终止早孕效果。在所用剂量范围内，抑制子宫内膜着床前的正常生理变化，于着床前用药发挥其紧急避孕作用。

【适应证】

① 用于无防护性生活后或避孕失败后（如避孕套破裂或滑脱、体外射精失败、安全期计算失误等），72 小时以内预防妊娠的临床补救措施。

② 用于抗早孕、催经止孕、胎死宫内引产等。米非司酮片与前列腺素药物序贯合并使用，可用于终止停经 49 天内的妊娠。

【用法及用量】

① 在无防护性生活或避孕失败后 72 小时以内，空腹或进食 2 小时后口服 10mg（1 片），服药后禁食 1～2 小时。

② 停经≤49 天的健康早孕妇女，空腹或进食 2 小时后，口服 25～50mg 米非司酮片每日 2 次，连服 2～3 天，总量 150mg，每次服药后禁食 2 小时，第 3～4 天清晨于阴道后穹窿放置卡前列甲酯栓 1 枚（1mg），或使用其他同类前列腺素药物。卧床休息 1～2 小时，门诊观察 6 小时。注意用药后出血情况，有无妊娠产物和不良反应。

③ 闭经＞7 周者，每次 100mg，每日 2 次，连服 4 日。

④ 用于中、晚期胎死宫内，每次 200mg，每日 2 次，连服

2 日。

⑤ 用于催经止孕，于月经周期第 23～26 日，每日 100～200mg，连服 4 日。

【不良反应】

① 常见的不良反应有恶心、乏力、下腹痛、头晕、乳房胀、头痛、呕吐。

② 有些女性用药后会有些点滴出血，一般无须处理。

③ 部分妇女月经提前或延迟。如果月经延迟 1 周，应做尿妊娠试验，以明确是否是紧急避孕失败。

④ 个别妇女可出现皮疹。少数有潮红和发麻现象。

【禁忌证】

① 对本品过敏者禁用。

② 孕妇禁用。

③ 心、肝、肾疾病患者及肾上腺皮质功能不全者禁用。

④ 带宫内节育器妊娠和怀疑异位妊娠者，年龄超过 35 岁的吸烟妇女禁用。

⑤ 青光眼、哮喘及对前列腺素类药物过敏等患者禁用。

【注意事项】

（1）紧急避孕

① 服用本品的妇女在本周期以前至少有过一次常规月经，本周期才能使用此紧急避孕方法。

② 服药后，本周期月经来潮前，不能再有无保护性生活。

③ 服用本品后 3 个月内不应有生育计划。

④ 本品禁止用于紧急避孕以外的任何用途。

⑤ 该药不能作为常规避孕药每次性生活后服用，只是临时补救措施。

⑥ 本品用于事后紧急避孕，有效率为 70%～80%，避孕失败者建议到医院就医。

⑦ 哺乳期妇女慎用。

⑧ 如正在使用其他药品，使用本品前请咨询医师或药师。

（2）早孕流产

① 确认为早孕者，停经天数不应超过 49 天，孕期越短，效果越好。

② 必须在具有急诊、刮宫手术和输液、输血条件下使用。

③ 服药前必须向服药者详细告知治疗效果，及可能出现的不良反应。治疗或随诊过程中，如出现大量出血或其他异常情况，应及时就医。

④ 服药后，一般会较早出现少量阴道出血，部分妇女流产后出血时间较长。少数早孕妇女服用米非司酮片后，即可自然流产。约 80％的孕妇在使用前列腺素类药物后，6 小时内排出绒毛胎囊，约 10％孕妇在服药后 1 周内排出妊娠物。

⑤ 服药后 8～15 天应去原治疗单位复诊，以确定流产效果。必要时做 B 型超声波检查或血 hCG 测定，如确诊为流产不全或继续妊娠，应及时处理。

⑥ 使用本品终止早孕失败者，必须进行人工流产终止妊娠。

# 第三节　外用避孕药

## 壬苯醇醚

【药理作用】

本品为非离子型表面活性剂，具有较强的杀精子作用，是目前使用最普遍的一种外用杀精子药。本品进入阴道后，与精子细胞脂蛋白膜相互作用，降低其表面张力，改变精子细胞的渗透压，而杀死精子或使精子不能游动，从而使精子不能进入宫颈口，无法使卵受精，达到避孕目的。长期使用本品对肝功能无影响；对阴道黏膜细胞及宫颈细胞无影响；不影响阴道杆菌的生长；不干扰妇女的内分泌，所以对人体无害。本品体外有效杀精浓度为 0.04％，与精子接触后，可在数分钟内使精子失去活力和致死。体外实验还可杀死由性交传播感染的微生物，包括淋球菌、滴虫、疱疹病毒、衣原体等。

【适应证】

本品为杀精子药，外用避孕。

【用法及用量】

（1）栓剂 房事前取避孕栓1枚，除去包装，仰卧，用中指将栓剂缓缓推入阴道深处，放入后，需等10分钟方可房事。需重复房事者，必需再次放栓。

（2）胶冻 房事前将药物挤压进入注入器中，仰卧，将注入器缓缓推入阴道深处，然后推入药物。

（3）膜剂 以女用为好，房事前取药膜1张对折两次或揉成松软小团，以食指推入阴道深处，10分钟后（不超过30分钟）行房事；男用将药膜贴于阴茎头推入阴道深处，房事时间与女用相同。

（4）外用片 房事前用手指将本品1片放入阴道深处，约5分钟后，待药片溶解后方可进行房事。

（5）海绵剂 使用时用清洁水浸湿，挤去过量水，深置阴道中，房事后留放6小时，但不超过30小时，也不能重复使用。

【不良反应】

① 主要有阴道局部刺激反应，产生阴道分泌物增多及烧灼感。

② 在初用阶段，个别女性外阴和阴道，男性阴茎，可有烧灼感，局部可出现充血，水肿。少数妇女阴道分泌物增多，但随时间延长，症状可减轻或消失。

③ 使用海绵块可能出现阴道干燥，个别使用者外阴或阴道产生不适，且用后取出困难。

④ 国外有报道可发生中毒性休克。

【禁忌证】

① 对杀精剂过敏者。

② 会阴重度撕裂，阴道壁过度松弛，子宫Ⅱ度以上脱垂者。

③ 急性、亚急性阴道炎或宫颈炎者。

【注意事项】

房事后6～8小时不要取出药剂，也不要冲洗阴道。

## 孟苯醇醚

**【药理作用】**

本品为非离子型表面活性剂，能杀灭精子，并形成黏稠液阻止精子穿过宫颈口。药膜进入阴道后，能迅速溶解发挥杀精子作用，同时形成黏稠液，又能阻碍精子的运动，增强避孕效果。环形片放入阴道后即产生浓厚泡沫，阻挡精子运动，也有利于提高避孕效果。

**【适应证】**

用于阴道避孕。

**【用法及用量】**

阴道：每次同房前，取 1 片（或 1 张）放入阴道推至深处，5 分钟后即可进行房事，每次性交需用新的药膜（片）。

**【不良反应】**

主要有阴道局部刺激反应，产生阴道分泌物增多及烧灼感。

**【禁忌证】**

① 对杀精剂过敏者。

② 会阴重度撕裂，阴道壁过度松弛，子宫 II 度以上脱垂者。

③ 急性、亚急性阴道炎或宫颈炎者。

**【注意事项】**

① 初用时，男女双方生殖器可有发热感，使用几次后即能习惯。

② 环形片较疏松，使用时注意折裂；应将瓶塞盖紧，防止吸潮。本片有效时间为 1 小时，如放入超过 1 小时进行房事，需再放 1 片。

③ 每次房事前均需使用新膜。

## 烷苯醇醚

**【药理作用】**

本品为非离子型表面活性剂，具有很强的杀精子作用，其活性与壬苯醇醚相当。局部外用能损害精子顶体，破坏精子的膜结构，使精子失去穿透卵子的能力，从而发挥避孕效应。药膜进入阴道后，能迅速溶解发挥杀精子作用，同时形成黏稠液，又能阻碍精子的运动，增强避孕效果。环形片放入阴道后即产生浓厚泡沫，阻挡精子运动，也有利于提高避孕效果。

【适应证】

外用避孕。

【用法及用量】

阴道给药：

① 女用时，房事前将药膜 1 张揉成松软小团，将其推至阴道深处，约 10 分钟后进行房事。栓剂每次 1 粒，置阴道深处，经 5 分钟再行房事。

② 男用时，将药膜 1 张折成双折，贴在阴茎头上，推入女方阴道深处，约 5 分钟后进行房事。

【不良反应】

常见有阴道分泌物增多、局部烧灼感、外阴瘙痒等，随用药次数增加而逐渐减少。

【禁忌证】

阴道松弛、阴道炎症、子宫脱垂、宫颈有损伤者均不宜使用。

【注意事项】

① 应按规定时间和方法使用，否则影响避孕效果。

② 药物放入阴道半小时之内没有性交，应重新放入药物才能性交。

③ 夏季或温度较高时，药物会软化变形，不方便使用，可放在清洁冰水或冷水或冰箱中，冷却硬化后使用。

## 醋 酸 苯 汞

【药理作用】

本品在正常体温下 5～10 分钟全部融化为液状物，阴道分泌液有助于其融化，融化后药液分布于宫颈口处，形成油层，能阻止精子进入宫腔，达到避孕目的。有杀灭精子的作用，毒性很小，常配成软膏、栓剂或片剂使用。

【适应证】

外用避孕。

【用法及用量】

阴道给药：于房事前将软膏注入阴道中，每次约 5g。栓剂或片剂在房事前 3～5 分钟放入阴道深处，每次 1 粒或 1 片，5～10 分钟发挥药效。

【不良反应】

部分使用者在使用初期可有不适感或刺激感。

【禁忌证】

对汞过敏者禁用。阴道松弛、阴道炎症、子宫脱垂、宫颈有损伤者均不宜使用。

【注意事项】

① 应按规定时间和方法使用，否则影响避孕效果。

② 药物放入阴道半小时之内没有性交，应重新放入药物才能性交。

③ 夏季或温度较高时，药物会软化变形，不方便使用，可放在清洁冰水或冷水或冰箱中，冷却硬化后使用。

# 第四节　终止妊娠药

## 卡前列甲酯

【药理作用】

本品为乳白色或淡黄色圆柱形栓，在接近体温时易变形、软化或融化。作用与卡前列素相似，比较稳定，作用较持久。阴道给药有明显子宫收缩作用和扩张、软化宫颈作用。临床用于抗早孕、扩宫颈及中期引产。可使子宫平滑肌强烈而有节律收缩，对子宫底部作用强于对子宫宫颈的作用。本品不宜单独使用，须与米非司酮等序贯用，应用于终止早期妊娠。特别适合高危妊娠者，如多次人工流产史、子宫畸形、剖宫产后及哺乳期妊娠者预防和治疗宫缩迟缓所引起的产后出血。

**【适应证】**

① 终止临床早中期妊娠，对作负压吸宫术有困难或危险病例（如子宫畸形、子宫瘢痕等）更适用。

② 本品配合丙酸睾酮、米非司酮或孕三烯酮使用，可使抗早孕有效率提高。

③ 作为吸宫术前扩张宫口的药物，可减少受术者痛苦。

④ 预防和治疗宫缩弛缓所引起的产后出血。

**【用法及用量】**

（1）用于抗早孕　先口服孕三烯酮每次 3mg，每日 3 次，共 4 天；或先肌注丙酸睾酮 100mg 每日 1 次，共 3 天，48 小时后阴道后穹窿处放 1 粒卡前列甲酯栓（0.5mg），经 12 小时无效，再肌注卡前列素 2mg。

每次口服 600mg 米非司酮，第 3 天或第 4 天阴道后穹窿放 2 粒（1mg）卡前列甲酯栓。

单用时，直接将卡前列甲酯 0.5mg 放入阴道后穹窿处，如 12 小时后无效，再肌注 2mg 卡前列素，用于扩宫颈，于负压吸宫前放 1 粒（0.5mg）阴道栓。

（2）预防和治疗宫缩弛缓所引起的产后出血　于胎儿分娩出后，立即戴无菌手套将卡前列甲酯栓 2 枚（1mg）放入阴道，贴附于阴道前壁下 1/3 处，约 2 分钟。

**【不良反应】**

① 主要有恶心、呕吐、腹泻等。

② 少数人面部潮红，很快消失。

③ 其他：胃肠道、心血管系统症状等。

**【禁忌证】**

① 哮喘及严重过敏体质、青光眼患者及严重心、肝、肺、肾等疾病患者禁用。

② 不能用作足月妊娠引产。

**【注意事项】**

① 用药前必须详细了解治疗效果及可能出现的不良反应。

② 治疗或随诊过程中，如出现大量出血或其他异常情况，应及时就医。

## 吉美前列素

【药理作用】

本品为 $PGE_1$ 衍生物，比较稳定，选择性较高，不良反应少。能强烈收缩子宫平滑肌，而对消化道平滑肌、血压等影响小。还有软化和扩张子宫颈管的作用。临床用于抗早孕、扩宫颈及中期引产等。与米非司酮合用，可使抗早孕全流率明显提高。

【适应证】

临床用于抗早孕、扩宫颈及中期引产等。适用于妊娠前 3 个月内经宫颈的宫内手术前软化和扩张宫颈及 12～22 周妊娠者治疗性终止妊娠。

【用法及用量】

(1) 用于抗早孕　每 3 小时 1 次 1mg，将吉美前列素栓放入阴道后穹隆处，每日 1～5 次。如与米非司酮合用，先口服米非司酮每日 150mg，连服 4 天，然后阴道给予吉美前列素栓 1mg，共 2 次。

(2) 扩宫颈　于负压吸宫或子宫检查前 3 小时阴道后穹隆处放入 1mg 吉美前列素栓。

(3) 中期引产、堕死胎或子宫内容物　于阴道后穹隆处每次 1 枚，每 3～6 小时 1 次，直至排出（不超过 5 枚）；如 30 小时后无效；可重复 1 个疗程。

【不良反应】

① 不良反应相对较轻，常见的有恶心、呕吐和腹泻。

② 头痛、头晕、肌肉乏力、面部潮红、寒战、背痛、呼吸困难、胸痛、心悸和轻度发热。

③ 阴道出血和子宫疼痛亦可能出现。

④ 偶有子宫破裂的报道，主要在经产妇和有子宫手术史的妇女。

【禁忌证】

① 禁用于前置胎盘、异位妊娠等操作有危险的患者及盆腔

感染发热者。

② 过敏者、瘢痕子宫患者禁用。

【注意事项】

① 与手术相比，应用本品失血很少。可引起腹痛、腹泻、恶心、呕吐、潮红、头痛和发热等，但并不严重，一般不必处理。

② 应在密切监护下使用。不可作为催产药用于临产孕妇。

③ 青光眼、眼内压升高、宫颈炎或阴道炎、哮喘、有呼吸道阻塞性疾病、有心血管病史者慎用。

## 硫前列酮

【药理作用】

本品为 $PGE_2$ 类似物，对子宫平滑肌选择性较高，有较强子宫收缩作用，且作用时间较长。有较好的软化和扩张子宫颈管的作用。临床用于抗早孕、扩宫颈及中期引产；还用于胎死宫内、异常妊娠的引产。与米非司酮合用，可提高早孕完全流产率。对产后宫缩乏力所致出血也有效，一般用药后 10 分钟内出血停止。闭经 35～45 日的早孕，先肌注 0.5mg，42 小时后肌注 1mg，流产成功率为 85%。12～20 孕周妇女肌注本品，30 小时内流产成功率为 87.5%，但 17～20 孕周妇女有发生宫颈撕裂伤的报道，应引起注意。

【适应证】

用于抗早孕、扩宫颈及中期引产；也用于宫内死胎和异常妊娠引产。

【用法及用量】

(1) 用于抗早孕　每 8 小时 1 次，每次 1mg，或每 4 小时 1次，每次 0.5mg，共 2 次。若与米非司酮合用，先每天口服米非司酮 50mg（分 2 次服），连服 4 天，于第 4 天肌注 1 次硫前列酮 0.25mg。

(2) 用于扩宫颈　人工流产手术前 3 小时肌注 1 次 0.25mg或 0.5mg。

（3）用于中期引产堕死胎或子宫内容物　每 3～6 小时 1 次，每次 0.5mg 或 1mg，共 3～4 次。或将粉针溶于 250ml 生理盐水后静脉滴注。

（4）用于产后宫缩乏力出血　肌内或子宫肌内注射 1 次 0.5mg；或溶于 250ml 生理盐水，静脉滴注。

【不良反应】

① 子宫痛、恶心、呕吐、腹泻等。

② 大孕周引产有导致宫颈撕裂伤的可能。

③ 偶有支气管痉挛、心动过缓及盆腔炎发生的可能。

【禁忌证】

过敏、哮喘、青光眼、严重高血压、严重肝、肾病者禁用。

【注意事项】

① 用药前必须详细了解治疗效果及可能出现的不良反应。

② 治疗或随诊过程中，如出现大量出血或其他异常情况，应及时就医。

③ 子宫手术史者慎用。

### 米索前列醇

【药理作用】

本品为终止早孕药。本品具有宫颈软化、增强子宫张力及宫内压作用。与米非司酮序贯合用可显著增高或诱发早孕子宫自发收缩的频率和幅度。本品具有 E 型前列腺素的药理活性，对胃肠道平滑肌有轻度刺激作用，大剂量时抑制胃酸分泌。

【适应证】

本品与米非司酮贯合并使用，可用于终止停经 49 天内的早期妊娠。

【用法及用量】

在服用米非司酮 36～48 小时后，单次空腹口服米索前列醇 0.6mg。

【不良反应】

① 部分早孕妇女服药后有轻度恶心、呕吐、眩晕、乏力和

下腹痛。

② 个别妇女可出现潮红、发热及手掌瘙痒，甚至过敏性休克。

【禁忌证】

① 心、肝、肾疾病患者及肾上腺皮质功能不全者禁用。

② 有使用前列腺素类药物禁忌者，如青光眼、哮喘及过敏体质者禁用。

③ 带宫内节育器妊娠和怀疑异位妊娠者禁用。

④ 除终止早孕妇女外，其他孕妇禁用。

【注意事项】

① 本品用于终止早孕时，必须与米非司酮配伍，严禁单独使用。

② 本品配伍米非司酮终止早孕时，必须有医师处方，并在医师监督下有急诊刮宫手术和输液、输血条件的单位使用。不得在药房自行出售。

③ 服药前必须详细了解治疗效果，及可能出现的不良反应。治疗或随诊过程中，如出现大量出血或其他异常情况应及时就医。

④ 服药后，一般会较早出现少量阴道出血，部分妇女流产后出血时间较长。少数早孕妇女服用米非司酮后，即可自然流产，约80%的孕妇在使用本品后，6小时内排出绒毛胎囊。约10%孕妇在服药后1周内排出妊娠物。

⑤ 服药后8～15天应去原治疗单位复诊，以确定流产效果。必要时做B超检查或血 hCG 测定，如确认为流产不全或继续妊娠，应及时处理。

⑥ 使用本品终止早孕失败者，必须进行人工流产终止妊娠。

⑦ 哺乳期妇女应权衡利弊慎用。

## 天花粉蛋白

【药理作用】

本品为白色结晶性冷冻干块，有吸湿性，能溶于生理盐水中。本品为由葫芦科植物栝楼中提取的蛋白成分，具有使胎盘绒毛合体滋养叶细胞坏死的作用，坏死细胞引起血流阻塞，胎盘功能丧失，进而使蜕膜细胞坏死，同时产生和释出大量前列腺素，引起子宫收缩而流产。适用于终止中期妊娠，亦可用于恶性葡萄胎。本品为我国创制的中期引产药，对中期妊娠有很好的引产效果。它能使恶性滋养叶细胞退变，坏死而无损于人体正常细胞。本品在临床上与其他化疗药物合用于恶性葡萄胎，有较好疗效，对绒毛膜癌也有效。

【适应证】

① 用于中期妊娠、死胎、过期流产孕妇的引产。

② 对异位妊娠、葡萄胎及绒毛膜癌也有一定疗效。

【用法及用量】

用前先以 0.1μg/0.05ml 浓度做过敏试验，阴性者于 20 分钟后深部肌注 0.2mg，2 小时内无特殊反应，再深部肌注 5mg（均用等渗盐水溶解），然后静脉滴注。静脉滴注：10mg 溶于 500ml 等渗盐水中，开始 4 滴/分。如无反应可加快滴速，但不得超过 40 滴/分。必要时可给予地塞米松 5mg/次，2 次/天。

【不良反应】

① 不良反应较多，常见有发热、头痛和关节痛，发热可达 38.5℃ 左右，48 小时后缓解，不须治疗。

② 肌内注射局部有红、肿、痛。

③ 过敏反应有皮疹，少数人有血管神经性水肿、肝脾肿大、胸闷气急严重的有过敏性休克和喉头水肿，应及时抢救。

④ 宫腔内注射可能出现剧烈腹痛。

【禁忌证】

① 有过敏史、有心脏、肝脏或肾脏疾病、出血性疾病、严重贫血和精神病者禁用。

② 不得使用静脉注射给药。

【注意事项】

① 剂量过大对心、肝、肾有损害。

② 是否使用过天花粉制剂应向医师说明，使用本品必须先做皮内试验和注射试探剂量。

③ 注射本品后 48 小时内必须卧床休息，严密观察孕妇精神状态：血压、脉搏及呼吸、休克，出现不良反应时应立即对症处理。

## 依沙丫啶

【药理作用】

本品经羊膜腔内给药和宫腔内给药后可引起子宫内蜕膜组织坏死而产生内源性前列腺素，引起子宫收缩。依沙丫啶（利凡诺）直接对子宫肌也有兴奋作用。用于中期妊娠引产。较安全、有效，成功率高。作用比天花粉快。无严重并发症，很少引起感染。注射后有阵缩疼痛及产后出血，一般用药后 42 小时左右产出，超过 48 小时胎儿、胎盘未产出者，需注射第 2 次，或改用其他方法。

【适应证】

① 妊娠 14～27 周，要求终止妊娠而无禁忌证者。

② 因某种疾病不宜继续妊娠者。

【用法及用量】

（1）羊膜腔内给药　排空膀胱后，孕妇取仰卧位，选择宫体最突出部位，羊水波动明显处为穿刺点，用纱布持 7 号腰穿针垂直刺入腹壁，进入羊膜腔时有落空感，再继续进针 0.5～1cm 后拔出针芯，有羊水涌出后，将装有利凡诺 100mg 溶液的注射器接在穿刺针上，再回抽羊水证实无误后将药液缓缓注入，拔针前须回抽羊水。拔针前将针芯插入针内快速拔针后，敷盖消毒纱布，轻压针眼。

（2）宫腔内羊膜腔外注药　孕妇排空膀胱后取膀胱截石位，常规外阴、阴道、宫颈消毒后，用宫颈钳夹住宫颈前唇，将橡皮导管沿宫颈向宫腔送入，将已配制的利凡诺溶液（内含 100mg 药物，用注射用水稀释）100ml 注入导管。导管下端双折用线扎紧，卷折在阴道内，塞纱布一块以固定，术后 24 小时取出纱布和导管。

【不良反应】

① 中毒时表现为少尿、无尿及黄疸，肝肾功能严重损害。

② 3%～4%孕妇发热达 38℃以上。

③ 胎盘滞留或部分胎盘、胎膜残留而引起大量出血。

④ 软产道损伤发生率为 0.5%～3%，常见为宫颈撕裂或宫颈管前壁或后壁穿孔。

⑤ 极个别孕妇有过敏反应。

【禁忌证】

① 急慢性肝、肾疾病及肝、肾功能不良者。

② 各种疾病的急性阶段。

③ 生殖器官炎症如急性阴道炎、盆腔炎等；穿刺部位皮肤有感染者。

④ 术前 24 小时内 2 次体温在 37.5℃以上者。

⑤ 子宫壁上有手术瘢痕、宫颈有陈旧性裂伤、子宫发育不良者慎用。

【注意事项】

① 肾功能障碍及血尿患者不宜用本品冲洗腔道。

② 羊膜腔内注药不良反应轻，但必须在妊娠 16 周以后，经腹壁能注入羊膜腔内者才能使用此种给药途径。

③ 妊娠小于 16 周，常用宫腔内注药，将导管经阴道放入宫腔内羊膜腔外，经导管将药物注入，这种途径不良反应较大，感染发生率也较高，故现已少用。

④ 本品的安全剂量为 50～100mg，极量 120mg，中毒剂量为 500mg，一般用量为 100mg 以内。

⑤ 用本品引产时，慎用其他引产药（如缩宫素静脉滴注），以免导致软产道损伤。

⑥ 如出现体温 39℃以上，白细胞计数超过 20000/mm³ 时，应给予抗生素。

# 芫 花 萜

【药理作用】

本品为国内创制的中期妊娠引产药，可能由于使蜕膜细胞变性坏死，释放出大量内源性前列腺素，从而引起宫缩。用于中期妊娠引产。据报道，本品一次引产成功率为 97.1%，平均引产时间约 76 小时。

【适应证】

用于中期妊娠引产。

【用法及用量】

羊膜腔或宫腔注射：每次 70～80μg。

【不良反应】

① 部分引产者可出现寒战和发热，发生率约为 11%。治疗措施：注意保暖，轻者可给予异丙嗪，重者可肌注地塞米松。

② 其他不良反应有头痛、头晕、恶心、心悸、发热等，一般自行缓解。

【禁忌证】

下述情况禁用：

① 重要脏器有明显疾病者，如急慢性肝、肾疾病及心脏病。

② 出血倾向者。

③ 子宫上有瘢痕如有剖宫产史。

④ 子宫颈发育差。

⑤ 哺乳期。

⑥ 生殖系统急性炎症及重度慢性宫颈炎者。

【注意事项】

胎儿娩出后，给予缩宫素，以防产后出血。

# 第五篇
# 护理操作

# 第二十章　标本采集

## 第一节　标本采集的原则

标本采集是指采集患者体内的一小部分血液、体液、排泄物、分泌物或组织细胞等标本进行检验，以反映机体正常的生理现象和病理改变。标本检验的结果与其他临床资料结合进行综合分析，对观察病情、明确诊断、制订治疗措施起着重要的作用。检验结果的准确性与标本采集有密切的关系，因此，护士应掌握正确的标本采集方法。

### 一、按医嘱采集标本

医师填写检验申请单，护士根据检验目的选择标本容器，在容器外贴上检验单的副联作为标签，并标明科室、床号、姓名、检验目的和送检日期。

### 二、评估

采集标本前应先评估患者的病情、心理反应与合作程度。采集时认真核对床号、姓名、检验项目并向患者解释采集标本的目的、方法，以消除其顾虑，取得合作。

### 三、掌握正确的标本采集方法

为保证标本的质量，应掌握正确的标本采集方法、采集量和采集时间，并应及时送验，特殊标本还需注明采集时间。

### 四、培养标本的采集

采集培养标本时应严格执行无菌操作，标本须放入无菌容器内，不可混入防腐剂、消毒剂及其他药物。培养液应足量，无混浊、变质，以保证检查结果的准确性。采集时间应在患者使用抗生素之前，如已使用，应在检验单上注明。

## 第二节　血培养标本的采集

### 一、目的

采集血液测定血液中某些化学成分的含量和做血清学检验及细菌培养，以协助诊断和治疗。临床收集的血标本分 3 类：全血标本、血清标本、血培养标本。

### 二、操作标准

#### （一）用物准备

静脉采血法常用物有：2％碘酊、75％乙醇、消毒镊、棉签、压脉带，一次性注射器、针头、标本容器（干燥试管、抗凝管或血培养瓶），写有患者科室、床位、姓名和检查名称的化验单、乙醇灯和火柴。

#### （二）操作步骤

（1）查对医嘱，贴化验单副联于标本容器上。

（2）携用物至床旁。

（3）向患者解释抽血目的及配合方法。

（4）全血及血清标本的采集

① 选择合适静脉穿刺点，在穿刺点上方约 6cm 处系压脉带，用 2％碘酊消毒皮肤，再用 75％乙醇脱碘。

② 嘱患者握拳使静脉充盈，按静脉穿刺法穿刺血管，见回血后抽取所需血量，松压脉带，嘱患者松拳，用干棉签按压穿刺点，迅速拔出穿刺针，按压穿刺点 1～2 分钟。

③ 将血液顺管壁注入已选好的标本容器。

（5）血细菌培养标本的采集

① 在患者应用抗生素治疗之前，且于发热高峰时采取血液

细菌培养标本为宜。

② 若所用的培养瓶瓶口是以橡胶塞外加铝盖密封的，可将铝盖中心剔除，并用2%碘酊及70%乙醇消毒瓶盖。如瓶口是以棉花塞及玻璃纸严密封包的，则先将封瓶纸松开。

③ 血培养通常从肘正中静脉等部位采血（亚急性细菌性心内膜炎则从股动脉取血为宜），严格消毒后，穿刺取血5ml，迅速插入橡皮塞内，将血液注入瓶中轻轻摇匀。或取血后，将培养瓶上棉塞取出，迅速在乙醇灯火上消毒瓶口，然后将血注入瓶中，再将棉塞经火焰消毒后盖好，并扎紧封瓶纸送检。

（6）洗手，记录，送检。

### 三、护理注意事项

① 采血前向患者耐心解释，以消除不必要的疑虑和恐惧心理。

② 严格执行无菌技术操作。

③ 防止标本溶血。造成溶血的原因：有注射器和标本容器不干燥、不清洁；压脉带捆扎时间太长，淤血过久；穿刺不顺利损伤组织过多；抽血速度太快，血液注入容器时未取下针头或用力推出产生大量气泡；抗凝血用力振荡等。溶血后的标本，不仅使红细胞计数和血细胞比容降低，还使血清（浆）化学成分发生变化，因此必须避免。

④ 为了避免淤血和浓缩，压脉带压迫时间不可过长，最好不超过半分钟。

⑤ 抽血时，只能向外抽，不能向静脉内推，以免空气注入形成气栓，造成严重后果。

⑥ 采集血标本后应将注射器活塞略后抽，以免血液凝固使注射器粘连和针头阻塞。

⑦ 采血用的注射器应用消毒液浸泡消毒后，再毁形处理。

⑧ 严禁在输液、输血的针头或皮管处取血标本，最好在对侧肢体采集。

#### 四、血常规检查正常参考值

血常规检查正常参考值见表 20-1。

**表 20-1　血常规检查正常参考值**

| 项目 | 性别 | 法定单位 | 习惯单位 |
|---|---|---|---|
| 红细胞（RBC） | 男性成人 | $(4.0 \sim 5.5) \times 10^{12}/L$ | 400 万～550 万/$mm^3$ |
| | 女性成人 | $(3.5 \sim 5.0) \times 10^{12}/L$ | 350 万～500 万/$mm^3$ |
| | 新生儿 | $(6.0 \sim 7.0) \times 10^{12}/L$ | 600 万～700 万/$mm^3$ |
| 血红蛋白（Hb） | 男性成人 | $120 \sim 160g/L$ | 12～16g/100ml |
| | 女性成人 | $110 \sim 150g/L$ | 11～15g/100ml |
| | 新生儿 | $170 \sim 200g/L$ | 17～20g/100ml |
| 血小板（PLT） | | $(100 \sim 300) \times 10^9/L$ | 10 万～30 万/L |
| 白细胞（WBC） | 成人 | $(4 \sim 10) \times 10^9/L$ | 4000～10000 个/$mm^3$ |
| | 新生儿 | $(15 \sim 20) \times 10^9/L$ | 15000～20000 个/$mm^3$ |
| 白细胞分类 | 中性杆状核细胞 | 0.01～0.05 | 1%～5% |
| （WBC DC） | 中性分叶核细胞 | 0.50～0.70 | 50%～70% |
| | 嗜酸性粒细胞 | 0.005～0.05 | 0.5%～5% |
| | 嗜碱性粒细胞 | 0.0～0.01 | 0%～1% |
| | 淋巴细胞 | 0.20～0.40 | 20%～40% |
| | 单核细胞 | 0.03～0.08 | 3%～8% |

注：幼儿和小儿时期有髓外造血，故 1～5 岁的小儿淋巴细胞约为 0.6，中性粒细胞约为 0.4。5 岁以后则随年龄增长其数值逐渐接近成人水平。

## 第三节　粪便标本采集

#### 一、目的

临床上通过检查粪便判断消化道有无炎症、出血和寄生虫或感染，并根据粪便的性状和组成了解消化道的功能及消化道疾病。

#### 二、操作标准

##### （一）用物准备

清洁便盆，检便盒（内附检便匙或棉签），写有患者科室、床号、姓名和检查名称的化验单。

（二）操作步骤

（1）粪常规标本的采集

① 查对医嘱，贴化验单副联于检便盒上，携用物至床旁。

② 核对患者并向其解释目的和收集大便的方法。

③ 请患者排空膀胱，解便于清洁便盆内，用检便匙或棉签取中央部分或黏液脓血部分少许，置于检便盒内。

④ 清洁便盆，置消毒液中浸泡。

⑤ 洗手，记录，送检。

（2）粪细菌培养标本的采集

① 一般取约拇指头大的粪便，置于无菌容器内立即送检即可。

② 应取粪便中脓液或黏液部分送检，才能有较高的病原菌检出率。

③ 无法获得粪便时，可采用直肠拭子，即用无菌棉拭子经生理盐水或甘油缓冲盐水湿润后，插入肛门内 4～5cm 处，轻轻转动一圈后取出，放入含少量甘油缓冲盐水的灭菌试管中送检。或用采便管取粪便后，置试管中送检。但不适用于霍乱弧菌，拟培养霍乱弧菌时，可取标本 1ml 直接种入碱性胨水中送检。

## 三、护理注意事项

① 一般检验应留取新鲜粪便 5g 左右（指头大小）或稀便 2ml，以防止粪便迅速干燥。

② 粪便标本应选择脓血黏液等病理成分，若无病理成分则可多部位取材。粪便标本应收集于清洁干燥、内层涂蜡的有盖硬纸盒内送检，便于检验后焚烧消毒。

③ 粪便标本中不得混入尿液、消毒剂及污水。标本应在采取后 1 小时内进行检查。

④ 检查粪便隐血试验，患者应于试验前 3 日禁食肉类及动物血，同时禁服铁剂及维生素 C。

⑤ 通常采取自然排出的粪便，但在无粪便排出而又必须检查时，可经肛门指诊或采便管拭取标本。

### 四、粪常规正常参考值

正常的粪便外观为黄褐色成形软便，无特殊臭味和寄生虫体。镜检下仅见已消化的无定形的细小颗粒或偶见淀粉粒、脂肪小滴、植物细胞、螺旋等。无细胞或偶见白细胞。

## 第四节　尿标本采集

### 一、目的

采集尿液标本用于检查尿液的色泽、透明度、相对密度、蛋白、糖、细胞和管型、尿液细胞计数、细菌培养等，以了解病情，协助诊断和治疗。临床尿标本分 3 种：常规标本、12 小时或 24 小时标本以及培养标本。

### 二、操作标准

#### （一）用物准备

（1）尿常规采集所需用物　容量为 100ml 的清洁尿杯及写有患者科别、床号、姓名、检查名称和化验单。

（2）尿培养标本采集所需用物　导尿用物、屏风、无菌有盖标本瓶，写好患者科别、床号、姓名、检查名称的化验单、乙醇灯、试管夹。

（3）12 小时或 24 小时尿标本采集所需用物　容量为 3000～5000ml 清洁带盖容器、防腐剂及患者科别、床号、姓名、检查名称的化验单。

#### （二）操作步骤

（1）常规尿标本的采集

① 查对医嘱，贴化验单副联于尿杯上。

② 携用物至床旁，核对患者，并向其解释留尿的目的及

方法。

③ 给予尿杯，留取尿液 1/3 杯。

④ 洗手、记录、送检。

（2）尿培养标本采集　一般可采集中段尿做细菌培养。女患者留取中段尿，可由护士协助。

① 查对医嘱。

② 操作者用 2% 温肥皂水棉球擦洗外阴部，应由里向外，从上到下擦洗前庭、大小阴唇及周围皮肤。然后再用温开水依上法冲洗，并戴无菌手套，用拇指、食指将大小阴唇分开后，用 0.1% 苯扎溴铵（新洁尔灭）溶液冲洗外阴部，自尿道口向下冲洗。

③ 点燃乙醇灯，烧灼无菌试管口，在距离尿道口 5～10cm 处接中段尿约 10ml 后，将试管口和棉塞一起烧灼后送检。男患者可嘱其用 0.1% 苯扎溴铵溶液等清洗消毒尿道口，直接留取中段尿于无菌试管中即可。但均应留取清晨第 1 次尿。

（3）12 小时或 24 小时尿标本采集

① 查对医嘱，贴化验单副联于尿杯上。

② 携用物至床旁，核对患者，并向其解释留尿的目的和方法。

③ 可下床活动的患者，给予带盖容器，请其至厕所解尿，根据需要留取 12 小时或 24 小时的全部尿液。行动不便者，协助在床上使用便盆或尿壶，收取足量尿液于容器中。留置导尿的患者，于尿袋下方引流处打开活塞收集尿液。

④ 洗手，记录，送检。

## 三、护理注意事项

① 容器要清洁干燥，最好是一次性使用的纸制或薄型塑料容器。

② 女性患者要避免阴道分泌物或月经血混入尿内，男性则要避免前列腺液或精液混入。小孩或尿失禁患者可用尿套或尿袋

协助收集。会阴部分泌物过多时，应先清洁或冲洗，再收集尿液。

③ 尿液标本收集后应立即送检，夏季 1 小时内，冬季 2 小时内完成检验，以免细菌污染，尿内化学物质及有形成分发生改变。

## 四、尿常规检查正常参考值

| | |
|---|---|
| NIT（亚硝酸盐） | （－） |
| pH | 4.5～8.0（平均 6.0） |
| GLU（尿糖） | （－） |
| PRO（蛋白质） | （－） |
| BLD（尿潜血试验） | （－） |
| KET（酮体） | （－） |
| BIL（胆红素） | （－） |
| URO（尿胆元） | （±） |
| EG（相对密度） | 1.003～1.030 |

# 第五节　痰　标　本

## 一、目的

根据医嘱采集患者痰液标本，进行临床检验，为诊断和治疗提供依据。

## 二、操作标准

### （一）操作前准备

（1）评估患者　询问了解患者身体状况，向患者解释，取得配合，昏迷患者病情平稳。观察患者口腔黏膜有无异常和咽部情况。

（2）个人准备　仪表端庄，服装整洁，洗手，戴口罩。

（3）用物准备　无菌手套、一次性痰培养器。

（4）环境准备　安静、舒适。

（二）操作步骤

① 核对医嘱及患者。

② 洗手，戴无菌手套。

③ 助手协助打开痰培养器，若为呼吸机辅助呼吸患者，助手协助按下纯氧和静音按钮。

④ 痰培养器接负压吸引器。

⑤ 助手协助固定患者头部，若为气管插管患者，助手协助断开患者气管插管接头处。

⑥ 吸痰管插入到合适深度后，开放负压吸引痰液。当标本瓶内痰液达到需要量时关闭负压，退出吸痰管，痰培养器加盖。

⑦ 再次核对患者姓名。

⑧ 洗手，记录。

## 三、注意事项

① 严格无菌操作，避免污染标本，影响检验结果。

② 在抗生素使用前采集价值高。

③ 痰液标本采集最好在上午进行。

④ 连续采集 3～4 次，采集间隔时间＞24 小时。

⑤ 不能用无菌水冲洗吸痰管，否则会稀释标本。

⑥ 退吸痰管时不能开放负压，否则会引起上呼吸道分泌物污染标本。

⑦ 标本送检不超过 2 小时，不能及时送检者可暂存 4℃冰箱。

⑧ 痰液标本采集后应评估标本量、颜色、形状，进行痰液涂片，检查确定标本来源，若怀疑细菌感染，应进行革兰染色、细菌培养和药物敏感试验。

⑨ 送检标本应注明来源、检验目的和采样时间，使实验室能正确选用相应的培养基和适宜的培养环境。

# 第二十一章 仪器操作及护理

## 第一节 输 液 泵

### 一、定义

输液泵是用于准确控制单位时间内液体输注的量和速度的仪器。

### 二、目的

准确、匀速、安全地给患者输入药物。

### 三、基本原理

微型计算机控制步进电机带动偏心凸轮作用于蠕动排，使蠕动排以波动方式连续挤压输液管。

### 四、基本结构

由微机系统、泵装置、检测装置、报警装置和输入及显示装置组成。

### 五、操作标准

1. 操作前准备

(1) 评估患者 病情、意识状态、皮肤情况及血管情况，向患者及家属解释输液及药物作用，取得合作，询问大小便。

(2) 评估仪器 性能是否完好，将输液泵妥善固定在输液架上，连接电源，打开开关，处于备用状态。

(3) 个人准备 仪表端正，服装整洁，洗手，戴口罩。

（4）用物准备　输液泵、输液器 2 套、止血带、小枕、弯盘、0.5% 聚维酮碘或安尔碘、棉棒、胶布、一次性头皮针、液体和药物、病历、输液卡、洗手液、笔、手表、锐器盒、垃圾桶，必要时备网套、启瓶器。

2. 操作步骤

① 配好待输液体后，插入输液泵用输液器。

② 将输液泵妥善固定或放置后连接电源，打开电源开关（OPEN）。

③ 排气，使墨菲滴管的 1/3 充满液体并将滴速传感器安置于其上。

④ 打开泵门，将输液管安装于输液泵的管路槽内，关闭泵门。

⑤ 设置输液速度（ML/L）。

⑥ 设置要求输液的总量。

⑦ 输液泵管下端与病人静脉通道相连，松开输液器的手动开关。

⑧ 按开始/停止（START/STOP）键，开始输液。

⑨ 输液结束时按（START/STOP）键停止输液，关闭电源。

# 第二节　微　量　泵

## 一、定义

微量泵是一种给药量非常准确且给药速度缓慢或长时间流速均匀的仪器。

## 二、目的

非常均匀地给患者输注药物。

## 三、基本原理

微型计算机控制步进电机带动注射器推杆匀速直线运动，实现匀速推动注射器匀速给药。

#### 四、基本结构

泵、数据显示窗、数据输入键、功能键和注射器安全支架。

#### 五、操作标准

##### （一）操作前准备

（1）评估患者　病情、意识状态、皮肤情况及血管情况，向患者及家属解释使用微量泵的目的及药物作用，取得合作。

（2）评估仪器　性能是否完好，将微量泵妥善固定在输液架上，连接电源，打开开关，处于备用状态。

（3）个人准备　仪表端正，服装整洁，洗手，戴口罩。

（4）用物准备　微量泵、头皮针 2 个、20ml 或 50ml 注射器、砂轮、止血带、小枕、弯盘、0.5％聚维酮碘或安尔碘、棉棒、胶布、无菌纱布、无菌巾、液体和药物、病历、治疗卡、洗手液、笔、手表、锐器盒饭、垃圾桶。

（5）环境准备　安静、无尘、适合无菌操作。

##### （二）操作步骤

① 将微量泵固定在合适位置（输液架/床边）。

② 插上电源，打开开关，听到嘟一声表示内部电源自检完毕，处于待机充电状态。

③ 将 20ml/50ml 注射器安装在注射器卡槽中，注射器圈边必须卡入注射器座中，移动推头至注射器推杆尾部，将注射器推杆卡入椎头槽内。

④ 按下快速注射键，排尽管路空气。

⑤ 按医嘱调整输液速度及其他参数。

⑥ 连接静脉通道。

⑦ 启动微量泵。

### 第三节　胎心监护仪

#### 一、目的

连续观察并记录胎心音的动态变化。有子宫收缩描记、胎心记录、胎动记录，能反映三者间的关系，达到对胎儿宫内安危评估的目的。胎心电子监测包括：①胎心率；②预测胎儿宫内储备能力，即无应激试验（NST）及缩宫素激惹试验（OCT）又称宫缩应激试验（CST）。

## 二、基本原理

胎儿心率受交感神经和副交感神经调节，通过信号描记瞬间的胎心变化所形成的监护图形的曲线，可以了解胎动时、宫缩时胎心的反应，以推测宫内胎儿有无缺氧。

## 三、描记内容及意义

1. 胎心率　用胎儿电子监测仪记录的胎心率（FHR）有两种基本变化。

（1）基线胎心率（BFHR）　指在无宫缩或宫缩间隙期记录的 FHR，正常为 120～160 次/分；＜120 次/分为心动过缓；＞160 次/分为心动过速。

（2）胎心率一过性变化　是指受胎动、宫缩、触诊及声响等刺激，胎心率发生暂时性的加速或减慢，持续十余秒或数十秒后又恢复到基线水平。是判断胎儿安危的重要指标。

① 加速：指子宫收缩后胎心率基线暂时增加 15 次/分以上，持续时间＞15 秒。是胎儿良好的表现。加速的原因是胎儿躯干局部或脐静脉暂时受压。

② 减速：子宫收缩后出现暂时性的胎心率减慢，分 3 种类型：a. 早期减速（ED）：胎心率曲线下降与宫缩曲线上升同时发生。胎心率曲线最低点与宫缩曲线顶点方向一致，且子宫收缩后迅速恢复正常，下降幅度＜50 次/分，时间＜90 秒，恢复快。原因是宫缩时胎头受压、脑血流量一过性减少的表现，不受孕妇体位或吸氧而改变。b. 变异减速（VD）：胎心率的减速与宫缩无固定关系。出现时，下降迅速且下降幅度大（＞70 次/分），持续时间长短不一，恢复迅速。一般认为是宫缩时脐带受压、兴奋

迷走神经所致。c. 晚期减速（LD）：胎心率下降的起点常落后于宫缩曲线上升的起点，多在宫缩波峰处开始，胎心率曲线减速的波谷后于宫缩曲线的波峰，时间差多在 30～60 秒，下降幅度＜50 次/分，胎心率恢复水平所需的时间较长，一般认为是胎儿缺氧的表现，应予注意。正弦波形是一种特殊的胎心率图形，有规律的长程变异，而短程变异消失，有较固定的摆动周期，幅度为 5～15 次/分，常见于 Rh 血型不合，胎儿重度贫血。

2. 预测胎儿宫内储备能力

（1）无应激试验（NST） 观察无宫缩时，胎动和胎心率之间的关系。试验时间 20～40 分钟，其结果：①反应型：胎心率基线正常、稳定，20 分钟内有 3 次或以上的胎动，伴有胎心率加速＞15 次/分，持续时间＞15 秒，为正常。②无反应型：胎动数与胎心率加速数少于前述情况或胎动时无胎心率加速。

（2）缩宫素激惹试验（OCT） 了解胎儿在有宫缩的情况下胎心率的变化，了解胎儿的储备能力，预测胎儿能否耐受临产过程。其结果：①阴性：10 分钟内有 3 次持续 40 秒以上适当强度的宫缩，而不出现胎心率晚期减速，胎动后胎心率加速。阴性结果说明 1 周内无大的危险。②阳性：大于 30% 的宫缩时出现胎心率晚期减速，胎动后无胎心率加速，提示胎盘功能不良，胎儿有慢性宫内缺氧。③可疑：宫缩后偶见 FHR 晚期减速，胎动后胎心率有时加速，有时不加速，此种结果应于 24 小时重复试验。

## 四、适应证

① 妊娠 28 周后胎儿宫内常规监护。

② 高危妊娠。

③ 妊娠晚期自觉胎动减少。

④ 妊娠图或雌三醇（$E_3$）值异常，疑胎盘功能减退者。

## 五、禁忌证

（1）有无应激试验（NST） 禁忌证。

（2）缩宫素激惹试验（OCT）　无应激试验（NST）评为 6 分以下；妊娠晚期出血；有剖宫产史；多胎妊娠；羊水异常；先兆早产及宫颈松弛症；产道及胎位异常等。

## 六、评估

了解孕妇孕周、孕产史、本次妊娠状况及对胎心电子监测相关知识的认知程度。

## 七、操作

1. 准备

（1）操作者　规范整洁、洗手保持手温暖、态度和蔼。

（2）用物　接地线的胎心电子监测仪、记录纸、超声探头、弹性固定带、耦合剂、听诊器、清洁柔软纸巾。

（3）环境　安静、整洁、无噪声、温度适宜。

（4）孕产妇　使孕妇了解监测的重要性及意义。不能空腹、排空膀胱。取半卧位，松解腰带露出腹部，注意保暖。

2. 操作

（1）核对与解释　核对孕产妇、查阅孕妇产科资料；解释胎心电子监测的目的。

（2）操作过程　连接电源保证仪器运转开机，触诊确定胎背，用听诊器确定胎心部位，观察有无宫缩，在胎心探头上均匀涂耦合剂，将探头放置胎心位置连接固定带固定探头，取宫腔压力探头放置在宫底下约 2 横指胎臀或胎头处连接固定带固定探头，在无宫缩时调节宫腔压力为 20mmHg 或归零，数据显示清晰开始记录，教会孕妇在胎动时按记胎动记录笔。监护 20 分钟/次，如有异常顺延 20～40 分钟。

（3）观察　观察孕产妇胎心率曲线、宫缩曲线变化、胎动及有无出现仰卧位低血压综合征等，发现异常及时报告医师。

（4）操作毕　关闭监护仪电源，在监护图纸上记录孕妇姓名、编号（住院号、门诊号）、监测日期、时间、诊断、试验种类，填写试验结果、监测过程中的特殊情况和处理。

（5）注意事项 ①孕妇取合理体位避免发生仰卧位低血压综合征。固定带固定松紧度以固定后能入一指为宜。②OCT试验时，严格掌握缩宫素使用规范，做好胎儿窘迫处理的准备。③按仪器使用说明书操作，小心保管探头，以免损害其灵敏度。④每次操作后检查仪器，备好用物，以便应急用。⑤储存监护资料，备查、分析和教学使用。

（6）整理 ①给孕产妇松解固定带，擦净腹部耦合剂，协助起床。②拔电源插头，整理、清洁探头及仪器，探头放固定架上，固定带放原处。处理污物。③洗手、记录，告知试验结果及注意事项，归档保存。

# 第四节　新生儿温箱

## 一、目的

① 提供适宜中性环境温度，保持体温稳定。

② 提高早产儿的成活率。

③ 脓疱疮、尿布疹、烫伤等皮肤受损患儿暴露患处皮肤，保持局部干燥，减少摩擦损伤，促进愈合。

## 二、基本原理

采用空气循环系统对温度、湿度进行控制。

## 三、适应证

① 凡出生体重＜2000g以下者。

② 高危新生儿，体温过低者（肛温＜32℃）。

③ 疾病需要需放在保温箱观察者。

④ 因疾病原因需在温箱实行暴露者。

## 四、操作

1. 操作前评估

（1）一般情况　了解患儿孕周、体重、日龄、诊断、病情及治疗情况。

（2）护理体检　测量患儿生命体征及评估全身皮肤情况，注意有无并发症，重点了解患者体温及皮肤硬肿情况。

2. 准备

（1）操作者　着装整齐、洗手。

（2）温箱　使用前须检查其性能，并做好温箱的消毒灭菌工作，铺好箱内婴儿床。开启电源开关，预热温箱至 28～32℃，并加蒸馏水于湿化器水箱中。

（3）适中温度　根据新生儿体重及出生日龄调节适中温度（表 21-1）。

表 21-1　不同出生体重早产儿暖箱温湿度值

| 出生体重(g) | 温度 | | | | 相对湿度 |
|---|---|---|---|---|---|
| | 35℃ | 34℃ | 33℃ | 32℃ | |
| 1500 | 出生 10d 内 | 10d | 3 周 | 5 周 | 55%～65% |
| 2000 | — | 出生 10d 内 | 10d | 4 周 | |
| >2500 | — | 出生 2d 内 | 2d | 3 周 | |
| | — | — | 出生 2d 内 | 2d 以上 | |

（4）环境　调节室温（高于 23℃），以减少辐射热的损失。温箱避免放置于太阳直射、有对流风或取暖设备附近，以免影响箱内温度的控制。

3. 操作步骤

（1）患儿裹尿布，裸体入温箱。若保温不好，可加盖被，但勿堵住气孔。

（2）定时测量体温及箱温，根据体温调节箱温，并做好记录，注意维持相对湿度。

（3）出温箱条件：①体重达 2000g 左右或以上，体温正常者。②在不加热的温箱内，室温维持在 24～26℃时，患儿能保持正常体温者。③患儿在温箱中生活了1个月以上，体重虽不到2000g，但一般情况良好者。

（4）整理：①停用时关闭开关，拔下电源插头。②温箱终末消毒处理：放干水箱内的水，将温箱各部件拆下，用消毒水彻底清洗干净，抹干后重新组装，用臭氧消毒灭菌器消毒。

**4. 注意事项**

① 护理操作应尽量在箱内进行，尽量少开箱门，以免箱内温度波动，若确因需要暂出温箱治疗检查，应注意做好保暖措施，避免患儿受凉。

② 经常检查有无故障、调节失灵等现象，保证正常使用。

③ 注意检查箱内温湿度，及时添加水箱水。

④ 严禁骤然提高温箱温度，以免患儿体温上升造成不良后果。

⑤ 入箱接触患儿者，必须先洗手，防止交叉感染。

⑥ 掌握温箱的保养：温箱使用期间应每天用消毒液擦拭温箱外表面，用清水擦拭温箱内面一遍，若遇奶渍、葡萄糖液等沾污应随时将污迹擦去，每周更换温箱1次，彻底清洁、消毒，并用紫外线照射。定期细菌培养，以检查清洁消毒的质量。如培养出致病菌应将温箱搬出病房彻底消毒，防止交叉感染。湿化器水箱用水每天更换1次，以免细菌滋生。机箱下面的空气净化垫应每月清洗1次，若已破损则须更换。

# 第二十二章 其他操作

## 第一节 会 阴 擦 洗

### 一、目的

会阴擦洗的目的在于保持会阴及肛门部清洁，防止生殖系统、泌尿系统的逆行感染，促进患者会阴伤口愈合，并使其舒适。常用于妇产科术后、产后、会阴有伤口或留置导尿管者，还用于卧床患者。

### 二、准备

(1) 操作者 仪容仪表符合专业要求，洗手、戴口罩。

(2) 用物 棉垫或橡皮布、治疗巾、会阴擦洗盘1只，盘内盛有下列物品：消毒弯盆2只、无菌镊子2把、若干个浸透药液的棉球（如1∶5000高锰酸钾液或1∶5000苯扎溴胺液或0.02%聚维酮碘）、干纱块2块、无菌干纱球1~2个。

(3) 环境 室温适度、舒适、安全、隐蔽。

(4) 患者 排空膀胱，取膀胱截石位。

### 三、操作方法

① 将会阴擦洗盘放至床边，擦洗时，最好用屏风遮挡，嘱患者排空膀胱，取膀胱截石位，将身体盖好，仅露出外阴部，注意为患者保暖，以防受凉。

② 给患者臀下垫一次性垫巾或橡胶单、中单。

③ 用一把镊子夹取干净的药液棉球，另一把镊子用于擦洗，擦洗的顺序为第一遍时自耻骨联合一直向下擦至臀部，先擦净一

侧后换一棉球同样擦净对侧，再另用一棉球自阴阜向下擦净中间，由上自下、由外向内初步擦净会阴的污垢、分泌物和血迹等；第二遍的顺序为自内向外。或以伤口为中心向外擦洗，其目的为防止伤口、尿道口、阴道口被污染。擦洗时，均应注意最后擦洗肛周和肛门。可根据患者情况增加擦洗次数，直至擦净，最后用干纱布擦干，顺序与第二遍相同。

④ 擦洗完毕，为患者换上清洁卫生垫，整理好床单。如需冲洗，则应备便盆和冲洗壶，冲洗时注意用无菌纱布堵住阴道口，以免污水进入阴道，导致逆行感染。

### 四、护理要点

① 操作前后护理人员均需洗净双手，注意无菌操作，最后擦洗有伤口感染者，以免交叉感染。

② 在擦洗时，注意观察会阴及会阴伤口周围组织有无红肿、分泌物性质和伤口愈合情况。

③ 凡有留置导尿管者，应注意尿管是否通畅或脱落。

## 第二节　阴 道 灌 洗

### 一、目的

促进阴道血液循环，减少阴道分泌物，缓解局部充血。

### 二、适应证

慢性宫颈炎、阴道炎的局部治疗；经腹全子宫切除术或阴道手术前常规准备，宫颈癌放疗前、后的局部治疗。

### 三、禁忌证

月经期、妊娠期、不规则阴道流血、产褥期 10 日内、人工流产术后宫口未闭，上述情况一般不做灌洗；宫颈癌活动性出血者禁止灌洗。

## 四、评估

① 患者所患疾病、病情、治疗方案。

② 患者对阴道灌洗的知晓情况、合作程度及心理反应。

## 五、准备

（1）操作者　按规范要求。

（2）患者　排空膀胱，取膀胱截石位。

（3）环境　隐蔽、清洁、舒适、适宜的室温。

（4）用物　①一般物品：一次性灌肠袋、橡胶单、治疗巾、手套、便盆、窥阴器、水温计、消毒大头棉枝。②灌洗液：遵医嘱配药液。一次灌洗药液：量 500～1000ml、温度 41～43℃。

## 六、操作

1. 查对与解释　查对医嘱及治疗单、核对患者。讲解灌洗目的与配合要点。

2. 操作过程

（1）装药液　检查灌肠袋接头，旋紧开关，倒进药液后，把灌肠袋挂在距床沿 60～70cm 高处。

（2）灌洗阴道　戴手套。一手持灌洗头开启开关，用药液湿润外阴后，关闭。将灌洗头慢慢轻斜插入阴道内（约 6cm），开启开关，轻轻转动进行灌洗。也可用另一手持窥阴器慢慢轻斜插入阴道内，边转正、张开，然后，缓缓转动灌洗头及窥阴器（转动时上、下叶稍闭合），灌洗阴道四周皱襞。

（3）冲洗外阴　当灌洗液剩约 100ml，抽出灌洗头（及窥阴器），冲洗外阴部后，扶起患者坐于便盆上，将阴道内药液流出，用消毒大头棉枝擦干外阴。

3. 注意事项

① 一人一治疗巾。

② 药液温度以 41～43℃为宜。

③ 灌肠袋距床沿的高度不超过 70cm。

④ 灌洗头插进阴道的深度不宜过深，灌洗要充分，动作要轻柔，勿损伤阴道及宫颈组织且患者无不适感。

4. 整理及记录

① 撤离便盆、橡胶单、治疗巾。

② 协助患者穿好裤子，整理病床。

③ 整理物品后，洗手，记录。

# 第三节　阴道或宫颈上药

## 一、目的

用于阴道炎、宫颈炎及术后阴道残端炎的治疗。

## 二、评估

患者目前情况、所患疾病、对此治疗的认识。

## 三、准备

（1）操作者　仪容仪表符合专业的规范要求。

（2）用物　阴道灌洗用品 1 套、阴道窥器 1 个、干棉球若干、长镊子 1 把、药品、长棉枝、手套。

（3）环境　温度适宜、光线充足、有遮蔽屏风。

（4）患者　排空膀胱，取膀胱截石位。

## 四、操作

1. 核对与解释　核对患者，解释上药的目的，以取得配合。

2. 操作过程

（1）清洁阴道　上药前进行阴道灌洗或坐浴，拭去宫颈黏液或炎症分泌物。

（2）局部用药　①腐蚀性药物：若已坐浴者，用阴道窥器扩张宫颈，然后持长棉枝蘸少许 29％～50％硝酸银溶液，涂于宫颈糜烂面上，并插入宫颈管内 0.5cm，然后用生理盐水棉球洗去残余的药液，再用干棉球吸干，退出窥器。协助患者下检查床，整理衣裤。每周 1 次，2～4 次为 1 个疗程。②非腐蚀性药物：持长镊子钳夹 1 粒抗生素药片或抗真菌药片放于阴道后穹窿处，然后退出窥器。每天 1 次，7～10d 为 1 个疗程。

（3）喷雾器上药　用喷雾器喷射某种阴道用药的粉剂于宫颈炎症组织表面上，使之均匀散布。

（4）阴道后穹窿塞药　教会患者自己放置。指导患者在临睡前上药，上药前洗净双手或戴手套，用一手食指将药片向阴道后壁推进至手指完全伸入为止。

（5）宫颈棉球上药　先用阴道窥器扩张阴道，暴露宫颈外口，将带有线尾的药液棉球塞至宫颈处，线尾露于阴道外，退出窥器，用胶布将线尾固定在阴阜侧上方，嘱患者在放药后 12～24 小时轻轻牵拉线尾取出棉球。

3. 注意事项

① 用腐蚀性药物时，要在阴道后壁及后穹窿部垫干棉球，以保护阴道壁及正常组织。

② 用非腐蚀性药物时，应转动阴道窥器，使阴道四壁能涂上药物。

③ 月经期或子宫出血时不可阴道给药。

4. 整理　将物品分类处理、洗手、记录。

# 第四节　会阴湿热敷

## 一、目的

热敷可促进局部血液循环，增强白细胞的吞噬作用和组织活力，有助于局限脓肿，刺激局部组织的生长和修复。用于会阴水肿、血肿、切口硬结及早期感染的产妇。

## 二、物品准备

治疗车、1∶5 000 高锰酸钾、长镊、纱球、纱布、便盆、95％的乙醇、敷料罐或加热的 50％硫酸镁溶液。

### 三、操作步骤

① 备齐物品，推治疗车至产妇床旁，向产妇解释操作的目的。

② 会阴冲洗后用纱布擦干会阴，撤出便盆。

③ 将浸湿药液的纱布敷在会阴部或切口处。

④ 垫好会阴垫，嘱产妇经常更换会阴垫，保持会阴部清洁干燥。

⑤ 协助穿好衣裤，整理床单位更换污染中单。

### 四、注意事项

① 操作时注意保暖和遮挡。

② 严格无菌操作。

③ 湿热敷过程中要注意观察会阴切口及会阴肿胀情况，发现异常，应及时告知医师，遵医嘱给予相应处理。

④ 热敷面积应是病损范围的 2 倍，湿热敷的温度一般为41～48℃或以自我感觉舒适为宜，防止烫伤。湿热敷时间为 30 分钟。

⑤ 对休克、虚脱、昏迷及术后感觉不敏感的产妇尤应警惕烫伤。

## 第五节　肛门排气法

### 一、目的

将肛管经肛门插入直肠，以排出肠腔积气，减轻腹胀。

### 二、用物

治疗盘内盛：弯盘、肛管（26 号）（放于弯盘内），橡胶管连接玻璃接管，玻璃瓶（内盛 3/4 或 1/2 水）瓶口系带子，润滑剂，棉签，胶布，橡皮圈及别针，卫生纸 4 块，屏风。

### 三、操作程序

① 将用物携至床旁，查对，向患者讲解肛管排气目的、方

法，以取得合作。

② 关闭门窗，打开屏风，拆松被角，嘱患者将裤子脱至膝部，取屈膝仰卧或侧卧位。

③ 玻璃瓶系于床边，橡胶管一端插入瓶内，玻璃接管端接肛管。

④ 左手用卫生纸取肛管，从前向后润滑肛管前端 1/3，右手持肛管，左手用卫生纸分开臀部，暴露肛门，轻轻插入直肠 15～18cm，如插入受阻，稍停片刻再继续插入，胶布固定肛管，橡胶管留出足以翻身的长度，用别针固定于床单上。

⑤ 观察和记录排气情况及患者感受，如有气体排出，瓶中可见水泡，如排气不畅，将橡胶管屈曲用橡皮圈缠绕，帮助患者更换体位，必要时在腹部按结肠解剖位置按摩，以助气体排出。肛管保留时间不超过 20 分钟。

⑥ 将卫生纸展于左手上，右手拔出肛管于卫生纸上包裹放入弯盘内，置治疗车下层，擦净肛门。

⑦ 查对、清理用物，整理床单位。

### 四、注意事项

① 肛管不可留置时间过长，以防减少括约肌的反应，致肛门括约肌永久松弛，必要时可隔几小时后重新插入排气。

② 保护患者自尊，注意遮挡。

# 第六节　铺　产　台

## 一、目的

使新生儿分娩在无菌区内，减少产妇及新生儿的感染机会，使无菌技术得以实施。

## 二、物品准备

产包内有：产单 1 个、接生巾 5 块、长裤 2 只、计血器 1

个、持针器 1 把、齿镊 1 把、止血钳 3 把、断脐剪 1 把、脐带卷 1 个、换药碗 2 个、长棉签 4 个、纱布 7 块、尺子 1 把、洗耳球 1 个、尾纱 1 个。

### 三、操作步骤

① 向孕妇解释操作内容。

② 打开辐射暖台提前预热。

③ 接产者刷手后，取屈肘手高姿势（手不应低于腰部）进入产房。

④ 助手按无菌原则将产包内、外包皮逐层打开。

⑤ 接产者穿隔离衣，检查产包内灭菌指示剂是否达消毒标准，接产者双手拿住产单的上侧两角，用两端的折角将双手包住，嘱孕妇抬臀，将产单的近端铺于孕妇臀下，取长裤（由助手协助抬起孕妇左腿），将一只长裤套于孕妇左腿，助手尽量拉长裤至孕妇大腿根部，在大腿外侧打结。用同样方法穿右侧长裤。

⑥ 接产者戴手套，将一块接生巾打开，一侧反折盖于腹部，为保护会阴第 2 块接生巾折叠后放于孕妇会阴下方，另取 2 块接生巾按新生儿复苏要求放置于新生儿辐射台上，按接产使用顺序依次摆放接产器械、用物，用无菌接生巾覆盖。

⑦ 助手将新生儿褓褥准备好，室温保持 26～28℃。

### 四、注意事项

① 检查产包有效期及潮湿、松散等被污染的情况。

② 向孕妇解释相关内容，以取得配合。

③ 嘱孕妇及陪产家属勿触摸无菌物品。

④ 注意孕妇保暖。

## 第七节　新生儿沐浴

### 一、目的

新生儿沐浴可以达到清洁皮肤，使新生儿感到舒适；协助新生儿皮肤排泄和散热，促进血液循环；活动肌肉和肢体的目的。

## 二、适应证

新生儿。

## 三、禁忌证

① 新生儿皮肤感染者。

② 新生儿病情不稳定者。

## 四、护理评估

① 新生儿的日龄、病情等。

② 新生儿皮肤的情况、清洁程度、有无损伤。

③ 新生儿停止哺喂 30 分钟以上。

## 五、操作前准备

（1）环境准备　调节室温 28～30℃，冬季关闭门窗，必要时使用热风预热；夏季关闭空调（冷风）。调节水温：39～41℃。

（2）洗澡台　洗澡垫，垫上放毛巾（一人一巾），方纱（一人一块）。

（3）处置台　毛巾垫，垫上放大浴巾；婴儿用沐浴液、洗发水、润肤乳、婴儿油、软毛发梳备用；护臀霜、75％乙醇、消毒棉签、备用手腕条。

（4）婴儿秤　秤上垫布，将读数置零。

（5）穿衣台　毛巾垫，垫上放尿布、婴儿衣服、纸尿裤。

（6）新生儿记录单。

（7）人员准备　操作护士无长指甲、洗手。

## 六、操作中护理

① 核对新生儿腕条，记清床号及母亲姓名，将婴儿抱至洗澡台上。

② 用清水纱布由内向外擦洗双眼，从内眦到外眦；清洗脸颊。

③ 脱去婴儿衣服，脐部用尿布覆盖，一手从耳根部将耳郭向下折盖住耳孔，用沐浴露洗头。

④ 依次洗颈下、腋窝、上肢、前胸、后背。

⑤ 将新生儿调转方向，尿布遮住脐部及上身，清洗臀部、下肢、腹股沟及外生殖器，注意皮肤皱褶处应清洗干净。

## 七、操作后护理

① 洗毕立即将新生儿抱至处置台，用大浴巾擦干头部及身体，注意将脖子、腋下、腹股沟及皮肤褶处沾干。

② 左手将丝线轻轻上提，充分暴露脐窝，右手持棉签适量沾取 75％乙醇消毒脐带根部，从内向外消毒脐窝，观察脐部分泌物的量、颜色、性质。

③ 准确记录体重，大小便次数。观察皮肤，活动有无异常。

④ 穿好衣服及尿裤，核对腕条、床头卡，核对无误后将新生儿放回婴儿车中。如手腕条丢失应及时补上。

⑤ 置婴儿右侧卧位，带好帽子，盖好被子。

## 八、注意事项

① 护士为每个新生儿洗澡之间要严格洗手，防止交叉感染。

② 保持室温恒定，动作轻柔，注意遮盖新生儿避免受凉或受伤。

③ 操作时，应避免新生儿眼、耳、口、鼻进水。

④ 注意新生儿安全，沐浴时护士不可离开新生儿。

⑤ 沐浴时观察新生儿皮肤有无破损，肢体活动有无异常并及时处理问题。

⑥ 在每个新生儿洗澡之间，洗澡垫用 75％乙醇擦拭，更换干净的毛巾备用。

# 第八节　新生儿游泳

## 一、目的

促进新生儿神经系统发育，增强呼吸系统、消化系统、免疫系统的功能，从而提高新生儿的免疫力、增加肺活量，促进胎粪的排泄，使新生儿黄疸程度减轻等。

## 二、物品准备

游泳车、游泳桶、游泳圈、一次性游泳袋、洗发露、爽身粉、75％乙醇、棉签、浴巾、小毛巾、干净衣服、尿布、手消毒剂。

## 三、操作步骤

① 保持室温在 26℃以上。

② 洗手，备齐用物，检查游泳桶有无裂痕、游泳圈型号与新生儿大小是否匹配、安全扣是否牢固、有无漏气。

③ 将游泳袋套入游泳桶中接水，水深应高出新生儿身长 10cm，水温 38℃。

④ 推游泳桶至产妇床旁，核对产妇腕带、新生儿腰牌及腕带的姓名、住院号是否一致。

⑤ 与另一人配合将游泳圈套至新生儿颈部，扣好安全扣，检查下颌、下颏部是否垫托在泳圈的上部。

⑥ 双手放在新生儿腋下缓慢放入水中。

⑦ 待新生儿适应后，操作者对新生儿的各部位及皮肤有次序做游泳操，每个动作 4 个 8 拍。

肩关节：操作者双手握住新生儿的上臂，按节拍前后摆动肩关节，小角度的做外展、内收运动（约 30°，注意不要牵拉）。

肘关节：操作者双手握住新生儿的前臂，按节拍使肘关节屈伸。

腕关节：操作者双手握住新生儿的腕关节，拇指放在新生儿手掌根部（大小鱼际处），示指及中指放在手臂腕关节处，使腕关节有节拍的屈伸（呈 50°～60°）之后双手拇指与其他四指前后捏住上臂、前臂上下左右进行轻柔按摩。

髋关节：操作者双手握住新生儿大腿部，按节拍前后摆动大

腿部（呈 30°~40°）之后做外展、内收运动（呈 30°~40°）

踝关节：操作者示指及中指放在新生儿足跟部前后，拇指放在对侧，使其踝关节有节拍地屈伸（呈 30°~40°）之后双手拇指与其他四指前后捏住大腿及小腿上下左右进行轻柔按摩。

放松运动：操作者双手在水中摆动让水产生波浪，新生儿自由活动。

⑧ 游泳时间可持续 10~15 分钟。

⑨ 游泳完毕将新生儿从水中托出，放置浴巾上取下游泳圈，将新生儿包裹后清洗面部及头部。

⑩ 将新生儿头部及全身擦干，消毒脐带后擦爽身粉，核对腕带后穿衣。

⑪ 手消毒后推车离开病房，将水放出，合理处理用物。

## 四、注意事项

① 选择与新生儿体重相匹配的游泳圈。
② 新生儿游泳期间必须有专人看护。
③ 游泳时间选择在吃奶后 1 小时为宜。
④ 游泳过程中密切观察新生儿的肤色及反应情况。
⑤ 做到一人一池水，每日游泳桶用消毒液浸泡消毒。
⑥ 操作时做到有部位、有力度、有方向、有手法、有爱心、有技巧的操作，注意交流。

# 第九节　新生儿抚触

## 一、目的

新生儿抚触可以将温和、良好的刺激通过皮肤感受器传到中枢神经系统，并产生生理效应，可以促进新生儿生长发育，减少哭闹，促进睡眠，增进母子感情。

## 二、禁忌证

① 病情不稳定的患病新生儿。

② 脐孔尚未闭锁的婴儿。

## 三、评估

评估新生儿的精神状态、哭声，肢体活动情况，奶量。是否为高危儿。

## 四、准备

（1）操作者　洗净双手，剪短指甲。

（2）环境　通风换气，避免空气污染；室温在 28℃ 以上。冬季准备电暖气，新生儿全裸时，操作台面的温度应略高于皮肤温度。注意室内照明，避免刺激光源；播放柔和音乐，防止噪音，避免影响婴儿的注意力。

（3）物品　婴儿润肤油，润肤霜或爽身粉，毛巾、尿片及换洗衣服。

（4）时间选择　沐浴后，午睡及晚上就寝前，小儿清醒、不疲倦、不饥饿、不烦躁，两次进食中间，或喂奶半小时后。

## 五、操作

1. 操作步骤

（1）核对婴儿姓名；向家属讲解抚触的目的及步骤。

（2）预备　温暖双手，在掌心倒一些润肤油。

（3）按摩头两部　①额部：两拇指腹交替由下至上在两眉间轻触摸后，沿眉弓由内向外滑行至颞部，最后由前额中央向两侧滑行至颞部，由下至上遍及全额部。②下颌部：两拇指腹由下颌中央分别向外上方滑行至耳前，让上下唇形成微笑状。③头部：左手置新生儿头右侧枕部，抬高新生儿头离床 2cm 左右，右手食、中、无名指腹从新生儿头左侧前发际抚向后发际，由中向外依次推进，最后从耳上方滑向耳后。抚触右侧时，换手，方法同上。

（4）按摩胸部　两手食、中指腹交替由胸部外下方（两侧肋下缘）向对侧上方推进至肩部，在胸部划成一个大的交叉。

（5）按摩腹部　两手交替从右下腹开始沿右上腹、左上腹、左下腹方向做顺时针滑行，使被抚触部位呈开口向下的圆形。

（6）按摩四肢　左手握住婴儿左手，右手半圆形握住婴儿上臂部，全面抚触肢体皮肤，从上至下滑至腕部，双手交换，重复上述动作。再用同法，拇、食指在滑行过程中，做节段性用力，挤压上肢肌肉，然后再用拇指腹由近至远抚触手掌，手背，最后用食、中指由近至远抚触每个手指。同法依次抚触小儿右上肢，左下肢，右下肢。

（7）按摩背部　以脊椎为中心，双手食、中、无名指腹同时向外侧滑行，从上至下，遍及整个背部。然后，再从第七颈椎开始从上至下沿脊柱两侧滑行到骶骨两侧。

（8）按摩臀部　两手食、中、无名指腹在小儿臀部做环行抚触。

（9）抚触毕　给新生儿包上尿布，穿好衣服。送回母亲身旁。

（10）整理　分类处置用物。记录抚触时情况。

2. 注意事项

① 冬季尤其注意保暖，避免新生儿受凉。

② 进食1小时内不宜做抚触，抚触时应避开乳头和脐部，每个部位抚触4～6次，根据小儿的反应决定抚触全程时间10～15分钟，哭吵超过1分钟，停止抚触。

③ 新生儿皮肤娇嫩，禁忌用力；密切观察新生儿反应，如出现哭吵，肌张力增高，肤色发生变化时应暂停，好转后才能继续抚触。若有异常情况则停止抚触，并报告医师及记录。

④ 抚触时，注意与小儿进行感情交流，语言柔和。可播放一些轻音乐，使母婴保持愉快的心情。

## 六、评价

① 抚触前的评估，准备得当。

② 抚触步骤、手法正确。

③ 能熟练复述注意事项。

# 第十节　新生儿脐部护理

## 一、目的

脐部护理是为了保持挤部的清洁、干燥，促进脐带脱落，预防感染。

## 二、适应证

脐带未脱落的新生儿。

## 三、禁忌证

无。

## 四、护理评估

① 新生儿出生天数。

② 脐周皮肤情况，有无红肿。

## 五、操作前准备

(1) 物品准备　无菌棉棍、75％乙醇。

(2) 人员准备　操作者清洁双手。

## 六、操作中护理

① 持棉签适量蘸取 75％乙醇，轻轻提起脐带残端，充分暴露脐窝。

② 从脐带根部以环形的方式向外涂抹，每次用棉棍 1～2 根，直至脱落。

## 七、注意事项

① 新生儿脐带一般脱落时间为 7～14 天，脐带未脱落之前应做好脐部护理，每日至少 1 次，沐浴后进行。

② 在脐部护理时，注意观察脐带有无出血、发红和异常的

分泌物、味道。

③ 如脐部有分泌物酌情增加棉签根数。

④ 适量蘸取乙醇，如乙醇过多，清洁后脐窝潮湿，应用干棉签擦干。

⑤ 脐带在脱落前会有少量渗血，为正常现象。

⑥ 脐带脱落后可再用乙醇擦洗 1～2 天。

⑦ 脐带未脱落之前洗澡时尽量不要浸水，以防感染。

# 第十一节 尿布更换

## 一、目的

保持小儿清洁舒适，预防臀红，避免着凉，保持床铺整洁。

## 二、评估

① 了解小儿有无患病及所患的疾病。

② 观察患儿臀部皮肤情况。

## 三、准备

(1) 物品　尿布（白色柔软及易吸水的棉布或一次性尿布为宜），尿布桶，温水 1 盆，小毛巾，另根据臀部皮肤情况备治疗药物如 1∶5000 高锰酸钾溶液、油类、软膏、抗生素等，烤灯。

(2) 环境　病室环境温度适宜，避免穿堂风。

(3) 操作者　洗手。

## 四、操作

(1) 操作步骤

① 携用物至床旁，放下一侧床栏，将尿布折好，放在床边备用。

② 揭开小儿盖被，解开尿布，观察大便性质，必要时留取标本送检。

③ 一手握住小儿双脚轻轻提起，露出臀部，另一手用原尿

布上端两角洁净处擦净会阴部及臀部，并以此角盖上污湿部分。

④ 取下污湿尿布，放入尿布桶内。需要记录出入量的，先称重尿片重量后放入尿布桶内。

⑤ 将小儿抱起，一手托住小儿大腿根部及臀部，并以同侧前臂及肘部护住小儿腰背部，另一手用温水清洗臀部，用毛巾吸净臀部水分。

⑥ 握住小儿双脚并提起，使臀部略抬高，将清洁尿布一端垫于小儿腰骶部，放下双脚，有两腿间拉出尿布另一端，并覆盖于下腹部，系上尿布带。

⑦ 整理衣服，盖好被子，平整床铺，拉好床栏，处理用后物品。

⑧ 洗手，记录。如有皮肤异常，告知医师。

（2）注意事项

① 选择质地柔软、透气性好、吸水性强的棉织品做尿布，或采用一次性尿布，以减少对臀部的刺激。

② 换尿布时的动作要快，避免暴露上半身。

③ 尿布包扎松紧合适，防止过紧而影响小儿活动或过松造成大便外溢。

④ 若为腹泻患儿更需勤换尿布，注意及时清洁臀部，并涂抹植物油保护皮肤。若患儿较胖或尿量较多，可在尿布上再垫一长方形尿布增加厚度，女婴将加厚层垫于臀下，男婴将加厚层放于会阴部。

## 五、评价

① 物品准备齐全，环境准备符合要求。

② 评估全面。

③ 操作熟练、敏捷，无过分暴露患者。

④ 小儿臀部皮肤清洁，舒适，床单位整洁。